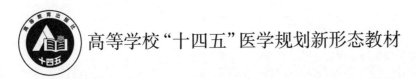

高等学校"十四五"医学规划新形态教材

（供临床、基础、预防、法医、口腔、药学、护理等专业用）

医学伦理学

Yixue Lunlixue

第4版

U0305522

主　编　孙慕义　边　林

副主编　樊民胜　程国斌

编　者　（按姓氏拼音排序）

阿赛古丽（西北民族大学）　　　　　　　包玉颖（南京中医药大学）

边　林（河北医科大学）　　　　　　　　蔡　昱（云南财经大学／天津医科大学）

曹永福（山东大学）　　　　　　　　　　常运立（海军军医大学）

陈　康（贵州医科大学）　　　　　　　　陈　勰（温州医科大学）

程国斌（东南大学）　　　　　　　　　　邓　蕊（山西医科大学）

董　峻（昆明医科大学）　　　　　　　　董园园（中国医科大学）

樊民胜（上海中医药大学）　　　　　　　方新文（河北中医学院）

郭玉宇（南京医科大学）　　　　　　　　黄　钢（岭南师范学院）

黄成华（广东医科大学）　　　　　　　　兰礼吉（四川大学）

李　勇（南京医科大学）　　　　　　　　林　辉（东南大学）

刘　博（哈尔滨医科大学大庆分校）　　　刘　剑（新疆医科大学）

刘玉秀（南京大学医学院／东部战区总医院）　柳　云（河北医科大学）

龙　艺（遵义医科大学）　　　　　　　　鲁　琳（上海中医药大学）

马　晶（南京中医药大学）　　　　　　　单　芳（南通大学）

邵永生（东南大学）　　　　　　　　　　孙慕义（东南大学）

万　旭（东南大学）　　　　　　　　　　王　珏（西安电子科技大学／华中科技大学）

王　彧（哈尔滨医科大学）　　　　　　　王德国（济宁医学院）

王洪奇（山西医科大学）　　　　　　　　王启辉（河海大学）

王务梅（南京中医药大学）　　　　　　　王夏强（南通大学）

吴雪松（哈尔滨医科大学）　　　　　　　肖　巍（清华大学）

杨　阳（大连医科大学）　　　　　　　　杨国斌（南京大学医学院／东部战区总医院）

张　檠（哈尔滨医科大学大庆分校）　　　张洪江（锦州医科大学）

张新庆（北京协和医学院）　　　　　　　郑金林（莆田学院）

周　煜（南通大学）　　　　　　　　　　周逸萍（南通大学）

高等教育出版社·北京

内容提要

本书分为总论(医学伦理学的概念、基本理论与方法)与各论(医学伦理学理论应用与实践)两大部分,共19章。本书理论厚实,编制细腻,体裁严谨,论说精当。本次修订增加了许多适应于生命科学技术最新进展及医学与生活中重大变化引发的医学伦理问题,介绍了与医学伦理学密切关联的新理论、新概念,以更好地满足教学与临床的需求。本书配数字课程,包括学习目标、重点提示(中英文)、教学PPT、拓展阅读、自测题等,有利于学生自主学习,提升教学效果。

本书不仅适用于临床、基础、预防、法医、口腔、药学、护理等专业的本科生教学,也适用于哲学、生命科学及卫生事业管理、社会学等领域与学科的研究生,还可供各类医务人员、生命科学工作者参考。

图书在版编目(CIP)数据

医学伦理学 / 孙慕义,边林主编 . -- 4版 . -- 北京 :
高等教育出版社,2022.1(2024.11重印)
  供临床、基础、预防、法医、口腔、药学、护理等专
业用
  ISBN 978-7-04-056734-2

  Ⅰ. ①医… Ⅱ. ①孙… ②边… Ⅲ. ①医学伦理学 -
高等学校 - 教材 Ⅳ. ①R-052

  中国版本图书馆CIP数据核字(2021)第162882号

策划编辑 杨 兵 初 瑞　　责任编辑 初 瑞　　封面设计 张 楠　　责任印制 刘弘远

出版发行	高等教育出版社	网　　址	http://www.hep.edu.cn	
社　　址	北京市西城区德外大街4号		http://www.hep.com.cn	
邮政编码	100120	网上订购	http://www.hepmall.com.cn	
印　　刷	北京宏伟双华印刷有限公司		http://www.hepmall.com	
开　　本	889 mm×1194 mm　1/16		http://www.hepmall.cn	
印　　张	16	版　　次	2004年5月第1版	
字　　数	480千字		2022年1月第4版	
购书热线	010-58581118	印　　次	2024年11月第5次印刷	
咨询电话	400-810-0598	定　　价	39.80元	

数字课程(基础版)

医学伦理学

(第 4 版)

主编　孙慕义　边　林

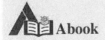

Abook

医学伦理学（第 4 版）

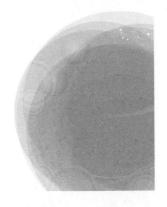

医学伦理学（第 4 版）数字课程与纸质教材配套使用，是纸质教材的拓展和补充，内容包括学习目标、重点提示（中英文）、教学 PPT、拓展阅读、自测题等，学生可根据需要选择，有利于学生自主学习，提升教学效果。

用户名：□　　密码：□　　验证码：□　　5360　忘记密码？　　**登录**　　注册□

http://abook.hep.com.cn/56734

扫描二维码，下载 Abook 应用

"医学伦理学(第4版)"
数字课程编委会

主　编　孙慕义　边　林

副主编　樊民胜　程国斌

编　者　(按姓氏拼音排序)

前　言

　　一部好的教材,不仅囿于专门知识的传播,以及如何掌握某一技艺理论或方法,而且必须与学习者或大学生的内在意识需求相呼应,培育其道德自觉和辨别是非、真假、善恶的能力。医学伦理学教材,不仅是讲授医学道德"是与应该"行动选择的摹本,而且应该提供给医学生实践的指导,使他们通过学习这门课程,逐渐学会选择最优化的诊疗方案和最恰当的技艺路径,以精道的伦理智慧,缓解医学伦理困境和解决医学道德难题,并深刻理解"爱是为了人,不是为了原则"。

　　基于此,此次修订,本版教材主要体现了如下特点。

　　1. 各章的基本概念界定清晰。此次修订,特别关注了概念界定的准确性和清晰性问题。希望在教学中,帮助教师对全书的相关基本概念有精准的把握,以便使整部教材理性意识、认识与道德哲学观念上的统一性得以保障。

　　2. 表述体系上理论性与实用性并重。医学伦理学的哲学、道德哲学(伦理学)基因决定了这一学科的理性特征,应体现在对教材全部内容的统摄中。因此,本教材在各论部分(医学伦理学应用与实践部分),涵盖了对医学伦理学方法的阐述,并讲清楚为什么要采用这种方法。

　　3. 解决医学伦理学与生命伦理学的界限与关系。本教材采用的是生命伦理学是当代医学伦理学,或者说是医学伦理学当代形态的观点。传统的医学伦理学是围绕"医患关系"这一核心问题所形成的医学职业伦理体系,生命伦理学是基于当代生命伦理问题建构的学科体系,这两种体系交织构成的当代医学伦理学,首先要解决好医学伦理学基本原则对医学伦理学和生命伦理学全覆盖的问题。本教材采用了主体原则、基本原则、应用原则、辅助原则四个原则层级,外加基本原则应用一节,在逻辑上很好地解决了这一问题。

　　4. 框架的构建。本教材除基本道德哲学基础、基本概念、基本学科理论与方法、基本原则等内容外,主要包括如下的构成部分:其一是狭义的临床医学伦理:所有涉及临床医学伦理的问题都应涵括在这一部分内容中,包括临床与医务伦理、医患关系、护理伦理、特定病种诊疗伦理等;其二是人的生命(过程)伦理:包括生殖伦理,遗传与优生伦理,人体修复、增强、改造、人工智能伦理,安宁疗护伦理、死亡伦理等,这部分内容是按照人的生命过程中所呈现的伦理问题进行排列,很多问题属于广义的临床医学伦理问题;其三是生命科学与临床医学研究伦理:包括生命科学与临床医学研究伦理的一般概述、人体试验伦理、动物实验伦理、生命科学研究的伦理审查等,还包括前沿生命科学与技术的伦理问题,如基因伦理、胚胎干细胞研究与克隆技术伦理、新概念医学的伦理问题等;其四是公共卫生、生态伦理、社会医学伦理或医学社会化的伦理问题:包括卫生保健制度改革伦理、卫生经济伦理、医院管理伦理、伦理委员会建设、公共卫生医学伦理、健康伦理、灾疫伦理、环境与生态伦理等。

　　第 4 版教材在内容上进一步完善,除增加英文重点提示外,还增加了许多适应于人类进步、生命科学技术发展及医学与生活中重大变化引发的医学伦理问题。如就医道德教育、人工智能在医学中应用带来的伦理问题、转基因技术、冷冻技术、换头术等的伦理争议、新概念医学(精准、循证、转化、数字医学)伦理、舒缓医疗、叙事医学与医务人员的道德修养、气候与气象伦理等;理论部分增加了莫兰复杂学思想及"三原则(两重性逻辑的原则、循环的原则和全息的原则)"理论、马克斯·韦伯的方法论学说和巴迪欧事件哲学及对人文地理学等的关注;同时强化了身体伦理、现象学价值论伦理学、生命政治概念与灾疫伦理学、老龄伦理、基因医学伦理等内容。

　　本版教材配套数字课程包括学习目标、重点提示(中英文)、教学 PPT、拓展阅读、自测题等丰富的资源,有利于学生自主学习,提升教学效果。

　　第 4 版编委会成员也做了很大的调整,增加了很多学有专长并活跃在教学一线的年轻学者。这是一支新老结合、富有远见、具有博大学术胸怀和使命感的编者团队,来自 10 余所高等院校,他们富有教学经验,学养厚实,辛勤劳作,精心耕耘,使本书得以付梓。在此,我们对他们的奉献致以由衷的谢意!

　　虽然编者们尽最大努力,力求精益求精,但不足之处仍在所难免,恳请各位同仁、读者批评指正。

孙慕义　边　林

2021 年 11 月

目　录

总论　医学伦理学的概念、基本理论与方法

各论　医学伦理学理论应用与实践

总论
医学伦理学的概念、基本理论与方法

我愿尽余之能力与判断力所及,遵守为病家谋利益之信条,并检束一切堕落及害人行为,我不得将危害药品给予他人,并不做该项之指导,虽有人请求以必不予之。我愿以此纯洁与神圣之精神,终身执行我职务。

——《希波克拉底誓言》

第一章

医学伦理学概述

【关键词】 道德 伦理 医学道德 医学伦理 医学伦理学 身体伦理学 生命伦理学

人与生命的存在既是一种自然行为,又是一种社会行为;同时以身体的活动与变化作为内容,目的是实现人的存在价值,这个价值既要顺应自然性,又必须合于生命政治与社会功能诉求。伦理学是对社会生活的道德关系、道德现象、道德问题的系统研究,不仅要帮助人们理解和校准人类行为,还要指导人们去调节与此相关的各种关系;把善与恶、正当与错误、规范与失范等普遍观念应用于对行为、活动和制度的认识或判断之中,这是由人类生存目的与目标所决定的。人们对伦理学这门学科的理解与研究向来十分重视,原因在于其关涉人的身体行为存在的意义,通过这一学科的知识和理论,可以获得应当的判断和行善的评价标准;更重要的是,可以通过学习和把握社会正义的理论,确立良善生活的理想。

医学是一种仁术之道、爱人之法、人文之学,是治病救人之学;伦理学是修身做人之学;两者皆为施爱行善,医学从来就与伦理学同源。

人类经历了奋争、痛苦、祈盼和成功的历史,但依然在矛盾和希望中生存与追求。因为有需要,而有了人的生存、生活及创造性的、理性的劳动,才有了人的文化和文化中的人性人。人思考人与自然、生命与身体,由生命讲述道德与伦理;当人发现自己拥有"自我实现"的需要时,亦明确了目的:生存的目的、劳动的目的、生命的目的、做人的目的、助人的目的等,这一切都将在医学伦理学中找到答案。

生命伦理学作为医学伦理学的当代形态,是渐进形成的,于1970年前后被重新明确提出而走向复兴。生命伦理学跨越形而上下,境域开阔又充满争议,在探索中对生命进行思考,又饱含对生命原始的追问和对生命进化、生命文化震荡与对人类未来的渴盼及困惑,同时对由生命科学技术高速发展引发的惊喜、忧虑与恐惧予以探究和检省;使人类对肉身、精神及社会属性的生命重新进行道德哲学诠释并产生后现代的文化觉醒,成为人类新的启蒙运动的一部分。生命伦理学是对人类伦理智慧和伦理精神的高度表达与集中的体验,它以西方文化语境下后现代伦理神学的改革为缘起,以再思、反问、追寻、批判、预测、设计和维护人的生存权利为前提,以创造良善生活和高尚的生命质量为目的,它是所有道德情感的浓缩、集合与释放。

▶▶▶ 第一节 道德、伦理、伦理学 ◀◀◀

一、道德

人类具有道德性的属性。中华民族的道德有其特有的民族性、本土性,而作为文化传统,通过几千年历史的嬗变,其内涵已有很大改变。据对汉字的考证,先有"德"而后有"道",即先研其"德"后寻其"道",

这亦符合认识事物的一般规律。"德"是目标,有了目标与方向,再去寻"道路"实现目标,即经过仁义之"大道",通达幸福之"广场"。为了实现理想,思考应该如何去完成,要有计划、路线、方法和原则,"道"由此而生。3 000多年前,商代甲骨文中已有"德"的记载,但其含义十分笼统,释义并不统一。直至西周大盂鼎铭文中的"德"才具有"按规范行事有所得"之意,至此"德"的伦理学意义有了萌芽。东汉刘熙有解,"德者,得也,得事宜也",即人际关系处置得当,共同享用其得,"以善念存储心中,使身心互得其益",内得于己,外得于人;"德"有一"心""双人",人与人,心心有约,默契和合,天下太平。"德"从产生起就有精神价值,这种精神价值后来演绎成"善",成为儒家人之初的本性。道德二字连用,始见于春秋战国诸子之书。荀况在《劝学》中说:"故学至乎礼而止矣,夫是之谓道德之极。""道"是事物发展变化的规律,"德"是立身根据和行为准则,指合乎道之行为。道德说明人的品质、原则、规范与境界。道家因以其"道"作为天地万物的本源和人类观念形成的总法则而闻名于世。道家之道既具有统贯性又具有多变性和包容性,既创生万物又包孕于天地万物之间,涵盖天、地、人,并统贯天道、地道与人道。"道可道,非常道"。"道"崇高而伟大,是人内在生命的呼声,"道"是一种规律、典范,是形而上的存在,其为"众妙之门""有物混成,先天地生,寂兮寥兮,独立不改,周行而不殆""可以为天下母",不可名,言无形。"道"超越万物,超越感觉和知觉,但又并非空无所有,它有像、有物、有精、有信,它是一个变体,又是一个动体,既"无"又"有",生生不尽。"道"是一种宇宙意志与精神,不可由人为力量改变。儒家的道德概念,则含有较浓厚的自我主义和强烈的主体观念;在某种意义上,"道德"就是"使道(道理、道义、原则之类)得之于己","道德"也可以说就是"得道"。

西方原本无专门的"道德"一词,古罗马哲学家西塞罗和塞涅卡使用了"moralis"作为伦理学的译语,由此产生道德这一正式概念,其词源是"mos",意为习俗和习惯。且西方的"道德"一直与"伦理"混在一起,"道"(logos)也与"德行"(arete)分开,德行是"长处",而非崇高的善。

关于道德的定义,古今中外其说各异,综合起来可以总结为:道德是人们在社会生活中逐渐形成的有关善与恶、公正与利己、诚信与虚伪等观念和行为习惯,并依赖社会舆论和良心指导的人格完善及调节人与人、人与社会、人与自然关系的规范体系。

二、伦理与伦理学

(一)伦理

"伦"在汉语词源中是指类、辈、关系、次序,"理"为道理、原理、条理、法则。虽然《礼记·乐记》最早提到"伦理"一词,如"乐者,通伦理者也",但只是指"处理次序的道理",不是现代意义伦理学中的"伦理"。也有学者认为,中国的伦理学发轫于周代,其时儒、墨、道、法各家并兴。到汉武帝罢黜百家,独尊儒术,视儒学为唯一之伦理学。魏晋以后,佛学输入,对道德主张虽然影响很大,但只限于哲学与政治学范畴。真正定义伦理学的"伦理"者,为日本的木村鹰太郎和久保得二。木村鹰太郎用西方学术史的研究方法及原则整理了中华伦理学说,著成《东西洋伦理学史》;久保得二随后考证了大量文献,撰写了《东洋伦理史要》,由此始用"伦理"一词,后再传入中国学术界。据蔡元培先生考证,日本学者"仅治西洋伦理学而未通东方学派者,皆不足以胜创始之任",他还指出近代将修身书与伦理学混用的错误。

"伦理"一词应源于西方,ethics 与 ethik 来自希腊语的 ετησς(ethika-ethos),原指动物不断出入的场所与栖居之地,或理解为"居留""住所",后引申为"习俗""习惯"。作为"风俗"或出入的空间,一定有规定的道和路径,有具体的按某一方向走的路线,因此"伦理"主要指人们处理相互关系时所应该遵循的具体行为准则。

"伦理"与"道德"在通常的语境和注释中易被混用,在伦理学中它们是有差异的。道德表达的是最高意志,主要是一种精神和最高原则,伦理表述的是社会规范的性质。道德是伦理的精神基础。道德是最高的、抽象的存在,"德"是"道"的目的;伦理是次高的、具体的,"理"是"伦"的制约原因,"理"是用来说明"伦"的处理方式。通常认为,伦理并未突出人们个体的心理、品质,所以伦理只是客观的"法",指社会道德;而道德是主观的"法",指个人道德。有学者解释,道德命令缺乏操作性,限于"觉悟性自律"范畴;而伦理却很有效,因为伦理是指普遍的"定令性他律"范畴。对正义行为来说,道德是"你最好应当";而伦理是"你必须应当";法律则是"强迫应当"或"不应当如此你就违法"。道德对应当(应该)与否非常宽容,其劝说留有一定余地,不是命令,而是靠高度的自觉和省悟来选择自己的行动。伦理是道德与法律中间的宽阔地带,是一种强硬的律令,是自律与他律之间的律法,是一种压迫力,有来自道德但又不是道德的觉悟,有来自法律但又不是法律的强制性。

美国学者彼彻姆(Tom L.Beauchamp)指出,道德是中性的,"道德的"并不是"道德上好的或善良的",而是说"是道德上的",因此"道德的"(moral)和"非道德的"(nonmoral)相对应,而不是和"不道德的"(immoral)相对应。"不道德"是在谴责某一行为和评价某一种恶行时使用的,它只与"好的道德"相对应。虽然"伦理"也是中性的,但不能说"不伦理的"和"非伦理的",因为伦理学中不允许这样使用。

(二) 伦理学

学者们认为,古希腊哲学家亚里士多德应该是首先在严格术语意义上使用"伦理学"的人,从他开始,伦理学才明确成为一门独立的、有体系化理论的学科。而后古罗马政治家、演说家、哲学家马库斯·图留斯·西塞罗(Marcus Tullius Cicero)为丰富拉丁语词汇,用"moralis"移译并确认"ethics"为伦理学。

伦理学以道德现象作为研究客体,是研究有关道德和伦理问题的学科,包括道德和伦理问题的理论和实践。伦理学一方面关注人们的品质、行为、修养及相互关系的道理与规则,另一方面又关注道德的起源、本质、发展变化规律及其社会作用。伦理学分为规范伦理学和非规范伦理学,规范伦理学分为普通规范伦理学和应用规范伦理学,非规范伦理学包括描述伦理学和元伦理学。规范伦理学使用价值为核心的规范方法,注重对道德规范的论证、制订与实施策略的研究;描述伦理学是依据经验描述的方法从社会的实际状况来再现道德,说明道德的本质,包括道德心理学、道德社会学和道德人类学等;而元伦理学凭借逻辑语言分析的方法,从分析道德语言(概念、判断等)的意义和功能开始对道德进行研究,从而反映道德的语言特点和逻辑特征。

一般认为,医学伦理学属于应用规范伦理学。也有学者主张,医学伦理学特别是生命伦理学不是通常意义上的应用规范伦理学,生命伦理学不是道德哲学原理与理论在医学实践和生命问题中的简单应用,它应具有独特的学科品质、原理、理论与方法,有独立的学科体系。

▶▶▶ 第二节　医学道德与医学伦理学 ◀◀◀

一、医学道德

(一) 医学道德的概念

医学道德是一种职业道德,一般指医务生活中的道德现象和道德关系,具体来说,应包含医务人员的道德风貌、道德行为及行医过程中的道德问题、道德判断与选择,可简称为"医德"。它是社会的一般道德在医学领域中的具体表达,是医务人员自身的道德品质和调节医务人员与患者、他人、集体及社会之间关系的行为准则、规范的总和。它存在于从事医学职业的全体人员及与卫生事业相关的人员之中,由医学文化长期积淀而形成,并且始终围绕医学工作者的职业活动和与医学相关的社会活动而展开。医学道德现象包括意识现象、规范现象和活动现象。医学道德对医务人员、患者和社会都具有重要意义,特别在保障人类健康、身体安全和发展医学科学及卫生事业等方面,具有不可忽视的特殊价值。

(二) 医学道德规范

规范是人们约定俗成或条文规定的行为标准,是人们自觉遵循或要求人们必须遵循的行为准则与法则。医学道德规范是医务人员在各种医学活动中应遵守的行为准则,是医学道德基本原则的具体体现,是医务人员道德行为和道德关系普遍规律的反映。医学道德规范分为普遍医学道德规范和特殊医学道德规范,前者指所有医务人员必须遵守的规则,后者指特殊专业或特殊部门应遵循的规则。医学道德规范必须接受医学道德基本原则的指导,是判断和评价医学行为的道德标准。医学道德规范的基本原则是:

防病治病,救死扶伤,实行人道主义,全心全意为人民健康服务。

医学道德规范的形式有条文或文本形式与誓言或誓词形式两种。医学道德规范既要表达道德理想,又必须与医学实践相结合;既要反映医务人员的普遍道德要求,又要照顾各类人员的专业具体体现,必须是医务人员和医学工作者道德行为与道德关系普遍规律的反映。它既有恒定性,又有行业的特殊性,必须根据社会生活和医学科学的发展不断修订、丰富与完善。

医学道德规范有鲜明的职业性和技术性,如《美国医学会伦理学原则》就提出:"医师应保证患者的治疗,不怠慢患者;只有当给予患者充分的关注后,才能终止治疗,除非被解职。"《希波克拉底誓言》写道:"我愿尽余之能力与判断力所及,遵守为病家谋利益之信条,并检束一切堕落及害人行为,我不得将危害药品给予他人,并不做该项之指导,虽有人请求亦必不予之。"《医学生誓言》的职业道德规范中表明医务人员的神圣责任是:"我决心竭尽全力除人类之病痛,助健康之完美,维护医术的圣洁和荣誉。"

医学道德规范的基本精神是跨文化的、稳定的,其内容主要有:公正与平等地对待患者;诚实与慎言守密;信任、尊重与爱护同行;热爱医学事业,不断进取,钻研与发展医学科学技术;廉洁奉公与文明行医等。

(三) 医学道德范畴

医学道德范畴是医学道德实践的总结与概括,是医学活动中人自身及人的本质关系的反映,是普遍道德范畴在医学活动中的特殊表现。医学道德范畴是对医学道德原则和规范的补充,也是医学道德原则和规范的内化。它作为一种信念存于医务人员内心,指导和规约其行为。医学道德范畴的内容有医学道德权利与义务、医学道德责任与良心、医学功利与荣誉等。

二、医学伦理学

医学伦理学(medical ethics)是运用一般伦理学原则认识、判断和解决医疗卫生实践和医学发展过程中的医学道德现象和医学道德问题的学科;它是医学的一个重要组成部分,又是伦理学的一个分支。由于医学不同于其他科学技术,其本身就含有伦理因素,医学临床实践、医学科学研究和其他医学活动过程中都体现了伦理价值和道德追求。因此,医学伦理学是一门伦理学与医学相互交融的学科。医学伦理学必须赖于哲学与医学两大学科的双重支撑,缺一不可。

医学伦理学作为一门发展中的和开放的学科,不同的历史阶段其主要关涉与研究对象和内容有所不同。从传统医德学到医学伦理学,再从医学伦理学演化为当代形态的生命伦理学,它的内容不断拓展与丰富。医德学是义务论的,只研究医务人员如何遵循及遵循什么样的道德规范和准则,其核心是医患关系;医学伦理学是价值论的,除医患关系外,它还注重对医务人员间、医务人员与社会之间、医学与社会间的关系。多数学者认为,生命伦理学是医学伦理学发展的当代阶段,或是医学伦理学的当代形态;生命伦理学亦可作为后现代意义中的医学伦理学,它的内容已经扩展到对卫生经济与政策、生命政治、生命科学技术、生态环境、人性、身体哲学与文化境遇、人的本质与人的生存状态及死亡道德问题的关注、研究和争论。

(一) 医学伦理学形成与发展的历史

医学道德与医学科学一样,是与人类生息、迁徙、灾疫等生存活动,以及战争、动乱等社会活动密切相关的。

在生产力很低的原始社会,人类以极原始的合作方式和劳动工具来应付自然灾害与致病微生物,同时学习与积累原始的医药知识,运用压迫、按摩、刮刺等手段诊治疾病,于是就有了医学活动。人类最初对自然有限的抗御能力决定了只有依赖"尝百草""制九针"和祈天祛病、献纳求福去实现医学的目的与表达医学道德愿望。

夏至春秋时期,以奴隶主为代表的敬天崇祖的习俗为巫医的出现和存在提供了思想的土壤。出现大祝、大卜、司巫等神职官员,"巫神－患"又逐渐演变为"医巫－患"和"巫医－患"模式。产生医患关系萌芽,医患关系为主体的医学道德初步形成,医学道德思想、医师道德规范和准则开始建立。待生产力、经济和文化水平的进一步提高,专事占卜疾病的巫医日趋没落,产生了以治病为职业的医师,医学道德有了明显的专业性和特殊性,这也是人类早期思想启蒙时代的文明产物。从巫医并存到医巫斗争说明了人类对于科学、真理和幸福的向往,这在医学伦理学的形成与发展中是重要的经历和考验。劳动作为人类和自然对话的过程,是社会生活的基础。人在与自然斗争和适应的同时,也不断认识和改造自身,从而变革医学、变革社会,促进精神包括医学道德精神的发展。

2 000多年前,西方医学的奠基者、古希腊伟大的医学家希波克拉底(Hippocrates,公元前460—前337)应为最先对医疗职业和医师行为提出规范者,他为人类贡献了千古不朽的医学伦理学文献《誓言》《原则》和《操行论》等。《希波克拉底誓言》把"为病家谋利益"作为医师的最高准则,他说:"无论至于何处,遇男或女,贵人及奴婢,我之唯一目的,为病家谋幸福。""检点吾身,不做各种害人恶劣行为。""不论进何人家,我皆维护患者利益戒绝随心所欲的行为和贿赂"。在处理师生关系方面,他指出:"凡授我艺者敬之如父母,作为终身同业伴侣,彼有急需我接济之。"他还对医师明确提出保密要求:"凡我所见所闻,无论有无业务关系,我认为应守秘密者,我愿保守秘密。"希氏的道德训诫源于实践又高于实践,为历代医家之楷模,为医学伦理学的形成和发展奠定了基础。公元前2世纪,古罗马医学全面继承并发展了古希腊的医学道德的思想和理论,其代表是古罗马医师盖伦(Gelen,130—200),他的"我研究医学,抛弃娱乐,不求身外之物"的诺言,影响了世代医家。由于地中海文化的交流和商业贸易的发展,阿拉伯医学学习并沿袭了古希腊医学,并使之在6—13世纪这一漫长历史时期逐渐本土化、民族化,形成了具有浓郁希腊色彩又具有阿拉伯特征的医学道德新体系。犹太医师迈蒙尼提斯(Maimonides,1135—1204)就是这一体系的卓越代表,他的《迈蒙尼提斯祷文》是医学伦理学史中的杰出文献之一。祷文敦促医师为人类生命与健康、人类幸福与和平,时刻怀着崇高的医德和神圣的从医使命感,切不可因贪欲、虚荣、名利的诱惑而忘记为人类谋利益的理想。

东方医学道德传统十分悠久。印度外科鼻祖妙闻曾说:"医师要洁身自持,要使患者信赖,并尽一切力量为患者服务,甚至牺牲自己的生命。"中国的医学道德的形成与发展是与中华文化传统紧密相连的,显然受到了儒、释、道各家学说的影响。医儒同道,"医乃仁术""泛爱众""举乃和柔,无自妄尊"等儒家主张润泽了医家的思想行为;同时,"布施得福,治病济人"的佛家教诲,以及道家的"累功积德,乐善好施"等共同充实了中华医学道德思想宝库。

公元前43年,汉元帝刘奭以质朴、敦厚、右行、逊让作为考核医师的主要标准;汉末医学家张仲景《伤寒杂病论》自序中明确提出医药方术"上以疗君亲之疾,下以救贫贱之厄,中以保身长全";唐代大医学家孙思邈(581—682)所著《备急千金要方》中的"大医精诚""大医习业"等名篇,全面论述了医家道德准则,是中国医学道德思想发展史的里程碑,篇中对"竞逐荣势,企踵权豪"等不道德医疗作风给予了抨击。宋及元代,医学道德有一些发展,但真正形成较为完整理论的还是明代晚期,医学道德学说开始接受行与思、理论与实践结合的研究方法,开启了新的历史阶段。李梴的"本于古而不泥于古"、龚信的"医学十要"、张璐的"医门十戒"、程钟龄的《医学心悟》都是这一时期的医德学说代表。明代名医陈实功(1555—1636)在其所著《外科正宗》的"医家五戒十要"中,提出了十分具体的医学道德规范,还被美国《生命伦理学百科全书》附录收入,与《希波克拉底誓言》《迈蒙尼提斯祷文》并列为人类最早成文的古代医学道德文献之一。1840年以后,西方以基督教医学为文化入驻的一种形式,逐渐作为医学主体走上前台,中国医学道德文化也由此进入特殊发展时期。

14—16世纪的欧洲文艺复兴思潮和马丁·路德的宗教改革,冲破了中世纪的宗教桎梏与封建统治,发起人道主义运动;同期,医学的迅速发展和卫生事业的社会化,对医学道德提出新的要求,医务人员的行为准则先从个体到集体,又从国家到国际,内容和范畴不断延伸扩大,医学伦理学的国际化趋势逐渐形成。文艺复兴运动的成果为医学提供了人道主义,从此,医学人道主义成为医学伦理学的核心思想和灵魂。在这一背景下,德国柏林大学教授胡佛兰德(Hufeland,1762—1836)在《医德十二箴》中提出了"救死扶伤、治病救人";1791年,英国学者托马斯·帕斯瓦尔(Thomas Percival 1740—1804)专门为曼彻斯特医院起草了《医院及医务人员行动准则》,并于针对医院内部的人员关系等问题撰写了专著《医学伦理学》,

本书不仅淡化了医学道德的宗教色彩,还为医学伦理学成为一门学科,为医学伦理学教育的科学化和普及奠定了基础。1847年,美国医学会成立并同时制定了《美国医学会医德守则》,其内容涉及:医师对患者的责任,患者的权利与义务;医师对其他医务人员的责任;医务人员和医务界对公众和社会的责任与义务等。

医学伦理学确立作为一门独立、完整的学科,是在第二次世界大战后,人类反思了法西斯分子用活人体进行极其残忍试验的暴行,在德国纽伦堡对纳粹医师进行审判,于1946年公布了《纽伦堡法典》,其中关涉人体试验的十点声明,后来成为《赫尔辛基宣言》的主要内容,亦一直作为生命科学研究中人体试验的指导方针。在沉痛的历史教训中,医学和医学伦理学界深切感到建设与完善体系化现代医学伦理学学科的必要性。此后,通过深入的研究和发展,医学伦理学日臻成熟,成为医务人员和生命科学工作者的一门必修课。

确认医学伦理学的最后形成,主要依据它有明确的研究对象,如研究医学活动中人们之间的道德关系、秩序和规范;另外,它不但受到国际医学界的重视,而且已成为法律界的理性资源,甚至影响世界的政治生态和经济生活。1948年世界医学会出版了经过修改的《希波克拉底誓言》,汇编了《日内瓦宣言》,这标志着现代医学伦理学的肇始。1949年,世界医学会在伦敦通过了《国际医德守则》。1965年,国际护士协会通过了《国际护士守则》。1964年,第18届世界医学协会联合大会在芬兰赫尔辛基宣读并采纳了《赫尔辛基宣言》,于1975年的东京大会正式通过,此后于1983年、1989年、1996年、2000年、2008年、2013年历经修订。连同1968年的《悉尼宣言》、1975年的《东京宣言》、1977年专为精神科医师制定的《夏威夷宣言》等,使现代医学伦理学文件和文献初步体系化,医学伦理学的基本原则亦逐渐完善,学术研究日趋深入。

随着高新医学技术的进步,医学中的伦理问题越加复杂,人类面临着深刻的伦理困惑,例如克隆人、胚胎干细胞、基因医学、人工智能、变性手术、美容与人体增强技术、精神控制、严重遗传性残疾新生儿处置、编辑婴儿、脑死亡、放弃治疗、冷冻术、安乐死及卫生资源分配等卫生经济伦理学问题等,促进了生命伦理学研究的国际联盟的成立,如联合国正式成立了国际生命(生物)伦理学委员会。同时,逐渐形成了医学伦理学学者群体,如美国哈斯汀斯中心和肯尼迪研究所率先开展了世界性的学术研究。至21世纪初,全球已出版医学伦理学学术专著达千种,创办以生命伦理学为主的杂志300余种,如美国的 *Medicine and Philosophy*、*Hastings Center Report* 都具有较大影响。中国相继创办了《医学与哲学》《中国医学伦理学》等以医学伦理学为研究主体的学术期刊,在生命伦理学的兴起与探索阶段起到了重要的历史作用。1985年,中国中华医学会分设了全国医学伦理学委员会。此间,中国生命伦理学研究呈现了百家争鸣、百花齐放的气象,涌现出一批学养深厚、治学严谨的学者,开展了系列生命伦理学重大项目研究;30余年中,产生了许多优秀的学术精品,已开始释放了深刻的学科影响力。目前,中国已经形成生命伦理文化高蹈、深邃、中西包容的特色,并将生命伦理学扩延为文化界、知识界、科学界的学术热点,生命伦理学已经成为生命政治、生命哲学与医学文化的基础学科。

医学伦理学的教育也随着学科的确立逐步开始繁荣,至20世纪末,几乎世界各国的医学院校都先后开设了医学伦理学或生命伦理学课程,设立了生命伦理学专业或专业方向的硕士、博士学位点。1998年开始,中国的国家执业医师资格考试正式将医学伦理学列为考试科目之一。同时,在医务人员和生命科学技术研究者中开展各层次的医学伦理学或生命伦理学教育。

医学伦理学的演变经历了4个重要的历史时期:希波克拉底时代,医学道德和人们朴素的自然观、道德观相连;中世纪,以《迈蒙尼提斯祷文》为代表的医学道德规范,具有浓厚的神学色彩,医学伦理学以神正论为指导,其表达的几乎都是宗教教义的具体化;文艺复兴时期以后,人正论取代了神正论,人道主义开始唤起良知,自由、平等与博爱深刻地影响了医患关系,这是人类伦理思想也是医学伦理学发展的重要时期;近现代与后现代时期,医学道德日益由医师、患者等个体的道德发展为社会公益道德,哲学上的价值论、功利主义、公益论开始影响和指导医学伦理的选择,高新生命科学技术和新的死亡观念及发达的经济社会背景,使医学伦理学开始向生命伦理学拓延,作为医学伦理学当代形态的生命伦理学复兴、充实与繁荣。

（二）学习和研究医学伦理学的方法与意义

1. 学习和研究医学伦理学的方法　伦理学是为解释、评价与规范世界，而医学主要是改造世界；人文学主要关注意义和价值，医学主要与事实紧密关联；医学伦理学既然是交叉学科就应兼有人文学和科学的特性，因此其研究方法应该既有思辨的分析与认识方法，又要有社会科学甚至自然科学的方法，即思辨与实证的方法相结合。研究者必须以原道（原理）、原法（原论）与原实（原用）三个维度，进行不同层级的学术探究，方能获得整全的、体系化研究成就，实现人文学与科学实践的学科系统构建，才能够推动这一学科的发展，捍卫医学伦理或身体伦理的真理性。医学伦理学经常采用逻辑推理和社会调查、定性与定量、案例分析与整体判断及实证性与评价性相结合的研究策略。学习者应以基本理论与原则为基础，对具体问题进行分析与判断，学会辨别善恶是非，最后获得行动选择的方案。

2. 学习和研究医学伦理学的意义　医学伦理学是医学及其相关专业的必修基础课程，是医学教育中的重要环节，是实践医学与临床医学教育必经的桥梁，是医学和人文社会科学联系的纽带，是医学人文学科的核心，是生命科学变革时代的航标。

学习医学伦理学可以帮助医务人员解决价值观、人生观问题，又可以树立患者权利观念，增强职业道德责任感，使医学生成长为有信仰、有理想、勇于奉献、体悟人生、懂得爱的时代新人。通过医学伦理学的系统理论学习，使医务人员能理性地面对医疗冲突，用伦理学原则与方法去分析、评价与解决具体的、棘手的医学伦理难题，同时学会认识和处理由于高新生命科学技术的应用引发的有关生存与死亡、身体、健康文化、性与社会、卫生经济政策与环境等伦理问题。

医学伦理学或生命伦理学正面对人类现代生活与生命科学的革命，它与身体文化逐渐成为人学的基础；它帮助人们行动，同时破解生命的奥秘，它是一切人文学科特别是道德哲学及身体文化的理论中轴，它是实践哲学最先锋的实践者和优秀范例与榜样；它在哲学伦理学和生命科学的共同支撑下，从弱小分支学科不断发展壮大。

医学伦理学焕发出一种医学人文精神，它的核心是不断地对科学真理与社会正义的追求，它的发展动力在于怀疑与批判。它通过医学所表达的深切的对人类和世界命运的终极关怀，使人们深刻领悟与认识到，为什么医学事业特别值得为之献身，这是医学伦理学的学科价值和魅力所在。

▶▶▶　第三节　医学伦理学的当代形态：生命伦理学　◀◀◀

一、生命伦理学的兴起和学科渊源

关于"生命伦理学"的源头，一直存有争议。有学者认为，可以追溯到德国浪漫主义哲学家弗里德里奇·施莱格尔（Fridrich Schlegel，1772—1828）的"生命哲学"，他曾指出：1772 年有位匿名作者提出了道德上的美和生命哲学命题，这可以作为生命伦理学的最早萌芽。19 世纪末至 20 世纪，生命伦理学作为一种思潮，重新复兴并流行于德国、法国，也是唯意志论伦理学之后一个非常重要的现代人本主义伦理学派，此可归为经典生命伦理学的时期。法国哲学家居友、柏格森等生命哲学语式的"生命伦理学"蕴含了这个学科的最初概念，居友（M.J.Guyau，1854—1888）以生命哲学为基础的伦理思想，强调无意识冲动对道德的影响，最先提出了"生命伦理"意义上的"生命的道德内在求善的力量"。而生命伦理学的当代意义是由荷裔美籍妇产科医师、胎儿生理学家安德鲁·赫里格尔斯（André Hellegers）考虑时代需要而重新命名后而来。更重要的是，赫里格尔斯把生命伦理学变成一门特定的学科。在此背景下，1971 年，范·潘塞勒·波特（Van Panselar Potter）在他所著的《生命伦理学：通往未来的桥梁》一书中，再次使用并强化了"生命伦理学"一词。从此，生命伦理学作为一门新兴的交叉学科，与作为医务道德理论的医学伦理学融合，在短短的 20 年内迅速扩展，成为备受关注的学科。

生命伦理学的当代复兴源于以下四大背景。

1. 医学模式的转变　医学模式是对医学主体性质的一种认识论评价，是一种文化和教育观念。医学科学发展和人类对于自身生存状态的反思和省视的结果,是再次把医学作为人的文化哲学来研究,医学模式作为人们观察、处理疾病和健康的思维方法和行为方式,以及一种医务职业活动方式,则必然随之发生改变。1977年,美国的戴依主张:人类的健康应表现为生物-心理-社会的健康;其后,神经科医师恩格尔在《科学》杂志上提出了"一种文化上的至上命令下的生物-心理-社会医学模式"。新医学模式从大卫生观出发,重新认识到人的健康应包括机体、心理、社会适应能力和道德上的良好等方面,它强调医学应是"完整人"的医学和"活人"的医学。

2. 从义务论哲学到价值论哲学的转变 道德价值应具有实践理性与内容,它不是自然的或超自然的,而是一种特殊的社会现象。传统义务论未顾及现实情境,不考虑条件,追求绝对的、理想的善。根据义务论思想可以认为,人的生命不管质量高低,都必须加以保护和保存,因为生命是无价的。价值论者认为,行动选择的个人与社会后果,是评价善恶的标准,人的生命是有价的。根据生命质量的高低来选择行动,是一种认识上的飞跃。从无价到有价,从无条件到有条件,是生命伦理学有别于传统医学伦理学的重要标志,是人类自我认识的一次深刻革命。生命价值论是对生命神圣论的超越,是当代生命伦理学的重要思想基础,生命伦理学可以从价值论哲学中得到辩护,可以有力地解决生命质量、放弃治疗、脑死亡与安乐死等重大实践问题。

3. 生命科学技术的发展 随着高新医学技术的迅猛发展及当代文化的演变,医学除传统意义的防治疾病外,逐渐兼容了人类完善和发展自我的需求,从而激发了医学技术的潜能;医学逐渐向丰富的社会生活和生活爱好延伸,如美容、变性、长寿等,以及包括其他生命增强术在内的生命科学技术,如器官移植、精神控制、克隆人、编辑婴儿技术、基因工程、辅助生殖工程、冰冻、复苏、生命支持装置、人工智能等研究和应用,构成了广泛的后医学社会图景。这些生命科学技术是人类开启历史新阶段的标志,却涉及深刻而复杂的伦理问题。

4. 经济发展、卫生制度改革与生命政治观念 经济生活一直接受道德的引导,伦理学对经济社会进行过持续渗透,把人文关怀重新引入经济学,是人类文化中有终极意义的命题。当代经济的发展已达到前所未有的高峰,人类正在力图摆脱贫困,医疗机构有条件向大规模或超大规模扩展,医院有条件购买大型昂贵的仪器和设备,生命科学研究机构能够获得巨额资金支持。与此同时,贫富差距和分配不公现象也困扰着医师、医学专家、经济伦理学家。奢侈医疗、医疗保健的消费文化运动、卫生资源分配中的不公正等问题,已成为医学道德争论的焦点。卫生活动不是一项典型的生产活动和经济活动,它是一项具有福利性、社会性、政治性的公益事业,是由国家始终干预的伦理性服务行业。同时,生命政策问题已成为国家与区域性生命政治行为。公民享有基本保健和享有生命安全一样,是国家的政权秩序和国家政治理想的需要,其健康保健伦理含有极其深刻的制度伦理和政治文化伦理内容。当代,世界上还没有一种卫生制度和医疗体制尽善尽美,因此,任何国家都需要进行持续的卫生保健制度改革,这已成为社会政治改革的一部分,且已经融入世界性社会变革中。卫生保健制度改革主要是对医学活动中伦理关系的重新调整,尽早使"人人享有医疗保健"或"人人享有基本医疗保健"的理想成为现实,促使国家和政府必须在卫生经济决策时格外重视伦理学的价值与作用。

总之,生命伦理学的产生是多种因素融合的结果,也是人类文明与文化进步的必然需要,在把公众引入医学伦理文化和社会运动中起到了重要的作用。

二、生命伦理学的定义、体系与研究内容

(一) 生命伦理学的定义

由于生命伦理学本身还处于发展过程中,其定义还无法统一。但在学科创构与复兴的过程中,社会各界对医疗保健政策的关注,加之生命科学技术的迅速发展,以及围绕医疗关系的社会化变革引起的卫生观念的改变,均引发了学界对生命伦理问题的强烈关注。

生命伦理学的英文为bioethics,是由Medical-Bio-Ethics演变而来,又译为生物医学伦理学或生物伦理学。生命伦理学与医学伦理学的关系尚存许多争论,大多数学者认为,生命伦理学是对传统医学伦理

学的现代超越,是医学伦理学的当代形态;或者可以理解为:生命伦理学是医学伦理学发展的必然阶段,它应包含医学伦理学的全部内容,特别是患者权利、医师义务和医患关系等临床医务伦理部分。

波特教授认为,应该建立一门新的"把生物学知识和人类价值体系知识结合起来的学科",这门学科应该作为科学与人文学科之间的桥梁,帮助人类生存,维持并促进世界文明,生命伦理学可以承担这一使命。波特指出:"生命伦理学是利用生物科学以改善人们生命质量的事业,同时有助于我们确定目标,更好地理解人和世界的本质,因此它是生存的科学,有助于人类对幸福与创造性的生命开具处方。"这个定义表达了一位医学家对伦理学的企盼之情,但它过分强调了生命伦理学的科学属性,而忽视了它的人文性和人文精神。生命伦理学另一权威定义出自《生命伦理学百科全书》主编莱克(Reich),他定义为:"对生命科学和卫生保健领域中人类行为的系统研究,用道德价值和原则检验此范围内人的行为。"生命伦理学深入发展以后,人们更加认识到它在当代生活中的现实意义,它不仅是一门"生命的伦理学",还可以认为是一门"伦理的生命学";诸多人文科学、社会科学、自然科学的学科在此交融,学者们也使用和借鉴其他学科的研究方法与伦理学研究方法共同研究生命伦理学问题,以解决生命科学与人的需求,以及人与社会、人与自然、人与人的冲突。

生命伦理学是对生命问题的道德哲学注释,是对人类生存过程中生命科学技术和卫生保健政策及医疗活动中道德问题、道德现象及道德关系的伦理学研究,是有关人和其他生命体生存状态和生命终极问题的学科;它可以包括生命伦理学原理、原论与原实(应用)三个维度,为便于学习,具体可以为分理论生命伦理学和应用生命伦理学两部分。

(二) 生命伦理学的体系与研究内容

拉南·格尔伦(Laanan Gillon)在权威的《应用伦理学百科全书》中对生命伦理学进行了如下描述:生命伦理学是研究产生于生物学实践领域包括医学、护理学乃至兽医学在内的其他卫生保健职业中伦理问题的学科,它的研究范围除了生命科学研究中的伦理学,还包括环境伦理学、性、生殖、遗传、老龄、人口中的伦理问题及各种与卫生事业相关的社会政治道德问题,如贫困、失业、歧视、暴力与迫害、犯罪与战争等对人类健康的影响。涉及该学科的人员除医师、护士、生命科学工作者、患者、受试人员外,还有政策专家、法律工作者、管理者、宗教界人士和政府官员等。除医学、生命科学外,生命伦理学的学术领域还涉及哲学、伦理神学、政治学、法学、经济学、心理学、人类学、管理学、社会学、人文地理学和历史学等。

生命伦理学的主题一直在变化,范围也在不断扩大。根据美国学者的意见,生命伦理学应分为4个阶段:第一阶段为"医学伦理学初期阶段",以某些医学行为准则的形成为标志,如禁止医学广告,不允许诋毁同行等,此阶段以传统的神正论和古老的义务论作为思想基础;第二阶段为"医学伦理学向生命伦理学拓展阶段",医师的处境发生根本性的变化,传统医务执业活动中的家长主义、绝对主义的生命无价论、讲真话等受到挑战,此期的生命伦理学家应成为患者权利的代言人,生命伦理学也必须汲取新的哲学理论与研究方法,医务人员的行动道德不仅要用沿袭的伦理原则去规范,还要用价值论和公正理论及社会与政治哲学去说明;第三阶段为"生命伦理学兴起阶段",除生命价值论日益影响医学行动决策外,生命伦理学家开始关照卫生医疗政策、卫生经济和医疗改革问题,生命伦理学已逐步成为国家政府制定卫生政策或立法的重要理性资源;第四阶段为"生命伦理学的发展与繁荣阶段",即人口保健的生命伦理学、生命科学研究伦理学、身体伦理学与生命政治学阶段,它包含了所有传统医学伦理学内容,并且超越了医患关系的范围,应用哲学、经济学、政治学、人类学、社会学、管理学等诸多人文社会科学理论与方法对卫生保健的多种因素进行研究,这个阶段除异常关注高新生命科学技术中的各种难题外,还把目标主要集中在如何解决人类平等享有医疗保健的权利上。

总之,生命伦理学的研究内容广泛,关注领域非常宽阔并且始终处于开放的状态;由于研究者处于不同的视角,划分方法不尽相同。综合学界的意见,可划分为理论生命伦理学和应用生命伦理学两大部分,具体研究内容和理论框架如下。

理论生命伦理学包括元生命伦理学(或生命伦理学理论)和文化生命伦理学。元生命伦理学(或生命伦理学理论)主要研究生命伦理学的原理即道德哲学基础,生命伦理学的学术思想渊源、发展史、基本原则与科学本质、规律、评价体系,生命伦理学语言和逻辑、思想动力及研究方法与教育策略等;文化生命伦理学主要探究文化人类学传统、宗教、民族心理、风俗、社会经济形态及教育水平和自然生态等因素对生命伦理学学科的影响,同时关注多元文化背景下文化偏好不同而形成的医学选择的差异及生命伦理学和其他学科之间的关系等。

应用生命伦理学包括医务伦理学、生命与死亡伦理学、卫生经济与医疗保健政策伦理学、环境与生态伦理学四个分支。医务伦理学包括:临床决策和行为的伦理原则、患者及医师的权力(和权利)与义务、医患及医际关系、医务人员的道德修养等;生命与死亡伦理学包括:生命科学研究的伦理问题、人体受试者的权益保护、生命科学技术应用中的伦理问题、脑死亡、安宁疗护与舒缓医学伦理、性伦理、生命质量和安乐死等;卫生经济与医疗保健政策伦理学包括:公共卫生伦理、卫生经济伦理问题、医疗改革、保险与医院工作、医院伦理委员会、卫生政策与法治建设、灾疫伦理等;环境与生态伦理学包括:生态与环境保护、气候与气象伦理、动物福利等。

目前,学界与文化界或民间常常对生命伦理学有内容上的误读,也有理解上的不同,这将随着生命伦理学的学科发展与逐渐成熟最终获得共识。如果把生命伦理学作为医学伦理学的一个崭新的阶段,生命伦理学的研究对象和范畴就是当代医学伦理学的对象和学科范畴,这更加有利于医学伦理学的学科繁荣和发展;这种认识,也与国际上对生命伦理学的定义一致。

生命伦理学或当代医学伦理学尚在演化之中,其理论与体系并未成熟,许多基本问题还难以最后确立。由于生命伦理学源于西方,存在文化上的差异和最初移译中的历史限制,甚至至今学界在一些基本概念的理解上还存在许多分歧和争论。但是,也正因此,为研究者和学习者提供了十分广阔的空间。

三、生命伦理学变体——身体伦理学

(一)身体伦理学的哲学与文化基础

身体在一般意义上,就是人的有形的体,或者说就是人。活着的人的身体,即是社会学或人类学语义的人的生命的存在,人与身体不可割裂。

医学中人的道德行为和人的道德困境,即是身体的伦理和身体的关系的显现形式。身体只有与身份建立关系,身体才有意义,身体才属于个人。身体承载着生命,对生命是否存在、是否完整、是否健康负责并提供各种信息给人们,以判断是否患病、是否需要治疗、是否快乐和濒临死亡。

身体既是具象的存在,又具有象征的意义,不能由医师负责身体,而由心理学家负责精神;没有一位成功的心理学者不顾及身体的变化,也不应该有纯粹关注身体表面的临床医师。

身体是人们最熟悉的物质存在,而又充满了新异和未知,因为身体几乎包含了自然的全部奥秘。身体赖于"心","心"在于"思","心在种种时间存在中言",并"与空间中可能的对象相关"(康德《纯粹理性批判》)。身体具有物质性、社会性和精神性。传统医学仅关注物质的身体、疾病,而非患者,而当代医学必须修正这种"残缺人类学"观念,回归"完整的人"的医学。如此,医学是有关人的学科,而不仅是面对有病的身体,这一理念是身体伦理学的基础。

(二)身体伦理学的内涵

生命伦理从总的概念上来理解,是身体存在的伦理,也是事实上的身体保全的伦理;但在更重要的意义上,绝非仅作为身体单一的伦理,而应该是整全的人的伦理(ethics of content-full person)、人的整全性伦理(content-full ethics of person)或整全性"我"的生命伦理。

身体伦理学更加强化身体的尊严,并从社会的、人性的、生命政治与经济等侧面,特别是从文化意义上理解作为身体的"人"的道德价值。哲学家认为,身体表现了"人"对于世界介入的具体化;身体通过普遍可能的原真行动,方可以还原"生命运动和生命形式"这一"身体性"本质;由此,身体则可以凭借其道德性的"人格自我"在外部世界发挥作用,同时,接受外部世界的影响。

身体伦理学作为生命伦理学的变体,回应文化意义和生物学意义的人的生命存在和社会空间权利或人与人关系的诸多可能性,也可更直接地表达人的身体价值和道德功能。同样,生命伦理学也可以作为身体伦理实现它的学术追问和学科理念。关于人的肉身与精神的道德问题的研究,构成身体伦理学的内容,它更直接与具象地对人的生死疾病、苦难、欲望、快感进行伦理的辨析与对话,并把肉身的真实体验和他者的测查、道德认知、观念及主体表达,进行综合审视或评价,最后获得权力等级的排序,以求得问题或案例解决的方案和计算。身体伦理学较生命伦理学评价更为精致与细腻,它并不排斥精神与灵性的侦查、觉悟与沉思,而更突出和强化了身体的社会性和生命政治意义,更符合物质的实际存在引发的卫生经济价值与身体的文化效应。只要有伦理的要素始终参与对于人性的反省,就不至于将身体物化或仅作为失去人性的符号。如此,人的身体会更有尊严,生命伦理研究则会更贴近现实生活;同时,会增强医学或生命科学技术的亲切感,提高医师与患者交流的质量和效率。

身体伦理学主要关注的是:身体是人的道德目的实现的载体,身体完成社会责任并直接与人类社会生活联结;身体拥有有限性自由,人有权正当地处理身体的关系,自主支配其日常生活和有益于社会、他人的事务;人有权保持身体秘密和隐秘性;任何自残、鞭挞、随意毁灭身体的行为都是作恶和犯罪;人不可放纵身体欲望;有病与残缺的身体格外需要尊重,应该与健全的身体角色地位平等,医务人员应该给予关爱与照护等。此外,身体伦理学研究还包括:使用麻醉药品、成瘾性药物和吸毒问题,对罪犯身体惩治与暴力问题,身体增强与美容术问题,身体的性身份和角色定位问题,身体试验、遗赠、冷冻保存问题,身体、器官或身体的生物性资源的商品化问题等。从身体伦理学的视角研究人的生命道德难题,可以更直接和透彻地把握身体的自然属性,并尊崇自然的造化和服从于它的根本律令或法则。

(孙慕义)

数字课程学习

 学习目标　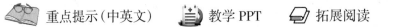 重点提示(中英文)　 教学 PPT　 拓展阅读　📝 自测题

第二章

医学伦理学、生命政治学与人类文化

【关键词】 中西方医学道德　医学伦理学　生命政治学　人类文化

人类文化是自然界进化到人类社会阶段后所产生的特有现象,科学文化和人文文化是一种最基本的划分。作为整个科学技术体系的重要构成部分,伦理学和医学科学技术的关系不但在这种系统中占有举足轻重的地位,而且在整个人类文化构成中无可替代。医学与道德自古以来相伴相随,是人类发展进程中不可或缺的文化要素,在科学文化和人文文化日益交融的过程中,正以新的理论和实践形态丰富和催生新型人类文化,并助推人类医学伦理思想进步。

▶▶▶ 第一节　中西方医学道德的差异与趋同 ◀◀◀

▶▶▶ 第二节　医学伦理学与相关学科的关系 ◀◀◀

一、医学伦理学与哲学

医学伦理学属于伦理学的分支,伦理学是哲学的重要构成部分,因此,医学伦理学本质上是一门医学道德哲学学科。医学伦理学对研究对象的认识最终必然要上升到哲学的思考高度。哲学在医学伦理学的一切认识结论中具有不可替代的理性支撑作用。

医学伦理学与哲学都表现出对人的高度关注,这是认识两者关系的核心要素。人与自然、人与人、人与社会的关系始终是哲学的重点研究对象。医学伦理学本质上就是对特定领域中的人与人之间关系的道德考量,根本任务就是为各类医学工作者的职业和科学行为提供道德支撑、道德评价、道德监督和道德制约。因此,人永远是医学伦理学和哲学共同的、永恒的主题,也是人们认识两者之间关系的钥匙。

哲学对医学伦理学的作用可表现在两方面。一是为医学伦理学提供哲学原理和理论依据,哲学从一般哲学特别是道德哲学的意义上为医学伦理学的基本理论、基本原则和研究方法提供道德的理由,让医学伦理学自身的理论和实践都具有哲学的依托。二是为医学伦理学提供哲学的思维方法和认识方式,让医学伦理学在道德哲学的层面上建立起自己的理论框架和医学道德行为规范体系,从而保障医学伦理学不失根本的哲学属性,也能够在哲学、医学伦理学和医学之间搭建起有效的理论和实践联结的桥梁。

此外,哲学与道德哲学的各种学派与思想、观念,无论是经典的或后现代的,特别是哲学中重要的理论变革,不断影响着医学道德哲学意识及理论建构,同时为其注入新的发展活力,如价值论哲学对生命质量论和死亡伦理意识的颠覆。

二、医学伦理学与法学

医学伦理学与法学具有很深的历史渊源和现实的关联性。法学是包含众多学科的理论与实践体系,不同层次的法学理论和类别不同的法律体系共同构成了当代法学和法律的庞大系统。医学伦理学与法学的最基本关系,包含于伦理学和法学之间一般意义上的联系与区别。伦理学和法学发挥作用的条件和路径不同。伦理学是法学之母,道德哲学是法学的理性基础,为建立法学理论和法律体系提供道德的理由和伦理的铺垫,主要依靠传统、习俗、舆论等无形的道德力量和手段制约人们的语言和行为,让社会成员在社会生活中形成自觉的道德认知能力、良好的道德行为习惯和合理的道德评价。法学则能把伦理学用道德手段和力量不能覆盖和不能解决的问题提升为社会强制性的法律制度和规则加以规范。道德只有在人的自觉境界中才能够起作用,它是人的内心自律;而法律是外在的他律,是人们社会行为不可逾越的底线规约,其作用对象是超越了道德底线不得不强制的行为。

医学伦理学与法学的关系主要体现在两方面:一方面,当代医学伦理学和法学具有许多共同的关注点。现代生物医学科学技术的快速发展,对传统医学道德观念产生了前所未有的强烈冲击,医学道德观念一定程度的滞后性与现代生物科学技术的快速发展产生了尖锐矛盾。为了与科技发展相适应,医学伦理学在理论和实践上作出了巨大努力,但仍有很多问题无法解决。医学伦理学自身无法解决的问题,必然成为法学研究和解决的问题。这是医学伦理学突破传统,渗透到生命科学领域的必然结果。另一方面,医学伦理学与法学还存在学科间的矛盾。医学伦理学从道德或伦理的角度进行观念约束和行为调整,而法学对医学行为的规范往往是强制性和惩罚性的。有学者认为,如果以“应当”的层级来区分,“道德是最好应当,伦理是必须应当,法律是强迫应当”。两个学科间在规范力度和宽度上的差异,也是导致两者之间存在矛盾的原因之一。但是,医学伦理学和法学在生命科学发展中的使命具有一致性,即以一种道德与法的关系共同作用于由生命科学和技术的发展引发的一系列伦理和法律问题。

21世纪以来,中国医学伦理学和法学的研究促进了诸如《中华人民共和国基本医疗卫生与健康促进法》《中华人民共和国疫苗管理法》《中华人民共和国中医药法》《中华人民共和国精神卫生法》及《涉及人的生物医学研究伦理审查办法》等主要医疗卫生法律的陆续颁布。

三、医学伦理学与经济学

当代经济学是研究社会经济关系,以及构成这种经济关系的基础即生产力中经济规律的庞大的学科体系。医学伦理学与经济学的关系主要体现在经济学、医学(卫生学)和伦理学等学科间形成的交叉关系上。在当代科学走向融合的过程中,这几个学科在内容上出现了交叉和边缘化的趋势:伦理学与经济学之间的交叉构成了研究经济领域道德现象的经济伦理学;卫生学与经济学的结合构成了以卫生领域中的经济现象为研究对象的卫生经济学;卫生经济学和伦理学之间又构成了卫生经济伦理学,它以生命政策为导向解决生命政治的主体问题,是医学伦理学或生命伦理学和生命政治学的重要分支学科。

卫生经济领域中的经济现象与人的健康利益密切相关,为保障医疗卫生经济行为的合理与公正,就必须解决好其中的伦理问题,通过对卫生经济领域道德现象及其规律的深入研究,在理论和实践的结合上建立指导卫生经济发展的道德原则和规范,从而保障医疗卫生领域各类经济行为既符合医疗卫生发展的客观规律,又具有一定的道德保障。医学伦理学正是要承担这样的使命,并通过建立卫生经济伦理学等若干子学科做深入的研究,从而使医药卫生经济、生命科学研究中的经济问题和医学道德相得益彰、相互依托、共同发展,对社会进步发挥重要的作用。

四、医学伦理学与人类学

人类学是从生物和文化的角度对人类进行全面研究的学科群。医学伦理学与人类学的关系主要体现在两个学科都对人类进行研究这一共同特征上。一方面,人类学主要运用参与观察、访谈和问卷等田野调查方法,结合考古学和历史学的方法研究人类的生物学特性和行为的进化发展,提供人类各种生物学特性和行为进化与发展的原始材料性的归纳证明,对生物医学基础科学具有极强的互补性。生物医学基础科学对人类生物学特征的实验研究又能够为人类学研究提供实验基础,两者的研究能够使人类全面认识自身的生物学特性。另一方面,人类的生物学特性与人类的文化是相互依托和协调发展的,因此,人类学和生物医学基础科学还需从文化视角对人类进行考察和研究。文化人类学和医学人类学的研究表明,医学文化和道德文化在人类的发展史上都有举足轻重的地位,这两种人类文化现象不仅是人类文化系统的重要构成部分,两者的结合还是推进人类自身发生变化的重要因素。

人类学对人类进行多角度的实证考察,为医学伦理学学科的建立提供了强有力的实证材料和理论基础。在人类学所提供的有效实证中发展起来的医学伦理学,又为人类学的进一步发展提供支持。特别是在当代生物医学领域,高新技术的应用带来了人类发展的跨越式变化;道德文化对医学高新技术的有效制约,带来人类进化速度和质量等方面的变化;同样为当代人类学研究及文化与人类关系的重要内容。在一定意义上,医学伦理学是对当代医学道德文化的科学和实践的总结。医学伦理学研究范围的不断扩大和研究内容的不断深入,将对当代人类学的研究产生深刻的影响。

五、医学伦理学与人文地理学

人文地理学是地理学三大分支学科之一,以人类活动的地域空间分布规律为研究对象。人文地理学探讨与资源、环境、生态和灾害等自然地理环境相互作用关系的同时,要研究人类生产生活活动分布的经济规律,势必同意识形态、体制机制、社会文化、行为心理等人文环境有着不同程度的因果关系。只有这样,才能科学地揭示人类活动的空间规律,才能对未来人文地理过程和格局给出合理的模拟、预判、调控和优化,这也正是人文地理学应用于伦理决策的价值所在。

医学伦理学与人文地理学关系极为密切。在全球化视野下,医学伦理学应当更加关注人文地理学的研究成果。医学伦理学所研究的国际公共卫生安全合作、全球传染病疫情防控、国际或区域生态环境、人口迁移、婚育传统、疾病和健康危险因素的地理特征、饮食和消费观念、社会文化样态、宗教信仰、民俗与时尚、生活方式、城乡格局、疾病和灾疫的社会心理,各国各民族医学政治、卫生经济、公共卫生政策、医疗公平、科学技术发展等,也是人文地理学研究的重要领域。

六、医学伦理学与心理学

心理学是研究人的心理现象及其发生、发展规律的科学。当代心理学已经发展成包含诸多分支学科的学科群。伦理学与心理学历来是两个紧密联系着的学科,心理现象的研究中包含着许多伦理学问题,伦理学的研究中包含着对诸多心理问题的解决,心理学和伦理学交叉产生了伦理心理学和心理伦理学,研究现实生活中大量的伦理与心理交叠在一起的问题。

医学伦理学与心理学的关系除包含上述意义外,心理学的研究成果对当代医学伦理学建设具有不可替代的作用。一方面,现代医学强调生物－心理－社会模式,患者的心理状态对疾病的发生、发展起着重要作用,医务人员应重视疾病的心理因素作用。心理学的理论和实验手段为医学提供诊断、治疗和预防的方法,使医务人员提高对医学心理学的认识,为医学伦理学的研究和医务人员协调医患关系提供丰富的心理学知识。另一方面,当代医学伦理学关注的许多由科学技术的发展带来的生命伦理问题,诸如安乐死、脑死亡、克隆技术等,也需要获得社会公众的理解和接受。医学伦理学的研究必须把心理学纳入对当代生命伦理问题的研究中去,把心理学作为医学伦理学研究的基础和根据,使当代生命伦理问题的研究既向生命科学的纵深延伸,又向社会公众的心理延伸,从而真正使当代医学伦理学在理论和实践上都完成新的提升。同时,医学伦理学的研究也会对心理学产生影响,在某些领域提供比一般伦理学更深入、更具体的道德视野中的心理现象研究上的支持。

七、医学伦理学与社会学

社会学是对人类社会和社会互动进行系统、客观研究的一门学科。社会学用自己的研究视角与方法来分析人类社会中与经济、政治、法律、历史等相关的现象时,形成多个分支学科,并且由此产生了用以解释、分析各个领域里的重要社会现象与变化规律的核心概念和相关理论。

社会学与医学伦理学的关系主要体现在两个方面。一方面,医学道德现象本质上也是一种社会现象,医学卫生系统是社会学关注的重要对象,医学伦理学的研究要依靠社会学实证性研究所提供的具体材料。社会学研究得到的科学认识和研究结论,为医学伦理学诸多医学道德理论的形成与发展提供了强有力的支持。另一方面,医学伦理学的研究也可以为社会学的研究提供道德判断的根据和原则。医学伦理学在道德哲学层面和对具体医学科学和技术及医疗卫生领域伦理意义上的研究,可以帮助社会学在对医疗卫生这一典型的社会问题的研究中建立认识系统上的重要视角和层面。

随着现代医学的发展,在医学伦理学的研究中出现了许多具有深刻社会性的问题,如对严重缺陷新生儿的处置、安乐死、卫生资源的公平分配、生命质量控制等。医学社会学中研究的医务人员的责任和流动、医疗卫生活动的社会控制、妇幼保健、老年保健、自杀、婚育及公共卫生中的其他系列问题等都具有深刻的伦理学意义,都需要医学社会学和医学伦理学及其他相关学科的协同研究。

八、医学伦理学与宗教文化

宗教是人类社会发展进程中的特殊而深刻的文化现象,是精神哲学的构成部分,又是人类传统文化的重要因素,它影响人们的价值观念、思想意识、社会规范、生活习俗、行为选择等方面。从某种意义上讲,宗教本身是一种以信仰为核心的文化,同时又是整个社会文化的组成模块。各种传统宗教都具有完备的伦理观,如宣扬善恶报应的伦理法则,重视清规戒律的约束作用,追求寡欲无为的人生境界,强调超凡脱俗的机会均等。宗教伦理借神圣意志的名义,将某些世俗道德的内容纳入其神圣的领域,使普遍的伦理规范成了神的诫命和宗教戒律,平凡的道德准则变成了超凡的道德律令,这种伦理道德的神圣性对于信徒就具有了很强的约束自律作用,对其他社会成员也产生了一定影响。宗教伦理思想与医学伦理学的关系,已成为伦理学研究的重要节点。

宗教伦理学或伦理神学与医学伦理学有着深刻的历史渊源。古代萌芽中的医学道德思想本身就包含着宗教伦理观念。医学在没有真正形成自身的科学形态之前,宗教伦理思想不仅在道德上影响着医学对人类疾病和健康的认识,很多情况下还作为古代医学诊断和治疗疾病的一种方式。事实上,医学、道德、哲学和宗教所构成的古代文化形态,是中西方古代文化的共同特征。近现代随着科学化进程的加快,医学科学系统逐渐分化,但宗教伦理思想对医学道德的影响并没有消失。由于医学关乎人的生命、死亡、健康、疾病等问题,这些与宗教的许多关注点相一致,因此诸多医学道德原则和规范源于宗教的伦理思想,这些宗教伦理思想和道德原则逐渐被医学伦理学所接纳、消化、充实和发展,成为医学伦理学的重要内容。

九、医学伦理学与管理学

管理学是一门综合性的交叉学科,是系统研究管理活动基本规律和一般方法的科学。医院管理学是管理学的一个分支学科,是研究医院管理现象及其规律的科学。医院管理学与伦理学交叉形成医院管理伦理学,以医院管理中的道德现象作为研究对象,研究医院管理伦理的基本概念、医院管理道德素质、医院管理道德原则、医院道德风险及卫生权力风险等内容。医院管理的目标与医学伦理的目标高度一致,为提高医疗质量、保证患者的生命安全、维护患者的生命利益、促进广大人民群众的健康和发展而努力。

当代医院管理研究,应当注重将管理与伦理学结合起来,这是医院可持续发展的必然要求。医院管理必须以人为本,注重医院文化建设。医院需不断提升服务意识,努力提高医疗管理品质,切实把各项管理规章制度落到实处,大力开展优质服务,在细微处体现人性化服务,真正体现对患者的人文关怀,把医学伦理建设贯穿医疗服务的各个层面中。

▶▶▶ 第三节　医学伦理学与生命政治学 ◀◀◀

一、生命与生命政治

人类一切关乎生命的问题,如诞生与死亡、缔结婚姻、生儿育女、教育、社会福利、环境保护、食品安全等,都逐渐超出原属的领域而上升到政治和生命政策层面。现在,人们愈来愈强烈地认识到预防疾病和维护健康已经不再是个人和医疗卫生部门可以独立承担和完成的。疾病和健康问题与社会中各人群和部门的相互作用息息相关,以至于迫切需要能够跨越各领域的某种合法的强制力量来协调,这正是政治的基本特征。

生命政治是当代社会发展的核心之一,是以人类生命文化、卫生经济伦理和经济制度及维护人类健康需求和卫生保健的绝对权力为核心的创造。它以确保社会权力关系和整体的政治体制、国家政治制度与机制为目标,实现对个人、集团及与医学文化、生命保全的所有相关的组织、国家机器、文化教育传媒机构以至于整个社会的多重控制。由所在国家或地区的政府实行一系列的合理统治技巧和政治技术,以便解决所有与生命保全相关的事务,特别对于医院组织和医务人员,进行专门的限制和勉励,采取尽可能的福利和自由政策,实现公民的健康和延长寿命的理想,或者加添新鲜的生命科学技术应用于身体的保全和生命的增强,以期达到最大的政治功效,从而稳定社会和维系现有的制度。包括医疗改革在内的所有针对人口、性与生殖、家庭保健、医院建设、医疗制度、卫生资源分配、社区卫生、食品安全、环境保护、寿命、衰老、残疾人照护等,都包含于生命政治范畴之内,并作为国家理性最重要的部分。

二、生命哲学、生命政治学与生命伦理学

生命哲学广泛传播和影响了西方思想界,并贯穿于 20 世纪的哲学流派,试图用生命的发生和发展来解释宇宙。生命哲学家从"生命"出发讨论宇宙人生,用意志、情感和"实践"或"活动"扩充理性的作用。

生命政治学以医学或医院政治为核心,或以各类文化艺术载体、传媒形式为内容,或以养生、饮食和环境安全为外延,或以卫生经济政策与卫生产品价值评估、应用、流通为标志,能够在自由市场化的机制下,在自由主义或自由世界主义的框架内,尊重自我的主体人格,尊重法律主体和个体创造性自由,制定的体制、原则、方法,使人们的生命权利获得基本的保障,以最小的经济和政治成本获得最大的治理效果。生命政治的原则应是引导构建有关人的生命保全的社会框架,制定一个使所有人均能享有健康权利的制度和卫生体制,人们在一个良好的、有效率的使个人生命处于统一安全无缝隙或无真空的卫生保健、医疗制度的大网络中,安康地、自由地、无忧无虑地生活与工作。人们也必须为维护这个成熟的卫生机制和福利而积极工作,为维护这个秩序的整全性,遵守公共卫生法则,自觉地为他人和自己的生命安全和健康保障奉献。生命政治的理想,不仅应该是国家元首和所有公务人员的基本义务;也应该成为每一位公民的一种信仰。

生命伦理学问题,从某种意义上就属于生命政治学的范畴。古希腊哲学家亚里士多德在他的名著《政治学》中认为,人类在本性上正是一个政治动物。因为人类具有语言的功能,能表明思想,能区分善恶、正义与非正义。每一个离群索居的人都无法生存,必须合群生活,建立社会基本的伦理规范和道德准则,共同满足各自的生存需要。为保持这样一个政治伦理制度所决定的稳定秩序,每个人都有责任付出自己的爱和劳动、创造和智慧,作为这个制度和秩序的基础。每一个人都应该为人类的生命保全状况挂虑,即使有一个人在疾病中煎熬或在死亡线上挣扎,都应该给予尽可能的爱心或者是力所能及的援助,这种个人世界主义的关怀品质,要通过普及的、长期的敬畏生命教育和国家主义生命政治施行影响。

生命伦理应该是生命政治学最具代表性的主体范畴,其探讨的问题、现象和理论,也最集中地反映出生命政治学的本质。故可以从生命伦理学的视角来论述和传播生命政治学理论。关于医学的论述成为社会最主要的论述体系,健康是理想人生和幸福的基础,是和谐社会的保证,医学应该纳入整个社会经

济、政治、文化的运作中。医学必须体现公民的正义和资源分配的公平,并有效地发挥人力与物力的资源作用,医学活动自始至终应该以现代的科学理性作为指导,以正义与良善制约各种人的行为和调整各种行政关系、人际关系。生命政治应当控制个人的无限生理欲望和过度的心理诉求,并使其伦理秩序适应社会发展,同时符合历史规律,任何无良者的越轨行为和对生命权利的践踏,都应以道德和法律手段杜绝。应最大限度地给予公民以伦理和法律制约下的自由,应使医学成为维护人民的生命安全和幸福康乐的政治化利器。医疗保险和社会安全政策是生命政治的核心,现代医疗体制及卫生机构、社会救助组织、灾疫急救系统和机制、医院及血液和食品安全管理监督体系等,是伴随当代政治改革和制度革新的最重要的部分。

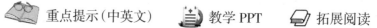

▶▶▶ 第四节　医学伦理学与人类命运 ◀◀◀

（郭玉宇　王启辉　鲁琳　万旭）

数字课程学习

　学习目标　　重点提示(中英文)　　教学 PPT　　拓展阅读　　自测题

第三章

医学伦理学的基本理论

【关键词】 伦理学基本理论　德性论　功利论　义务论　价值论　后现代伦理思想　共认意识

医学伦理学的形成与发展,具有现实和思想两个方面的基础。当代生物医学科学技术的巨大进步及由其引发的医学和生命伦理问题,是其现实基础,没有这些伦理问题的产生,医学伦理学的学科形成和理论建构便不具有现实性和必要性;但是同时也要看到,人类的伦理思想具有历史的延续性和传承性,当代医学伦理学思想体系和理论建构,是人类思想史上传统伦理观念、思想和理论向现代医学伦理的自然延伸,并在此基础上形成对现实医学伦理问题的新认识进而理论化的结果。了解人类思想史上相关的哲学、道德理论及其当代价值,学会运用这些理论去思考、分析和解决当代医学和生命伦理问题,是学习和研究医学伦理学的必然要求。

▶▶▶ 　第一节　德性论与规范论　◀◀◀

一、德性、德行与道德责任

道德源于对人类行为的规范,伴随人类社会的发展和人类文明的进步,道德会不断调整和变化;道德也具有传统文化的规定性,人类文化的多样性导致不同文化背景下的道德标准也不尽相同。因此,道德具有过程性和结构性特征。无论主体道德的形成,还是道德本身的构成,德性与德行及其关系及由此形成的社会道德责任,都反映着道德的前述特征。

(一) 德性的含义与结构

1. 德性的含义　一般来说,德性是从善恶的角度来说明人之本质的范畴,有广义和狭义之分。广义的德性泛指道德。狭义的德性指的是人的优良品性(virtue),是人的"内在善"。本节从狭义上来认识和解释这一概念。

从个体的人来看,德性显现的是人性的不断提升和完善,人在这种超越中开拓和培育自己的精神世界。德性与人的个性相关却又不等同,它是个性中可以进行善恶评价的那部分心理特质,是一种与价值相关的个性特质,源于个体调整自身与他人、社会关系的需要,在道德实践中逐步形成可以用善恶,也可以而且也应该用主体的内在价值尺度来衡量。因此,黑格尔认为,德性是一种"伦理上的造诣",或者说是伦理性在个性中的体现。

从伦理学意义上看,德性是指个体所具有的理解、内化与践行伦理原则和道德规范的秉性、气质、情感和能力,德性就是化"德"为"性"并达到"从心所欲不逾矩"的境界。而麦金太尔则认为"德性是一种获得性人类品质"。这些都表明,德性概念所标识的是道德主体自身完善的一种人格境界。值得注意的是,德性不能仅被理解为是个体的品质，它同时也是对制度和社会的一种伦理性要求，即制度德性。

"德性"与"美德"并非两个等质的概念。德性可以被理解为"品德"，是一个中性概念，逻辑上也是一个"种"概念。而美德是一个"属"概念，外延比德性小，内涵比德性更丰富。在实践理性的意义上，美德是指保持人与自然、人与人、人与社会、人与自身关系之和谐，在一定社会的历史条件下经过长期的道德实践而逐渐形成的，受到普遍尊崇，具有普遍和永恒价值的优秀道德品质和能力的综合，它集中体现了道德的向善性。在医疗卫生领域，对人的德性具有更高的要求。

2. 德性的结构　可以从主体、要素结构和层次结构予以分析。从德性主体来看，德性包括两个层次，即个体的内在精神品性和外在社会制度的伦理精神；就要素结构来说，德性主要由道德认知、道德意志、道德情感等要素构成。

道德认知是一种知"善"能力，是科学认知能力与人文价值判断能力的统一与融合，是道德行为的理性－精神驱动力。孔子的"未知，焉得仁"与苏格拉底"知识即美德"的命题都旨在为德性提供一个具有普遍意义的理性基础。道德意志是一种为"善"的勇气，是道德行为的"心理－精神驱动力"。德性不等于"知"，它只是包含"知"。从"知"到"行"有一个"意"的重要环节。在康德看来，"德性的首要条件就是控制自己"，英国学者塞缪尔·斯迈尔斯在《品格的力量》一书中，也将"道德勇气"作为德性的基本构成部分，并抨击了生活世界中的各种道德懦弱现象。道德情感应该是自然情感和理性价值的融合，应体现为一种人文精神。德性不是如苏格拉底所说的那样就是"知识"，也不是如康德所说的就是"意志"，因为从知、意还可以走向恶、伪道德或伪善。因此，德性必须有一种向"善"的意愿，它是道德行为的一种"情感－精神驱动力"。在道德心理层面上，道德情感常常表现为道德冲动和道德激情，在道德意识层面上，往往伴随着对他人不幸遭遇的同情及对他人造成不幸的耻辱感和内疚感等形式。密尔就认为，无论义务的标准是什么，义务的内部制裁力是自己内心的情感，它伴随违反义务而起的强烈痛苦。亚当·斯密超越人性先验本能的道德学路径，从人的内心情感与外在道德环境相互作用层面解释道德情感的生成，并称之为"第六感觉"，因而道德情感一如人性本身，需要合宜的社会文化环境的滋养培育。

德性结构要素中的知、情、意及后续与德行的结合充分体现出德性的伦理本质，即内在超越性与自律性；也体现了德性的功能，即对于个体生命来说是塑造和守护心灵的秩序，对于社会制度的德性或伦理精神来说是实现公正、自由、和平等价值目标。

（二）德行的含义及其与德性的关系

1. 德行的含义　与德性概念相关但不同，德行的含义强调的是人实际表现出的品行，即在德性引导和驱使下的行为外化过程及其结果，是"内在善"的外在化呈现。如果说德性体现着一个人蕴含道德理性的内在品质，德行就是这种"理智德性"通过人的行为达到和完成的"道德德性"（亚里士多德语）及其实现过程。对德行的解释，一方面可以从它与德性的关系上理解，对于主体来说，德性与德行是完整的从道德认识到道德实践的过程，这个过程中德行主要是指主体行为过程中所反映和体现的道德特征和道德的可评价性。在实践意义上说，德行是主体特定的乃至全部道德生活过程的目的，是一个人或者群体在现实行为过程中所表现出来的道德特征和道德事实。德行既反映了主体的德性状况，也超越了德性的内在性，而将之推送到实际行为过程中，并在社会生活中呈现出道德的结果。另一方面，还可以从伦理体系的完整性和系统性视角看待和解释德行。尽管中西方伦理体系在对德行概念的理解和解释上存在多种认识和观点，但是从社会道德规范到人的德性，再到德行，构成了人类道德体系的动态系统。在这个道德系统的链条上，各个环节相互制约，相互依存，缺一不可。在规范、德性和德行构成的道德系统中，德行的地位举足轻重，既构成德性形成的基础和起点，又是规范和德性的目的和终点。社会道德规范和个人内心道德信念即他律和自律的最终指向，还是要体现在实际的行为过程和结果上。只有当德行成为一种自觉和习惯，一个社会、领域和行业才可能真正呈现出道德状态和景象。

2. 德行与德性的关系　认识德行与德性的关系，是全面把握人类道德系统的需要。德性伦理是一个完整的思想和行为系统，德性与德行都是这个系统不可或缺的环节和要素。德性的内在善只有外在化为善举和行为，才可能形成社会道德系统的有效运行，道德的力量才可能得到实际体现。德性与德行的关系是一种道德上的内外在关系,两者之间相互依存、互为条件,人的内在品质通过外在品行来表现,外在品行反映和体现一个人的内在品质。在一定意义上,德性与德行的关系,具有通常所说的道德认识与道德实践关系的意味。

中外伦理思想认识中有诸多关于德性与德行关系的观点和思想。德行一词作为中国伦理思想史上的重要概念,古代伦理思想中就将"德"与"行"作为相互联系的两者统一起来分析和看待人的内在德性与外在行为的关系。《周礼·地官·师氏》中就有关于"敏德以为行本"的说法。显然认为人的道德行为的基础或者说根本在于他的德性。为此郑玄注曰:"德行,内外之称,在心为德,施之为行。"德行概念连接了人的道德生活的内与外,没有内化于心的德性,必然带来外在行为上道德与否的不确定性,一个人想让自己的行为正当、合理和合乎道德,就必须具备内心世界确立起来的道德境界和标准。儒家同样强调德性与德行的关系,认为德性向德行的转化,应当是一个自觉的过程。"由仁义行,非行仁义也。"(《孟子·离娄下》)强调真正的道德行为是由善心自然延伸而来的,也就是说,德行是对道德具有理性认识的人的道德自觉表现,是在德性引导和支配下的行为。在儒家看来,内化于心的德性需要完成现实的确证过程,此过程就是道德主体在行为实施过程中德性的外化,也即通过道德践履过程实现由德性向德行的转化。这个转化过程是道德主体在既定的历史条件和现实环境中,从身边做起、从小事做起、从自己做起来实现的。

对德性与德行的关系,还应该从以下几个方面去把握。一是德性与德行也即人的道德内在和外在之间并不是在任何时候、任何情况下都是完全统一的。一般说来,主体的德性一旦真正形成,没有特殊情况,一般能够逐渐凝聚为较为稳定的"理性道德"状态,就是孔子所说的"天生德于予"(《论语·述而》),主体对德性的追求,本质上是在获得德性这种品格的同时逐步完整自身作为人之存在的过程。但人是社会关系的总和,复杂的社会环境和变迁及主体本身条件和境遇的变故,以及偶发因素的作用等,都可能导致德行与其德性的不一致甚至完全相悖。其中也包含主体动机与行为效果间可能产生的不一致或者不完全一致的情形,因而出现德性与德行不一致的情况。正所谓知善并不必然导向为善,有知识并不等于有德性。二是德性向德行的转化,并不是一个简单的机械连接过程,从道德实践到道德认识,再转化为内在品格即德性,要经过德性的不断完善、锤炼至一种道德自觉和习惯养成,并能够在行为选择中时时处处坚持社会倡导的道德标准,从而完成德性与德行在个人道德生活中的一致性。王守仁说过:"知之真切笃实处即是行,行之明觉精察处即是知。""知是行之始,行是知之成。"(《传习录》)认为人类有意识、有目的的活动都是知行合一的过程。就具体的行为过程而言,这个过程完结才可以被判断为知行合一。三是要充分认识德性与德行及其关系的动态性,除两者之间相互影响和相互作用,在德性向德行的转换过程中,也会受到各种因素的影响而导致这个过程发生变化乃至变形,或者说德行过程的复杂性可能反作用于一个人的德性,因为德行的改变而导致德性发生根本性变化。

(三) 道德责任

道德责任(moral responsibility)是伦理学的重要概念,也是伦理学中具有基础性地位的理论问题。道德责任是将"责任"与"道义"两者联系在一起并相互规定,尽责成为道德善行所应有的内在规定性,向善成为德性的不懈追求和自觉的责任赋予,转化和体现在德行上则是对社会、对他人的一种责任担当,道德价值以尽责的形式呈现于主体的行为过程和结果中。或者说一个人从自我德性修炼到外在德行的实施,其本质是在履行一种对社会、对他人的责任。因此道德责任概念一般从两个方面进行界定,一方面是指道德主体在道德上所应有的行为或所应做的事情即"应然善行";另一方面是指应当为没有做好应做的事情而承担的"道德过失"。

从其生成的客观背景来认识道德责任问题,具有一定的习俗文化依赖性。应做的分内之事和因为没做到而要承担道德过失,这种责任感首先源于对既定的道德准则和道德规范的高度认同,包括主体在德性的生成过程中对约定俗成的道德准则和规范的认知和接受。道德文化是一种历史积淀,其符合一个民族、国家乃至一个群体对社会发展规律和生活规律的认知和选择,在一定的历史时期内,具有道德上的合理性,因而也就会成为社会主体的道德选择和道德标准。道德责任正是用这种标准进行衡量和判断道德现象的。

与社会法律责任和政治责任不同,从其形式上看,道德责任具有非制度化和非明确性的特征。如何对待道德责任,一定程度上取决于道德主体的是否能够将道德责任纳入自身"内在善"的德性修养中。即便是形式上有明文规定,但是真正能够负起道德责任,有赖于道德主体把由文化传统、风俗习惯构成的无形道德规则和社会倡导的主流价值观融进自己的德性修养并成为具有恒定性的自律和自觉。道德责任意识内化于主体,会在主体的社会行为过程中体现于德行,将其德性阶段完成的主观体认和理性把握转化为实际行为。

道德责任是德性伦理与规范伦理的一个重要连接点。道德责任的判定需要标准和尺度,判断一个行为或者一个人是不是负起了道德责任,是以道德准则和道德规范作为衡量尺度和判别标准的。任何道德主体都生活在具体的道德境遇中,其社会角色和身份都无法摆脱与生俱来的伦理文化和既成的道德规范和道德准则的制约和限定,在特定的共同体中,道德主体的应然行为,在德性阶段是对既定道德准则和道德规范的一种认知程度和内心选择,在德行阶段表现为实然行为,如果符合社会道德准则和规范,就必然表现为履行了道德义务(道德责任在这种情况下与道德义务具有等同性),或者说负起了应该负的道德责任。如果其行为与社会道德准则不符乃至相悖,实然行为并没有表现为与应然行为的一致性,或者德性与德行并没有达到高度的统一,而是出现了对社会道德准则和规范的否定和背离情形,道德责任这时就表现为一种对其实然行为的回溯性否定评价,道德主体就要承担因为没有做应做之事的道德责任。在此意义上,道德责任并不以道德主体是否意识到行为的后果而决定其是否承担道德过失,所以,道德责任对道德主体行为的规范和约束是一种客观存在,并不完全以道德主体的主观自觉为转移。但是这种规范和约束作用的真正实现,是与道德主体的自为性和自律性不可分割的。道德主体在德行阶段要真正能够实现道德责任担当,意味着在德性阶段就需要形成一定的道德责任意识及建立起对道德原则和规范认识的担当自觉。

二、规范论与规范伦理学

(一) 规范伦理的本质

规范伦理学主要关注三个方面的主题:一是对道德规范制度化的伦理论证,由此形成伦理制度学;二是对社会制度道德性的伦理论证,由此形成制度伦理学;三是对生活世界中的现实问题的伦理审视,由此形成应用伦理学。一方面,现代规范伦理的价值取向是自由主义的,而不是德性伦理那样的社群主义;另一方面,现代规范伦理学强调伦理学应当从社会生活的现实出发,研究针对人行为的道德原则和道德规范,而不是去关注和研究人的内在品质。人行为的道德性和善的判据在于它是否符合道德原则和道德规范,在这个意义上,现代规范伦理属于道义论伦理。

规范伦理的本质在于,人的行为的道德性质和道德意义不在于某种内在价值而在于一种"正当性",这种正当性是伦理性的而非单个道德主体自身行为的目的、价值的实现程度,根本在于与道德原则或道德规范的相符性。因此,现代伦理需要根据理性原则来制定行为的道德原则和道德规范,对于医学伦理学或生命伦理学来说,制定具有"普遍意义的底线伦理"原则不仅是自身体系建构的要求,也是对生命之爱的要求。现代规范伦理是以个人自由、权利为价值原点的,其合理性在于是否能公正、合理地确定行为的权利和义务,为道德实践确定正确合理的权利范围和相应的义务承诺,从而为生命权利和生命存在提供可能性和可靠的伦理保障。因此,现代规范伦理所涉及的道德原则和道德规范与社会制度安排所体现的伦理精神具有内在的相关性。

现代规范伦理是一种"基于权利的道德",权利的伦理本质不仅表现为个体对自身利益或特定价值的自主诉求,还从根本上表现为个人与他人、个体与社会之间的权力诉求与权利保障关系。医学伦理学中的处理患者与制度关系、医患关系的伦理规范本质,在于在人与人、人与社会的关系中体现对生命尊严的尊重和生命权利的保障。因此,医学伦理学的学科建构应该有政治学和社会学的视域,并在与政治学、社会学和心理学等的结合中体现医学伦理或生命伦理的精神和人文关切。由人的德性走向制度伦理这一转变,体现了规范伦理相对于德性伦理的发展。

（二）现代规范伦理的限度与德性伦理的回归

1. 现代规范伦理学 现代道德沿着两个方向而展开。一是经验主义的,由休谟系统阐释,他将事实与价值区分开来,认为从"是"中不能推出"应当",为现代道德的理论和实践模式奠定了基于经验、情感和实证的基本思路;二是理性主义方向,由康德系统阐释,他从理性自律来证明道德。这两种对于现代道德的哲学证明构成了为辨明道德提供合理性基础的启蒙方案,这一方案的整体特征在于对理性和人性可塑的依赖,并以此把现代伦理学构造成为一种凸显规则重要性的规范伦理学。实际上,无论是经验主义还是理性主义,都是有局限的,医学伦理学的"应当",显然必须以理性的"是"与经验作为依凭,才能正确地规范人们的行为。

规范伦理学有其自身的内在限度。规范伦理学的前提预设是:利益是人的根本,规范是人们在利益追求中的一种让步与妥协,道德仅是人与人之间的一种契约。但利益都是有条件的、偶然的和不确定性的,它不足以使生活成为有意义的或是幸福的。利益与规范都只能是一种手段性的存在,"它们到底有利于人们去做什么"才是目的论问题、价值问题和意义问题,而这是规范自身无法回答的。规范具有确定性和稳定性,具体的规范总是确定地对应于一些具体的行为,而且,规范总是外在性的,因而与个体的具体行为之间往往存在着一定的差距。对此,一些伦理学家表达了他们的担忧,如只关心人们做或未做,在这种伦理范围内,人们除了拥有原则和具有按原则行为的意志(和能力)以外,很可能根本没有什么道德性质。不仅如此,面对新的境遇和新的行为,规范的确定性与稳定性还极有可能蜕变为封闭性与僵化性而显得无所适从。特别是对于医学伦理学或生命伦理学来说,生命的偶然性与复杂性,以及高新生命科学技术所带来的不确定的后果等往往引发经验之外的伦理争论,凸显面对新的生命伦理现象伦理资源的匮乏。而在特定的境遇中,医学伦理学的基本原则之间也存在着对立与冲突,反映着医疗实践中道德选择的困境。

2. 德性伦理的回归 规范伦理学在一定程度上消解了关于人的目的观念在道德体系中的核心地位,并瓦解了道德体系的自身完整性。现代伦理学离开了人类道德生活的内在目的、意义和品格基础,使道德成为纯粹外在的约束性规范,冲淡了道德的价值本性、历史本性和人学本性,从而生成了自身难以克服的理论困境和现代道德困境。基于这样的状况,麦金太尔回顾了亚里士多德的目的论美德伦理学,并针对以边沁、密尔的功利论、康德义务论、罗尔斯的新契约论与正义论等为代表的新旧规范伦理学所无法解决的伦理难题,提出了德性优先于规则的伦理命题,力图回归古典亚里士多德主义的德性伦理传统,建构现代德性伦理学。在他的代表作《德性之后》及《谁之正义? 何种合理性? 》等著作中,麦金太尔质疑了罗尔斯等的"规则道德观"和"正义观",较为深入地阐释了德性的含义,并系统地呈现了他的德性伦理观。

三、现代医学伦理学的理论形态:德性论与规范论的融构

现代规范论与德性论的分野,实质在于两者对于个体德性和行为规范何者为先的理解不同。从人性的角度看,两者的限度一样,本质上反映的依然是人性的限度或人的理性认知的局限性。事实上,一种完整的伦理学体系应该也必须是规范伦理学和德性伦理学的融构。只是人们对于德性伦理和规范伦理在现代生活中的地位与作用的不同认知,导致对现代伦理学性质的理解不同。

对于医学伦理学和生命伦理学来说,其完整的现代理论形态也应该体现德性伦理与规范伦理的融构。伦理学与医学、生命科学的结合形成了三种伦理理论形态:古代医德学、近现代医学伦理学和生命伦理学。在历史性的演绎过程中,伴随着德性和规范的显隐与结合的过程。古代医德学推崇医者遵循规范而体现出来的职业道德精神,因而以德性论与义务论为核心,体现了德性与规范、动机与效果、目的与手段的统一,既探讨作为一个有德性的医者应具备什么样的美德,也探索医德规范的作用并以之作为行为正当性的判断标准。希波克拉底可能是最早对医疗职业和医师行为提出德性和规范要求的。近代医学伦理学的出现是随着医学技术的发展、利益的多元化和责任的量与质的扩展而出现的。医疗行为由个体走向集体和社会,医疗实践行为不仅涉及疾病还涉及一种社会责任,这样,规范伦理成为近现代医学伦理学的理论基础。随

着现代生命技术的发展,医学伦理研究的视域由医疗卫生领域拓展到生命科学的各个领域,生命伦理学诞生并在理论资源相对匮乏、不系统和未体系化的状态下面对安乐死、器官移植、人体试验、克隆技术和基因工程等各种生命伦理现象和生命伦理难题,规范伦理的限度在生物医疗和高新生命科技领域凸显出来,因此,德性伦理在生命伦理学中的回归成为必要。

但德性伦理和规范伦理都不能独自为生命伦理难题的解决提供合理性论证,或为新的生命伦理现象提供足够合理的评价系统。应该在德性伦理与规范伦理的融通中审视医学伦理学和生命伦理学现象与难题,注重两者的内在关联与互补性。首先,德性不可能仅停留于主观品性、人格等精神形态的存在方式之中,而应该进一步转化为"制度化的事实",因为德性不但涉"己",更涉"他",呈现在医患、医师与社会关系的人际互动中,蕴含着对行为正当性的承诺与担保。而原则与规范既是包括医疗卫生秩序在内的社会秩序生成中的整合机制,又是医疗行为的约束机制,德性的形成过程包含着规范的内在化。其次,体现在行为选择中。规范本身具有确定性、稳定性和滞后性,在应对生命科学迅速发展带来的一系列新的医学和生命伦理难题时,或者在需要采取灵活的医疗方案和策略以及面对善与善、价值与价值的冲突时,规则可能会无法在具体的伦理境遇中发挥作用。这时,具体行为者的德性状况在行为选择中可能更具有价值意义。最后,体现在道德评价中。对于生命科学研究和具体医疗实践来说,一种审慎和合乎伦理的评价在于动机与效果、目的与手段、应该与事实的统一,而这只有在德性伦理与规范伦理的融通中才是可能的。因而,就后现代生命科学的发展和价值多元所带来的伦理冲突来说,医学伦理学和生命伦理学需要在实践中探究德性伦理与规范伦理融构的伦理路径和伦理模式,建构现代医学伦理学和生命伦理学的完整形态。

▶▶▶ 第二节 道义论、功利主义及价值论 ◀◀◀

一、道义论

现代道义论主要以两种理论作为其基本表现形式,即义务论和正义论。前者是内指型的,以强调理性对于感性欲望的压制的自我约束和自我牺牲的伦理;后者是一种外指型的,强调道德要关注个体自由和权利并对权利进行制度性安排的伦理。

(一) 义务论

从希腊文的词源学意义上说,义务论作为一种典型的规范伦理学理论,就是关于责任、应当的理论。围绕这些道德概念,义务论以道德规范和戒律的形式表达人们怎样行为、生活的道德要求和道德观念。从这样的意义上说,义务论又称准则论。

这种义务论的典型代表是18世纪德国哲学家康德。他从"善良意志"出发提出"为义务而义务"的主张。康德认为,人的道德义务来源于先验的善良意志,是善良意志发出的"道德律令",即"头顶上的星空"和"心中的道德律"。康德所强调的这种义务论是主张遵照某种既定的原则或者某种东西本身所固有的正当性去行为,而不去考虑行为对人、对己带来的结果如何。其实质在于强调义务的绝对性、至高无上性、命令性和无条件性。但义务论的片面性在于:由于对道德行为全过程的把握不够全面和彻底,它有可能忽视人的需要、目标和派生价值而走向极端的义务论,有可能彻底割断道德与价值的联系。道德作为一种价值存在,是为了人能更好地生活,它关系着人的幸福,道德从根本上可以说是出于人而且是为了人的存在,而义务论虽然使道德与人类的追求发生积极的联系,但其极端则可能走向完全以"目的证明手段"的非道德主义。

(二) 正义论

道义论的另一代表是自由主义者罗尔斯的正义伦理(正义论)或新契约论。罗尔斯的正义伦理试图以社会正义的规范伦理学替代古典功利主义和康德的义务论伦理学,试图为社会制度的公正安排提供理论依据。罗尔斯把正义称为"公平的正义"。正义论原则用来分配公民的基本权利和义务,划分由社会合作产生的利益和负担。在罗尔斯看来，人们的不同生活前景受到政治体制和一般经济、社会条件的限制，也受到人们出生伊始就具有的不平等的社会地位和自然禀赋深刻而持久的影响，而且这又是个人无法自由选择的，这种不平等就是正义论原则的最初应用对象。换言之，即正义论原则就是要通过社会制度的合理正当调节，尽量排除社会历史和自然方面的偶然因素对人们生活前景和经济状态的影响。

正义论体现的是一种经济伦理思想，体现着生命原则、自由原则和平等原则，为卫生资源的合理优化配置提供了某些理论依据。在卫生资源有限的境况下，要同时照顾公众利益，又要做到每个人享有极大的公正和生命平等，是难度很大的卫生经济伦理学问题，蕴含着进行卫生经济决策和改革、规范卫生行为的理论依据和重要原则。因此，公正的理想扩大并强化了个人和政府的责任。如果说正义论是从社会制度的伦理精神进入医学伦理学和生命伦理学视域并为医学伦理学体系建构提供了一个理论视域和建构路径，那么，"义务论"主要是从个体行为的规范性切入医学伦理学和生命伦理学的。

传统的医学伦理学是以义务论为轴心的体系。围绕道德义务的根本信念建立起对医学主体的各种美德要求与美德规劝，体现道德义务与美德的各种规范与应尽的责任要求等，都是传统医学伦理学的重要内容。在由当代生物医学的发展带来的医学伦理学转型的过程中，不能够否认义务论在医学伦理学发展中和医德实践中的历史作用和重要地位，甚至可以认为义务和美德是医学行为的道德底线。但要充分地认识到，科学和技术的发展带来的一系列道德难题和医学道德的时代困境，仅以义务论作为理论基础和方法手段是十分单调、软弱和残缺的。从现代哲学和伦理学理论中吸收必要的营养，从当代生物医学的发展实际情况出发，创新医学伦理学理论是当代医学伦理学的历史使命和当务之急。事实上，当代生命伦理学的发展就是理论创新与实践创新的结果。医学伦理学由义务论规范医学行为的道德方向，到生命伦理学由义务论、公益论和价值论引领现代生物医学走出道德困境，表明义务论既不能退出历史舞台，也不能继续独自担当医学伦理学发展的重任。现代医学伦理学的发展需要解决具体医学道德问题，同时更需要建立与之相适应的新理性思维。

事实上，医学伦理的规范生态应该是功利论与道义论的结合。无论是对现代生命科学技术、生命质量和价值的判断、死亡方式的选择，还是医疗卫生改革与决策等，都必须在功利论和道义论的结合中才能得到合理性与合法性论证。现代高新生命科学技术的迅速发展是医学伦理学向生命伦理学发展的背景条件之一，这种转变同样无法回避功利论和道义论这两种道德评价系统，无法回避存在于后现代医学实践中的种种"价值困境"及在"道德价值"问题上的内在紧张及其与传统伦理的某种断裂，也不可能在个体生命和社会制度的二元分裂中完成人文精神和生命伦理精神的重建。

二、功利主义

功利主义（utilitarianism）也译作功用主义、效益主义和效用主义等，产生于 18 世纪下半叶的英国。功利主义思想就其本身来说是社会哲学和社会理论，其中的伦理思想是核心。单纯从功利主义伦理思想的角度来看，功利主义是一种强调行为的功利后果和对他人、对社会的普遍功用作为对人的行为道德价值判断和评价根据的伦理学理论体系。"最大多数人的最大幸福"代表和反映了功利主义伦理思想的本质与核心原则。

（一）古典功利主义

古典功利主义伦理思想主要如下。

1. **个体道德理论**　功利主义伦理学强调对人的理解不应当从道德哲学反思的角度展开，而必须建立在人的实际经验的基础上。"苦乐原理"是这一理论的基石，即将作为道德标准的体验归结为快乐和痛苦。只有苦与乐才能指出人应当做什么，以及决定人将要如何做。对苦与乐的强调决定了功利主义伦理学必然采用后果论的形式，即将道德评价建立在人的行为后果之上，判断行为正当与否是看行为是否最大限度地促进了所有人的快乐的增加或痛苦的免除。

2. **社会功用理论**　在"苦乐原理"的基础上，功利主义伦理学建立了功用原则和最大幸福原则，从而将个体道德理论扩展到社会伦理领域。功用原则是指对任何一种行为的评价，要以这种行为增加或减少当事者的幸福为根据。当事者不仅是指个人主体,还包括社会主体和政府设施。最大幸福原则是对功用原则的发展,这一原则弥补了功用原则中"功用"概念与幸福、快乐等观念联系不够明确的缺陷,而最大幸福原则可以明确地指明"苦"与"乐"的观念,同时又会使人们想到所涉及的利益相关人的数目(最大多数人的最大幸福),因而更能够简短而有效地说明功用原则的实质。

3. 法律调节理论　在功利主义思想家看来,法律调节理论是建立在"苦乐原理"基础上的。早期功利主义者认为道德理论和立法理论密不可分,立法理论从属于广义的道德理论,而"苦乐原理"是贯彻于人的道德、政治和法律多个领域的一种共同的标准。

4. 个人的自由权和自我发展　在功利主义幸福概念的内涵中,个人的自由权和自我发展是两个重要的内容。任何人的幸福都是与其精神和个性的自由发展相联系的,全面深刻的幸福不能脱离个人的自我发展、能力的发展、自身的趣味与追求、同情心的培养。个人的自我发展是个人自由的积极实现,而不受干涉的自由权则是消极的对个人自由的维护。

5. 作为人们内心情感的良心　功利主义者认为只有人的良心才能够为功用原则提供义务性的根本来源,提供准则性的最终动力。

总之,功利主义伦理理论为世人提供了一种基本的道德思考模式,主张从行为后果对人的幸福和快乐的影响程度来判定行为的正当与否,功利主义不是单纯从原则出发,而是主张具体地分析和比较可供选择的不同的行为后果。这一理论的后果论思路,对个人幸福和社会幸福的注重,对个人利益和社会利益关系的调和,以及对道德制裁力的研究,都为伦理学的研究和应用提供了有益启示。

(二) 现代功利主义

20 世纪 50 年代开始,功利主义伦理学开始复兴。现代功利主义伦理学是在新的转向、新的流派和新的讨论格局中发展起来的。后果主义和福利主义是现代功利主义伦理学两大基本结构,行为功利主义和准则功利主义是现代功利主义伦理学具有代表性的两大派别。

1. 后果主义与福利主义　后果主义表明了现代功利主义关于道德义务的观点,强调人的行为的正当性、应当性是由它的后果的价值所决定的,而不是由某种先验的原则所决定的。福利主义表明的是现代功利主义关于道德价值的观点,认为行为后果的价值是由它所产生的福利或对人的偏好的满足所决定的。

2. 行为功利主义和准则功利主义　行为功利主义伦理学的主要观点是强调根据具体情况下的具体行为所产生的效果来确证行为的正当性,而准则功利主义则强调人的行为的道德价值要根据这一行为与某类具有普遍意义的规则是否具有一致性来加以确证。

当代科学技术的发展和由此带来的社会多方面的变化,使许多领域产生了对伦理理论的需求。在解决生命伦理问题带来的道德困惑时,功利主义伦理学作为基本的伦理理论就成为生命伦理学的必然诉求。现代生命科学的发展对旧有生命道德观念的冲击,以及建立新生命道德哲学的渴望,要求社会在科学进步和道德控制之间作出抉择,功利主义伦理学在一定程度上可以为这种选择提供理论上的有效支持。事实上,在现代生命伦理学理论的建立和成熟过程中,功利主义伦理学理论扮演了重要的角色。因为无论是生命质量的确定、生命价值的判断、死亡方式的选择,还是有限卫生资源的合理分配、医疗卫生事业的宏观决策等,都存在依据何种标准进行价值判断和道德选择的问题,而在解决这些问题的方法和原则上,功利主义伦理学的理论具有不可替代的功用。

三、价值论

(一) 当代价值哲学

价值论即价值哲学,是通过对价值问题进行哲学的探讨而使人类能够更智慧地生存的学问。现代西方哲学的大多数流派都把价值问题作为重要的研究对象和研究内容,在价值的性质、分类、标准及其与科学事实的关系等方面有深入的研究,但是现代西方的价值哲学一般只注重从本体论意义上对价值问题进行研究,忽视甚至否定价值是以客体的一定属性为客观基础的本质特征。在一些现代西方价值哲学的理论中,价值被作为一种超验的、超现实的规范或者理想。当代价值哲学修正了现代西方价值哲学单纯强调价值本体论的不全面性,认为价值哲学不应当只是形而上学的纯哲学理论,而应当包含社会和实践意义。价值哲学的根本使命在于,对一些根本性和总体性问题进行研究,为人类生存提供正确的价值理念。当代价值哲学在整个哲学系统中占有极为重要的地位,也是医学伦理学重要的理论基础和认识根据。

现代价值哲学研究的主要问题包括:一是价值的本质问题。价值究竟是什么,是价值哲学古老而常新的问题。历史上思想家对价值概念的种种界定,例如"实体说""属性说""观念说""关系说""人说"等都为今天全面地理解价值范畴提供了借鉴和理论资源。当代价值哲学的研究认为,对价值本质的理解还应当从客体对主体作用的实践效益或效果来分析,主体的需要和客体的属性是构成价值的两个不可缺少的要素。客体的属性是构成价值的客观基础,主体的需要是构成价值的基本前提,价值是从人们对待满足他们需要的外界物的关系中产生的。二是价值观问题。不同的生存条件和不同的文化背景必然造就不同的价值观,从社会生活领域可研究当代世界不同价值观之间对立和冲突。要创建人类统一的价值观就必须从创造人类共同的生存条件做起,这个创建是一个长期的、分层次的渐进过程。三是价值选择与价值实现问题。价值哲学在价值实现问题上的研究体现的是价值观与历史观的统一。因为当价值问题进入实践环节,就意味着价值哲学必然具体化和现实化,从此价值哲学具有了社会历史的性质。从单纯的一般性的价值本体研究进入价值的实践领域,是 21 世纪价值论研究的最大特点和最大突破,也是若干价值哲学的具体学科应运而生的条件和前提。

(二) 价值规范

对价值哲学研究的问题域进行综合或整体性把握,涉及价值理论中的价值冲突问题,与此相联系的则是价值规范问题。现代社会中人的自由、尊严和权利正成为日常生活规范化的重要价值来源,而世俗化使个人精神的现实存在缺乏终极依托,从而留下"理性不及"的价值真空,甚至造成价值秩序的崩塌。同时,人们的价值、信仰和立场的多元状态及其不可通约性使得某种共识难以达成。这种不可通约指三种情况:无法比较、无法衡量和无法排序。于是,出现了价值矛盾和价值冲突,其深层的后果则是信任危机、公正秩序的紊乱等价值规范问题,这些问题同样会出现在医疗卫生领域。由价值规范问题来反思价值重建,可以使人们深入地探究价值危机的成因,批判现实生活世界中的制度缺陷,进而重建制度伦理精神,这对医学伦理学和生命伦理学学科体系及其伦理精神的后现代建构都具有极其重要的启示作用。对这些价值冲突和价值规范问题必须在对生命的终极关怀和爱的前提下去寻求解决的途径。

(三) 现象学价值论

现象学(phenomenology)是 20 世纪西方流行的最具理论影响力的哲学思潮。狭义的现象学是指德国哲学家 E. 胡塞尔(Edmund Husserl,1859—1938)创立的哲学流派;广义的现象学是指以胡塞尔哲学为主体的、受其影响而产生的种种哲学理论,以及 20 世纪西方人文学科中所运用的现象学原则和方法的体系。现象学价值论是其重要的思想构成。

胡塞尔的价值现象学是在德国哲学家、心理学家 F. 布伦塔诺(Brentano,1838—1917)意向性心理哲学的影响下创立的。以第一次世界大战为界,胡塞尔的价值现象学思想可以分为战前和战后两个阶段。

1914 年前的胡塞尔的伦理学,应该认为"是对布伦塔诺伦理学的发展、制定、决定性的改造和对抗"。与布伦塔诺认为心理行为的意识与该行为对象的意识是同一现象不同,胡塞尔认为两者是有区别的,他用"意向性"这个居于主体和(感觉经验)对象之间的更本源的思路来理解"意义"的纯构成,并以此为基点,论述了现象学的一些基本思想和方法。他认为意识经验的内容既不是主体也不是客体,而是与两者相关的意向性结构,从而离开了主张主体内在性的传统唯心主义,返回原始"现象"即各类经验的"本质"。由此形成的早期现象学思潮,使哲学关注的重点从当时新康德主义的"批判唯心主义"的主体概念,转向意识经验中的实在对象。胡塞尔和布伦塔诺的共同目标是通过为伦理学奠定科学基础的方法,克服伦理学上的主观主义和相对主义的怀疑性。他们都是将如何调和伦理学的客观有效性和它的情感基础作为研究的基本问题。胡塞尔的伦理学中继承了布伦塔诺思想的两个基本方面:一是情感在伦理学基础上所担当的中心角色;二是"理论 – 认知"上的理性与"情感 – 评价"及"意愿 – 行动"的理性两方面的类比。这种理论理性与价值 – 实践理性的平行论成为他伦理思想的中心点。布伦塔诺认为"道德的神圣和尊严"

存在于它的普遍有效性和对所有理性生物的约束力之中,而胡塞尔则认为,如果把善和恶从情感中抽象出来,客体一定以激起情感的方式影响人们,不然诱因无从寻求,人们就不会有对某事物保持兴趣、争取或避开的动力。客体是通过它们的价值调动起人们的欲望和需求,而这种价值原始是以"情感－价值"的方式被赋予人们的。胡塞尔早期现象学价值论正是以这种关于评价和意愿的行动理性的现象学理论为主要特征的。类比是胡塞尔选择的主要方法,从已经被研究过的理论的理性结构开始,寻求价值理性和实践理性的平行结构。根据此类比方法,胡塞尔首先想表明,与纯粹的形式逻辑相似,也有一种纯粹形式的价值论和实践论。他认为在评价与意愿中若有理性,这两者的理性与非理性之间便一定有清晰的界限。在情感意识和实践意识的领域,也一定会无条件地存在区分这条界线的有效法则。

第一次世界大战后阶段,胡塞尔的伦理学本质上仍是形式的。其伦理学的任务在于通过概略地描述出个体和社会伦理生活的一般形式而体现出伦理学态度的结构与特质。该阶段胡塞尔伦理学的核心之处存在着原罪人性与真实人性即理性的人性之间的对立及以理性主义的乐观主义人类学作为最重要的哲学基础。在他看来,个体和群体能够在理性意志自主的基础上有彻底崭新的开始。自我尊重、自我培养、自我塑造、自我决定、自我创造、自我指导、自我规范都赋予伦理生活以本质特征。

德国哲学家马丁·海德格尔(Martin Heidegger,1889—1976)作为胡塞尔的弟子之一,在 20 世纪 20 年代末开始侧重探讨存在问题,从而改变了现象学研究的方向。这个时期一直持续到 20 世纪 50 年代末,研究中心也从德国移向法国,并逐渐扩展到其他地区。海德格尔认为,反思的意识尽管重要,但必须首先研究意识经验背后更基本的结构,即前反思、前理解与前逻辑的本体论结构——此在结构。只有通过对这一基本结构的研究,才能了解意识和先验自我的可能性及其条件,从而揭示隐蔽的"存在"。由于海德格尔探讨存在的意义问题,因而其学说又被称作是解释学的现象学。海德格尔的"原始伦理学"以"人是什么"和"人怎样活着"这种人学本体论为主题,对人的存在、意义或价值做了原始具体的而非抽象理性的、本体现实的而非规范理想的本体化层次上的伦理观照。存在主义伦理学深刻地认识到并紧紧抓住了价值观念和情感深层危机背后人的生存现实,并对生命存在的现实样态进行真实呈现,表达了对生命存在的关注。存在主义并非简单体现了一种悲观主义,它对个体生存的残破性与悖论性的揭示意义在于真正理解了虚无与死亡对于生命的意义。医学工作者应该以"同感"方式对待生命存在及因疾病给生命带来的肉体苦痛和精神压抑,在医疗实践过程中把握生命的状态并形成生命理念和生命精神。

德国哲学家、哲学人类学家马克斯·舍勒(Max Scheler,1874—1928)创立的现象学价值伦理学被看作自亚里士多德德性伦理学、康德义务论伦理学以来伦理学发展的第三阶段。与德国近代以来的价值哲学传统一样,舍勒也是在"价值论"的大背景中来谈论善、恶的。在舍勒的认识中,善与恶首先是一种价值。构成其现象学价值伦理学基础的,是他给出的一个基本价值样式表。这一价值秩序由低到高排列:其一是感性价值,与其对应的是感性感受的行为;其二是生命价值,与之对应的是身体感受与生命感受;其三是精神价值,与之对应的是纯粹心灵感受;其四是绝对价值,与之对应的是精神感受或人格性感受。舍勒将善和恶与这些价值样式也做了区分,认为善和恶是一种不一般的价值,是"伦常价值"或"伦理价值"。任何相对于这些价值样式的其他价值都是"非伦常价值"。由此,舍勒首先将善与恶视为"一种特别类型的清楚可感受的质料价值",同时这种特别的质料价值也与其他同样是质料的非伦常价值有本质性的关联。为了探究作为"伦常价值"的善或恶与非伦常价值之间的本质性关联的问题,舍勒引入了一系列价值论的形式性公理,首先是价值之间的"形式的本质联系"。纯粹价值学之"形式的本质联系"是指"那些不依赖于任何价值种类和价值性质及不依赖于'价值载体'之观念,并且建基于价值之本质中的联系"。在他看来,价值公理是完全独立于逻辑公理的,纯粹价值论和纯粹逻辑学是完全并列的。这正是他不同于胡塞尔第一次世界大战前阶段伦理学的根本之处。舍勒认为,逻辑定律和价值定律之所以特征相似,只能是因为两者都是基于现象学的经验或直观而被赋予的。舍勒还对善和恶的绝对意义和相对意义做了区分。

只有人格才能在伦常上具有善恶的规定性,因此价值伦理学既不是"义务伦理学",也不是"德性伦理学",从根本上属于"人格伦理学"。

▶▶▶ 第三节 人道主义伦理与马克思主义伦理学 ◀◀◀

一、人道主义伦理的历史与基本理论

对于 humanism 的表达有人文主义、人本主义和人道主义三种方式,有学者主张"人道主义"具有更宽泛的涵盖性。但无论是哪种表达方式都是与人或人性、人的本质具有内在的相关性,无论是其内蕴的生物学问题还是哲学和伦理学问题,对医学都有其特定的研究价值和意义,因此,医学伦理学应该把人道主义纳入自身的体系建构之中。

人道主义是一种几乎可以渗透人类社会各个领域中具有深厚历史渊源的人类精神、观念和思想,乃至一种实践理性精神。对人道主义的解释和界定可以从多角度和多侧面进行,但人道主义根本的价值原点是人的问题,并以处理人的"身-心"张力关系作为自身的基本理论前提,从而形成了不同的人道主义伦理精神。

(一)古希腊时期的人道主义

西方人道主义起源于古希腊,在古希腊的神话中就已经蕴含人道主义思想,并经由后来的智者派奠定了基础。从毕达哥拉斯、苏格拉底、柏拉图、亚里士多德到晚期希腊的斯多葛伦理学派,人道主义思想的发展一直以善行和教化为其主要内涵。

(二)文艺复兴时期的人道主义

基督教人道主义是西方人道主义伦理思想的第二个理论形态,但由于基督教在中世纪逐渐意识形态化,福音人道主义被扭曲,催生了新的反对神权的人道主义运动,即肇始于文艺复兴时期的"启蒙-理性的人道主义"。这种新的人道主义反对信仰而弘扬理性,以自由、平等、博爱为原则。因其与宗教的人道主义相对立又被称为世俗人道主义。启蒙-理性的人道主义以康德的名言"人是目的而绝不能成为手段"为其最高成就。但这种以理性为核心的人道主义在逻辑上包含着无法克服的矛盾,导致在实践中最终走向自己的反面,既把人当作善和理性的绝对化身,又把人看作自然本原的合理体现,最终或者走向人的主体性和工具理性崇拜造成人与自然关系的异化,或者走向自然感性主义和物质崇拜造成人与人关系的异化。

(三)现代人道主义

作为对"启蒙-理性人道主义"的反省,现代人道主义力图走出理性的藩篱,企图颠覆柏拉图的思想帝国。于是就有了从19世纪末开始直到当代还没有结束的人道主义哲学、伦理学等学派和思想体系的多元化。如生命哲学对生命的认识和存在主义伦理学人道主义等非理性主义伦理思想,现代基督教伦理学中的人道主义伦理学理论,精神分析伦理学中弗洛姆的人道主义伦理学,对宗教人道主义和启蒙-理性人道主义进行全面反思基础上的俄罗斯"新精神哲学"人道主义,对现代性进行批判、解构和颠覆的后现代主义等。这些人道主义思想在哲学和伦理学层面对人、人性、人的本质等问题所进行的宏观到微观的研究,对于人类从社会生活的各个领域和层面认识人类本身及人与人、人与社会和人与自然之间的关系,有着重要的理论价值和现实意义。

二、人道主义伦理精神与医学伦理学

(一)医学中人道主义的理论与实践

人道主义与医学的紧密结合,造就了医学人道主义的理论与实践。人道主义和医学的联姻不是偶然的和单纯实用意义上的,而是人道主义原则的本质和医学的人学本质之间内在统一性的必然结果。医学中本来就有着深厚的医学人道主义传统,这种传统与作为历史观和世界观的人道主义不无关联性,但是也有自身生长和发展的独特脉络。医学人道主义在古希腊《希波克拉底誓言》和中国、印度、阿拉伯国家传统医学的许多文献中都有充分的体现。医学中的人道主义思想源于人类对生命的追求和渴望,对受到病痛折磨的生命的同情、关心和爱,对人在社会生活中平等权利的尊重。伴随欧洲文艺复兴浪潮,医学由

经验医学向实验医学转化,医学人道主义成为一种具有深刻道德意义的思想和理论。20 世纪以来,医学的发展使人道主义不仅成为医学伦理学的基本原则,还成为带有法律效应的医学规则,在许多国际性和地域性的医学法规中得到了充分的体现,并在患者权利、弱势人群的健康和医疗保障、人体试验、精神病患者、战俘的医疗权利等方面都得到彰显。

(二) 后医学时代的人道主义

在后哲学文化与后医学时代,人道主义理论在医学伦理学和生命伦理学中的地位和方式正在发生着改变。一方面,在生命科学技术带来的对传统道德的强烈冲击面前,人道主义一贯主张的义务论意义本性正发生着变化,因为现代医学伦理学对医学道德诸多问题的解决和解释更多需要从价值和公益等角度来进行,传统人道主义的内涵必须相应发生变化。也就是说,在新的社会、科学技术和道德要求发生剧烈变化的条件下,对什么是人道主义和怎样才能体现人道主义的问题需要进行反思和调整以符合时代精神和科学发展的要求。另一方面,传统人道主义思想体系中占统治地位的人类中心主义的观念,已经在自然生态环境的严重破坏面前遭到质疑。单从人类生存和健康的角度看,建立在对自然界践踏甚至摧毁基础上的人类中心主义价值观,带来的直接结果是对自然界的极不人道,而这种对自然界的不人道本质上也是对人类本身的不人道。表面上看上去是人道主义的人类中心主义,是建立在把人类与自然界截然割裂开来的狭隘观念上的,而人类赖以生存的环境和生态的严重破坏对人的健康和发展带来的伤害则几乎是不可逆的。生命哲学和存在主义等非理性主义道德哲学对于这些方面都予以了一定程度的思考与探索。

三、马克思主义伦理学及其人学本质

马克思主义伦理学是马克思主义完整思想体系的重要组成部分,是运用辩证唯物主义和历史唯物主义对社会道德现象进行全面和系统研究的道德哲学理论。在马克思主义完整的思想体系中,哲学、经济学和科学社会主义是其最重要的三个组成部分,马克思主义的伦理思想是伴随整个马克思主义思想体系形成过程逐渐成熟和发展起来的,其伦理思想在这三个重要部分中都得到了体现。马克思主义伦理学体系主要包括理论伦理学、经验伦理学和规范伦理学三个有机的构成部分。

作为马克思主义伦理学重要构成部分的理论伦理学,主要阐明的是马克思主义在道德问题上的立场、观点和方法,这部分内容本质上属于道德哲学的范畴。马克思主义伦理学坚持辩证唯物主义和历史唯物主义的立场,对社会道德现象的认识、分析和评价也同样采用这样的方法论。在马克思主义伦理学看来,社会道德属于社会意识形态范畴,社会经济基础决定道德的形成、变化和发展,社会道德关系是对经济关系的反映。社会生产关系根本上是经济关系,在社会经济关系的实际运行中,包括道德关系在内的种种社会关系都在经济关系的支配下发挥各自的作用。人与人、人与社会和人与自然之间的道德关系是最重要的关系之一。社会道德作为强大而无形的精神力量,是对于保障社会经济基础适应社会生产力的发展而必须作出的调整和变化,对于制约、限定、引导社会成员中的个体或群体按照社会伦理规范去行为有不可替代的作用。尽管社会道德的整体水平取决于社会经济的发展水平,道德关系反映的是经济关系,但是并不意味着社会生产力的水平可以直接决定社会道德发展状况。社会道德与社会生活中的多种因素有密切的关系,社会政治、法律、科学技术发展状况、文化传统、社会心理、风俗习惯、社会文化信息的传播质量和途径等,都会对社会道德的整体水平产生重要的影响。社会道德状况又可以作为强大的力量反作用于社会经济生活,在一定的时期和阶段,社会道德可以与法律、政治、文化等社会因素共同成为社会发展的重要精神和人文力量,与社会经济成分为主的物质力量一道共同左右社会的发展水平和方向。

马克思主义伦理学的经验伦理学部分,主要是采用道德社会学性质的考察、调查和搜集等方法对现实生活中的道德状况进行经验地描述和分析。由于经验伦理学的研究对象是现实道德生活中的各类事实,构成了理论伦理学和规范伦理学的研究基础。按照伦理认识的一般规律,伦理理论的形成和社会道德原则和规范的确立,应当正确认识和全面反映社会道德的实际状况。在社会现实中,道德的载体是社会生活中的民风民俗、职业习惯、民族传统、人际关系、生活方式等道德实践方式,这些现象中的道德成分是在特定环境和条件下,在特定的人群中长期积累、继承和发展的结果。没有这些约定俗成的规则和人

们习以为常的行为准则,人类的社会生活就不会有秩序可言。马克思主义伦理学把这些现实道德现象作为考察和研究的对象的目的,一方面是为研究道德变化规律寻求现实根据,另一方面是为指导社会道德发展选择方向。经验伦理学的建立充分体现着马克思主义伦理学在道德问题研究中的唯物论的思想路线和方法。

规范伦理学是马克思主义伦理学的核心内容。马克思主义伦理学本质上是要形成与社会道德现实相适应的、对社会道德的变化和发展具有及时和准确反应能力的、在对道德发展规律认识的基础上具有前瞻性和预测性的社会道德原则和规范体系。在这部分内容中,马克思主义伦理学对历史上人类丰富伦理遗产中的概念、范畴和道德实践方式加以总结和提炼,形成了关于善恶、义务、良心、幸福、自由、正义、理想、节操等伦理学概念的科学认识和解释,并在此基础上逐步建立了马克思主义伦理学的道德规范体系,比较科学地解决了社会公共生活中的道德规范、社会主义道德规范和共产主义道德之间的关系,梳理和确立了爱国主义、集体主义、人道主义、公正和诚实守信等马克思主义伦理学的道德原则。以这些道德原则作为评价标准,形成了马克思主义伦理学的价值判断理论。对道德评价、道德教育和自我教育的方法、过程和目标等进行了探讨,从而科学地解释了道德命令的本质、道德规范的根源、现有与应有、理想与现实、道德选择中的必然与自由、目的和手段的关系等问题。

马克思主义伦理学对中国医学伦理学的建立与发展具有重要的影响作用。这种作用一方面体现在这种伦理学所倡导的伦理认识的路径和方法上,医学伦理学的研究同样是把医学道德的经验描述和医学道德规范体系的建立作为学科主要目标的;另一方面马克思主义伦理学在道德哲学层面对道德形成与变化规律的认识,对医学道德发生和发展规律的揭示具有重要的示范和导向作用。马克思主义伦理学在中国医学伦理学形成和发展中,对医学道德一般理论的确立和医学伦理学研究方法的影响具有不容忽视的价值。

▶▶▶　第四节　后现代伦理思想与医学伦理学　◀◀◀

现代西方伦理学陷入合理性危机之后,各种各样后现代伦理思潮或理论纷纷登上历史舞台,并在医学伦理学理论中占据不可忽视的位置。

一、道德多元主义与伦理相对主义

启蒙运动后兴起的是对多元的道德价值的容忍和逐步认同。最常被用来支持道德相对主义的是道德多元主义。对很多思想家来说,"不同的文化有不同的道德标准"已成为理解道德的关键。他们认为,不同群体存在不同的习俗,不能说哪种正确或错误,每一个标准都受到文化的局限。实际上,道德多元论逻辑上并非必然导致否认道德的客观性和普遍性,并不必然认为道德标准是随意的和可有可无的。因此并不必然导致道德相对主义。

伦理相对主义又称道德相对主义,是与道德客观主义相对立的流派,它认为道德或道德的核心部分是相对的、主观的,仅相对于一定的文化或个人的选择方式才是有效的,或者说没有客观的普遍适用的道德规则或价值原则。伦理相对主义可分为三个层次或层面,即规范层面的伦理相对主义、原则层面的伦理相对主义和体系层面的伦理相对主义。规范层面的伦理相对主义认为,各种伦理规范或道德规范的正确性都具有相对性,不存在普遍正确的道德规范,一种道德规范仅对把该规范作为其行为的道德准则的群体才是正确的。原则层面的伦理相对主义是指现实生活所遵循的道德原则不是唯一的,而是众多的,这些原则之间没有轻重缓急的先后关系。体系层面的伦理相对主义是指极其不同的伦理体系或伦理学说都能够对同一社会生活予以同等程度的解释,在同样的道德生活中能产生极不相同的伦理学说与体系,它们没有优劣之别,具有同等的可辩护性。

规范层面的伦理相对主义是伦理相对主义的主要表现,它的本质在于强调伦理规范的相对性,而伦理规范的相对性又取决于社会道德存在的相对性。社会道德的形成、变化和发展与特定地域、国家或民族的政治、经济、文化密不可分,特定的社会条件和传统会造就不同的甚至是迥异的道德境况。作为要求社会成员应当遵守的伦理规范,无论从其出发点和归宿上看,都应当是与具体的社会结构和社会道德相适应的。但伦理的相对性并不意味着就必须彻底地否定伦理规范的绝对意义,这种伦理规范的绝对性一方面可以做这样的理解:特定社会条件下针对特定的道德境况必然会形成和建立相应的伦理规范,这种道德规范又必然对这种它赖以建立的社会道德发生作用,任何伦理规范在这一点上都是相同的,这是伦理相对性的抽象意义;另一方面还可以做的现实意义的理解:社会道德会因社会条件的不同而存在差异,但是社会条件处在不停的变化中,在特定条件下建立起来的伦理规范发生作用的时空会因这种变化而产生一般的、具有普适性的意义。后一点在现代医学伦理学的发展中表现得十分明显。特别是被不断改造的“相对主义”,如“次级伦理相对主义”等,就体现着一种实践理性,它是否能够作为重建卫生秩序或一些敏感的医学管理技术准入的理性依据,值得讨论、思考或借鉴。

二、共认意识与“道德异乡人”理论

存在道德分歧是人类道德生活的常态。道德分歧意指道德主体之间在善恶观念方面存在的分歧。它常常表现为两种形态:一是不同道德主体的善恶观念截然不同;二是不同道德主体的善恶观念仅存在程度上的不同。后现代西方伦理学倡导通过伦理对话和包容的两种路径解决道德分歧。前者意味着通过语言交流和思想沟通而形成“共认意识”(即罗尔斯所说的“重叠共识”),从而消除道德分歧;而那些无法通过伦理对话的途径加以解决的分歧,则主张用包容的美德来搁置它。

共认意识和公共理性是罗尔斯政治自由主义用以论述其基本原则的核心观念。共认意识可以从三个方面加以理解:其一,不同的人们在承认观点上存在分歧的同时,在态度上却具有共识,即持不同观点的人们都愿意以合理的态度彼此相待;其二,人们在承认价值方面发生分歧的同时,在规范方面却具有共识——不同价值的人们认可和遵守同样的规范;其三,不同的人们在承认现在的观念存在着分歧的同时,在未来的目标上却具有共识,或者说目前持有不同观点和立场的人们,努力寻求通过和平共处、平等交往而形成或加深彼此理解,甚至追求“视域融合”。罗尔斯认为,达成共认意识的条件,是以自由平等公民为主体,多元民主和秩序良好社会为现实与理想,公共理性为实现途径。由此,生命伦理学的共认意识应该:第一,寻求和确立整全性道德理论,并独立于哲学、政治、宗教观念之外;第二,这一共认意识不是临时的协议或契约,而是对于持有的道德观念和公共理性的医学伦理表达;第三,在引用“反思平衡”的同时,注意“允许与宽容”原则的作用,意在多元价值的平台上,解决纷争;第四,尊重事件主体的自主权利,但必须经受住“不伤及社会与他人”规则的检验,尽可能符合自由世界主义和个人世界主义;或者说,必须遵循和恪守医学道德的原始状态。生命伦理的共认意识应该是一种道德观念,是在道德的基础上被人们所认可,而且必须以生命政治宗旨和社会公平正义作为共识的目标。

道德异乡人的理论便是对医学伦理中的共认意识理论的应用。美国学者恩格尔哈特认为,道德生活体现在两个层面,一种是俗世的伦理学层面,它是无内容的,因而有能力跨越众多不同的道德共同体;另一种是具体的道德共同体层面,人们在其中达成对于良好生活的整全道德理解。由此,进一步提出了对“道德朋友”和“道德异乡人”两种不同的道德生活观,要与“道德朋友”基于共同的善理念而共享的道德生活和与“道德异乡人”在没有统一的整全道德标准下共享的道德生活,以维持一种道德多元化的社会秩序。即对于“道德异乡人”,提供了一种约束的最小的道德。

三、境遇伦理学

境遇伦理学是伦理相对主义的一种,它的产生和发展反映和代表了西方伦理学当代发展的最新趋势。境遇伦理学的产生和发展有其深刻的社会和科学背景。一方面,19世纪末开始了基督教伦理现代化改革过程,改革的目的在于革新宗教内部的传统神学观念,达到与世俗人道主义和现代科学的融合,利用第二次世界大战以后西方社会生活中的种种矛盾,为基督教伦理寻求和开拓领地;另一方面,整个科学技术特别是现代生命科学技术的发展,与传统的道德观念发生了激烈的碰撞,宗教伦理学在这种冲击面前受到的影响不仅是方法上的,还是实质性道德观念上的。这些在宗教伦理学内部引起了极大的关注和争议,引发了基督教的"新道德"革命。在这场革命中,一些宗教伦理学家和道学家转向或直接步入新科学道德的研究领域,从而产生了境遇伦理学。

美国当代医学伦理学家弗莱彻(J.Fletcher,1905—1991)是境遇伦理学的主要代表。他在20世纪60年代出版的代表作《境遇伦理学——新道德论》(Situation Ethics—The New Morality)中,阐明了作为行为方法的境遇伦理学的基本理论。境遇伦理学所主张的伦理方法,实质上就是坚持从实际情况出发作出道德决断,以具体的境遇和实际经验作为道德评价的标准,在道德判断中把实用主义和存有质疑的道德相对主义结合起来。境遇伦理学原理由一系列的命题构成,是按照实用主义、相对主义、实在论和人格至上论这四条基本的"实用原理"推导出来的行动方针。实质上,境遇伦理学正是多种理论综合构成的一种新伦理学理论,这一理论系统的中心坐标是个人人格,价值思维方式是实用主义和相对主义,行为方式则是以道德决断为主题的道德行为主义,其理论目标则是一种经验主义的伦理学。根据"实用原理",境遇主义伦理学以爱为核心制定出了六个基本命题:爱是唯一的善;爱是唯一的规范;爱同公正是一码事;爱不是喜欢;爱证明手段之正当性;爱由当时当地的境况决定。这六个基本命题是其"实用原理"的进一步延伸,是对新道德方法原则的具体解释和规定。但"爱是为了人,而不是为了原则",因此,弗莱彻对爱做了最高规范的赋义,本质上是一种对待生命的总原则。

这种对于生命的爱与爱的生命原则是医学伦理学和生命伦理学的基本原则,而把爱放在具体的、境遇性的医疗实践中去,正是对现实中存在着的某种不适时宜的教条、固执行为的摒弃。事实上,对某种教条的固执坚持不但使具体的医疗行为缺乏灵活性,更可成为对生命责任的消解而使某种医学行为逃遁于伦理规约和道德评判之外,这不能不引起医学实践的关注。同时,境遇伦理学与医学伦理学的关系具有直接性,表现在境遇伦理学与医学伦理学产生的社会和科学背景是完全相同的,境遇伦理学的形成与解决医学伦理和生命伦理中的问题直接相关,正是因为现代生命科学技术发展带来的一系列道德难题,境遇伦理学力求在宗教伦理和世俗道德之间找到契合点,构建新的伦理方法和规则来缓和与解决这些前所未有的矛盾冲突与道德难题。境遇伦理学可以为医学伦理学和生命伦理学等学科构建提供一般伦理理论、道德规则和方法原则。

因此,境遇伦理原则所表现出来的是对后医学时代和后义务论时代人们伦理选择自由的深沉关切,而并非对伦理责任的放逐与消解。在弗莱彻看来,"境遇伦理学赋予自由以极高的价值,赋予自由决定的责任以极高的价值"。弗莱彻认为,爱是自由的限度、自由的规定性,自由也是爱的一个基础性前提。恰恰不是普遍的教条式原则而是伦理选择的自由状态使伦理责任得以真实有效地落实,这正是生命的偶然性和复杂性、医学实践和疾病谱系的复杂性和多变性,以及责任的量和质的扩大与变化所要求的伦理应对策略。但这种自由的境遇论还是受到一些学者的反对。

四、自由、自由主义与医学宽容

自由是人类追求的理想生活方式和价值目标,分为消极自由与积极自由。当代,自由被总结为政治自由、宗教自由、经济自由、人身自由和思想自由。思想自由主张人们有权利相信他们所相信的思想,包括道德伦理思想。这一原则事实上是一种非相对性的原则,它既不意味着道德相对主义,也不意味着不存在普遍有效的客观的道德真理。

自由主义这种政治学说是近3个世纪以来西方现代政治的主流,它是一种意识形态、哲学,是以自由作为主要政治价值的一系列思想流派的集合。它认为只有能够安全地建立在个性的自我指导之上,才能形成真正的社会。其中,自由是必需的。它从个人与社会的矛盾关系出发,将自由归结为与人的本质相联系的生存状态和生存方式,是天赋的不可剥夺的基本权利。总的来说,自由主义可以分为政治自由主义、文化自由主义、经济自由主义和社会自由主义。社会自由主义又被称为新自由主义,根据杜威和阿德勒的解释,其强调个人是社会的基础,故个人应具备实现目标所需的基本要件,国家应该提供基础的社会福利。罗尔斯的政治自由主义认为,抽象层面的道德价值和标准优先于具体层面的道德观念。他强调,抽象层面的道德价值的普遍性统摄具体层面的特殊道德标准(包括善观念和良善生活的标准)。

在自由的理念和自由主义理论下,宽容和医学宽容的要求便成为必然。宽容原则是一种表达行为规范的伦理原则,按照这一原则,人们对其他文化或他人不应当干涉,也不应当表达不同意见或妄加评论,甚至也不应当不动声色地进行道德判断。这一原则没有对伦理学判断的有效性或真理性发表任何意见,因此和作为元伦理学的道德相对主义既不冲突,也不蕴含后者。事实上,接受这一原则就等于承认了这一原则的非相对性的有效性和客观性。

尊重与宽容是处理医学关系、构建医疗卫生秩序、合理配置有限卫生资源和进行医疗卫生决策的实践理性要求。美国生命伦理学家恩格尔哈特教授以"允许原则"为生命伦理原则,以应对后现代社会道德多元化和善的个体意识存在差异性的客观事实,即任何不干涉他人的行为他人都无权干涉;而涉及他人的行为则必须得到他人的允许。其中心思想是:人类的理性无法向人证明哪一种实质性标准是合理的,留待于人的只有在多种标准并存的情况下遵循一种程序性理性和道德——相互尊重、和平协商,亦即遵循允许原则。允许原则和境遇伦理观念为构建卫生医疗秩序提供了可能途径。正因为多元化和差异性的存在才有自由权利秩序在关系中的生成。医学关系绝不是纯粹地存在于医疗行为中,而是在多样性关系域中的赋义生成。规范医学生活、规约医疗行为和卫生制度改革乃至生命科学行为,必须注入各种相异的个人、团体、民族、国家以相互认同的善的标准,消除医疗改革行为和技术发展带来的对立、矛盾与冲突,在理解、平等对话、相互尊重的基础上,尽可能达到和谐。在这个多元的时代与多极的生活世界,自由与境遇的多样化使人们的行为选择根本不可能实现结果意义上完全的经济平等,也不可能完全抹去高新生命技术时代选择过程的个性痕迹,因而宽容成为必要,没有宽容就不会有自由,也不会有公平。在个性、差异、分歧面前只有用宽容来发展科学,稳定社会,维系秩序,才是爱的秩序和基于秩序的生命之爱的社会。

五、莫兰的"复杂性思想"及其"三个原则"

法国当代哲学家、社会学家埃德加·莫兰是完整提出复杂性理论的第一人,他的"复杂性思想"(complexity thought)及其"三个原则"在思想界占有重要的地位。莫兰认为,科学认识经常被认为是以驱散现象的表面复杂性揭示它们遵循的简单秩序为使命,但这种认识的简单化方式更多地肢解了而不是表达了被它阐明的现实和现象。由此,他提出了复杂性思想,主张把有序性、无序性和组织联系起来,使统一性和多样性在组织的内部连接起来,由此超越上述简单性思维。他将上述理论描述为三层,底层为系统论、信息论、控制论等相关原理,中间层是自组织思想,顶层为复杂性思想认识的三个基本原则即两重性逻辑的原则、循环的原则和全息的原则。具体地说,"两重性逻辑原则"是指看上去是相互排斥或相互对立的两个方面,但本质上却是互为条件从而不可分割的,因此,不应该偏执于一方。莫兰认为,两重性逻辑的统一或辩证法的统一,将一和多统一起来,或将对立的统一起来,从而形成复杂的多样性统一,从而以联合的范式取代了还原的范式。"组织循环原则"是从机械论到自组织观、从线性因果到循环的因果的转化。莫兰认为,一个循环的过程是一个"创生的圆",产物和结果同时又是原因和产生者。因其组织循环原则具有自我产生和自我组织的特点,由此超越了自反馈原则。"全息的原则"来源于物理中的全息概念,即每个点都包含了整体的信息,就如同有机体的每个细胞不仅拥有其独特性,还包含了整体的遗传信息。莫兰认为,不但部分处于整体之中,整体也处于部分之中,即整体和部分相互决定。由此,全息的认识原则既超越了只看到部分的还原论,又超越了只看到总体的整体论。

显然,复杂性思想及其三原则可以为医学科学和医学伦理带来思维方式上的变革。复杂性思想对奠定了近代医学高速发展的还原论的思维方式提出了根本性的挑战,也为人们认识作为复杂性整体的身体及其健康与疾病,为重新解释中国传统医学提供了崭新的思维路径。莫兰在《伦理》一书中反复强调,他的复杂性思想旨在进行一种连环式再思考,带着人们去重新审视善、可能性、必要性,也就是伦理本身,这同样适用于医学伦理和生命伦理。由于人与社会及环境是相互构建的,在生命伦理和医学伦理的讨论和研究中,不能回避复杂性的问题,这需要拓宽研究的视野,即在医科学与医学伦理、经济与医学伦理、政治与生命伦理、文化与生命伦理之间构建关系。复杂性思想作为一种"具有再生力的思想培育了酵母和胚胎",可以提供一种"元视角",帮助人们重新对医学伦理和生命伦理的诸原则和基础进行反思。莫兰认为,人类行动因其复杂性而不可预测,不确定性是很多新型科学的出发点。显然,不确定性也是生命科学和高精尖的生命技术的特点之一,需要相关的研究人员、伦理审查人员和医务人员担当起前瞻性的伦理责任,以保护人类的安全和承担起人道使命。

六、韦伯的社会科学方法论学说

马克斯·韦伯(Max Weber,1864—1920)对当代社会科学和思想领域所作出的巨大贡献是载入史册的,其中社会科学方法论学说是其最重要的贡献。韦伯试图对经验主义与理性主义的矛盾进行调节,其中他对历史经济学、解释社会学等的思考和论述,既是对经济学、社会学等特定学科的贡献,更是对社会(文化)科学的贡献。了解和认识韦伯基于对实证主义批判所形成的方法论学说,对在认识和研究医学伦理学与生命伦理学问题上应该选择和采用何种认识路径及研究方法,具有很大的启发、借鉴和引导意义。

(一)韦伯方法论学说的思想渊源

近代自然科学的进步,深刻地影响了人类对自然界和社会认识观念的形成。以霍布斯和笛卡儿等为主要代表,使自然主义成为16世纪、17世纪社会观念的主要潮流,社会科学家盲目模仿自然科学的方法和语言,用自然实体、自然因素和自然规律来解释人类社会,也因此造就了这一历史阶段社会科学的自然主义形态。18世纪开始,以维柯、洛克、贝克莱和休谟等为代表的思想家,展开了对自然主义和客观主义的批判,认为笛卡儿的知识论单纯指向数学和物理学,忽略人类活动的其他领域,他们在批判的同时确立了自己的方法论原则。他们认为,人创造了历史,所以历史可以被人类所认识,人们能够确切认识到的只是人类所创造出来的那些东西;大自然并不是人类创造的,人类理性并不能获得对于物质实在完全清楚的认知;研究历史和文化事件,也能使人类获得如同数学和物理学一样的精确知识。

韦伯相关认识的建立与他所处时代围绕社会文化科学之地位问题所进行的旷日持久的争论有关。当时方法论问题之争被认为是社会文化科学基础陷入"危机"以后所达到的顶峰。这场争论表面上是纯学院派性质的争论,但始终没有被认为是毫无实践价值的争论,相反被认为是一场深入而广泛的社会文化危机的"症候与展望"。一定意义上,这是"西方文明"或"西方文化"的危机的一种折射。韦伯则是从当时社会科学研究所凸显出来的反映这种危机的方方面面,力求通过解决方法论之争来阐明他在这个问题上的观点。

(二)韦伯社会科学方法论的主要观点

韦伯的方法论研究力求解决四个方面的问题。

其一,社会学家如何去认识社会的问题。他主张要用"理解"的方法去认识。韦伯强调,任何文化科学的先验前提,不是指人们认为某种文化有价值,而是指人能够有意识地对世界采取一种态度和具备赋予它意义的能力和意志。"社会世界"与自然界一样可以成为观察与科学说明的对象,但用以认识这个世界的社会科学概念框架都是暂时的,因为无论什么领域的问题,这些系统理论本身都假定能从一整套前后不矛盾的前提去演绎出所有解决问题的办法,而在未有定局的未来,社会科学的前提假设是可变的。社会文化的变迁,意味着文化事件的意义将不停地发生转换,且这个过程是无休止的,在很大程度上也是任意的,因此社会文化科学在本质上总是由一系列未成熟的学科所组成。也就是说,没有什么社会文化问题能够彻底地被认识和解决,社会文化现象也不可能被描述穷尽。因而也就没有什么社会文化理论是真正系统和完备的。社会文化科学的发现、证实或拒斥有赖于建构起自然科学无法类比的知识;理解和解释,应当确立一整套专属的、具有自身逻辑特征的解释形式,以区别于一切自然科学方法。站在反对实证主义立场上,韦伯认为,任何科学都不能以"发现法则"为目标。在个案中,对社会文化现象进行的经验性概括或许有一定的启发价值,但并不具有"因果地位",即社会文化法则的发现不具有"说明价值"。无论所涵括的现象数量有多大、所覆盖的范围有多广,这种概括都无法真正解决社会文化问题。

其二,社会学家应采取何种态度的问题,即如何坚持"价值关联"和"价值中立"的原则。在韦伯看来,社会科学的对象是文化事件，文化事件的规定包含着两种基本的要素即价值和意义。社会科学和自然科学一样，研究的对象也是实在，实在本身"绝非当然的文化现象"，因为"人类生活的非理性实在蕴含着无尽可能的意义"，它只能在与研究者的价值关联中才变得十分重要。任何社会文化科学，在对文化事件进行考察时，都不能忽视无尽的"事件流"所蕴含着的这种本质特征。具有独特性的社会文化学科的"认识旨趣"，就是要"复制"这些特征使之再现于学科认识，但这一"复制"过程是要通过确定这些学科与一整套明确关联的限定"价值"之间的关系来完成的。价值关联有意义的文化事件总是个别的现象，这不仅因是一次性发生的事件而具有独一无二的性质，还意味着它始终与特定的价值观念关联而产生特殊的意义。这种双重的个别性决定了人们无法用自然科学的认识方法来达到社会文化科学的认识目的。

但是，当社会科学研究透过价值关联来研究"文化事件"的时候，仍然要追求一种因果解释，因为人类的行为并不都是非理性、无法预测的，相反人类的行为大多都是目的与手段联系在一起的，而这种联系使人的行为结果具有一定的可预测性。如上所述，人类行动的目的是可以用"理解"的方式加以掌握。但是对于目的与手段之间的联系及所能达到的结果，则需要用因果解释来加以考察和判断，这又必然涉及价值判断与事实判断的问题。在韦伯看来，价值判断是所有科学家在追求真理这个价值的时候必须放弃的，因为价值判断的介入必然导致认识上客观性的缺失。为此，韦伯在规范上提出要采取一种价值中立的态度，选定某一社会现象作为自己的研究对象后，在研究过程中，必须放弃自己的成见，而用一种尽量不去评价事情好坏的态度来讨论"事实是什么"，而不是"事实应该是什么"，这种态度才是科学客观性的保证。韦伯认为，只要坚持价值中立的研究过程，还是可以达到事实判断（包括了因果解释、事实妥当的理解、对事实客观可能性的判断等），价值关联要与价值判断分开，而价值判断又不同于事实判断。

其三，社会科学家应采用何种普遍适用的方法即"理想类型"的问题。韦伯认为，如果要达到社会文化知识的客观性，坚持价值中立立场就意味着研究主体必须自觉地抵制研究中价值判断的渗透。事实上，这一点对研究者来说很难做到，为此韦伯提出了"理想类型"（ideal type）的概念。韦伯认为，这是对人类行为的科学分析所能做的最后一件事，用逻辑方式凸显出一个具体的目标实际隐含或可能隐含的理念，接下来仍然用形式逻辑的工具分析不同目标所含理念之间的一致性。因为经常出现的情况是，人们对自己所追求的特定目标中隐含的价值观没有清醒的认识，而且常常持有部分的甚至是完全相冲突的目标而不自知。一个理想类型是由许多现象提供的某些特征和成分组成的，但它却不会与任何特定的现象有着完全一样的特征。任何想要了解特定社会现象（文化事件）的研究者，都必须形成这种理想类型的观念和标准，目的是帮助他意识到自己的终极价值标准，这种标准在一开始要么在他脑海里为模糊或潜在的状态，要么就是他为了保持自己的逻辑一致性所必须预设的。与自然现象不同，社会科学的研究对象牵涉复杂的人类行为，以理想类型作为一种方法，才能对社会科学对象的复杂性加以解释。韦伯"理想类型"概念的建构，使其方法论学说实现了策略上的突破。

其四，社会科学方法的着眼点，即"社会行动"问题。韦伯认为，对社会科学思考的价值不在于提出或形成了什么样的关于方法学的理论，而在于这种"元理论工作"是不是能够满足两个条件：其一是对社会科学家能够产生教育作用；其二是"假定借以确定研究对象的观点已经发生了彻底转变"，这种转变的结果是，新的观点对重新审视始终通行于该学科的科学研究逻辑提出了要求，而这个学科因此而无法确定自身科学研究工作的"根本宗旨"。只有满足上述两个条件的情况下，对社会文化学科的逻辑地位进行元理论反思，这些学科的理论进步才是有价值和有意义的。

七、巴迪欧的事件哲学

尼采开启了后现代的序幕，"一"（传统的实体概念）让位于多，存在让位于发生。巴迪欧把这条路线推向彻底，重新解释了柏拉图主义。他认为柏拉图式命题并不是"如果一不存在，则没有任何东西存在"，而是"如果一不存在，无则存在"。这意味着，"存在"根本说来就是"无""纯粹的断裂""不连贯的多元"。这也就是巴迪欧用"事件"概念试图传达的讯息：事件比事物来得更加根本，它永远不会现成地"在那里"，它毋宁说是变动本身，只能是在发生中的"到来"本身。巴迪欧哲学的核心论点即"事件"才是支配现实世界的真正力量,它让"非存在"变成"存在",让"潜能"变成"现实"。

通过使存在"事件化",巴迪欧溶解了传统僵化、固定的绝对真理体系,而让哲学成为活生生的生命展现过程。"事件化"视角使哲学丧失了第一学科的地位:并非哲学要为所有其他学科奠基,相反,哲学要奠基于政治、科学、爱和艺术。这四种真理程序构成一个共存可能性空间,构成哲学的前提条件,脱离这一可能性空间,哲学就会消弭于无形。各种哲学是由特殊方式而具有特殊特征的,在这些特殊方式中,哲学与这些前提结合,成为对这些前提的持续的辨识、阐释和肯定。这也称作哲学的前提原理。

由此对巴迪欧而言,存在、主体和真理是三位一体的,在特定事件爆发的情境下,三位一体的结构就会成为无止境的创造过程。一方面,主体的阐释和被收集的真理将事件固定为实在,另一方面,主体和真理又必须寓于事件之永恒发生中。

巴迪欧的事件哲学同样启发人们,在讨论生命伦理学问题时,寻求的答案并非任何抽象原则和概念,对问题的理解应该降临在具体层面上,让事件真正成为思考的起点。

▶▶▶ 第五节　宗教伦理与良善生活理论 🖰 ◀◀◀

▶▶▶ 第六节　中华传统道德 ◀◀◀

一、仁爱与义利之辩

在中国历史上,仁爱作为道德范畴出现得很早,《诗经》与《尚书》中均有"仁"字。只是到了孔子,仁才获得博大而深刻的意义。孔子在论及"仁"的思想基础上构建了他的伦理学说。孔子论及仁之处很多,每处的意义各不相同,却有一个基本含义:仁是爱人。在孔子思想里,仁是全德,具有统帅其他德目的作用。

仁,指爱人,还包含着敬人。这就使得孔子所说的爱,不同于一般的爱,人们对器物之爱、犬马之爱可以是爱而无敬,对人则不同了。对人是爱而有敬,敬而有爱,爱敬兼具。这就是说孔子的仁爱也包含了对他人人格的尊重。爱人敬人又不是无原则的。孔子说:"唯仁者能好人,能恶人。"(《论语·里仁》)大意是说,只有仁者才爱善人而恶恶人。可见孔子的爱人敬人不是一种无原则的爱和敬,而是爱善和憎恶并行,敬善与鄙恶共存。孔子的"仁"又不是抽象的,它具体体现在各种人际伦理关系中。其仁德的具体表现是"父慈""子孝""兄友""弟悌",这就是孔子的"爱亲"之仁,它被视为"仁人"即有德之人的道德"基始"。

义利之辩是中国哲学史上长期存在的一大争论问题,它涉及道德和物质利益之间的关系问题。义利之辩,辨析的是义与利孰先孰后的问题,这是中国传统道德修养中的重要问题。传统中国的社会中,是崇尚君子人格贬低小人情怀的,在道德上的区别就是君子重义,小人重利。孔子说:"君子喻于义,小人喻于利。"(《论语·里仁》)孟子对梁惠王说:"王何必曰利,亦有仁义而已矣。"(《孟子·梁惠王上》)孔孟主张义利对立,尚义排利。墨子重利,但也"贵义",《墨子·经上》说:"义,利也。"墨子三表中,最重要的第三表是"发以为刑政,观其中国家百姓之利"。汉代董仲舒重义轻利,认为"利以养其身,义以养其心"。宋代理学家对义利之辩,持之尤力。程颢说:"大凡出义则入利。出利则入义,天下之事,唯义利而已。"朱熹说:"义利之说,乃儒者第一义。"此外,儒家尚有两种意见,一是荀子、张载、程颐等人,他们都以义为重,但不绝对排斥利,主张先义而后利。一是李觏、陈亮、叶适,他们认为若无功利,道义便是虚语。清初的颜元明确提出了义利统一的辩证观点,他说:"正论便谋利,明道便计功,是欲速,是助长;全不谋利计功,是空寂,是腐儒。"

二、"天人合一"的价值观

古代的天人合一思想本质上是价值观的问题,它强调了人与自然的统一,人的行为与自然的协调,道德理性与自然理性的一致,充分显示了中国古代思想家对于主客体之间、主观能动性与客观规律之间的辩证思考。但是,天人合一的关系又远远超出了人与自然的关系,封建社会的古代思想家关注自然之天是为了全力地挖掘、诠释作为有意志的最高权威的主宰之天,和作为道德本源的伦理之天的内涵。在他们看来,天与人,天道与人道、天性与人性是相通的,因而可以达到统一。所以,古代的天人合一思想是与宗法人伦制度密切联结在一起的,其内涵也非常复杂。

三、中庸德行

《中庸》认为,中庸是极高的道德境界。中庸既是一种境界,也是一种状态,它必有载体,或说必有内容。《中庸》提出了五达道、三达德和九经。达道是指天下古今共由之路,亦即孟子说的:"父子有亲,君臣有义,夫妇有别,长幼有序,朋友有信"这是古今的人伦准则。三达德是指天下古今所共有得之理,亦即实现五达道,做到君惠臣忠、父慈子孝、夫义妇顺、兄友弟恭、朋友有信的途径。九经是指治国平天下九项恒常要务,即修身、尊贤、亲亲、敬大臣、体群臣、子庶民、来百工、柔远人、怀诸侯,这是士人参与政治的九项活动。一个知识分子是否达到中庸,不仅表现为是否已做到五达道、三达德,亦表现在是否能够在这九项活动中体现出中庸的标准。

四、道法自然

"道法自然"语出老子《道德经》:"人法地,地法天,天法道,道法自然。"这里的"自然"是自然而然的自然,即"无状之状"的自然。"道法自然"是老子提供的方法论,道法自然即遵循自然,也就是说万事万物的运行法则都是遵守自然规律的。最能表达"道"的一个词就是自然规律,包括自然之道、社会之道、人为之道。道就是对自然欲求的顺应。任何事物都有一种天然的自然欲求,顺应了这种自然欲求就会与外界和谐相处,违背了这种自然欲求就会同外界产生抵触。"道法自然"里蕴含了人们看待世界的基本认识论和方法论。

五、仁术:中华传统医学道德

仁,仁爱之心,指对生命的同情怜悯之心。有仁心的同时,还要具备仁术。对生命的恻隐之心又以无伤为原则,"无伤也,是乃仁术","医之为道,非精不能明其理,非博不能至其约",术不精则无异于杀人。"医乃仁术"不仅反映了医学技术之特点,也表达了通过行医施药来实现仁爱爱人、济世救人的理想,是中华传统医学道德的思想核心。

▶▶▶ 第七节　医学人文学与医学伦理精神 🖱 ◀◀◀

（边林　林辉　蔡昱　王珏　柳云）

数字课程学习

✏ 学习目标　　👓 重点提示(中英文)　　📋 教学PPT　　📖 拓展阅读　　📝 自测题

第四章

医学伦理学原则与应用

【关键词】 医学伦理学原则　应用方法　医疗公平与公正原则　知情同意原则　双重效应原则　医师干涉权

医学伦理学原则体系，是建立在医学道德传统和现代医学实践环境基础之上的，包括基本原则、应用原则、其他原则等几类。医学伦理学吸纳和运用多种伦理学理论来推导和说明这些原则，包括义务论、后果论、美德论在内的许多理论都是这些原则的思想来源。从精神到思想，从思想到理论，由理论导出原则，由原则制定规则或具体准则，它们体现了医学精神及其价值取向。

▶▶▶ 第一节　医学伦理学原则的提出、◀◀◀
发展及其对医学道德传统的回归

一、医学伦理学原则的提出与发展

(一) 医学伦理学原则体系的出现及其主要内容

虽然在最古老的医学道德文献中就已经包含着一些原则性的论述，但当代医学伦理学原则体系和原则主义方法正式确立于20世纪70年代末，以汤姆·比彻姆和詹姆士·邱卓斯合著的《生物医学伦理学原则》的出版为标志。在此之后，它逐渐成为生命伦理学诸多理论中最具影响力的一种。

医学伦理学的原则理论和方法之所以出现在这个时期，是因为自20世纪50年代开始，医学和生命科学领域出现了大量的道德难题，而传统的伦理学难以对此作出有效应对。这些难题主要包括：新医学技术的出现使得很多过去清晰的概念或现象变得难以界定，如生命维持技术的突破使死亡概念变得模糊；随着患者权利运动的兴起，患者自身的需求、意愿和决定在临床决策中开始扮演越来越重要的角色，这使得基于传统的医学权威和义务观念的医师决策模式丧失了合理性；随着西方社会的传统基督教和启蒙道德权威的逐渐衰微，道德多元化逐渐成为社会现实。面对这些难题，医学伦理学必须在医师的专业权威和患者权利、医患之间存在差异的价值立场之间，找到一种新的方法以促进有效的对话、交流并达成合作。医学伦理学原则体系和原则主义方法就是应这一历史需求而产生的。

通常的学术史研究都认为《生物医学伦理学原则》受到了《贝尔蒙报告》的影响，但事实上这两个文献的写作几乎是同时展开的，两者之间既存在密切的关系也有很多不同之处。《贝尔蒙报告》是处理涉及人类研究的相关伦理问题的官方指南，提出了"尊重个人""行善"和"公正"这三个原则，关注点是从原则出发考察、审议相关议题。而《生物医学伦理学原则》是一本教材，主要是为了生物医学伦理学的教学使用，提出了尊重自主、不伤害、有利和公正四个原则，关注原则在案例中的运用，强调一切从事实出发。

比彻姆和邱卓斯提出的四个原则是对功利主义与道义论,具体地说是规则功利主义和规则义务论的融合。他们主要是参考了英国道德哲学家罗斯(W.D.Ross)的理论,认为所有的人都担负着不需要证明和推理的"显见义务"(prima facie duties),从中抽取了行善、不伤害、公正,加上他们自己提出的自主,构成了当代生物医学伦理学原则的理论框架。到这本书的第四版以后,他们又提出了"共同道德"(common morality)的理论,认为共同道德是能够被各种不同的道德共同体都接受的规范、思想和美德,它为每个人建立了道德标准。它与传统道德哲学如道义论和功利主义的差异在于,它是一种建立在道德多元论基础上,基于对显而易见的共同道德原则的信仰而形成的规范性论述。

在总体结构上,医学伦理学原则体系包括基本原则、应用原则和原则应用方法三大部分。

(1) 基本原则　奠定了医学道德规范的基础,它们具有共同道德和显见义务的特点,是来自不同领域和文化传统的人都容易理解并达成共识的道德标准。邱卓斯采纳了罗斯的理论,指出他们提出的四个基本原则所具有的是显见约束力而非绝对约束力,即这些原则确定的道德义务,除非遭遇另一种同等级别的显见义务的冲突或替代,否则都是必须被履行的。

(2) 应用原则　是基本原则在实践领域中生成的具体行动规则,更加注重在专业规范和社会规范方面的具体设计。它一方面要坚持基本原则的价值立场,另一方面也需要适应特定国家、地区和群体的特殊性,在一定的政治和法律允许的框架内解决问题。应用原则可以是不断扩增和修改的规范系统,目前中国医学伦理学界普遍认同的是知情同意、最优化、保密和生命价值这四个内容。

(3) 原则应用方法　主要是为了解决原则的抽象性和实践的具体性之间矛盾,使原则可以适应具体的实践情境和现实条件,从而为道德行为提供指导。原则主义者主要提出了三种方法:①演绎法(deduction),主要用于某个清楚的原则,可以明确运用于某种事实明确的实践情境的情况。②规范法(specification),即对主要原则作出详细说明,并具体化为更多详细而精确的规则和规范,如将尊重自主原则细化为知情同意的详细规范。③平衡法(balancing),主要是处理原则之间出现冲突的情况,具体来说是首先确立基本原则及其直接派生的义务的优先性,当基本原则或两个同等级原则之间发生冲突的时候,要求对总体情况作出评估,综合判断这些原则各自的权重并作出选择。

(二) 医学伦理学原则对原则主义方法的批评及其自身发展

很多学者都认为,医学伦理学这一原则体系已经成为当代生命伦理学的主导理论,而其他各种的伦理学理论和方法都需要在原则主义的框架中展开竞争。但在医学伦理学的发展过程中,也不断遭到批评和挑战。主要批评及其回应如下。

(1) 一些学者认为,医学伦理学原则已经僵化为美德清单式的抽象、空洞、模糊的一般规范,缺乏对真实世界中具体案例的关注,很难对具体条件下的道德选择提供必要的指导。原则主义者回应说:原则理论在其最初就确定了原则与具体案例之间的辩证关系,即原则被用于解决发生在案例中的道德难题,案例反过来也检验原则的适用性。他们承认这些批评正确指出了原则体系需要更多的次序、分类、说明和各种具体的规范设计,但认为原则本身的方法论中已经包含了这些内容。

(2) 另有学者认为,现有的原则体系(尤其是基本原则)是不充分的,应该把其他的价值观也结合进去,共同建构和深化"共同道德"的范畴,尤其强调了对共同体价值原则的忽视。原则主义者则认为,行善原则中已经包含了对共同体福利和权益的维护,尊重自主原则也会考虑作为共同体成员的个人而非孤独的个体。所以,只需要对原则进行更深入和更广泛的说明就可以解决这些问题,不必再增加额外的原则。

(3) 更严厉的批评指向了原则的理论体系,即认为四个原则之间缺少将其统一起来的理论基础,达不到伦理理论的清晰性和系统性,当原则及其相关规范之间发生冲突的时候,缺乏系统的解决方法。原则主义者的回应主要从三个方面展开:第一,所有的道德理论和现实道德生活中冲突都是不可避免的;第二,没有理论基础的伦理思考是可能的,在现实中,来自不同领域和价值立场的人之间经常可以在原则层面上达成一致;第三,面对这些冲突,给原则的阐释、反思和平衡留下一些调整和发展的空间,恰恰是原则主义的优点,因为道德生活是复杂的和不断变化的,不应该为其设定某种固定僵化的法则。

（4）最后一个重要的批评来自提出允许原则的美国生命伦理学家恩格尔哈特（H.Tristram Engelhart, Jr.1941—2018）。他认为原则主义还是继承了启蒙道德试图建立起某种统一的道德权威的目标，忽视了当今世界已经处于道德多元化状况的现实，并且提出了以首要原则允许原则和次级原则行善原则贯穿始终的理论体系，以解决人类在多元道德标准并存的情况下如何通过程序理性达成道德上的相互尊重、和平协商及合作的难题。原则主义者则认为这个批评是一种误解，四原则体系从未尝试去形成一个完整的道德理论体系或行为指南，而仅是提供一个框架结构，使拥有不同价值立场的个人和群体能够在共享框架中更有效地交流与合作。

虽然原则主义者坚定地捍卫了自己的立场和方法，但随着历史的发展，原则体系也在不断地发展和变化着。首先，不断地拓宽和丰富自身的理论基础，从早期的显见义务、共同道德，到现在广泛引入社群主义和关怀伦理等新的理论资源，使原则体系的理论化水平不断提高。其次，对基本原则的内容阐述和规范化说明越来越丰富和详细，指导实践的规范、规则体系根据医学和生命科学实践环境的发展不断作出调整，使其能够更好地适应时代的需求。最后，开始越来越重视有关美德和道德理想在医学伦理实践中的重要价值，摆脱了规范伦理学的单一向度。

原则主义理论方法的另外一个重要发展，是随着这一体系在全世界范围内的推广，越来越多非西方文化的学者开始反思其在不同文化和社会语境中的适用性问题。很多学者开始借鉴西方原则主义的基本思路和方法，结合各自道德文化传统，对经典的四原则作出了新的阐释，或提出了具有本民族文化特征的原则体系。中国学者就结合儒家伦理提出了儒家医学伦理学四原则理论，具体包括"和谐原则、仁爱原则、公义原则、诚信原则"和"自律（自主）、不伤害、仁爱（有利）、公义（公正）"等理论范式。这些，都是对原则主义理论方法的有益发展和重要补充。于此，对原则体系的处理亦应采取继承与发展相综合的方法，即在坚持经典的四个基本原则的基础上，根据中国的现实情况对应用原则（即规范体系）作出本土化修正和详细说明，并通过一系列的补充原则对四原则体系进行补充和拓展。

二、医学伦理学原则对医学道德传统的回归

在现代社会和医学的总体背景下，在原则主义方法的应用过程中，有可能会过于强调个人自主性和具体价值诉求，并且只在对规范与规则遵守的意义上理解道德实践，使医学实践逐渐丧失了自身最古老的价值目标，也使医师失去了对传统道德理想的追求，不再把对医学伦理规范的理解和实践视为自身道德人格塑造的过程，而将伦理原则变成了某种保障职业活动的工具。所以，医学伦理学必须坚持自己的道德信仰，以指明实践的价值取向，并且为专业共同体成员指出医学的核心价值目标和医师自我道德人格成长的方向。在这个意义上，医学伦理学原则有必要追溯并且重申道德哲学的古典传统，实现医学伦理最核心的价值目标和美德理想的回归。良善和仁爱是医学伦理学原则的基础和主体，其分别从医学的价值目标和医师的美德理想两个方面，超越现实的桎梏，回应人类的终极思考，重塑医学的信仰并指导医师的生活方向。

（一）良善

"善"是道德哲学最重要的伦理范畴之一。人们通过善的概念来反映自己最普遍的利益、意向、心愿和对未来的希望，并表现为应当且值得赞扬的抽象道德观念。同时人们亦借助善的观念来评价周围发生的社会现象和人的行为，并提出相应的道德规范、道德要求和道德评判标准，而且顺应了人类求真、求善的历史进程。善既意味着伦常生活追求的终极目的，又意味着道德评价的最高准则。良善是医学的道德指向，也是医学伦理学最核心的价值目标。以促进人类健康、解除疾病为宗旨的医学，其存在本身就是一种善。简言之，医学首先是为减轻和解除人类的痛苦而产生的，良善就是要求医学实践始终服务于医学的目的。

第二次世界大战后，1946年纽伦堡法庭上，纳粹医师为自己在战争中所犯下的罪行作出了两条辩护。第一，当国家处于战争状态，医学服务于国家利益；第二，当国家处于战争状态，医师服务于国家利益。纳粹医师认为自己不是战犯，他们辩称那些被斥为暴行的人体试验只是为了解决战争中的医学问题而已，

与此同时,医师只不过是在服从命令。在罪恶的事实面前,纳粹医师的自我辩护苍白而荒诞。纽伦堡法庭对十二类战犯进行了审判,纳粹医师作为第一类战犯接受了军事法庭的审判与裁决。那么,纳粹医师究竟错在哪里呢?是的,他们的错误在于违背了良善这一医学的最高价值目标。

良善包含以下两个方面的要求:第一,良善要求医学实践始终服务于医学的目的。第二,良善要求医务人员始终服务于医学的目的。总体而言,医学良善的要求包括:①为大多数人的健康和快乐、安全而勤奋工作;②创造和维系和谐的医学秩序;③为建立一个"人人享有基本医疗保健"的制度而努力;④使最大多数人的生命权、健康权、身体安全的权利受到最大可能的维护;⑤生命科学研究必须在不损害任何一个个体生命的前提之下进行;⑥确立医务人员与患者和家属的友好联盟;⑦为真全的生活、良善的医学关系及整全的医学伦理而尽力尽责。

(二)仁爱

医学伦理规范和医学道德要求都不是现代性规范意义上的责任和义务,而是直指医务人员的内在品格和整全的道德人格的完成。中国古典医德理论说得十分清楚:医乃仁术,有四字精要:"贵",以人的生命为贵;"活",要治病活人;"仁",慈爱为怀;"贤",做贤良之士;其中,贵是前提,活是目的,仁是核心,贤是关键

仁爱应该成为今天医学道德主体的最基本价值观念,应当成为一个医者的道德理想。仁爱所提出的具体要求主要包括如下。

第一,树立救人于苦难的志向,处处想着患者疾苦。医家应成为仁人志士,坚持治病救人的根本宗旨,不为金钱、名利、美色所惑。孙思邈说:"凡大医治病,必当安神定志,无欲无求,先发大慈恻隐之心,誓愿普救含灵之苦。"《希氏内科学》总论也说:"使患者感到舒坦,得到安慰和消除疑虑,这是我们义不容辞的责任,也是临床医学最本质的内容。"为患者的疾苦着想,一方面体现为不计得失,一切从患者出发,如救人于水火那样救治患者;另一方面体现在为患者提供恰当的治疗。

第二,对患者的疾苦感同身受。"不忍"是仁爱之发端,是行医首要必备的品质。医师的仁爱之心来自对患者的同情心。孟子说"人皆有不忍人之心""无恻隐之心,非人也……恻隐之心,仁之端也",不忍即恻隐之心。爱人,源自对生命的敬畏、热爱和尊重,仁爱要求医师视人犹己,对他人的病痛感同身受,如此才能够产生对患者的同情、关心、爱护,尽心尽力地为患者解除病痛。这种观念是传统医学伦理的普遍思想,历代良医无不是如此。

第三,对患者一视同仁,不分贵贱。仁爱的一个基本要求是,任何人都具有尊严和价值,都应该给予关爱。在医师眼中,任何生命都具有平等的价值,均应以救助生命为目的,绝不能因为他们的社会身份不同而采取不同的态度,这是一个良医的本分。

作为一种美德诉求和道德理想,仁爱诉诸医师的内在认同和积极实践,并不具有规范和规则层面上的强制力。也就是说,只要医师遵循了基本的行为规范,即使其并非出于对仁爱的追求,他人也不能加以责难。但是作为医师,在一般性社会义务和职业责任以外,还应该具有对自身的道德人格成长的追求。仁爱,就是要求医师超越特定的社会角色的规定,将职业道德追求和个人道德理想相融合,并通过医师这一特殊的角色实践来实现自己整全的道德人格。

▶▶▶ 第二节 医学伦理学基本原则 ◀◀◀

医学伦理学基本原则是指医学道德的最一般的道德原则,是构建医学道德规范的最根本、最一般的道德根据,贯穿于医学道德体系的始终。医学伦理学的基本原则包括医疗行善、尊重自主、医疗公平与公正、不伤害。

一、医疗行善原则

(一)医疗行善原则的含义

医疗行善作为执业医师的临床伦理原则,是指医师应该始终为了维护和增进患者的利益而行动。对

于患者来说,最主要的利益当然是生命与健康。因此通常说的医疗行善主要是指医师的行动要维护和增进患者的生命与健康权益。但是生命与健康并不是患者的全部利益,人格、尊严、快乐等精神和心理的需求对于患者也很重要。此外,经济利益也是患者的重要利益。由于利益的多样性,医疗行善就有了广义和狭义之分。狭义的医疗行善要求医师为患者的生命健康利益而行动,保障患者的生命和健康是医师的工作核心。而广义的医疗行善则要求医师在患者的生命和健康利益之外,兼顾患者的精神和心理需求乃至经济利益,尽量维护并增进这些利益。

此外,中华家庭文化传统还使医师诊疗决策中所面对的常常不只是患者,还有患者的家庭,医师常常需要在维护患者利益和患者家庭利益两者之间保持适当平衡。将这些利益主体纳入行动决策的影响因素来考虑,是十分必要的。

(二) 医疗行善原则的具体要求

作为临床行动的伦理原则,行善是比较笼统的要求。为了使医疗行善原则对实际医疗行动更具有针对性和指导价值,需要将这一原则具体化为准确准则和有效准则。

1. 准确准则 要求医师在诊疗行动中要充分利用现有技术条件,根据自己的专业水平,严肃、谨慎地对患者的病情作出符合实际的判断,为患者的康复打下坚实的基础。

(1) 医师要充分发挥个人才能,尽最大努力避免误诊。即使是在当代医学发展水平最高的地区,依然会有很高的临床误诊率。误诊的原因十分复杂,有疾病本身的复杂性因素,也有医师的技术水平及现有诊疗条件的局限等方面的原因。然而,医师通过努力来尽量减少和消除导致误诊的因素,从而降低误诊率则是可能的。医师应通过不断提高技术水平和诊疗经验,充分发挥个人才能,尽力避免误诊,让自己的诊断更加准确。

(2) 医师要联系诊疗的全程,辩证地把握准确准则。要求医师诊断准确,并不意味着任何时候诊断准确都是医师行动的第一目标。医师应该知道,诊断的目的是治疗,不为治疗服务的诊断是没有意义的。因而,抛开治疗而单纯追求诊断的准确就不足取。医师应该联系诊疗的全程来辩证地把握准确准则,以治疗为目的来追求诊断的准确。否则,可能会出现诊断清楚却失去最佳治疗时机的情况。此外,不顾一切地追求诊断的准确,也很可能会大幅度增加患者的经济负担和接受检查的痛苦。

2. 有效准则 要求医师根据患者实际病情所采取的治疗措施能够切实地帮助患者病情改善乃至恢复健康。

(1) 有效是对治疗的基本道德要求。治疗行为是对患者病情的医学干预,会对病情发展造成明显的影响。这种影响既可能是积极的,即会令患者健康状况好转甚至康复,但也可能是消极的,即会令病情恶化甚至令患者死亡。通过治疗行为,对患者病情造成好转的积极影响,就是有效。对患者的医疗干预应帮助患者恢复健康,或缓解病情,或改善痛苦症状,否则医师的治疗行为就会失去道德价值。

(2) 根据病情确定恰当的治疗目标。治疗是否有效的评价标准与治疗目标关系密切,而治疗目标的选择必须根据患者的综合情况作出决断。很多情况下,医师无法为患者选择"治愈"的治疗目标,这既可能是由于疾病本身的性质或者发展阶段,也可能是因为当前的医学手段不足。在这些情况下,当治疗达到了缓解症状、恢复功能甚至维持生命等,都应该视为有效。

(3) 要采用适宜的治疗手段。为了达到所确立的治疗目标,医师必须采用适宜的治疗手段。治疗手段的"适宜",是指所选择的治疗手段与所达到的治疗目标应该相称,即该治疗手段获得的收益与代价(如患者机体的损失、给患者造成的痛苦、可能给患者造成的经济负担等)要相称。否则就可能出现小病大治或者治疗不充分的情况。适宜的治疗手段对于患者来说,意味着具有针对性和实用性,能够有效解除痛苦,达到治疗目标。

二、尊重自主原则

(一) 尊重自主原则的含义

尊重自主原则又可称为尊重原则。尊重是人的基本需要,每个人都应该得到社会和他人的尊重。从心理学角度讲,患者需要得到比常人更多的尊重。尊重原则可以延伸为被广泛使用的自主原则或患者自主原则,宽容原则也源于尊重自主原则。医学伦理学上的尊重原则,其内容包括尊重患者的人格和尊严,尊重患者的生命和生命价值,尊重患者的权利等。

(二) 尊重自主原则的具体要求

1. 尊重患者的人格权 实质就是让患者在诊疗过程中保持自己的人格尊严。这就要求医师平等地对待患者,一视同仁,尊重患者的信仰、习惯、情感,尽力满足患者的正当要求,不能利用自己的医疗知识和经验歧视患者。患者作为公民,其人格尊严在医疗服务过程中应该受到社会的保护。医疗机构与医务人员对任何患者(包括死去的患者)都应当绝对地、无条件地尊重其人格尊严,以免因服务态度不当和服务质量不高而造成医患矛盾,引发医疗纠纷。

2. 尊重患者的自主权 是尊重原则的核心内容。患者在疾病诊治过程中自主选择权利的实现,是自主原则的核心内容。患者的自主权是指患者对医师及其所提供的诊治决策所享有的自主选择与独立决定的权利。它是患者权利中最为基本的一种权利,是体现患者生命价值和人格尊严的重要内容。具体而言,一个拥有独立人格和正常理性的患者,有权根据自己的医疗需求,自主选择医师,享受优质服务;有权根据自己的认知和理性,在理解医师所提供的有关诊治方案的优劣比较、诊治效果的利弊权衡等基础上,自主作出是否接受某项医学决策的决定,尤其是对患者有伤害、有风险的医学决策。

需要说明的是,患者的自主权建立在以下前提条件之上:一是患者有健全的理性和完整的人格,并且其决定是经过深思熟虑的;二是医务人员为患者提供真实、适量并且患者能够理解的医疗护理信息;三是患者的自主选择和决定不会与他人、社会利益发生严重冲突。同时,医师尊重患者的自主权,绝不意味着放弃或者减轻自己的道德责任,也不意味着完全听命于患者或家属的错误意愿和要求,必须处理好患者的自主权与医疗干涉权之间的关系,充分考虑患者利益,积极承担医师应尽的责任。

3. 尊重患者的隐私权 隐私是指个人享有的与他人和社会公共利益无关的私人信息,隐私权是指个人隐私不受他人侵犯的权利。尊重患者的隐私权通常是指医务人员在医疗中不向他人泄露能造成医疗不良后果的有关患者疾病的隐私。其中,"患者疾病的隐私"是指有关个人生活、行为、生理和心理等方面的隐私,以及有关疾病的性质、诊断、预后、治疗等方面的信息;"不向他人泄露"主要指不向医师或治疗小组的医务人员之外的其他人员泄露患者的隐私;"医疗不良后果"是指泄露患者的隐私会直接或间接损害患者的身心健康及人格、尊严和声誉等。

尊重患者的隐私权是中外医学伦理学都承认的重要道德规范,早在希波克拉底誓言中就对此作出了明确的陈述。1949 年制定的《国际医学伦理规范》中规定,医师必须绝对保守患者的隐私。我国相关的尊重患者隐私权规范也规定:对患者生理的、心理的及其他隐私,有权要求保密。病历及各项检查报告、资料不经本人同意不能随意公开。

尊重患者的隐私权不仅是患者的道德权利,也是患者的法律权利。《中华人民共和国执业医师法》第二十二条规定:"关心、爱护、尊重患者,保护患者的隐私。"《中华人民共和国侵权责任法》第六十二条规定:"医疗机构及其医务人员应当对患者的隐私保密。泄露患者隐私或者未经患者同意公开其病历资料,造成患者损害的,应当承担侵权责任。"

三、医疗公平与公正原则

(一) 医疗公平与公正原则的含义

医疗公平与公正原则是指要根据生命权的要求,按合理的或大家都能接受的道德原则给予每个人所应得到的医疗服务。医疗公正不仅指形式上的公正,更强调内容的公正。前者是指对患有同样疾病的患者给予相同的待遇,对不同的患者给予不同的待遇;后者则是综合考虑,依据个人的地位、能力、贡献、需要等,合理分配相应的负担和应得到的利益。中国正在进行的卫生医疗保健制度建设,就是综合考虑了形式公正与内容公正的统一,既注重全体人民的基础卫生保健需要,又兼顾重大疾病的特殊救助。

(二) 医疗公平与公正原则的具体要求

健康是人类全面发展的基础,保障国民的健康公平性已经成为衡量社会公正和公平的一项重要指标,获得基本医疗卫生服务是公民的一项基本权利。

1. 基本健康权完全平等 健康权、医疗保健权是基本的人权,世界卫生组织等于 1978 年提出《阿拉木图宣言》,要旨为实现人人享有卫生保健的目标,即基本医疗。其内容包括每个国家的全体公民都至少能获得基本卫生保健和第一级转诊设施,所有儿童都获得主要传染病的免疫接种,生病时人人都可得到基本药物,所有政府对人民的健康都要担负起全部责任等。贫困者的急症医疗需求,不马上接受急诊治疗便有生命危险或严重后遗症的疾病,是最为急迫和严重的医疗风险,因此应当成为医疗公正的底线。很多国家的法律规定,医院必须接受所有上门求医的急诊患者,不管其是否能够支付治疗费用,必须给予必要的诊断和急救,而不能拒之门外。中国也出台了类似的法律规范,规定医疗机构不得因费用问题拒绝或延误医疗急救服务。

2. 非基本健康权合理差别 医学保健权的平等和公正也体现在对不同疾病患者的差别对待。差异性是人类社会的基本特征之一。对待基本医疗需求要一视同仁,提供平等的医疗卫生服务,但为了提高卫生服务人员的积极性和更好地满足人民群众的差异性卫生服务需求,也需要提供可供不同患者选择的有差别的医疗服务。但这种有差别的选择在机会上对每个人应该是开放和平等的,即每个人都有平等机会接受稀缺医疗资源救助或其他特殊性的医疗服务,如器官移植、美容整形、辅助生殖技术等。

四、不伤害原则

(一) 不伤害原则的含义

不伤害原则是指医务人员医疗行为的动机与结果均应该避免对患者造成伤害。这是在希波克拉底时代就已经确立的基本原则,一些当代学者甚至认为不伤害应该成为应用伦理学的第一原则。任何一项医疗技术本身都存在利弊两重性,在为患者带来一定的健康利益的同时,也存在着对患者造成伤害的可能性,潜在的医疗伤害与患者的健康利益是联系在一起的。所以,医务人员在医疗实践活动中应该树立不伤害的医疗理念,恪守不伤害的道德原则,一切考虑是否对患者有利,把医疗的伤害性降到最低,做到以最小的损伤代价获取患者最大的健康受益。

(二) 医疗伤害的种类

1. 技术性伤害 是指由于医疗技术使用不当造成的患者健康损害,主要是由药物、手术及诊断等原因造成。在临床上,违背医药科学原理或不符合患者病情及生理病理状况的用药,称为不合理用药或滥用药物,包含两层含义:一是与治疗目的不一致的用药,二是不合常规的超量使用药物。不合理用药或滥用物在临床上主要表现为用药指征不明确、违反用药禁忌、剂量过大或不足、疗程过长或过短、合并用药过多等,所造成的医疗伤害包括药源性疾病增多、药物依赖性加大和医药资源浪费等。手术是特定疾病常用且有效的治疗方法,但手术治疗以一定的创伤性、破坏性为前提,会给患者机体带来一定程度的伤害,使患者遭受一定的痛苦。在医疗实践活动中,手术治疗出现的缺陷主要有三种:一是计划性缺陷,二是意外性缺陷,三是过失性缺陷,其中过失性缺陷必须追究医务人员道德和法律的责任。很多常用的辅助诊断技术都有可能对患者身体造成不同程度的损伤,如放射诊断伤害生殖细胞、胎儿致畸,光学内镜如肠镜、支气管镜造成对管壁的机械性损伤等,这种损伤在临床上称为诊断伤害,它是导致医源性疾病的重要原因。

2. 行为性伤害 是指由于医务人员语言、态度等行为对患者造成的精神性伤害。例如,对患者态度粗暴,告知病情不适当,无故泄露患者的隐私,说话不注意场合、对象等,体格检查手法不当或环境不宜等,均会对患者产生心理的、人格的伤害。

3. 经济性伤害 是指由于医务人员出于个人或集团的利益导致的"过度医疗消费",而使患者蒙受经济上的损失。例如,对一些本来可以用适宜技术治疗的疾病,但为了增加收入而"过度"使用高新技术的现象。对此,应引起医务人员的警惕。

（三）不伤害原则的具体要求

医疗技术的应用存在利弊两重性，所以，在对任何一项医疗技术的应用时都应持慎重的态度，认真选择，权衡利弊，使医疗行为的动机与结果既对患者有利又避免对患者的伤害。为此，对技术的运用和行为的选择必须恪守不伤害原则。

1. 不滥施辅助检查 不伤害原则要求医务人员努力做到：不做无关的辅助检查，不做弊大于利的辅助检查。许多辅助检查或多或少会给患者带来一定的损伤和危害，所以，使用辅助检查必须严格掌握适应证，根据诊治疾病的需要来决定是否进行辅助检查，坚决杜绝因经济原因或迎合患者不正当要求或临床研究等原因，而施行与疾病诊治无关的辅助检查。另外，还必须根据诊治的需要、患者忍受性强弱及风险性大小进行多方面的综合分析，权衡利弊，选择利大于弊的检查，最大限度地减少辅助检查给患者带来的伤害。

2. 不滥用药物 许多药物在一定剂量下是良药，在另一剂量下却成为毒药。不仅如此，同一药物、同一剂量，对某人有治疗的作用，而对另一些人不仅无效还可能会引起不良反应或副作用。所以，在药物治疗中，要严格遵守不伤害原则，防止没有用药指征的用药，防止出现与治疗目的不一致的用药，防止不合常规地超剂量用药等行为。总之，杜绝滥用药物给患者造成的伤害。

3. 不滥施手术 手术治疗都会使患者付出一定代价，诸如疼痛、功能受损、器官缺如，轻则会增加患者痛苦，重则致患者残疾，甚至死亡。这些特点决定了在手术治疗中，医务人员必须严格遵守不伤害原则，权衡手术治疗与非手术治疗的利弊及其界限，掌握手术治疗的适应证，防止滥施手术给患者带来不必要的伤害。手术治疗方案的选择必须以患者病情的真实需要为前提，即手术是在现有条件下最好的或唯一的治疗方法。凡是可做可不做的、术后无希望的、术后反而加速病情恶化的或手术治疗虽是必需但做手术条件并不具备的，都不宜施行手术。

第三节 医学伦理学应用原则

医学伦理学应用原则实际上是医学伦理学的规则，包括知情同意、医疗最优化、医疗保密和生命价值原则等。

一、知情同意原则

（一）知情同意的概述

1. 知情同意的概念 知情同意是指临床医师在为患者作出诊断和治疗方案后，必须向患者提供包括诊断结论、治疗决策、病情预后及诊治费用等方面真实、充分的信息，尤其是诊疗方案的性质、作用、依据、损伤、风险、不可预测的意外及其他可供选择的诊治方案及其利弊等信息，使患者或其家属在不受隐瞒、欺骗、诱导、强迫的情况下，经过深思熟虑，自主地作出选择，并表达其接受或者拒绝此种诊疗方案的意愿和承诺。只有在得到患者同意后，才可最终确定和实施由其确认的诊治方案。知情同意权是指患者享有知晓自己病情和医务人员所要采取的诊疗措施，并自主选择合适的诊治决策的权利。现今，患者的知情同意权已经成为患者的一项基本权利，是临床实践中医务人员尊重患者自主性最重要的途径与方式方法。

2. 知情同意权的主体 主要是患者或患者的法定代理人、监护人及患者的亲属。依照中国法律规定，精神正常的18周岁以上的成年患者，具有完全的民事行为能力，知情同意只能由其本人作出方为有效，他人不能代理作出。由于各个国家的文化传统与国情的差异，对于知情同意主体的年龄规定有所不同，多数国家限制在大于或等于16周岁，当然，对此还有一些争议。

对于丧失行为能力的患者或精神病患者，或无民事行为能力的未成年人患者，其知情同意权应由其法定代理人或监护人或患者的亲属行使。由于16周岁以下的未成年人（限制民事行为能力的人），可以进行与他的年龄、智力相适应的民事活动，因此，限制行为能力人对于危险性小的一般医疗行为可以成为知情同意主体。但在危险性较大的医疗情境下，即使是较高年龄的未成年人，其知情同意仍要由监护人作出。未成年人的监护人的代理顺位依次为父母、祖父母、外祖父母、兄、姐、关系密切的其他亲属或朋友、居民或村民委员会等。精神病患者的监护人依次为患者的配偶、父母、成年子女、其他近亲属等。

3. 知情同意的伦理条件

(1) "知情"的伦理条件。①提供信息的动机和目的完全是为了患者利益。医务人员在提供信息的时候,其动机与目的应该都是为了患者的健康利益与生命利益,否则,在道德上是难以辩护的。②提供让患者作出决定的足够信息。医师应该掌握提供信息的限度。具体来说,医师提供信息时应遵循以下原则:因人而异原则、保护性原则、少而精原则。③向患者做充分必要的说明和解释。医务人员对于诊疗方案的性质、作用、依据、损伤、风险、医疗费用及不可预测的意外等情况,有义务向患者及其亲属做充分的、简单明了的说明和解释。

(2) "同意"的伦理条件。①患者有自由选择的权利。即患者在诊疗过程中的选择、决定不受他人或其他因素的干扰,如患者的选择行为不受他人强迫、暗示、欺骗和操作控制等。②患者有同意的合法权利。这是指患者自身的伦理条件即患者做自主决定的年龄必须达到法定的年龄,并具有完全的民事行为能力。对法定年龄以下的患者的同意不能认可,而必须由其监护人代理同意。③患者有充分的理解能力。这是指患者自身的心智条件,即患者必须有理解和辨识想要做的行为的意义和后果的能力。如一些精神发育缺陷的患者,他自身对作出决定不具有充分的理解力,或文盲患者没有作出决定的充分知识,这就需要监护人或代理人同意。

(二) 知情同意的主要内容与实施

1. 医方告知内容　《医疗事故处理条例》中规定,在医疗活动中,医疗机构及其医务人员应当将患者的病情、医疗措施、医疗风险等如实告知患者,及时解答其咨询;但是,应当避免对患者产生不利后果。为让患者充分知情,以下几个环节应向患者或家属告知。①入院告知。告知医院概况,包括医院文化、服务范围、学术地位、技术水平、专科特色、地区优势强度,甚至包括医疗服务收费。②诊断过程告知。告知患者现有症状、原因及有一定的危险性、可能产生不良后果的诊断性检查或对患者疾病作出的诊断。③治疗过程告知。疾病治疗的各种方案及最佳方案。主要告知的内容是:有明显副作用或易出现意外的药物,拟定实施手术的内容,手术可能发生的危险,实施预定手术效果及改善程度,不实施手术将发生何种后果,施术者对不确定危险因素的把握程度,在发生不确定因素时的对策及准备。④创伤性操作告知。在诊疗过程中,需要实施的有创伤性技术操作要对患者全面交代清楚,内容包括目的和意义、风险、必要性及拒绝检查或治疗的后果。⑤改变治疗方案告知。在治疗方案改变前让患者预先了解新治疗方法或药物对自己所患疾病的重要治疗作用,这种新治疗方法自身的缺陷、接受治疗的风险性及拒绝这些治疗可能带来的严重后果等。⑥临床试验性检查和治疗的告知。告知临床试验性检查和治疗给患者带来的可能性获益、可能承担的风险与不适,同时说明患者接受临床试验性检查和治疗是自愿的,患者有权在任何时候终止类似的检查和治疗,并且不会受到任何处罚。⑦经济费用告知。告知患者或代理人诊治过程所需的费用,尤其是昂贵的药物、检查和治疗措施的费用要事前告知,让患者或代理人知晓。⑧暴露患者隐私部位的告知。医疗告知的内容还应该包括所有涉及患者身体隐蔽部位的检查和诊疗、致其不适的检查和诊疗及患者提出疑问的情况等。

2. 医方告知实施要求

(1) 紧急救治的告知。为了不延误抢救时机,对某些需要急诊救护又无法实行或代理实行知情同意的患者,可不受知情同意原则限制。中国的《医疗机构管理条例》中规定:"无法取得患者意见又无家属或者关系人在场,或者遇到其他特殊情况时,经治医师应当提出医疗处置方案,在取得医疗机构负责人或者被授权负责人员的批准后实施。"在这种情况下产生的一些不良后果不应该受到事后追究。

(2) 不良效果预示。在临床工作中,凡是有可能产生不良后果或者会出现无法满足患者主观愿望的诊疗措施,医务人员都应该对其可能产生的不良反应作出充分考虑推理后预先进行医疗告知。

(3) 告知适度。事实上,如果要求所有的诊疗活动都实施医疗告知,这是不现实的,也是不科学的。在实践中必须遵循适度原则,这才是科学的和行之有效的。适度原则是指有重点、有针对性地确定一些医疗告知项目或范围,并逐步加以修改完善后付诸实践。适度原则就是要防止一刀切和形而上学的做法。

(4) 代理顺序。西方国家尤其是美国在法律上特别强调保护患者个人权利。中国的民法也规定只有在患者放弃或正式委托亲属,患者缺乏或丧失行为能力时,才能让亲属行使知情同意权。在中国,知情同意权代理人的先后顺序应为:配偶→子女→家庭其他成员→患者委托的其他人员。

3. 知情同意的实施 患者在充分理解医务人员提供的相关诊疗信息的基础上,并有能力作出自主、自愿的判断后,必须作出同意或不同意的决定,这种决定权在临床上的表现形式主要有三种。

(1) 语言表示。患者通过与医务人员的对话了解自己的病情,同意医师的治疗方案。

(2) 文字表示。如医师向家属介绍患者病情,家属在病重、病危通知书上签字,均视为患者知情同意。输血协议书、手术议定书上患者家属签字视为患者知情同意。

(3) 行为表示。在医疗实践中,医师要求患者检查治疗,患者未用语言或文字表示,但用行为表明接受了检查和治疗,视为患者知情同意。

知情同意实施过程中,有许多细微的问题值得注意,语义与文化上的差异,往往使"同意"不真实,这就需要进行必要的理解检验。

(三)知情同意运用的具体问题

1. 知情同意与特殊干预权 在临床工作中也会遇到病情告知后,患者及家属不同意的情况。例如,产妇产道狭窄,而胎儿为巨大胎儿,产前各项检查均提示应做剖宫产,但无论如何规劝,患者家属迟迟不同意剖宫产,产妇与胎儿生命均面临危险,面对这种情况,医务人员可以行使医疗干预权。

医疗干预权又称医师干涉权,源于西方的"父权主义"或"家长主义"。是在医学伦理原则指导下,医师为患者利益或他人和社会利益,对患者自主权进行干预和限制,并由医师作出决定的一种权利。它适用于特殊情况下,限制患者自主权利以达到完成医师对患者尽义务的目的,它有两个特点,一是行为的目的和动机是善的,符合行善原则;二是由医师代替患者作出决定。行使医师干涉权必须满足两个伦理条件:无法取得患方有效的知情同意和必须符合促进患者或社会公益最大化的目的。它主要适用于以下几种情况:①患者缺乏理智的决定,拒绝治疗会给患者带来严重后果,如危及患者本人的生命或伤及他人的利益或危害社会等;②讲真话会使心理承受能力差的患者造成沉重的精神压力,进而拒绝治疗,甚至轻生自杀,医师不得不隐瞒病情真相;③面对丧失或缺乏自主能力的急危患者,又无法联络其法定代理人的情况下,为了及时抢救患者,由医师作出决定;④为了他人、社会利益免受伤害,由医师决定对传染病患者隔离治疗,或对少数精神病患者实施约束等。

2. 知情同意中的代理人同意 代理人同意是知情同意的一种特殊形式,是指某些患者由于缺乏做决定的自主行为能力,在涉及医疗判断、医疗方案的选择或决定时,在医务人员向患者及其代理人说明有关诊疗的益处、危险性和可能发生的其他意外情况等信息之后,由代理人为患者作出同意或不同意的决定。代理人应以真正代表患者的最佳利益为前提,应该是有行为能力的人,并且与患者无利益和情感上的冲突。代理人同意的适用范围:①代理婴幼儿患者的同意。婴幼儿不可能知情,也不可能表示同意,对其医疗决定必须由代理人同意。②代理智力障碍患者的同意。对于先天愚型或精神分裂症、意识障碍或昏迷等缺乏自主和判断力的患者,对其医疗决定也必须由代理人同意。③代理限制民事行为能力患者的同意。即未成年人,尽管在智力上已具备或基本具备能力选择或决定是否同意的能力,但在法律上他们的自主权是被限制的,所有有关医疗决定仍需要代理人同意。④代理正常成年患者的同意。这类患者虽然有足够的智力与判断力,但由于种种原因得不到自主权的实施,如患者根本就没有自主意识而习惯依赖于亲属决定。值得注意的是,③和④情形的代理,代理人应该与患者对有关的诊疗问题进行充分商量后,在取得患者同意下由代理人与患者集体作出决定,或由患者作出决定。

3. 违反知情同意原则的责任 在医疗实践中,医务人员违反知情同意原则,并给患者造成损害,就应承担相应的法律责任,其形式主要包括民事责任和行政责任。

(1) 民事责任。主要是损害赔偿,其特点为侵害患者知情同意权的行为不仅可能造成患者经济上的损失,还可能造成患者精神、名誉上的损失。尤其是侵犯患者隐私的行为,如在医疗过程中涉及患者的隐私,医务人员以书面或口头等形式传播,给患者造成不良的影响,可以认定为医务人员侵犯公民名誉权,医务人员就得为此承担民事责任,对患者赔礼道歉、消除影响、恢复名誉,并赔偿损失(包括精神损害赔偿)。

(2) 行政责任。《医疗事故处理条例》第五十六条规定"未如实告知患者病情、医疗措施和医疗风险的;""由卫生行政部门责令改正;情节严重的,对负有责任的主管人员和其他责任人员依法给予行政处分或者纪律处分。"《中华人民共和国执业医师法》第三十七条规定:"未经患者或者其家属同意,对患者进行实验性临床医疗的;泄露患者隐私,造成严重后果的;""由县级以上人民政府卫生行政部门给予警告或者责令暂停六个月以上一年以下执业活动;情节严重的,吊销其执业证书。"

二、医疗最优化原则

(一) 医疗最优化的含义

医疗最优化原则是指在临床实践中,诊疗方案的选择和实施追求以最小代价获取最大效果的决策,也称最佳方案原则。如药物配伍中首选药物的最优化、外科手术方案的最优化、辅助检查手段的最优化、告知患者病情方式的最优化、晚期肿瘤患者治疗的最优化等。就临床医疗而言,最优化原则是最普通、最基本的诊疗原则。

(二) 医疗最优化原则的道德实质

医疗最优化原则的道德实质就是要促使医务人员在临床诊疗中,追求医疗技术判断与医学伦理判断的高度统一、协调一致。任何医学判断都是由医疗技术判断和医学伦理判断构成的。例如,直肠癌的诊断,从医疗技术判断来看,就目前的医学手段可以采用 X 线检查、超声波检查、CT 扫描检查、肠镜及活检、剖腹探查等多种手段。这些方法对直肠癌的诊断均是有价值的,均可以被选用。但是,究竟选用何种检查方法才最有利于患者,就超出了单纯的医疗技术判断的范围,更多的还是涉及"应该与不应该"的问题,对于 A 患者来说,选择 CT 扫描检查是应该的,但对 B 患者而言,选择 CT 扫描检查不一定是应该的,相反剖腹探查则是应该的。"应该与不应该"问题的判断不仅是技术判断,也是伦理判断。伦理判断就要涉及经济基础、价值观、人生观、生命观、健康观等问题。医疗技术判断的目的在于保证医疗行为选择的科学性和正确性,其判断水平主要取决于所掌握的医学知识与技能等;而医学伦理判断的目的在于保证医疗行为的价值取向的合目的性和善良性,其判断水平主要取决于判断者的道德理念、道德品质等。医疗最优化的伦理意义在于追求技术判断与伦理判断的高度统一,最终达到善待生命、善待患者、善待社会的目的。

(三) 医疗最优化原则的主要内容

1. 疗效最佳　指诊疗效果在当时医学发展水平上或在当地医院的技术条件下,是最好的、最显著的。疗效最佳的判断必须注意两个问题:一是选用的诊疗措施所产生的效果应该是目前医学界普遍认可,同时又是适应具体患者的最有效的检查、最有效的药物、最有效的手术等诊治措施;二是选用的诊疗措施所产生的效果应该是目前医学界普遍公认,同时又是医院现有条件能够提供的,患者也能接受的。

2. 损伤最小　临床诊疗工作中,诊断准确、治疗科学,能治病救人;相反,误诊或漏诊、误治或漏治则会致命害人。为了减少这类伤害,医疗最优化原则要求,在疗效相当的情况下,临床工作者应以安全度最高、副作用最小、风险最低、伤害性最少作为选择的诊疗方法的标准。坚持医疗最优化原则就必须选择利大于弊的诊疗措施,不选择弊大于利的诊疗措施。此外,由于客观条件的限制,非要选择利弊对等的诊疗措施时,医务人员应持十分审慎的态度作出决策。对必须使用,但又有一定伤害或危险的治疗方法,医务人员应寻找降低伤害的措施,尽量使可能的伤害减少到最低程度,确保患者的生命安全。

3. 痛苦最轻　对患者而言,痛苦包括疾病本身的痛苦,也包括患者因诊疗中的副作用所致的痛苦。痛苦虽然是客观存在的,但也是可避免的,这就需要医务人员恪守医疗最优化原则,在确保治疗效果的前提下精心选择给患者带来最小痛苦的治疗手段。减轻疾病给患者带来的痛苦始终是医师诊疗的伦理责任。在特定情况下,对晚期癌症患者、临终患者,消除或减轻其痛苦已上升为主要矛盾时,选择治疗方案常常把减轻痛苦作为决策中的第一要素。

4. 耗费最少 在中国,随着市场经济的日益完善,医院经营模式的转变,医疗保险制度改革的深入,医疗费用越来越成为影响患者医疗的重要因素。低投入与高产出的意识在医疗活动中备受重视。面对这一现实,耗费最少便成为医疗最优化原则的重要内容。它要求医务人员无论是对待自费患者,还是对待公费患者,在选择诊疗方案时,应当在保证诊疗效果的前提下,选择卫生资源耗费最少、经济负担最轻的诊疗措施。防止因个人或集团的利益而导致的"过度医疗消费"现象发生,致使患者蒙受经济利益的损失。

三、医疗保密原则

(一) 医疗保密的概念

医疗保密通常是指医务人员在医疗中不向他人泄露造成医疗不良后果的有关患者疾病的隐私。这一概念有三层含义:一是"患者疾病的隐私",主要包含患者根据医师诊断的需要而提供的有关个人生活、行为、生理和心理等方面的隐私,同时还包括诊断中已了解到的有关患者疾病性质、诊断、预后、治疗等方面的信息。二是"不向他人泄露",主要是指不向主治医师或治疗小组的医务人员之外的其他人员泄露患者的隐私;三是"医疗不良后果",是指泄露患者的隐私会直接或间接损害患者心身健康及人格、尊严和声誉等。

(二) 医疗保密的伦理意义与伦理条件

医疗保密原则是尊重原则在临床医学实践中的具体体现。

1. 医疗保密的伦理意义 医疗保密体现了对患者隐私权及对患者人格和尊严的尊重。医疗保密是维系良好医患关系的重要保证,是取得患者信任和主动合作的重要条件。在临床医疗中,无论是有意还是无意泄露患者隐私都会对患者造成伤害,都会破坏医患间的信任关系,降低患者对医务人员的信任程度,从而导致医患关系的恶性循环,甚至因此引起不必要的医疗纠纷。医疗保密是行善原则在临床中的具体应用。而医疗保密又是保护性医疗的一种重要的措施与手段。

2. 医疗保密的伦理条件 在医疗实践中,对患者隐私权的保护并不是无限制的、绝对的,它还受到相关权利的冲突和限制。具体来说,恪守医疗保密必须满足以下几个伦理条件:①医疗保密的实施必须以不伤害患者自身的健康与生命利益为前提。在现实的临床工作中,常常出现恪守医疗保密原则与患者自身健康与生命利益的冲突。例如,一名有自杀意向、并且有能力付诸行动的患者,要求医务人员对其自杀意向进行保密,在这种情况下,显然医务人员从患者的生命和健康考虑不做无条件保密的承诺,在道德上是能被接受的。②医疗保密原则的实施不伤害无辜者的利益。当满足患者医疗保密的要求会给无辜的第三者带来伤害时,应该放弃这种保密,否则,伦理学不会给予支持。③恪守医疗保密原则必须满足不损害社会利益的伦理条件。当为患者保密的后果将必然危害他人和社会利益时,应以他人和社会利益为重,对这种保密要求予以拒绝。④遵循医疗保密原则不能与现行法律冲突。

总之,医疗保密在临床中的应用是有条件的,必须考虑患者以外的他人、社会、医疗、法律等的需要和价值。其中,他人和社会利益应是为患者保密与否的最高判定标准。

(三) 医疗保密的主要内容

医疗保密要求做到三个方面:一是为患者保密。主要包括患者不愿让他人了解的诊治信息(如性病、妇科病、精神病等)、生理缺陷、既往病史及个人隐私等;不愿意让他人观察的行为、医学心理状态、生活习惯等。二是向患者秘密。对象是患者本人,其内容仅限于患者知情后会因恶性心理刺激而影响治疗、恶化病情、加速死亡,甚至发生意外自杀等后果的病情诊断。三是保守医务人员之间的秘密。其对象通常为患者及家属。医务人员在临床诊疗过程中一旦出现医疗失误及医疗差错,应先按照有关规定向上级和组织报告,请他们作出解决对策。

一般说来,患者隐私属于医疗保密中密级最高的内容。要求医务人员对因诊治需要而获悉的患者的所有隐私,原则上都应保密,除非患者允许向他人透露,或者有特殊规定时有条件地只向特定机构提供。

(四)"讲真话"与"合理谎话"

诚实与讲真话自始至终都是临床实践工作中评判医务人员道德水准的重要标尺之一。然而,讲真话在临床实践中的应用是有例外的、有条件的,这主要是讲真话与保护性医疗相冲突造成的。

(1) 对一般性疾病的患者,无论是急性还是慢性疾病都要告知本人,而且应该明确透彻,使患者充分了解他所患疾病的病因、症状、转归及预后等情况,树立战胜疾病的信心,以便更好地配合治疗。

(2) 对于癌症早期患者一般应告诉患者,争取患者不失时机地配合治疗。

(3) 对于晚期癌症患者,要根据患者的具体情况处理,其中要特别重视"提前担心"的告知。"提前担心"是帮助患者对付坏消息,帮助患者度过消极阶段而采取的有效的讲真话的重要手段。

保护性医疗要求对某些病情预后不良的患者,采取隐瞒甚至通过"善意的谎言"予以处置,但必须将病情如实告知患者家属,此举在伦理学中被称为"合理谎话原则"。应该关注的是,随着社会和医学的发展,对患者保密受到越来越多的挑战,是否对患者讲真话,患者的知情同意权和对患者保密之间的矛盾与冲突如何化解不断地引发争议。临床上,对不同个性的患者要不同对待。对意志坚定的人可以讲真话,反之对意志怯懦或心理脆弱者则一般应少讲或不讲。总之,如何向患者讲真话是一门艺术,是一种技能,需要在长期的临床实践中学习、把握和提高。

四、生命价值原则

(一) 生命价值原则的基本观点

生命价值原则作为医学伦理学最基本的原则之一,其基本观点有三。

1. 人的生命是生物学生命与社会学生命的统一 人的生物学生命是人的生命存在的前提。然而,人的生物学生命并非等同于人的生命。为此,现代医学伦理学认为人的生命除了生物学生命外,还包含更本质的生命属性,即人的社会学生命。人的社会学生命包括人的自我意识和人的社会关系两大要素。人的生命以生物学生命为前提、为基础、为载体,而以社会学生命为核心、为本质、为依据。人的生命是生物学生命与社会学生命的有机统一体。

2. 尊重人的生物学生命与尊重人的社会学生命相统一 生命价值原则主张把尊重人的生物学生命与尊重人的社会学生命有机结合起来,并强调医学在保存人的生物学生命的同时,更重要的是完善、增进人的社会学生命。其基本信条是:尊重人的生命,接受人的死亡。尊重人的生命首先必须尊重人的生存权利。然而人的生存权利,本身就包含对死亡状态选择的权利。对无法医治又存在身心极端痛苦的患者,在不违背患者自身利益同时,也不对家属、他人和社会可能造成危害和损失的前提下,患者作出拒绝一切救治措施或终止治疗或放弃治疗等选择时,应该给予尊重,这种尊重是对人的社会生命的尊重。接受人的死亡是尊重人的生命的一项基本内容,这是现代医学伦理学与传统医学伦理学对待生命的主要区别之一。

3. 尊重生命的内在价值与尊重生命的外在价值相统一 人的生命对于主客体来说都存在着价值,一是生命的内在价值(即生命质量),它是判断生命价值的前提和基础;二是生命的外在价值,它是由人的社会学生命来体现的,即某一生命对他人、对社会和人类的意义。在医疗实践中,用生命价值原则去看待人的生命,就既要看到人的生命的内在价值,也要看到生命的外在价值;既要重视人的生物学生命的存在,也要重视人的社会学生命的意义,这是生命价值原则的核心所在。因此,不能以个体生命的某一阶段或某一时期的内在价值或外在价值来判断人的生命价值。一个新生儿,尽管在婴儿时期其生命还谈不上具有什么明显的外在价值,但不会因此而结束其生命,否则就犯了生物学生命与社会学生命脱离的错误。

(二) 生命价值原则的适用范围

生命价值原则是当代医学伦理学解决人的生命的两端——生与死问题的最基本伦理原则之一,这些伦理问题多集中在如下几个方面。

1. 生命价值原则是医学发展的终极判断依据 在医学技术高速发展并应用于临床的今天,如活体器官移植术的开展、人工生殖技术的临床应用等,引发了人们对医学是以人为目的,还是以人为手段的史无前例的哲学思考。从医学的发展史看,医学所做的一切,归根结底都是为了促进人的生命健康和幸福,为了促进人的生存和发展。医学的终极目的是以人为目的的,医学的发展最终还是以是否促进了人的发展来衡量的。所以,当医学的发展与人的发展出现不和谐或相冲突时,医学必须坚持生命价值原则,作出相应的调整,使其发展与人的发展保持一致。

2. 生命价值原则为公正分配稀有卫生资源提供依据 在医疗卫生资源供不应求的情况,医疗机构或医务人员,依据什么标准和原则来分配贵重、稀有卫生资源?谁有权优先享受?是以病情的轻重缓急为标准,还是以患者的社会地位高低、才能大小为标准?是以人的生物学生命质量为标准,还是以人的社会学生命质量为标准?其伦理学的根据又是什么?生命价值原则为以上一系列问题提供了理性的思考、决策的依据。

3. 生命价值原则是医疗行为选择的依据 现实的医疗生活中,谁看病谁付钱;当急诊患者由于种种原因,不能支付医疗费用时,医疗机构和医务人员是否应给予及时的治疗?又如医务人员面对呼吸、心搏存在而意识完全消失的植物人状态的患者,是不惜一切代价进行积极治疗还是放弃治疗或终止治疗?面对无法医治的临终患者,在生命终止之前,是借助医学的特殊手段延长其本已痛苦的生命,还是在生命终止之前,同意患者的死亡要求,采取安乐死的医学手段缩短其痛苦不堪的死亡过程呢?生命价值原则为这些伦理道德难题的处理提供了医疗行为选择的依据。

4. 生命价值原则的非定性公式 生命价值原则强调生命神圣与生命质量的统一,把生命的物质价值、精神价值和人性价值作为衡量生命的个体效益和社会效益的尺度。它是道义论和功利主义完善的结合。人的生命之所以具有独一无二的价值,是由于人是理性的行为者,能够创造工具,改造自然。人的价值决定于两个因素:一是生命本身的质量;二是对他人、对社会的意义。前者决定生命的内在价值,后者决定生命的外在价值。生的权利,是人的基本权利,因此,应尊重人的生命,维护其生的权利。但生命并不是绝对神圣的,因为人类生命本身是可以用价值衡量的,就患者来说,其生命价值与社会需要、医疗需要、生命质量、治愈率、预期寿命成正比,而与维护其生命所花的代价成反比。这些因素构成了患者生命价值的非定性公式:

$$生命的价值 = \frac{生命质量 \times 治愈率 \times 预期寿命 \times 医疗需要 \times 社会需要}{代价}$$

生命质量是一项综合标准,不仅指生命现象存在或有较好的生理功能形态,还指能过愉快、健康、有意义生活的人的生命。医疗需要指对发展医学科学的作用。社会需要指一个人对社会过去、现在的贡献和将来的潜在贡献。代价指医疗、社会的负担等。生命价值原则意味着,对那些质量极低、社会为维护其生存所花代价太高的生命不应承担救治的义务。

这一公式来源于对行善义务强度的说明,在西方,最早应用于对缺陷儿处置的辩护和临床决策的依据,行善义务强度公式如下。

$$行善义务强度 = \frac{成功概率 \times 生命质量 \times 生命长度}{代价}$$

不同道德共同体的人对很多医学和生命伦理问题无法形成一致的看法,即对于来自不同道德共同体的道德异乡人而言,由于双方的道德前提或道德基础不同,所以很难通过圆满的理性论证来解决道德分歧。于是,一些辅助原则被提出来,协助多元文化状况下,道德异乡人之间的伦理冲突。

▶▶▶ 第四节 医学伦理学辅助原则 ◀◀◀

一、宽容原则

(一)宽容原则的含义

宽容是一种建立在对人与世界的差异性、真理的相对性与人性的多面性自觉意识基础上的理性和明智的思维方式、行为方式与人生态度,是人在处理人际关系所存在的差异、矛盾和分歧时所体现的一种成熟通达的美德和境界。

宽容原则是处理不同道德共同体或不同意识形态之间关系的一项准则。第一,宽容原则要求承认对方存在的合理性,承认对方的观念和自己所持的观念一样,都是不同历史条件下的最佳选择。第二,宽容原则要求不以自己的喜好取舍对方,不以自己信奉的观念否定对方,不强迫对方接受自己的观点或对其实行压制或禁止。第三,宽容原则要求善于在不同观念和见解之间实行妥协、变通和让步,以求得双方共存共荣。

西方的道德宽容理念,以人格上的平等和尊重为前提,以契约精神为根基。中国古代的道德宽容理念则不同,它集中体现为儒家的"宽恕"思想。"尽己之谓忠,推己之谓恕。""忠恕"之道,一方面要求对人尽心尽力,奉献自己的全部爱心;另一方面要求设身处地为他人着想,不苛求于他人,这是"为仁之方"。

综上,宽容原则的精髓与核心理念是寻求沟通与对话,消解独断与权威,彰显尊重和理解,寻求张力与平衡,其表现出来的是一种道德境界。

(二) 宽容原则与医患沟通

宽容是医学伦理学的重要内容。宽容表现为既重视临床,又把医学人文精神放在重要位置。医学是一门专业性很强的学科,医患之间存在着明显的信息不对称的状况,而信息不对称就会存在道德风险。这种信息不对称是实现相互宽容的一大障碍。面对医患关系中信息不对称的现状,医患之间应当共同努力,加强理解和沟通。只有使患者充分了解医疗的高风险性及不确定性,才能形成对彼此的宽容。医师要及时、主动、科学、客观地与患方进行沟通,让患方充分享有就医的知情权和选择权,通俗、准确、真实地履行好法律所规定的告知义务。医师在医疗过程中,应耐心细致地向患者讲解有关疾病知识和治疗方案,这样既能治病又能传播科普知识;对待患者要充满"人"的温度,使自己的治疗方案取得最佳的治疗效果,更加接近患者的预期。医患双方还应该经常进行换位思考,这样可以更好地处理医患关系,最大限度地提高医疗效率和服务质量。

显然,在道德异乡人之间,在不同意识形态的人之间,以宽容的态度对待对方,才能和平共处,在共处中求得共识,有利于医学伦理学的发展。

二、允许原则

当医师和患者以道德异乡人的身份相遇时,如何解决他们在伦理决策上的分歧呢? 有学者提出,应以允许原则作为后现代生命伦理学的基础,从而解决道德异乡人的共处问题。

(一) 允许原则的含义

允许原则被认为是处理道德异乡人之间争端的首选方法。允许原则是一个程序性原则,其核心是:任何不涉及他人的行动,他人都无权干涉,需涉及他人的行动,则必须得到他人的允许。允许原则是首要原则,而行善原则位居其次。套用黄金律的表达式"己所不欲,勿施于人"就是"人所不欲,勿施于人",或者转换为"他所欲,便施与人",当然,具体操作须符合伦理原则,行为的实行必须有一定的条件限制。

(二) 允许原则的特征

(1) 允许原则的参与者是具备自我意识、理性、道德感和自由的"人"。成年的有行为能力的人具有道德主体地位;而年幼的孩子、严重智力障碍者、患有阿尔茨海默病和植物人则不(完全)具备道德主体地位,是社会意义上的人。限制行为能力的患者是权利的承担者,却不是义务的承担者。人们至多只能以他们的最佳利益来行动。

(2) 人应该属于某种道德共同体。只有在具体的道德共同体中,共同的善优于个人的权利,人们才能找到生命的意义和具体的道德指导。有的人一出生就注定属于某个道德共同体,成年后也可能会转入另一个道德共同体,选择加入何种道德共同体应该是审慎的。

(3) 自由权和知情权是允许原则实现的核心。当医务人员与患者作为道德异乡人相遇时,医务人员必须向患者充分告知将要采取的治疗措施及伴随而来的重要风险或危险。这类信息的提供通常必须是明确而详尽的,以便患者对于是否接受这种治疗作出合理的选择。此外,患者在决策时,一定处在自由状态,没有受到胁迫,是依据个人所属道德传统的要求而实现的真实意愿。

(4) 道德异乡人之间的合作必须是在个人允许的约束下行善的实践。在一个俗世的多元化的社会中,尽管人们普遍认为行善原则一般包括"追求好处和避免坏处",但是由于没有一种具体的善恶说明或善恶排列可以确立为标准,所以涉及他人的行动的权威只能通过他人的允许得来。

(三) 允许原则的理论价值

允许原则的提出对于缓解和消弭道德异乡人之间的争端是一种很有价值的探索。其主要贡献表现为:①为道德异乡人的权威设置了界限,即"人所不欲,勿施于人"。②宽容其他道德共同体中人们的审慎的、理性的决定。③通过对话、交流、劝说来影响道德异乡人的道德观。④政府应发挥引导和监管的责任,尽量减少政府对个人生命权和健康权的限制。

由此,每个人都应以博大的胸怀去过两种类型的道德生活:一方面,在各个道德共同体内部,每个人按照自己的道德信仰去生活,去影响和劝说他人;另一方面,在一个大范围如国家内,道德异乡人应以宽容的态度去对待自己认为错误的行动,而不用强制手段去对待他人。

三、其他原则

(一) 节俭原则

节俭原则是指人们对待个人生活欲望的态度,倡导人们节制自己的生活欲望,合理约束自己的消费行为,简约生活,节约物质财富。节俭总体上可归属"节制"的德目之下。从对个人欲望的满足而言,它所崇尚和奉行的是一种节欲主义。节欲主义主张有节制或合理地满足人们的物质生活欲望。节俭有度要求在消费的同时,根据个人的收入水平、经济状况和能力发展适度地进行消费,不仅要考虑个人发展的需要,也要顾及社会生产的发展和增长的需要。

医疗费用问题是目前世界卫生领域普遍存在的问题,也是人们普遍关注的焦点。现阶段,中国公共卫生领域正在探索医疗费用结构变化及其影响因素,在这一背景下,如何合理利用卫生资源、有效控制医疗费用的过度增长,成为关系民生的重要研究问题。

(二) 中道原则

中道原则或中庸原则就是人们用理智来控制和调节自己的感情与行动,使之既无过度,也无不及,自始至终保持适中的原则。中道的内涵体现在以下方面。

1. 不走极端的理性精神 中道持"中",不走极端,强烈地反映出人类的理性精神。孔子说:"不得中行而与之,必也狂狷乎! 狂者进取,狷者有所不为也。"孔子认为,人们在处理社会关系时,应当时时保持一种理性状态,既不偏于狂,也不偏于狷,于两端之间取其中。因此,行中道就必须具备相当的理性精神,不能凭感情行事。

2. 恰到好处的德行一致 中道的根本精神是要求人们的言行恰到好处,因为这体现了人的德性。中道既是人们在道德实践中行为分寸与尺度必须遵守的重要道德准则,又是一种道德境界。例如,礼貌所要求的是恭敬谦让,但如果过了头,则会变成谄媚。亚里士多德也认为中道是人的一种美德。

有人认为,中道有着强烈的调和主义色彩,在本质上宣扬的是折中主义,这其实是一种误解。折中主义没有自己独立的观点,而中道所指向的是事物内部存在着的相互对立相互依赖的矛盾双方,在某一点或某个方面因对立统一而达成的平衡及真实的和谐一致,反映的是事物存在和发展变化的基本规律。

中道原则在医学实践中运用得非常广泛,如医务人员如何告知患者坏消息,如何设计患者的最优治疗方案,试行有时限的维持生命手段等。

▶▶▶ 第五节 医学伦理学基本原则的应用 ◀◀◀

伦理原则的应用有自身的特点,它不是仅将事实代入便可以得出正确的结论,而是伦理原则的应用既要以具体的事件为背景,又需要正确的道德推理程序及解决道德难题的灵活性。

一、原则的交叉冲突与双重效应原则

(一) 原则的交叉冲突

在道德生活中,人们选择、放弃而肯定、否定某种行为,其背后都有着重要的道德原则支持。道德原则是人们对行为的道德性评价与行为的选择的重要依据。一般来说,在同一个道德规范体系中的道德理论与道德原则、道德规范存在着内在的一致性,基本理论与基本原则、道德规范是相对应的。同样,基本原则之间也存在着内在的逻辑一致性,如医学伦理道德体系中的尊重原则、善的原则、重生原则与公正原则是相互包容又趋向同一的。

但是,在道德生活的实践中,由于具体的道德事件是千变万化的,加上人们的道德观念不同,或是相同道德观念但认识水平的差异,致使道德原则在具体的应用中,难免会出现交叉冲突的情况。即同一道德事件可采取两种或两种以上的行为,而每一种行为背后都有某一道德原则支撑。同一事件出现多种行为选择和多种道德评价,其原因在于支持其行为的道德原则的相互交叉冲突、相互矛盾。这就需要熟悉、掌握原则应用的主次序列规律。

(二) 双重效应原则

双重效应原则(principle of double effect)又称双重效果原则、双重功效原则,或效用原则。是中世纪神学家托马斯·阿奎那为解决道德冲突,处理凶杀自卫的经典案例时运用的自然法理论中的原则,是做评价时对某一“不合法行为”允许的伦理准则。

双重效应原则是生命价值原则与不伤害原则的应用。它适用于这样一类情况:某行为的目的是好的,而且也可以带来明显的良好效应,这是行为的直接效应;同时这一行为也会伴随着一些不可避免的伤害和副作用,这是行为的间接效应,但不是此行为的目的,这类行为可以被认为是道德的。例如,对骨癌患者进行的截肢手术,目的不是使其丧失劳动能力,而是保存其生命。尽管截肢手术使其丧失劳动能力,给患者带来极大的伤害,甚至会危及生命,但此行为控制癌细胞的扩散或转移是直接效应,而给患者带来的不利影响则是附带的间接效应。

双重效应原则还可以应用于许多利弊兼存的行为,但必须满足以下条件:①行为者的动机必须是趋善、向善、至善。②作为行为受益者从直接效应中得到的好处必须大于间接效应(负效应)。这需要用价值分析来权衡利弊。

二、原则、规则与原则等级序列

(一) 原则与规则

医学行为关系行为的预测和判断,判断是关于具体行为的决定、裁判或结论。伦理学主要解决是否应该的行为判定。原则比规则更普遍、更基本,它是规则的基础。伦理学理论是原则和规则有机联系的系统,它还必须在原则与规则发生冲突时再去使用二级或三级原则和规则,其程序如下。

判断和行动→规范→规则→原则→理论

↓

准则

应用道德规范和原则解决道德难题的出路便是依靠一般的伦理学理论。特殊道德准则是由可以被一般的和基本的规范和原则证明的,并由此衍生而来的特定的道德规范构成的。

伦理学理论必须具有内在的统一性,这是普遍原则建立的基础,伦理学理论也是应该被检验的,因此要求这一理论必须完整与系统,必须明确而简洁,必须有足够的复杂与包容性。道德经验和理论是辩证地联系着的,理论又是在不断发展与丰富过程中,理论一方面决定行动方案,同时也通过规则、原则的实行及生活的事实检验、证实和评价理论。

(二) 原则等级序列

医疗行为的伦理判断与伦理选择,必然涉及道德原则的各个方面,并以其中某个原则作为主导原则。

不同行为或是同一类行为的不同境况所依据的主导原则都可能是不一样的。因此,在处理某一具体医学伦理问题时,医学伦理学各原则的意义和作用不是平行等同的,存在等级序列关系,这种等级序列既有相对恒定性的特点,又有随具体临床问题的不同而呈现出变化主次的机动性特征。

在一般情况下,医学道德原则的等级序列相对恒定。行善原则、生命价值原则是首先要考虑的,其次是尊重自主原则、公平公益原则、有利与不伤害原则、医疗最优化原则、医疗保密原则等。在出现道德原则冲突时,应首先考虑主要原则。

另外,基本原则等级序列的应用又有随具体临床问题的不同而变化主次的顺序。在许多特殊情况下,次要原则可以变为主要原则。在一行为选择中处于主导地位的原则,在另一行为中可能成为次要原则;在此事件中运用的主导原则,在其他事件中不一定完全适用;反之也是如此。

基本原则等级序列的选择,还要看原则指导的行为后果,即按原则做不一定都是正确的,为此,应从行为的动机和效果相统一出发来考虑。例如,患者有对疾病认知的权利,希望能了解自己所患疾病的性质、严重程度、治疗情况及预后好坏等,医师一般应尽说明的义务,这是知情同意原则的要求。但是,如果患者了解自己疾病的诊断及预后可能会影响治疗过程或效果,甚至对患者造成不良后果,医师不得不对患者隐瞒病情真相,而不考虑患者对疾病特定认知要求是必须和正当的。也就是说,当患者的知情权与不伤害原则相冲突时,为了避免对患者的伤害而不满足患者的知情权是符合动机与效果相统一原则的。

三、原则理论与道德难题的解决模式

(一)自上而下模式:原则主义及其局限性

原则主义传统是一种自上而下的基于原则的推理模式和伦理致思方向,该模式认为通过涵盖判断的规范性原则体系,可以推导出合理的道德判断。近年,随着生命伦理学的研究与发展,这种模式虽然遭遇到了一定的挑战,但从整体而言仍处于支配地位。原则主义的核心主张是,生命伦理学的道德判断本身需要诉诸一些基本的道德原则或规则,由此一些更为具体的道德结论可从中推演出来。其推演顺序为:将特定的判断、信仰或假设置于一个或多个道德规则之下,以论证这些判断、信仰或假设;或通过把规则置于普遍原则之下,以论证这些规则;或通过完备的伦理学理论来论证规则和原则。即按照理论、原则、规则、判断自上而下的线性逻辑作出道德判断。这个模式可以直接、明确地把一个判断置于另一个规则或原则之下,运用起来简单易行。例如,对于某一护士拒绝协助堕胎手术这一道德判断,其论证行为选择正当性的依据是有意杀死无辜生命是错误的这一规则。如果进一步追问,其会援引生命神圣不可侵犯这一原则;如果再进一步追问,可能会上升到人类生命权原则的应用。

尽管自上而下模式构建了线性演绎的逻辑路径,但是在实践操作中,该模式却存在一定的局限性。突出表现在三个方面。一是生活和临床实践的具体情况常常是非常复杂的,有可能出现某种具体的实践情境找不到可以明确适用的普遍原则及其细化的规则;或是有多个不同的道德规范或原则可以适用于这些情况但可能推出不确定的甚至矛盾的结论。二是自上而下模式也可能导致在道德论证过程中出现无限倒推的情况,即无穷无尽地要求达到最后的论证,在每个层次论证所需的前提都要求一个更普遍或更基础的理论前提。三是这种不断从论证反溯理论前提的过程,暗示着可能只存在一个正确的最高规范或者终极真理,但实际上世界上存在许多不同的道德理论,而且每个理论都具有足够自足的论证体系,在其中不存在某个具有绝对权威性的或占主导地位的理论。

(二)自下而上模式:决疑论及其局限性

随着医学和生命科学实践的不断发展,生命伦理学家发现必须摆脱传统伦理学的宏大叙事和逻辑推演方法,转而关注具体情境中的特异性及相应理论脉络在特定处境中的“变数”,从因循道德权威“自上而下”地规范行为转变为“自下而上”地兼顾具体情境、历史文化传统、专业伦理规范,并主要以比较个案的分析方法进行思考。即使是通常被看作“自上而下”方法典型的生命伦理学原则体系也作出了相应的调整,《生物医学伦理原则》一书中就提出,原则体系的一个重要作用就在于建构一个包容各种文化传统的、具有普遍性的交往平台,以获得在社会实践层面可以操作的共识,这已经显示出对自下而上思维方式的

认同和接受。

自下而上模式主张从特殊情况到普遍论点或观点的归纳推理,将现有的社会共识和实践、富有洞见的新案例及类似的案例分析作为最初的出发点,对具体案例作出决定,并把它们归纳成规范。对于自下而上模式来说,规则和原则只是道德知识序列中的衍生物而非道德知识的起点。也就是说,一个原则的意义、功能和价值来源于以往的道德实践和对特殊情况的反思。在自下而上模式中,决疑论方法最具代表性。艾伯特·琼森和斯蒂芬·图尔敏将决疑论定义为:"一种对于道德问题的诠释法,此种方法使用基于范例和类比的推理程序,从而得以形成一种有关个别道德义务存在和紧张度的专家意见。"决疑论者对与案例、历史、先例、情境分离的规则、权利和一般理论持怀疑的态度。认为要作出合理的道德判断,必须非常熟悉具体情况和类似案件的历史记录,而不是从理论和原则出发来作出道德判断。决疑论的具体操作方式,是把需要分析的复杂案例置于既往发生的相似的案例情境中,然后分析过去可以接受的案例及不可接受的案例的具体情况,并将这些情况与手头的案例进行比较,由此得出本案例应该如何作出判断的结论。决疑论者认为伦理学的发展源于围绕案例所形成的社会共识,通过将新的案例与形成共识的旧案例进行类比,把此共识延伸至新案例。例如,"对于弱势人体试验受试者应该提供特别的保护"这一道德判断,并不是出于某一原则或某一理论,而是来源于对人类历史上曾经发生的诸多不道德人体试验的反思。

但是决疑论也有一定的局限性。其一,决疑论者在发表观点时,有时好像是范例在代表他们说话,或是仅凭案例事实推出道德判断。事实是,决疑论者要从一个具体事件推导到案例,必须需要一种道德规范或者道德理论,而这些并不是通过类比就可以得来的。所以,在决疑论的思考中还是存在着道德规范,但它们只是为案例提供了多个道德标准,而决疑论的工作是确定哪个标准应当用来裁定当前这个案例及这种裁定的合理性程度。其二,决疑论往往面临相互冲突的类比、判断和案例诠释的难题。决疑论方法并没有针对这种情况提出明确的方法论对策,在实践中很难避免先入为主的偏见、类比的偏颇等情况的出现。其根本原因在于决疑论是一种没有内容的方法,它仅是展示案例对比和类比在道德思维中的基本意义,而缺乏最基础的一致性的道德前提。

(三)整合模式:一致性理论及其局限性

对生命伦理学而言,自上而下模式(原则主义)和自下而上模式(决疑论)都不是全能的,无论一般原则还是范例都没有足够的力量得出符合要求的可靠结论,对案例而言原则需要细化,但同时案例需要原则的指导。基于此,学者们提出了借用约翰·罗尔斯的"一致性理论"或"反思平衡"方法来处理生命伦理难题。

一致性理论或反思平衡是指把各种判断、原则进行反复比较,当它们之间有冲突的时候,就对它们作出限制、修改,最终实现所有判断和原则之间融通,其最终结果是使各种判断、原则尽可能地保持一致。在追求一致性的过程中,反思旨在使所有的判断、原则都得到其他判断、原则的检验和支持。没有任何判断、原则是自明的、独立的,而平衡是反思的目的,即实现判断和原则之间的和谐、连贯。在生命伦理学实践中,国内生命伦理学专家邱仁宗教授将一致性理论的运用概述为5步法:①从初始道德判断开始;②对它们进行筛查获得经过考虑的道德判断;③运用现有的或提出一组新的道德原则来解释经过考虑的道德判断;④如果一组经过考虑的道德判断与道德原则之间发生冲突,则修改其中一个;⑤重复上述步骤,直到它们之间达到一致、连贯。例如,对于一个垂死而痛苦癌症晚期患者的伦理决策,可借助一致性理论。首先,进入道德情境,依据道德直觉作出放弃治疗或继续治疗的判断;接下来,分析直觉判断的理由或原则,是生命质量原则还是敬畏生命原则或允许原则,同时还要考虑原则的对抗性;然后,经过对理由和原则的思考后,回过头来对放弃治疗或继续治疗的直觉判断进行反省和检视,以及对原则的应用或直觉判断进行调整或修改;最后,在道德直觉与道德理由或判断与原则中实现反思性的平衡,得出对于一个垂死而痛苦癌症晚期患者不惜一切代价地试图延长生命并非最佳选择。

一致性理论是伦理辩护的必要条件并非充分条件。汤姆·比彻姆和詹姆士·邱卓斯将一致性理论在生命伦理学决策中存在的局限性概述为四个方面:一是一致性理论的应用范围含糊不清,或许是在反思公共政策,或许是在建构道德哲学,或许就是一个特殊棘手的伦理决策与判断;二是应当怎样达成一致性,为什么达成一致,怎么判定已经达到了一致,这些问题并不十分清楚;三是道德论证的理论要求所提供的理由必须是公开陈述过的,但在一致性理论中公开论证条件都没有得到很好的阐述;四是运用一致性方法对于消除原则之间的冲突作用并不大,一致性理论没有完全解决冲突的能力。

四、医学伦理学的案例分析

(一) 概述

在医学伦理学的研究和学习中,"案例分析"或"案例研究"是一种重要的方法与实践应用。在理论研究中,通过对具体案例的分析研究,有助于归纳和提炼出具有普遍意义的社会规律、道德判断和伦理法则,使医学伦理学能够适应时代发展的需要不断进步。在医学伦理学学习过程中,案例分析是学习伦理知识、澄清自己的道德立场、培养对医德问题敏感性,以及掌握有关道德理论、原则和方法的工具。同时,还可以在医院临床工作的管理中应用案例分析方法,帮助临床医师学习如何在具体的医疗实践活动中作出正确的道德判断,反思自身的职业伦理行为,解决现实医疗实践中的道德困惑。

掌握了医学伦理学理论,并不能立刻具有伦理分析与判断能力。医学伦理学理论为道德行为提供了一个相对稳定的规范体系,但将规范知识应用于现实医学实践,在特定的道德境遇中作出正确的判断与选择尚有一个应用的规程与方法,这是一种必须掌握的伦理技术。案例分析为医学生提供了临床职业伦理生活的模拟场景,一方面为掌握的伦理知识提供了鲜活的范例,另一方面又有助于训练灵活运用理论知识的能力。

现代医疗实践充满了复杂性,往往使理论思考和案例分析出现各种矛盾,这些矛盾或者来自参与者不同的道德立场,或者来自道德要求与现实条件之间的冲突。分析者需要首先克服自己的道德偏见,细致深入地思考和分析,解析这些矛盾产生的原因和过程,作出理性、公正判断。并且,分析者还可以通过理论知识与实践的比照,对理论自身存在的问题及其发展变化的可能性作出理性反思。

总之,案例分析可以帮助学习者运用医学伦理学理论与原则,解决具体伦理问题,培养道德思维能力与道德敏感性,开阔眼界,提高理论反思能力。

(二) 基本程序

医学伦理学案例分析的基本过程包括四个主要环节,在每一个环节都需要解决一系列关键问题。

1. 事实澄清 在这个环节需要解决的问题是澄清案例所涉及的医学事件究竟是怎样的,具体包括:①具体发生了什么事,事件发生的具体原因和发展过程;②事件有哪些参与者,他们的身份以及在该事件当中的作用是什么;③致事件发生的其他社会因素有哪些,是以何种方式影响了事件的发生发展过程;④事件造成了何种具体结果,有什么社会影响和反应。

2. 伦理分析 在这个环节需要解决的问题是厘清案例所涉及的伦理学事实究竟是怎样的,为下一个阶段的道德决策分析奠定基础,具体包括:①判断这一事件是否存在医学伦理问题,如是,指出相应的道德内容或成分;如否,则证明其非道德性;②分析伦理冲突的核心是什么,可分为哪些具体问题与层次,以及各个不同环节中伦理问题的发生发展过程;③伦理冲突发生的道德传统、社会文化和个体观念基础,这些不同因素之间所发生冲突的性质、原因和背景,以及发生冲突的核心理论和观念要素;④伦理冲突与医学因素、个人因素和其他社会因素的相关性;⑤冲突各方能否建立对话与合作的公共平台,包括能否找到共同价值目标、各方均能接受的程序框架,或共享的社会制度和规范⑥对话与合作平台的效力、作用条件和各方接受程度的评估,确定开展道德对话、解决伦理冲突的可能性与条件。

3. 道德决策 在这个环节需要解决的问题是针对案例中的道德决策作出分析和评价,并提供自己的伦理行动方案,具体包括:①案例中发生的道德决策和具体的行动过程是怎样的,造成的客观结果与伦理后果是什么,有可能导致何种伦理或社会问题;②作出这些道德决策和行动的伦理原因与其他相关因素是什么,道德决策的执行质量如何,道德行动的过程中存在哪些问题和缺陷;③能否提出替代方案或对原有道德决策进行修正,对新行动方案的预期结果、阻碍与促进因素进行分析,对附加的风险、意外倾向的补救措施,对可能出现的后果的影响进行策略筹划。

4. 总结与拓展研究　在这个环节需要解决的问题是对案例分析进行总结,并且进行拓展思考和深化研究,具体包括:①对整个案例进行系统回顾,总结整理医学伦理事件的分析和处理经验;②对案例分析的过程进行回顾、总结和分析,找到不足与缺陷;③分析者反思自身在分析过程中的价值观立场,运用理论知识分析现实问题的能力水平,以及分析过程对自身成长的影响;④思考在这一分析过程中获得的经验的理论与现实意义,以及如何在相似案例中推广和应用经验;⑤总结报告。

(三) 案例分析举例

案例: 某产妇,身材矮小,产科检查骨盆狭窄。临产时经试产无法顺利分娩,医师决定采取剖宫产手术。经治医师当即将有关情况告知产妇丈夫,而其夫就此回避并拒不签署同意书。经询问发现其理由是恐其妻生产女婴,剖宫产后将无法生育二胎。此时,产妇本人一再请求医师为其实行剖宫产,而医院以家属不签字为由拒绝手术,结果致该产妇子宫破裂,随即医师将其送入手术室施行子宫全切术,术中母亲与胎儿俱亡。

以下按照基本程序对本案例进行简略分析。

1. 事实澄清　本案例中,产妇因客观因素无法顺利分娩,需接受剖宫产手术;其丈夫受错误观念影响,在医师说明危险后,仍拒不在同意书上签字;产妇本人已经提出了手术要求;医师与院方机械地执行"家属签字"的一般规定,未进行手术;最后结果是母子双亡。

2. 伦理分析　这是典型的医学伦理事件,患者丈夫和医师均负有道德责任;伦理冲突的核心是知情同意代理人权限问题,具体包括患者本人自主权的优先性保障、代理人权力的条件和限度、医师的道德责任对象三个方面。案例中,影响丈夫作出错误决策的因素包括传统文化因素(重男轻女思想)和对医学知识了解不足(剖宫产后不一定不能再次生育);影响医师错误决策的因素包括目前的法律规定(对患者自主权的优先性缺乏明确规定)和对法律和伦理规范的理解存在错误,以及对发生医患纠纷的过度担忧和自我保护心理的可能性。本例中并不存在无法克服的医学障碍,冲突各方本来应具有共同价值目标,即保护产妇与胎儿的生命安全,并且存在可共享的法律规范作为坚实依据,悲剧性后果是完全可以避免的。

在中国的法律和医学伦理学规定中,知情同意主体是患者或患者的法定代理人、监护人及患者的亲属。从法律上讲,精神正常的18周岁以上的成年患者,具有完全的民事行为能力,知情同意首先应由其本人作出方为有效,只有在特定情况下方由他人依据合法程序代理完成。但由于目前法律中规定"实行重大手术或检查,应由患者本人和家属同意",没有对患者本人或家属的权力实施的条件及相关特殊情况作出具体的规定,这就导致当紧急情况发生时医师只能依赖自己的伦理判断来作出正确选择,但本例中的医师显然没有正确履行自己的责任。

3. 道德决策　本案例中,可以清晰地看到患者丈夫决策中的道德错误,但除了对其封建思想的批判之外,还要考虑导致其误以为剖宫产后将无法生育二胎的原因,即目前医学知识普及程度和提供咨询能力不足的社会责任因素。另外,在进行知情同意过程中,医方是否存在没有清楚准确地告知其相关知识及风险后果,以至于患者丈夫不能作出正确的风险评估,亦是需要考虑的问题。

在医师伦理决策方面,也存在着明显的错误。如果病情允许,可以缓时决定,给家属与患者一个形成共识的时间。但本案中已经没有这种可能性,母亲与胎儿命悬一线,此时代理人作出的决策已经严重危及患者本人的生命安全,而患者本人已经明确表达了手术意愿,由于产妇本人为有正常判断能力的成年人,有权利对是否手术作出最后决定,医师此时本来可以果断按照本人意愿进行手术,这是既符合法律也符合伦理的。当然,在临床工作中也会遇到病情告知后,患者及家属都不同意的情况,这时医务人员可以选择行使医疗干预权。在本案例中,如果产妇因为病情影响已经无法作出决定,医师还可以通过医疗干预权来作出正确的临床决策,以保护患者的最大利益。但是,本例中医务人员却强调患者丈夫的"拒绝"权,无视患者本人的"同意"权,导致了悲剧的发生,在对相关法律和伦理规范的理解方面显然存在严重缺陷。至于是否存在因为害怕发生纠纷,而执意要求获得家属签字以求卸责的想法,这是所有医务人员都必须扪心自问的严肃的道德问题。

4. 总结与拓展研究　知情同意原则的应用可能遭遇许多具体的棘手问题,又往往会遭遇患者生命危急且必须当机立断的时刻,这就要求医务人员和管理者,掌握正确的法律和道德知识,始终保有清醒的伦理思维,坚定自己的职业道德立场,一切从患者和社会的根本利益出发,学会面对具体病例、具体情境下进行正确分析和道德决策的能力。

（程国斌　常运立）

数字课程学习

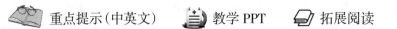　学习目标　　重点提示(中英文)　　教学 PPT　　拓展阅读　　自测题

第五章

医 学 道 德

【关键词】 医学道德评价 医学道德教育 医学人文环境 医学道德修养 医学道德境界 叙事医学

　　医学道德评价对医务人员的道德成长、优化医疗管理、净化道德风气等具有重要的意义。适宜的道德评价有利于道德教育的开展,有利于个体道德心理的发育和道德行为习惯的养成,也有利于提高医务人员整体道德水平。医学道德教育是医学道德实践活动极其重要的形式,在培养德艺双馨全面发展的合格医学生和提升在职医务人员职业素养提升中发挥着极其重要的作用。

▶▶▶ 第一节 医学道德评价 ◀◀◀

一、医学道德评价的含义和意义

　　道德评价是指人们根据一定社会历史条件下的道德标准,对他人或自己的行为进行善恶、是非、美丑等道德价值的判断和评论。道德评价蕴含着社会或个体的倾向性态度。

　　医学道德评价是指社会及医务人员依据医学道德原则和规范,对医疗行为及医疗现象作出善恶等判断,为医务人员进行善恶观念取舍、行为抉择及履行医学道德义务等提供伦理正当性论证,从而达到褒善惩恶、止恶扬善、弘扬社会正气的效果。医学道德评价具有社会性、复杂性、历史性等特点。医学道德评价是把医学道德原则和规范内化为医务人员的道德情感和道德意志,并积淀而成一定的道德信念和道德品质的重要手段。这种由外在他律到内在自律的医学道德实践,能够使医务人员明确善恶观念的标准、界定医疗行为的禁忌范围、强化敬畏生命的心理意识等,实现知行合一。医学道德评价是主观与客观的辩证统一,是评价主体对医务人员在医疗实践过程中的所作所为进行认识、评判和裁决的实践性活动,进而对医务人员个体或群体的道德品质和道德境界进行质或量的界定。医学道德评价的质性结果是有关善恶的判断,而医学道德评价的量性结果是有关善恶程度的判断。无论何种道德评价,无论存在何样的差异,都是对评价对象或全面或偏离的反映。医学道德评价的形式既有社会对医务人员的外在道德评价,也有医务人员对自身行为的内在道德评价。前者的评价主体是社会,包括患者及其家属、同事、医院管理者、行业协会、卫生主管部门、媒体等,后者的评价主体是自我,他们共同发挥着"道德法庭"的审判作用。外在的社会评价和内在的自我评价其结果有时一样,有时不一样。不同的道德评价结果体现出不同地位和不同价值观人群的立场和倾向。如果社会评价比自我评价更加客观公正,后者就要服从前者;如果自我评价比社会评价更加符合历史潮流,前者就要引领后者。医学道德评价的复杂性并不意味着评价结果的随意性,更决定了评价者要跳出狭隘的评价视野,综合审慎地考虑评价的相关因素,把逻辑化的理性推演过程与非逻辑化的价值判断(感觉、意象和观念)结合起来,着力于评价的深度和广度,得出与一定社会历史条件相适应的公允的评价结论。同时,医学道德原则和规范也在不断地制定和完善中。

随着善恶观念的进化,医学道德评价也处在历史的变迁中,从而在历史和现实的张力中进行调适。医学道德评价无论是对医务人员、医疗机构,还是对全社会,都具有重要的意义。制定医学道德评价的量化表格,对医务人员进行先进评选,对患者进行电话回访或问卷调查,为医务人员建立医德档案,树立医德榜样或楷模等,都是进行医学道德评价的具体形式。医学道德评价从各方面在全社会建构起立体的道德评价体系。

二、医学道德评价的标准和依据

医务人员正确开展医学道德实践,离不开医学道德评价的价值指引。而要形成科学的医学道德评价,就要正确认识和把握医学道德评价的标准和依据。

(一)评价标准

1. 疗效标准 疗效标准是指医疗行为是否有利于维护患者的生命健康权益,无论是出于以身体康复为目的的治疗,还是出于以缓解疼痛为目的的安宁疗护。追求疗效成为医患双方的共同诉求。患者对医师的评价也更多来自疗效。患者一般都有较高的期望值,希望治疗耗费最少、损伤最小、疗效最好。一旦疗效达不到期望值,或者落差比较大,就可能会引发医患纠纷。疗效标准不断激励着医务人员提高业务能力,刻苦钻研,致力于提高自身的诊疗技术。医疗机构要树立患者利益至上、以质量求生存的服务理念,狠抓质量管理,提高治疗水平。

疗效标准强调了治疗手段的有效性、安全性,而这些都是建立在科学性的基础之上。因此,在新药的研制、新诊疗手段的应用等方面,都要一丝不苟、认真负责。例如,在新药试验中,要遵循严格的程序,在大量体外试验安全的基础上,才能在人体上试验。患者的利益有短期利益与长远利益之分,有些治疗手段虽然立竿见影,但如果是小病大治,轻病重治,过分施治,显然违背医疗伦理原则。对于疗效的追求不能只着眼于眼前,更应该考虑长远。

2. 经济标准 经济标准是指医疗行为是否有利于维护患者的经济利益,使其免受经济损害。在医疗中,医疗机构饱受功利主义与人道主义的困扰。由于中国尚属发展中国家,政府对医疗机构的投入有限,医疗服务尚不能实现完全免费服务。患者付费看病,合情合理。医师有权利通过自身的医疗服务获取适当的报酬,医疗机构要靠给患者提供医疗服务获取收益。对医院管理者的考核包含经济目标管理责任制的内容。经济标准也会促使医师刻苦钻研,努力学习,促使医院积极引进新的医疗设备,完善硬件建设。这些都是正当性的医院经营行为。

经济标准不是单纯追求经济目标,而是进行适度经济管理,最大程度发挥有限卫生资源的效能。经济标准不是经营收入的最大化或唯一化,更不能被推演为唯利是图甚至见利忘义,而应该是义利结合下的经济标准,是符合患者利益最大化前提下的经济标准。如果说疗效标准更多考核的是医术,而经济标准更多体现的是医德。

3. 社会标准 社会标准是指医疗行为要考虑可能引发的社会后果,包括技术风险和道德风险。社会标准突出强调适宜性的评价。随着多元医学模式的出现,医师要尊重患者的自主权,在治疗中把更多的自主权交给患者。一般情境下,违背患者意愿的治疗是不道德的。强调社会标准有利于保存备受珍视的社会传统价值。禁止生殖性克隆,禁止生殖细胞基因治疗,反对选择性别的人工终止妊娠,鼓励人体器官的自愿捐献,加强人体试验的伦理审查,强化医疗废物的管理等,都是为了防范因医疗干预扩大而引发的风险,切实维护人类的生命尊严,促进人类的可持续发展。

疗效标准是医疗行为的内在基础和前提,经济标准是医疗行为的外在功利性特征,社会标准是医疗行为的社会适应性特点。这三个标准之间有时不完全一致。在医学道德评价中,往往厚此薄彼,存在着重视疗效标准、经济标准,而轻视乃至忽视社会标准的问题。医学道德评价中要追求评价的平衡,协调好医学道德评价中的疗效标准、经济标准及社会标准的关系,促进三者之间的有机统一。这有利于对医疗行为作出客观公允的评价。

(二) 评价依据

一个具体的行为可以分解为动机与效果、目的与手段,都可以使用不同的标准进行衡量。换句话说,评价标准渗透于评价依据中。有了科学的评价标准,还要结合正确的评价依据。在对行为进行评价时,不能以偏概全,而是要全盘考虑,把动机与效果、目的与手段等结合起来。

1. **动机与效果**　任何行为都是行为者在一定的动机支配下实施并产生某种效果的过程。在行为中,行为者把内在的动机外显为外在的效果。唯动机论认为,只要动机好,行为就是善的。行为的善恶由动机的好坏就完全可以保证。动机分为道德动机和非道德动机。唯效果论认为,只要效果好,行为就是善的,行为的善恶由效果的好坏就完全可以保证。

一般情况下,动机与效果是统一的。但由于医学实践的复杂性,动机与效果之间并不完全呈现一一对应的关系。同一行为效果,动机未必相同;同一行为动机,效果也未必相同。根据动机与效果之间的组合关系,有如下四种情况,即好动机与好效果、坏动机与坏效果、好动机与坏效果、坏动机与好效果。无论是唯动机论还是唯效果论,都是只知其一,不知其二,都只是抓住行为的某一方面,以偏概全,把复杂问题简单化,不能形成科学的评价结论,不能科学地引导行为。唯动机论式的医学道德评价因为缺少了客观效果,而使评价表现出主观臆断性;唯效果论式的医学道德评价因为缺少了主观动机,而使评价表现出机械性。动机中可能好坏并存,效果中也可能好坏并存。这需要具体情况具体分析,把动机与效果辩证统一到客观实践中来评价,或透过效果看动机,或透过动机看效果。好的动机有可能引出的不是或不全是好效果,坏的动机也可能引出不坏的甚至是好的结果,一种动机还可能引出几种效果(短期效果与长远效果、局部效果和全局效果、主要效果和次要效果)。在医疗实践中,医务人员良好的愿望未能产生良好效果是常有的事情。医学不能包治百病,但不能据此认为医务人员的积极救治行为是不道德行为。而坏的动机偶尔也会产生好的效果,但由于动机与效果并不真正统一,其坏的动机迟早会暴露出来。同时,在对医务人员道德品质进行评价时,要坚持长期性的观点,避免片面和极端。

2. **目的与手段**　实践是主体对客体改造的对象性活动,拥有某种目的的主体借助于一定的手段对客体进行改造。从历史唯物主义的角度来看,目的和手段的选择不是随心所欲的,而是受制于客观的社会历史条件。任何行为都是行为者为了一定的目的而采取某种手段的过程。目的与手段相互联系,密不可分,互相转化,对立统一。人们总是从一定的目的出发创造性地使用手段,手段是实现目的的途径。离开了手段,目的就会成为主观臆想、空中楼阁。任何一个行为都要追求一定的目的。要正确解读出隐藏在行为背后的目的。使用一定的手段是为了实现一定的目的,同时,实现了的目的又可能成为另一个目的的手段。目的制约手段,制约了可供选择的手段的范围。人们不能随心所欲地选择手段,手段的选择必须有利于目的的实现。医务人员所选择的医疗手段应该有利于维护患者生命健康权益的目的。目的能否实现,以及实现到何种程度,都受到手段的影响。选择手段要在国家法律法规和社会伦理所允许的范围内进行。手段合适与否影响目的能否实现。

在目的与手段关系的认知中,有两种错误的认识,即目的论与手段论。目的论认为,只要目的好,就可以不择手段,为所欲为。典型的是马基雅维利的"为目的可以不择手段",其遵循实用主义的方便性原则。行为是否善恶由目的是否好坏就完全可以保证,而手段不具有道德评价意义。手段论认为,目的难以琢磨,无从知晓,手段清晰可见。只有从手段上进行评价,才能得出正确的评价结论。行为是否善恶由手段是否正当就完全可以保证,而目的不具有道德评价意义。目的论无视手段有正当手段与不正当手段之分,手段论者无视目的的有道德目的与非道德目的之别。不能以目的证明手段,也不能以手段证明目的。目的论与手段论把目的与手段割裂开来,各有偏颇。

三、医学道德评价的方式

道德评价依靠外在的、内在的、历史的、现实的因素进行,包括社会舆论、传统习俗、内心信念、国民心理等。医学道德评价是医疗实践的重要内容。如果社会舆论、传统习俗体现了道德他律,那么内心信念则体现了道德自律。人们借助于社会舆论、传统习俗和内心信念等达到区分"自我"和"他者"的目的。如果被评价者符合社会舆论、传统习俗和内心信念等的要求,那么其就会被纳入"自我"的范畴,反之则会被排挤到"他者"的范畴。社会舆论、传统习俗和内心信念等共同发挥着医学道德评价的作用。要把三者结合起来,形成内外并举的道德评价机制,致力于维护良善个体和有序社会。

(一) 社会舆论

社会舆论是指社会大众通过街谈巷议、大众传媒或自媒体等新旧媒体,传达对某种社会现象、事件或行为的基本看法、价值定性、褒贬态度、爱憎情感等,在最大程度和最广范围上激发起国民的心理共鸣和思想共识,以便约束个体行为和规范社会秩序。社会舆论所具有的倾向性支撑着社会的是非观、善恶观、美丑观、荣辱观等。通过社会舆论营造出一定的舆论氛围,形成一定的舆论压力、精神力量和行为导向,促使个体明辨是非,知荣明耻,对个体的行为和品质进行着或谴责或表扬的道德评价,从而达到止恶扬善、弘扬社会正气的效果。正是有了社会舆论的存在,人们才不至于为所欲为。人无时无刻不置身于社会舆论的道德审视之下,受到外在的道德评价。

(二) 传统习俗

传统习俗是人们经由历史积淀和沿袭而成的,与传统观念相契合的一种稳定的心理和行为倾向。传统习俗一旦形成,就会起到约定俗成的作用,促使行为个体循规蹈矩,按部就班,不做出格的事情。人们对善恶的评价深受传统习俗的影响,并作出"合俗"与"不合俗"的评价结果。随着时代的发展,具有历史性的传统习俗呈现良莠不齐的特点。如"身体发肤,受之父母"的传统观念不利于解剖学的发展,也不利于器官移植的开展。文明先进的传统习俗会成为社会发展进步的推进器,而愚昧落后的传统习俗会成为社会发展进步的绊脚石。要继承和发扬传统习俗,就必须顺应形势所需,进行有效的移风易俗式的变革,发扬其有利于国民身心健康的因素,剔除其不利因素,促使原有的传统习俗生态系统进行结构式重组和重生,切实维护公序良俗。

(三) 内心信念

内心信念可使个体把道德他律内化成道德自律,并转化成一种无意识的行为,具有强大的精神力量。具体到医疗领域,体现在医务人员对医学道德原则和规范的内在认同和真挚信仰,以及对医学道德理想正确性和崇高性的坚决捍卫。道德能否发挥作用,归根结底源于人的道德内省机制。人不但要对他人负责,而且要对自己负责,对得住自己的道德良心。有无内心信念,在行为取向上可能会有天壤之别。有了内心信念,不管有无外在监督,人们都会自觉自愿地履行。如果医务人员将治病救人、济世爱人内化成内心信念,一旦行为失范,他们就会产生强烈的负罪感,良心上备受谴责。内心信念发挥着道德过滤器的作用,自觉屏蔽不利因素,发挥着自知、自尊、自戒、自省和自强的作用。内心信念表征了个体的道德自觉,强化了个体的道德良心。

▶▶▶ 第二节　医学道德教育 ◀◀◀

一、医学道德教育传统与医学人文环境

(一) 医学道德教育传统

1. 医学道德教育的含义　医学道德教育是指医学教育机构、医疗卫生机构依据医学伦理学的基础理论、医学道德原则和规范的要求,有目的、有计划、有组织、有方法、有步骤地对在校医学生、在职医务人员、生命科技工作者等进行的系统的医学伦理道德知识灌输,施加医学道德影响,帮助其培养提升医学道德素质与境界的医德实践活动。道德教育从提高人们的道德认识开始,进而陶冶人们的道德情感,锻炼道德意志,坚定道德信念,到养成道德习惯,最终树立优秀的道德品质。这一过程反映了道德教育的一般规律,体现了使道德由普遍化向个体化、外在化向内在化的转化。医学道德认识是指对医疗职业道德理论知识的理解和掌握。认识是行动的先导,没有正确的职业道德认识,就无法形成良好的医学道德行为和习惯。医

学道德认识是医学道德教育过程中的首要因素。医学道德教育的首要任务就是使受教育者懂得医疗职业道德的理论原则和规范，认清荣与辱、高尚与低俗等是非界限，提高自觉履行医学道德义务的自觉性。医学道德情感，就是医务人员通过对医疗行为的善恶判断，而形成的一种爱憎分明、善恶分明的强烈感情。医学道德情感一旦形成，就会对医学道德行为起到持久的推动作用。医学道德意志，就是医务人员在履行职业道德义务中排除困难和阻力的坚强毅力。一个医学道德意志坚强的人，在履行医疗职业道德义务中，能坚持信念目标的一致性，始终如一，勇往直前。医学道德意志薄弱者，就可能在行为选择时放弃初衷或在行为过程中半途而废。因此，锤炼医务人员医学道德意志应成为医学道德教育中不可缺少的重要内容，应在教育的同时，及时引导医务人员在医疗实践中持之以恒地磨炼医学道德意志。

在医学道德教育过程中，构成医学道德品质的有认识、情感、信念、意志和行为习惯等五种因素。医学道德认识是形成医学道德品质的基础，医学道德情感是认识向信念转化的条件，信念则是认识转化为行为习惯的中间环节，意志能使医学道德行为持之以恒，医学道德行为习惯是医学道德品质形成的结果。可见，医学道德品质的形成，是医学道德认识、医学道德情感、医学道德信念、医学道德意志、医学道德行为习惯等多因素相互作用、相互促进的过程。

2. 中西方医学道德教育传统

(1) 中国医学道德教育传统。中医学视医学为"仁术"，担当着救人活命的职责，因此，中医学也高度重视对学医业医者的医学道德教育。从中国第一部医学著作《黄帝内经》中提出了"非其人勿教，非其真勿授""上知天文，下知地理，中知人事"等一系列医德教育主张，到晋代杨泉发出的"夫医者，非仁爱之士不可托也，非聪明理达不可任也，非廉洁淳良不可信也，是以古之用医，必选名姓之后，其德能仁恕博爱，其智能宣畅曲解"呼喊；从唐代孙思邈撰写《大医精诚》到明代医学家陈实功的《医家五戒十要》……，所有这一切充分说明：对医务人员加强医学道德的教育，是中华民族医学教育的优良传统。

(2) 西方医学道德教育传统。透视西方医学产生发展的历史进程，也可以看出，西方医学也有着优良的医德教育传统。从《希波克拉底誓言》的问世，到古罗马医师盖伦发出的"作为医师不可能一方面赚钱，一方面从事伟大的艺术——医学"教诲；从胡弗兰德《医德十二箴言》的发表到 1803 年托马斯·帕茨瓦尔《医学伦理学》的问世，所有这一切充分说明，西方医学也同样高度重视医学道德教育。尤其值得注意的是，这种优良传统，在第二次世界大战后成立的各种国际组织的积极努力下，得到了更好的继承与发展。

(二) 医学人文环境

1. 医学人文环境的含义　医学人文环境是指医务人员基于医学是人学、是人道主义事业的感悟与认识，在医疗实践活动过程中表现出来的，对患者生命、生命的价值、人格、权利等高度尊重、关切、热爱的态度，以及积极主动、热情周到、文明礼貌、严谨认真的服务氛围。

2. 良好医学人文环境的价值　医学人文环境不仅彰显了医务人员对患者生命的高度尊重与关心、关爱的人性情怀，同时也彰显了对本职工作的高度负责、积极主动、严谨认真、文明礼貌的职业精神，是医务人员良好医学人文素质的反映与体现。这种人文环境不仅能够使患者切实感受到医者的人文情怀，还有助于建构与维持和谐的医学人际关系，有助于保障与提升医疗服务质量与水平，有助于保护引导医学的发展与进步。

3. 创设有利于医学教育的医学人文环境　如何创设有利于医学道德教育发展的良好医学人文环境，是当今医学教育界面临的一项极其重要的课题。

(1) 创设有利于医学道德培育的文化环境。医学、医学道德本身都是一个国家、一个民族的文化的重要组成部分和重要体现。当前，中国要创设有利于医学道德培育的文化环境，就要结合建设文化强国、文化大国的部署与要求，在医学道德教育中，积极融入儒家倡导的医乃仁术的精神及法国生命伦理学家阿尔贝特·施韦泽倡导的敬畏生命思想，唤起对生命的敬重与关爱，增强接受医德教育的主动性与积极性，在中外优良文化传统的滋养熏陶中，培养提升良好的医学道德品质。

(2) 创设有利于医学道德培育的社会环境。要培育创设有利于医学道德教育的良好的社会环境，目前应当着重做好如下几个方面的工作：①高等医学教育主管部门、医疗卫生主管部门，应当高度重视对在校医学生和在职医务人员的医德教育工作,切实加强监督、检查,考核,切实把医德作为对在职医务人员评价、考核的重要内容。②要切实加强卫生法治建设,建立健全卫生法律、法规,依法约束规范医务人员的行为,在良好的法治环境中培养提升医务人员的医德素质素养。③要对在医疗卫生工作中涌现出来的医德典型人物、典型单位及时给予表彰奖励,对医德水准低下的医务人员和单位予以严厉的处罚与制裁,切实发挥好先进典型的模范作用、坏典型的反面教材作用,给人们很好的警示教育。④要切实发挥好书报、电视及各种新兴网络媒体在医德教育中的作用,积极利用各种媒体做好对民众的就医道德宣传及关爱生命、敬重生命的宣传教育,在社会上形成关爱尊重生命、关爱尊重医务人员的良好环境氛围。

(3) 创设有利于医学道德培育的学校环境。要创设有利于医德教育的学校环境,学校方面应当作出如下努力:第一,学校的管理者与领导者要切实树立现代医学教育思想与观念,高度重视对在校医学生的医学道德教育与医学人文素质教育;第二,各部门各单位的领导与各学科教师,应树立并形成高度重视医学生医学道德教育共识,各尽其能、各司其职地做好对医学生的医学道德教育工作;第三,要切实高度重视以医学伦理学为核心的涵盖卫生法学、医学心理学、医学美学、医患沟通学、医学社会学、医学哲学、医学史等人文医学课程的教学,不断深化各门课程的教学改革,提升教学效果;第四,要高度重视并切实做好在校医学生的思想教育与教学工作,强化生命政治意识,把医学道德教育融入各学科的教育教学之中,很好地挖掘医学人文社会科学课程的医学道德教育功能,在培养提升医学生思想政治觉悟的过程中,加强医学生的医学道德素质素养;第五,切实加强校园文化建设,积极营造有利于医德培育的校园文化环境,以良好的校园文化滋养医学道德教育,培育医学生的优良职业品质。

(4) 创设有利于医学道德培育的医药卫生事业环境。医药卫生事业是医学道德教育的实践载体。中国为了切实促进新时期医疗卫生事业的发展,从2009年4月启动了新一轮的深化医改工作。新医改所强调的回归医疗卫生事业的公益性,更好地彰显其公正性、公平性,无疑对医务人员的良好医学道德素质提出了更高、更新的要求。因此,在新医改过程中,高度重视对广大医务人员的医学道德教育、医学人文素质教育和医德医风建设,必然有利于医务人员良好职业品质的培育。

二、医学道德教育的作用与内容

(一) 医学道德教育的作用

结合当前中国医学教育发展和社会建设发展,抓好在校医学生和在职医务人员的医学道德教育工作,主要具有如下几个方面的意义与作用。第一,从医学教育方面来看,开展好医学道德教育,必将很好地促进全面发展高素质的医学人才培养;第二,从医疗实践上来看,抓好在职医务人员的医学道德教育,必将很好地促进医院精神文明建设,使广大医务人员更好地端正对本职工作的认识,增强工作的主动性、积极性与创造性,增强工作的责任感与使命感,激励广大医务人员以更大的激情与动力积极投身本职工作,提升医疗服务的质量与水平;第三,从社会发展建设方面来说,抓好医学道德教育,必将很好地推进整个社会精神文明建设和当前的和谐社会建设、小康社会建设;第四,从深化医改方面看,抓好医学道德教育必将推进中国当前正在进行的深化医改工作,促进医疗卫生事业的发展。

(二) 医学道德教育的内容

1. **医学道德理论教育** 这部分内容主要围绕什么是医学道德,医学道德的本质、特点、作用,医学道德思想的历史发展及作为医学伦理学思想基础的生命论、道义论、人道论、公益论、公正论等,组织开展医学道德教育教学活动。

2. **中外医学道德优良传统教育** 这部分内容主要围绕中外医学道德优良传统展开,使医学生和在职医务人员认识和掌握不同时代、不同国家、不同社会中的优良医德思想,并在今天的医学实践中将其进一步发扬光大。

3. **医学道德规范教育** 这是医学道德教育的核心内容。对医务人员进行医学道德规范教育,主要围绕医学道德一般规范与准则及处理医学人际关系,在临床诊疗、预防保健、护理康复、医学科研、生殖与死亡、器官移植、医学高新技术研发与应用中的道德规范等开展教育。

4. 医学道德实践活动教育　这部分内容的教育主要围绕作为医德实践活动载体的医学道德评价、医学道德教育、医学道德修养、医学道德监督等的概念内涵、意义、类型、标准、依据、方法、途径等展开，以便为医学生、在职医务人员自觉加强医德修养、培养塑造良好的医学道德品质奠定良好的理论基础。

三、医学道德教育的基本原则与方法

(一) 医学道德教育的基本原则

医学道德教育的基本原则是人们在组织实施医德教育过程中必须遵循的基本行为规范与准则。回顾总结人类医学发展史上不同时代、不同社会、不同国家所开展的医学道德教育实践活动，可以看出，医学道德教育的基本原则主要有：①理论联系实际的原则；②目的性原则；③因人施教原则；④积极疏导原则。

(二) 医学道德教育的方法

医学道德教育的方法是指在医学道德基本原则指导下，为了达到良好的医学教育目的，教育者在实施医德教育过程中所选择的不同的手段、形式。总结人类医学教育的实践经验，在医学教育过程中，组织实施医学道德教育科学有效的方法主要有：①理论和实践相结合的教学方法；②典型示范的教学方法；③案例分析讨论教学方法；④问题教学方法；⑤多媒体教学方法；⑥舆论抑扬的教学方法。

▶▶▶ 第三节　医学道德修养 ◀◀◀

一、医学道德修养的含义与意义

(一) 医学道德修养的含义

医学道德修养是指医务人员为实现一定的医学道德理想，在医德意识和医德行为方面所进行的自我锻炼、自我教育、自我磨炼和自我陶冶的过程及经过这种努力所形成的相应的医德情操和达到的医德境界。

(二) 医学道德修养的意义

在医学实践中，督促激励广大医务人员积极自觉地加强医德修养，具有特别重要的意义与价值。第一，从医务人员培育良好的医学道德品质的视角看，医学道德修养是医务人员形成良好医德品质的内在依据，在医务人员良好医德品质的培养中发挥着极其重要的作用；第二，从培养提升医务人员的良好的医德评价能力视角看，医学道德修养是提高医务人员医学道德评价能力的重要措施；第三，从医疗实践中提高医疗服务的质量与水平的视角看，医学道德修养是提高医疗服务质量与水平的重要保障；第四，从推进社会发展视角看，医学道德修养是推动文明社会的重要力量。

二、医学道德修养的途径

(一) 参加医学实践活动是医学道德修养的根本途径

医学道德是在医疗实践活动中形成和发展的，是服务于医疗实际工作的。离开了医学实践，医学道德则成了无源之水、无本之木，既没有了产生的基础，也失去了存在的价值。只有在医学实践中，医务人员才能真正认识医学道德原则、规范要求的正确性，把握其重要性，才会将这些原则、规范的要求逐步转化为自己的主体意识，才能对自己的医学道德行为作出检验与评判，督促自己积极去改正、尽力克服不符合医学道德要求的思想和行为，医学道德修养才能得以不断深化，医学道德品质才能得以培养、巩固和提高。

(二) 接受医学道德教育是医德修养的重要途径

医学发展的实践表明，经常性的、强有力的医学道德教育对于医务人员良好道德素质的形成是至关重要的，它可以帮助医学生、在职医务人员增进医德认识，培养医德情感，锻炼医德意志，树立医德信念，增强医德智慧,为自己培养良好的医学道德行为和习惯奠定必要的理论与知识基础。

(三)"慎独"是医学道德修养的特殊途径

《礼记·中庸》对慎独作出了解释:"天命之谓性,率性之谓道,修道之谓教。道也者,不可须臾离也,可离,非道也。是故君子戒慎乎其所不睹,恐惧乎其所不闻。莫见乎隐,莫显乎微,故君子慎其独也。"慎独是中国传统伦理思想主张的古老、特有的修养方法,也是一种高水平道德修养境界,强调道德修养必须在最隐蔽和微小的事情上显示;强调在无人监督时,也能按道德准则办事,而不是出于勉强,是一种内心的要求。今天所理解的慎独是指一个人独立活动,无人监督,仍然能坚信自己的道德信念,自觉地按一定的道德准则去行动。慎独在医学道德修养中具有十分重要的意义与价值。医务工作虽然具有群体性,但是,由于职业的特点,常常自主独立工作,无人监督,医护工作人员是否认真负责,在很大程度上依靠自己的责任心和道德信念。医务人员如何履行义务和职责,尽职至何等力度,非慎独而难行。

三、医学道德境界

医学道德境界是指医务人员的医学道德修养水平、觉悟水平的状况,也即医务人员经过接受医学道德教育和自觉的自我医学道德修养,所达到的医学道德的觉悟程度及所形成的道德品质状况和情操水平。

对当前中国医务人员的医学道德状况和境界进行考察,可以将其划分为如下四个基本层次。

1. **自私自利**　处在这个层次的医务人员往往把谋取个人私利作为学医的最高标准,坚持个人利益为上,唯利是图。一事当前,他们首先想到的是个人利益的得失,甚至为了个人的一己私利,不惜牺牲患者和其他同事、单位、集体的正当利益。居于这种医学道德层次的人,虽然是极少数,但是影响十分恶劣。

2. **公私兼顾**　具有这种觉悟水平的医务人员,在医疗实践中,能够把个人私利与患者利益、社会利益、同事同行利益一并考虑,在追求个人正当利益的同时,也能够积极考虑与顾及他人与社会的利益。但当个人利益与患者利益、集体利益和社会利益发生矛盾冲突时,他们又往往把个人利益放在首位。

3. **先公后私**　先公后私属于医学道德品质体系的基本境界。居于这种医学道德境界的医务人员,在医疗实践中,能够以患者健康利益为重,严以律己,宽以待人,为卫生事业诚实、积极、忘我地工作。当前中国医务人员的绝大多数处在这种境界。

4. **大公无私**　大公无私是医学道德品质的最高境界。居于这种境界的医学人员具有全心全意为人民健康服务的思想和为医疗护理事业献身的人生观,能自觉地把人民的健康利益摆在首位,他们对工作极端负责,对患者极端热忱,为了患者的利益能够毫不犹豫地牺牲个人利益乃至生命。这种崇高的医学道德境界是广大医务人员医学道德修养的努力方向和终极追求。

▶▶▶ 第四节　叙事医学与医务人员道德修养 ◀◀◀

随着社会的进步和发展,人们对健康呈现多维度的需求,对幸福体验表现出深层次的追求。医学模式的转变带来新的健康观:健康不仅与生物学因素息息相关,心理和社会因素同样发挥着至关重要的作用。叙事医学注重人文关怀和参与者的主观能动性,它与强调客观医学数据、检测指标和规范诊疗指南的循证医学相辅相成,共同促进医学与人文的发展和建设,提高医务人员的道德修养。

一、叙事医学概述

(一)定义

美国哥伦比亚大学医师丽塔·卡伦(Rita Charon)在2001年首次提出了叙事医学的概念,她把医务人员与患者共情、理解患者所感,反思故事所得,并以此协助诊疗过程的能力视为医务人员所必备的—叙事能力,而将这种叙事能力运用到诊疗过程中的医学模式就是叙事医学。

叙事医学是生物－心理－社会医学模式的具体实践,其强调倾听患者的故事,关注患者的生命体验,想象患者的境遇,理解他们的痛苦,尊重他们的选择,将医学人文关怀切实融入临床诊疗过程中。这样的医学,能在一定程度上平衡医患关系,提供更加优质的医疗服务。

（二）历史发展

以美国佩里格里诺为代表的医学人文学者致力于将当代医学与人文相结合,凸显医学的人文属性和本质,为医学的内在道德性树立了根基。2001 年丽塔·卡伦在《叙事医学:形式、功能和伦理》一文中首次提出"叙事医学"这一概念,开启了 21 世纪文学与医学发展的叙事转向,标志着医学已经进入叙事医学时代。

从概念的提出至今,叙事医学在理论和实践方面引发了医学界的积极关注。早期的叙事医学建设主要集中在理论构建,涵盖了定义、特点、模式与方法、意义和作用,以及与医学人文教育的融合等方面;同时也提出了疾病叙事,很多叙事医学的病历是自身的叙事经历,是平行病历的雏形。平行病历与传统医学病历并行,主要记录患者的生活境遇、叙述和体验的疾苦,是自我的人文观察与反应,隐藏在患者的生命故事中,包括疾病所赋予的社会和心理角色、所象征的意义、所带来的情感变化及所隐含的观念和信仰等。平行病历是一种将叙事医学推向临床一线进行应用的载体,使得叙事医学有了具体的呈现形式。2012 年以来,基于叙事医学的科学基础和较完善的理论体系,叙事医学在医学相关领域中得到了更多关注和发展。目前国内外对于叙事医学的研究主要集中于以下四个方面:叙事医学的理论研究,叙事医学与循证医学关系的研究,叙事医学在医学教育实践中的应用研究,叙事医学临床实践的研究。

二、叙事医学的临床伦理意义

1. **助力医师职业精神内化** 在当今全球广泛提倡"以患者为中心""全人医疗照护"的社会环境下,医学更加需要医师的人文情怀注入,以帮助患者建立战胜疾病的信心,为和谐的医患关系打下坚实的基础。叙事医学强调医务人员在医疗实践中要把患者视为整体的人,善于聆听患者内心深处的声音,对患者有更多的理解和同情,从人文关怀的视角理性决策诊疗方案,给予患者爱护与帮助,继而有助于医师职业精神内化,提升医学人文关怀的能力和水平。

2. **缓解压力,提高医患生命质量** 医师和患者群体均面临着不同的生活负性事件,在一定程度上产生压力,影响着双方的生命质量。叙事医学对于医师而言,能促使其理解患者,提升对情绪和经历的认知和反思,学会与患者群体沟通的策略和技巧,促进人际关系和谐共处,缓解医师精神压力和职业倦怠;对于患者而言,由具有良好叙事能力的医师引导讲出心中的创伤,正视经历和过往,能够帮助其明确内心的诉求,有效缓解和减轻疾病带来的痛苦,促进身心合一,提高对疾病的免疫力。叙事医学的过程让医患双方均找到了排解情绪的出口,提高生命质量,乐观生活。

3. **促进医患共同决策模式的实现** 医患共同决策是理想的临床决策模式,它强调医患之间是一种合作伙伴关系,医师与患方之间应彼此交流,相互分享信息,双方同为决策主体,共同选择诊疗方案。但是在信息共享和决策过程中,医患双方面临多重困境:信息不对称、医疗角度的分歧、医患价值取向不同、医疗消费观的冲击、社会医疗大环境信任缺失等,这使得医患双方带有偏见或戒备参与诊疗活动,进而影响临床决策。

叙事医学让医师重视叙事的价值。医师在临床决策过程中通过倾听个体生命故事来了解患者的想法和顾虑,获得患者的生命态度、医疗期望、疾病困扰、费用担忧、价值观及对医师的信任等信息,以及关注家属等社会关系的叙事,这样医师才可以获取更多有助于临床决策的信息,经综合评估提出最适合患者、较为理性全面的决策建议,最后和患方共同作出既能保护患者合法利益,又能平衡各方权益的诊疗选择。叙事医学的临床实践,契合了医患共同决策的需求,有助于化解决策的困境,对实现医患共同决策发挥着重要的作用。

4. **保障医患关系的和谐发展** 叙事医学通过生命故事的诉说和倾听,增加了医患之间的交流和了解。医务人员在诊疗过程中向患者表达自己的感悟和共情,充分尊重患者意见,制订个体化的治疗方案,提高了患者对医疗过程的认可度和依从性。与此同时,医师向患者传递的温暖和关爱都可以让患者重新认识医师、信赖医师,从而构建起医患互信的合作伙伴关系,这种关系不只是共同面对疾病的关系,更是彼此在心灵上互动和支持的同盟关系。因此,叙事医学能够保障和促进医疗关系的和谐稳定发展。

作为一个新兴研究领域,叙事医学仍然需要从医学、文学、心理学、伦理学等多视角深入挖掘、研究和探索与循证医学的整合框架,为公众提供更综合的医疗卫生服务,推动医学的进一步发展。

(黄成华　王德国　张槊)

数字课程学习

 学习目标　　 重点提示(中英文)　　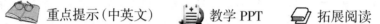 教学 PPT　　 拓展阅读　　📝 自测题

各论
医学伦理学理论应用与实践

凡大医治病，必当安神定志，无欲无求，先发大慈恻隐之心，誓愿普救含灵之苦。若有疾厄来求救者，不得问其贵贱贫富，长幼妍媸，怨亲善友，华夷愚智，普通一等，皆如至亲之想。亦不得瞻前顾后，自虑吉凶，护惜身命。

夫大医之体，欲得澄神内视，望之俨然，宽裕汪汪，不皎不昧。

——孙思邈《大医精诚》

To Cure Sometimes, To Relieve Often, To Comfort Always.（有时治愈，常常帮助，总是安慰）。

——特鲁多（Edward Livingston Trudeau）（墓志铭）

第六章

医患权利、义务与医疗人际关系

【关键词】 医务人员权力、权利与义务　患者权利与义务　医患关系　医疗纠纷　医患沟通　就医德性

医疗人际关系是特指在医疗卫生保健活动中人与人之间相互交往结成的人际关系。狭义的医疗人际关系包括医患关系和医际关系(医务人员相互之间的关系);广义的医疗人际关系除医患关系、医际关系外,还包括在医疗活动中其他的人际关系如医疗卫生部门与社会其他部门的关系、医疗卫生部门与社会的关系等。明确医患权利和义务,是建立良好医疗人际关系的基础。

医务人员与患者均享有各自的权利,并负有相应的义务。权利一般指法律认可的或伦理学上可辩护的要求或利益,或指一个行为主体自主享有的权能和利益,与"权益"同义,即一个人合乎法律或伦理的利益或要求。义务是指一个人依法或依照社会道德要求对他人和社会应尽的责任(在社团中则是指社团成员对社团及其他成员应尽的责任)。

▶▶▶ 第一节　医患的权利与义务 ◀◀◀

一、患者权利与义务

(一) 患者权利

患者权利是指患者角色应该享受的权能和利益。患者权利既有法学的意义,也有伦理学的意义。中国的宪法中明确规定:"中华人民共和国公民在年老、疾病或丧失劳动能力的情况下,有从国家和社会获得物质帮助的权利。"民法中也规定了"公民享有生命健康权"等。在法律上对患者权利的部分内容进行了明确。

义务是指一个人依法或依照社会道德要求对他人和社会应尽的责任(在社团中则是指社团成员对社团及其他成员应尽的责任)。患者及其亲属在就医过程中,亦应承担与其权利相对应的道德与法律义务。

1. 患者权利的历史　关于患者权利的讨论最早始于法国大革命时期,当时法国医疗机构中,每张病床要睡 2~8 名患者。对此,公众尤其是患者表达了强烈的不满。1798 年法国国民大会规定,1 张病床只能收治 1 名患者,2 张病床要间隔至少 90 cm。此举很快也在其他的欧洲国家得到了响应,并由此掀起了一场"患者权利运动"。有的国家还制定了患者权利法,规定了患者权利的内容,如医疗要郑重、凡事要患者同意、保守患者秘密、取得患者信任等。1946 年纽伦堡国际军事法庭审判纳粹战犯并制定了《纽伦堡法典》,要求不取得患者或当事人在自由意志下的知情同意,就不许对他们进行任何医学实验,并在《纽伦堡法典》中对患者的知情同意规定了三项必要条件,即知情、自由意志和有能力。此后,知情同意的原则

从人体试验扩大到临床诊疗,成为患者权利的主要内容。

1946 年,美国通过了要求医院符合一定标准的法案,赋予各州在法律上有对医院的医疗质量进行监督和保障患者权利的权力。1972 年,美国医院协会采纳了《病人权利法案》,该法案规定:①患者有权得到考虑周到、尊重人的医疗护理;②患者有权从他的医师处得到有关他的诊断、治疗和预后的完全而最新的信息;③患者有权从他的医师处得到在任何措施或治疗开始前提供知情同意所需的信息;④患者有权在法律的限度内拒绝治疗,并拥有被告知他的拒绝行动对他健康后果影响的权利;⑤患者有权不受任何人的干扰考虑有关自己的医疗计划;⑥患者有权期望对有关他与医务人员的谈话和记录严加保密;⑦患者有权期望医院在它能力的范围内必须对患者有关提供服务的要求作出合理的反应;⑧患者有权获得就诊医院与同其医护有关的医学教育机构关系的信息;⑨患者有权拒绝参与影响其医疗护理的人体试验研究计划;⑩患者有权期望医疗护理的合理连续性;⑪ 患者有权检查他的住院费用,并且得到解释;⑫ 患者有权知道医院哪些规章制度适用于他作为患者的行动。1980 年美国召开了第一届全美患者权利会议;1981 年第 34 届世界医学会通过了《病人权利宣言》;1986 年第 38 届世界医学会通过的《医师专业的独立与自由宣言》中也提到了患者权利。这些都表明了人们对患者权利的重视。

2. 患者权利的内容　患者的基本权利归纳为以下几个方面。

(1) 平等的医疗权。每一个公民都享有生命健康的权利。当其生命和健康遭到疾病威胁时,就应该享有基本、合理和及时的诊疗、护理的权利(稀有医药资源及高新技术范畴的诊疗、护理措施不在此列)。这种权利,不因患者的社会地位的高低、财富的多寡而不同,是人人都应平等享受的权利。

(2) 疾病认知权。患者在就医过程中,有权知晓本人所患何种疾病及预后如何。一般来说,医务人员有责任和义务将诊断结果、拟采取的诊疗措施和方案、诊疗的预期效果等,用通俗易懂的语言向患者进行解释和说明。若某些信息可能对患者造成不良后果,如癌症患者知晓自己所患的是绝症,有可能会因承受不住打击而导致精神崩溃,影响疗效和预后,医务人员可暂时对患者保密,但必须向患者家属说明有关情况。

(3) 知情同意权。自 1946 年《纽伦堡法典》颁布后,知情同意就已经成为医学科研、人体试验和临床医疗领域所关注的重要伦理原则之一,也成为患者权利的一项重要内容。知情同意权是指患者有权知道医务人员为自己诊疗作出何种决定,包括治疗手段的选择、有无并发症和危险,也包括让其参加一些诊断性治疗、人体试验等。当患者了解这些决定和手段、措施后,有权表示接受还是拒绝。知情同意权中的知情权与疾病认知权在一定程度上有交叉,知情同意权更体现出患者的自主意识,对事关自己的所有决定,不论这些决定对自己有利还是有害,都有自主作出某种决断的权利,如拒绝手术、拒绝参加医学实验等。但患者的这项权利也有一定的条件限制,一是患者所作出的决断必须是理智的;二是患者如拒绝治疗,必须是这种拒绝不致使患者出现生命危险或产生严重后果,否则,医务人员可在征得患者家属(或监护人)同意或有关权力机构委托后,行使医师干涉权。

(4) 保守个人秘密权。因为诊疗疾病的需要,患者在寻求医疗帮助时,会主动或被动地向医务人员透露自己的一些隐私,患者有权要求医务人员为自己保守秘密。对于有关自身疾病的医疗信息,患者也可要求医务人员为其保密,不向无关人员透露和公开。医务人员为患者保守秘密,是对患者权利的尊重,也是建立相互信任、相互尊重的良好医患关系的基础。但如果患者个人隐私涉及他人和社会的安全,会对他人和社会利益造成一定危害时,医务人员可行使干涉权。

(5) 监督医疗过程权。患者的各项权利是在医疗过程中实现的,了解自身权利是否得以实现,患者就应对自己的医疗过程进行监督。对于诸如不合理收取医疗费用,诊疗不及时和不当造成延治、误治等侵犯自身权的行为,患者只有通过对医疗行为过程进行监督才有可能了解,也能通过向有关部门和人员反映以维护自己的利益。

(6) 医疗赔偿权。在医疗过程中,因医疗机构或医务人员的过失,造成患者利益遭受侵犯或人身受到损害,患者有权要求按照国家有关法律法规获得相应赔偿。

(7) 免除一定社会责任和义务权。患者患病以后,最大限度承担社会责任和义务的能力降低。视病情的轻重,有权暂时或永久免除某些社会责任和义务。如残疾人可免除服兵役的义务等。

上述的只是患者的最基本权利,并不是全部权利。随着民主法治的进一步完善,公民权利意识的进一步增强,患者权利的内容会更加广泛,也会有更多的人(不仅是医务人员和患者)乃至全社会共同来关心患者权利问题。

(二) 患者义务

权利与义务是矛盾的统一体,每一个公民在享受社会给予的权利的同时,也承担着对他人、对社会应尽的义务,作为患者的义务可归结如下。

1. 保持和恢复健康的义务 一个人一旦患病,社会和他人将耗费人力、物力、财力为其提供帮助,这对他人和社会来说就是一种负担;同时,一个人患病后,最大限度承担社会责任和义务的能力就会降低,这对社会来说又是一种损失。每一个人都有义务为社会减轻负担、减少损失,作为患者,恢复自身健康就是减轻社会负担的具体表现。

2. 做一位尊重医师、积极配合诊疗、有就医德性的好患者的义务 患者患病后积极主动就医,配合医务人员治疗,使自己尽快康复是减轻社会负担、减少损失。另外,一些特殊疾病如传染性疾病、遗传性疾病,如患者不配合治疗,就会增加危害社会的危险性,也是对自己、对他人、对社会不负责任的表现。在医师维护患者权利和家属的利益的同时,患者要学会如何维护自己的权利,并要尊重医师与理解医师的职业特性;同时,应在诊查和治疗的经历中,遵纪守法,不负社会和医学或医师的期望,做一位有就医德性的好患者。

3. 遵守国家有关法律法规和医院规章制度的义务 国家有关法律法规和医院的规章制度是保证医院工作正常进行的基本措施。患者在就诊求治过程中,应自觉遵守国家有关法律法规和医院的有关规章制度,与医务人员一道共同维护医院的正常工作秩序,以利于医院正常发挥其社会功能,这是每个患者应尽的义务。任何以维护自身利益为借口,干扰和破坏医疗卫生部门正常工作秩序的行为都是错误的。

4. 支持医学科学研究的义务 医学科学研究是造福于全人类的事业,每个人都有责任为发展该项事业贡献自己的力量。为了提高医学科学水平,寻找战胜疾病的方法,医务人员有时需要对一些未知病例进行研究;为了让医学事业后继有人,需要培养医学新人,要在患者身上实践所学习的医学理论及培养相关技能,就需要患者的理解和配合。当然,这并非患者的法定义务,而仅是道德义务,并不带有强制性。因此,如让患者履行这种义务又与患者权利发生冲突时,应首先尊重患者权利,而不能强迫患者接受这种义务。

二、医务人员权力、权利与义务

在医疗实践中,医务人员的权力、权利与义务同样有法律规定的内容,也有道德方面的内容。权利与权力,经常被混淆,在法学范畴和伦理学范畴的意义也存在差异。一般认为,医务人员的权力(power)是指由于职业需要而规定的执业权柄和必要的职权;而医务人员的权利(right)是指作为医务人员、国家工作人员和公民应该享有的相应利益和权益。医务人员的义务(obligation/duty)是指医务人员意识到的、自愿承担的对社会、集体和他人的道德责任,同职责、责任、使命具有相同含义,义务是对社会责任的自觉行为。

(一) 医务人员权力和权利

医师在执业活动中享有下列权力(权利):①在注册的执业范围内,进行医学检查、疾病调查、医学处置,出具相应的医学证明文件,选择合理的医疗、预防、保健方案;②按照国务院卫生行政部门规定的标准,获得与本人执业行为相当的医疗设备基本条件;③从事医学研究、学术交流,参加专业学术团体;④参加专业培训,接受继续医学教育;⑤在执业活动中,人格尊严、人身安全不受侵犯;⑥获取工资报酬和津贴,享受国家规定的福利待遇;⑦对所在机构的医疗、预防、保障工作和卫生行政部门的工作提出建议,依法参与所在机构的民主管理。

上述权利是医师的法定权利。在某些特定情况下,医务人员为保护患者、他人和社会的利益,可以对患者的行为和自由进行适当限制,如对自杀未遂患者强制治疗、对某些传染病患者进行强制性隔离等,这是医务人员的特殊职业权力——医师干涉权。

（二）医务人员义务

医务人员除了在从事职业活动时可以享有法律和道德赋予的权力和权利外，同时也应履行一定的义务。如：①遵守法律、法规，遵守技术操作规范；②树立敬业精神，遵守职业道德，履行医师职责，尽职尽责为患者服务；③关心、爱护、尊重患者，保护患者的隐私；④努力钻研业务，更新知识，提高专业技术水平；⑤从事科学研究，发展医学科学；⑥宣传卫生保健知识，对患者进行健康教育等。

在职业活动中，医务人员还应履行下列职业道德义务：① 维护患者健康，减轻痛苦的义务。医务人员的基本职责和任务就是救死扶伤，防病治病。用自己所掌握的全部医学知识和技能，尽最大努力为患者服务。医务人员不仅要帮助患者解除因疾病造成的躯体上的痛苦，还应设法帮助患者解除因疾病造成的心理上的痛苦。② 解释说明与履行知情同意原则的义务。医务人员有义务向患者说明所患疾病的病情、诊断、治疗、预后等必要的信息，使患者充分知情。一方面，这是对患者权利的尊重，另一方面也是为了争取患者的配合，取得患者有效的同意。特别是当诊疗措施有可能给患者带来不利影响时，更需进行解释和说明。③ 保守秘密的义务。医务人员应该为患者保守秘密，只要保守的秘密不会损害他人和社会的利益。医务人员还应保守医学秘密，不能将不宜公开的秘密随意透露给他人（包括患者）。

（三）医务人员权利与义务的特征

医务人员的权利与义务是医务人员在履行医疗卫生保健职责过程中特有的职责权限和道德责任。在职业活动中，医务人员有权对患者所患疾病作出诊断，选择制订诊疗方案，组织诊疗方案的实施，要求患者及患者家属配合等。从这些权利的内容和行使来看，具有明显的独立性和自主性，这是由医疗职业特点所决定的。患者与其家属、行政管理部门，乃至整个社会都应当尊重这种权利。但医务人员行使这些权利必须以为患者尽义务为前提，这也是由医疗职业特点所决定的。医务人员的权利与义务不仅是以维护某个具体患者的利益为目的，同时也维护社会整体利益。从这个意义上说，医务人员的权利与义务也具社会性特征。

三、医患间权利与义务的关系

医患双方在医疗活动中都有各自的权利和义务，但双方的权利与义务其实是统一的。不论是法律意义上的还是道德上的权利与义务，就其实际意义来看，都是为了更好地维护人的健康，保护人的生命。患者权利的实施，除法律方面的保障外，在很大程度上依赖于医务人员对道德义务的履行，患者的义务则体现了对社会整体利益的维护和对医务人员权利的尊重与合作。

医务人员权利和义务与患者权利和义务有着密切的关系。医务人员权利必须以为患者尽义务为前提，而医务人员义务是为了保障患者权利得以实现。医务人员权利与患者权利虽具有不同指向却属同一基本内容，两者在目标上具有一致性。但有时医务人员权利与患者权利、义务也会出现分离和矛盾。

1. 医务人员权利与义务的关系　医务人员行使职业权利应以履行义务为前提。如果医务人员在行使职业权利过程中其目的、动机偏离了应该履行的义务，此时行使权力的行为就是不道德行为。

2. 医务人员权利与患者权利的关系　医务人员权利与患者权利在目标指向上应保持一致性，而且，医务人员权利应服从患者权利。医务人员权利是为了更好地维护患者健康和生命而确立的，这也是为了更好地保护患者的各项权利。医患双方的权利不是对立的，即使医务人员行使医师干涉权时，仍然是为了更好地保护患者的利益。

3. 医务人员义务与患者权利的关系　一般说来，患者的基本权利就是医务人员应尽的义务，因为医务人员义务是保证患者权利得以实现的道德基础。但有时两者并不能完全统一，甚至可能发生冲突。如患者有权拒绝治疗，但如果这种拒绝将对患者造成伤害，甚至危及生命，就与医务人员维护患者健康的义务发生了矛盾。从总体上看，患者权利与医务人员义务是相对应的，且医务人员义务应服从患者权利。但如果满足患者权利会伤害患者自身或他人与社会的利益，医师可以通过伦理论证行使医师干涉权。

▶▶▶ 第二节　医患关系与医际关系 ◀◀◀

在医疗卫生保健实践活动中存在着复杂的医疗人际关系。这种关系包含两大内容，即医患关系和医际关系。

一、医患关系

医患关系是建立在医疗卫生保健活动过程中特定的人际关系，也是最重要、最基本的医疗人际关系。狭义的医患关系是指行医者与患者的关系，这是一种个体间的关系，属于传统医学道德研究的内容，也是最古老的医疗人际关系。广义的医患关系是指以医务人员为一方的群体与以患者及其家属等为一方的群体之间的医疗人际关系，这是一种群体关系，属于现代医学伦理学研究的内容。现代医学伦理学中探讨的医患关系由于是在医疗卫生保健活动中建立起来的交往双方的身份有着特殊的社会学意义，因此，现代医患关系与一般意义上的人际关系相比，也有特殊的社会学特征。

（一）医患间非技术方面的关系

医患间非技术方面的关系是指医患交往过程中在社会、法律、道德、心理、经济等方面建立起来的人际关系。如医患间的道德关系、经济关系、价值关系、法律关系等。

1. 医患间的道德关系　指在医疗活动中，双方遵循一定的道德原则和规范结成的人际关系。医务人员在为患者服务过程中，要遵守职业道德规范，其行为要接受职业道德原则的指导，如尊重和维护患者权利、履行救死扶伤的义务、有奉献精神等。而患者在就医过程中，也应遵守就医道德，如尊重医务人员的劳动、自觉维护正常的医疗秩序、廉洁就医等。但由于在诊疗过程中，患者因求医的需要，在心理上往往处于劣势，而医务人员则处于心理优势，因此建立和维护医患间的道德关系，要求医务人员要承担更多的道德责任和具有更高的道德修养水平。

2. 医患间的经济关系（利益关系）　指在医患间在服务与被服务时，双方实现各自正当利益时结成的人际关系。医务人员通过为患者提供医疗服务，付出体力和脑力劳动，获得正当的劳动报酬，同时也因帮助患者解除精神上、肉体上的痛苦获得心理上和精神上的满足；患者支付必要的医疗费用，接受必要的医疗帮助，解除病痛，康复机体，获得健康。

3. 医患间的价值关系　指在医疗活动中，双方为实现各自的价值而结成的人际关系。医务人员运用医学知识和技能为患者服务，体现了维护人们健康和生命的社会责任，得到他人和社会的尊重和认可，实现了自身的个人价值；而患者在获得医疗帮助后，疾病得以痊愈，机体得到康复，可以重新回到工作岗位，继续为他人和社会作出贡献，同样也实现了个人价值。

4. 医患间的法律关系　指在医疗活动中，双方在一定的法律法规约束和调节下，形成了一定的权利与义务关系。医疗法规的日渐完善，使医患间的法律关系越来越牢固，寻求医疗帮助和提供医疗服务都必须在相关法律法规许可的范围内进行。当医务人员的行为对患者造成了不应有的伤害或损害了患者的权益，患者可要求依法追究医务人员的相关责任；患者在就医过程中也必须遵守相关法律法规，如果有违背，同样也要承担相应的法律责任。

（二）医患间技术方面的关系

医患间因诊疗方案、措施的制订和实施而产生的关系属于技术方面的关系，这类关系在很大程度上体现了医患双方在医疗活动中各自的地位。最具有代表性的是萨斯和荷伦德的观点，他们将这类关系分为三种基本模式，即主动－被动型、指导－合作型、共同参与型。

1. 主动－被动型医患关系　指在医疗活动中，医务人员处于完全主动的地位，而患者则处于完全被动的地位。医务人员依据患者的病情作出职业判断，决定采用何种诊疗措施和手段；而患者则被动接受这些措施和手段。这种关系模式就如同社会生活中父母与婴幼儿之间的关系，就其主动程度来看，是一种单向性关系。

2. 指导－合作型医患关系　指在医疗活动中,医患双方都具有一定的主动性,但仍以医务人员为主。因为医务人员具有权威性并充当指导者,患者接受医务人员的指导并主动或被动地进行配合,医患双方在一定程度上进行信息的交流。这种医患关系就犹如社会生活中父母与青少年之间的关系,是一种弱双向性关系。

3. 共同参与型医患关系　在这种关系中,医务人员与患者具有近似相等的权利和地位,医患双方共同制订并实施诊疗方案,这种关系就如同社会生活中成年人之间的交往关系,是一种双向关系。

除了萨斯－荷伦德模式外,还有维奇模式:分为技术(工程)模式和契约模式;伊曼纽尔模式:分为信息式、解释式、商议式、家长式,以及布朗斯坦提出的"传统模式"和"人道模式"。

医患间的技术关系和非技术关系并非独立地表现出来,而是相互交织、联系在一起的。在诊疗方案的制订和实施过程中,医务人员除了要从技术方面考虑外,还应从非技术方面即人文方面去关心、体贴患者。此外,现代医患关系中,常常还会涉及第三方、第四方的利益即患者的家属、子女和承担或支付患者医疗费用的个人、社会团体或其他机构的利益,这更增加了医患关系的复杂性。目前,中国在传统生物医学模式向现代生物－心理－社会医学模式转变方面还存在意识和观念上的不足,医患关系物化、人病分离、情感淡漠等现象仍很明显,医患关系商业化趋势在增强,这一切都严重影响了良好医患关系的建立。这就要求医务人员努力提高道德认识,加强道德修养,主动承担建立良好医患关系的道德责任。

(三) 医患关系的特殊性及道德要求

由于医疗活动是一种特殊的服务活动,因此医患关系又表现出其独特性。

1. 平等与不对称的统一　一方面,现代医患关系是一种建立在相互尊重、相互信任基础上的平等关系。但同时,由于医患间在掌握专业知识和技能上的不对等及患者求医时的弱势心理,在医患关系上又存在着不对称性的特点。

2. 信托关系与契约关系的统一　患者在寻求和接受医疗帮助的过程中,实际上是将自己的健康与生命托付给了医务人员(有时甚至将自己的隐私告知医务人员),这时的医患关系就是一种信托关系。与此同时,患者求医是一种自愿行为,而医务人员为患者诊疗又是一种职业要求,双方以病历、处方、手术协议书等形式,实际构成了医患之间的一种契约关系。

3. 服务与被服务的统一　医疗是一种特殊的服务。患者通过接受医疗服务获得自身健康,医务人员提供医疗服务使患者康复而实现自身价值,医患双方通过这种服务与被服务获得自身利益并实现自身价值。

鉴于上述特性,要求医务人员在处理医患关系时,应该遵守以下道德规范:行为规范,礼貌待人;尊重患者,一视同仁;言语谨慎,保守秘密;廉洁奉公,尽职尽责;钻研医术,精益求精。

医患关系可以用犹太哲学家马丁·布伯的对话伦理学来解析,是带有"包容"与"同情"的一种对话关系,而不是简单的"交谈"。是"我与你"的一种平等沟通,医师在此并没有完全放弃或忘记自己的职业独立性,这一多半作为"陌生人"或"异乡人"的相遇,是一种充满温情的帮助关系,这一种对话和交流的基础是"爱"。

二、医际关系

医际关系是指医疗卫生部门内部人员之间所形成的一种关系,它也有广义和狭义之分。广义的医际关系是指医务人员相互之间、医务人员与后勤和行政管理人员之间的人际关系;狭义的医际关系是指医师、护士、医技人员之间的人际关系。

(一) 医际关系的模式

医务人员在医疗实践中,由于所承担的职责和分工的不同,存在着职业地位的差别,从而导致医际关系的不同模式,一般有以下四种类型。

1. 主从型　是指在双方交往中,一方处于主导地位或绝对权威地位,另一方处于被动或服从地位。这是一种传统的等级关系模式,表现在上下级医务人员之间、医师和护士之间的传统关系上。这种关模式显示出医务人员之间地位的不平等,容易造成主导者的独断专行、主观主义、官僚主义和服从者难以发挥主观能动性而消极被动和不负责任。

2. 指导－被指导型　是指在双方交往中,一方处于指导地位,另一方处于接受指导的地位。指导者虽然仍具有相对权威,但并不限制被动方发挥自身的积极性和主动性。虽然这也是一种等级关系,但仅是一种职业等级关系,同时带有一定民主成分。它是一种承认权威,但又不迷信权威,反对权威绝对化的医际关系。

3. 并列－互补型　在这种关系模式中,交往双方处于完全平等的地位,没有权威与非权威之分,只有分工的不同,双方既保持各自独立自主性,又通过相互协作达到互补。这种关系广泛存在于同级医务人员之间、科室之间、医护人员与医技人员和后勤人员之间。建立这种关系有利于双方积极性、主动性的发挥,形成整体合力,充分发挥医疗卫生部门的综合效应。

4. 相互竞争型　随着中国医疗卫生经济体制改革的不断深化,在医疗卫生部门也引入了竞争机制。医疗卫生部门之间、医务人员个体之间、医疗卫生部门内部各科室之间,在成本核算、增收节支、为人民提供优质医疗卫生保健服务、提高经济效益等方面都展开了竞争,形成了相互竞争的医际关系。

(二) 建立良好医际关系的意义

建立良好的医际关系是现代医学发展的客观需要,对于充分发挥医疗卫生部门的社会功能有着重要的意义。

1. 现代医学发展的客观需要　随着当代高新医学科学技术的迅速发展,人类对客观世界的认识不断深化。众多自然科学、社会科学、人文学科的研究成果和技术在医学中得到了广泛应用,相关学科间的联系愈加紧密,医学出现了新的分化及与其他相关学科相互渗透与融合。医学科学的综合化趋势又要求医务人员一方面扩展自己的知识面,另一方面还要加强学科间的合作与交流。因此,在提高医疗服务质量和发展医学科学方面,除要完善有关规章制度以保证协作配合的顺利以外,还必须建立起良好的医疗人际关系。

2. 有利于发挥医疗部门的整体效应　人际关系的好坏直接影响一个群体整体合力的发挥。在医疗卫生部门,医务人员相互之间建立起融洽、和谐的人际关系,身处其间的个体都会感到心情舒畅,使工作积极性、创造性和主动性得以发挥,工作效率明显提高。医务人员相互间配合默契,取长补短,整体合力也会大大增强。反之,人际关系紧张,群体缺乏内聚力,内耗增加,不但不能充分调动个人的积极性、创造性和主动性,群体的整体合力也会下降。

3. 有利于建立和谐的医患关系　在医疗实践中,医务人员相互之间的关系是围绕为患者服务的活动建立的。医务人员相互间的支持与协作,有利于患者疾病的诊疗与机体康复,对建立良好和谐的医患关系有着积极的促进作用。而医务人员相互间人际关系紧张,势必会影响诊疗活动顺利、有效地进行,进而危及患者的利益,引发医患之间的矛盾。

4. 有利于医务人员的培养与成才　医务人员的培养与成才除需自身努力外,还要有良好的外部环境。人际关系是人才培养的重要外部环境。美国的一项调查研究报告表明,在每年调动的工作人员中,因人际关系紧张而无法施展才能的占 90%。

(三) 建立良好医际关系的道德要求

良好医际关系的建立须在医学道德基本原则指导下进行,具体要求如下。

1. 共同维护患者利益和社会公益　防病治病、保持生命健康是医务人员共同的职责和义务,在诊疗过程中,自始至终应该将患者的利益放在首位。

2. 平等相处,互相尊重　医务人员之间平等相处、互相尊重是建立良好医际关系的前提。职业分工不同、专业水平的不同、承担责任的不同,导致医务人员职业权力也不同,但在人格和尊严上没有高低贵贱之分。相互尊重、平等待人是互为前提的,只有相互尊重才能体现平等,也只有强调平等才能真正做到尊重。

3. 分工合作,相互支持　由于职业分工的不同,不同岗位、不同专业医务人员的工作带有相对独立的性质。但从工作的终极目的看,全体医务人员是一致的,都是为了更好地维护健康、保护生命。因此,在共同的目的下,医务人员应分工合作,相互支持。

4. 相互协作,互相监督　医疗卫生保健活动是一种群体性活动,任何个人的力量在整个医疗卫生保健活动中都是渺小的,只有通过群体的协作才能高效率地完成医疗卫生保健任务。无论是在临床诊疗、疾病预防,还是在医学科研方面,团结协作都是不可缺少的。同时,在协作中还要做到互相监督。为了严防医疗过程中出现差错,损害患者利益,同行之间要相互提醒和监督。发现错误要及时纠正,不能碍于情面、包庇、隐瞒或袖手旁观。

5. 相互学习,共同提高　不同年龄、不同资历、不同职称乃至不同专业的医务人员,都有各自的优缺点。通过医务人员的相互学习,取长补短,形成年龄、知识经验、专业特长上的互补,可以达到共同提高的目的,也有利于医务人员的培养和成才。

▶▶▶ 第三节　医患冲突与医疗纠纷 ◀◀◀

医患冲突是指在医疗活动中,因技术或非技术原因造成的医患间的矛盾状态。医患冲突的典型表现就是医疗纠纷,这是影响医患关系和医疗服务质量最重要的因素之一。

一、医患冲突与医疗纠纷的界定及产生的原因

医患冲突是医患间在医疗活动中交往时出现的矛盾状态。患者或患者家属对医务人员提供的技术与非技术方面的服务不满意或自身需求未能得到满足,医务人员在提供医疗服务中出现技术方面或非技术方面(如个人修养、职业道德原则等)的失误,医患双方在遵守相关法律、法规或制度时发生问题,都可能引起医患冲突。

(一) 医患冲突与医疗纠纷的界定

医疗纠纷是医患冲突的典型表现,但并非所有的医患冲突都会演变为医疗纠纷。医疗纠纷实际上是当医患双方发生矛盾和冲突后,需要依据有关法律、法规和制度进行处理和调解的一种矛盾状态。医患冲突广泛存在于医患交往中,患者及其家属的要求与医疗程序、医院有关规章制度的矛盾,医院和医务人员在诊疗上的要求与患者的生活习惯、心理状态的矛盾,医务人员的服务态度、医疗事故和医疗意外等,都会引起医患冲突。但并非上述原因都必然引起医疗纠纷。因为相当一部分医患冲突并不对医患某一方造成严重不良后果,并在双方的退让中被化解。有的则因未被某一方或双方明确认知,或因某种顾虑(主要指患者一方担心影响治疗关系对自己造成不利)而未能显现。

(二) 医患冲突产生的原因

1. 服务态度　大量调查表明,医疗服务态度是导致医患冲突的主要原因。在一些医疗服务中,施恩心理、权威心理仍然存在,加之传统生物医学模式造成的医患间情感淡漠趋势、人病分离趋势、医患关系物化趋势等影响,医疗服务态度问题成为造成医患冲突的主要原因。

2. 医疗事故与医疗过失　医疗事故是影响医患关系的重要因素。医疗事故发生后,造成患者人身损害,在绝大多数情况下,都会严重影响医患关系,导致医患冲突发生。而有些医疗过失行为,由于未造成人身损害,因而不被视为医疗事故,但也会影响医患关系。只不过,这种医患冲突易于调解,很少发生医疗纠纷。

3. 患者需求是否得到满足　医患冲突的发生还与患者需求是否得到满足有关。满足患者需求方面,一般存在以下几种情况:①要求合理,可以满足。在不干扰医院正常工作秩序也不损害医患双方利益的前提下,患者根据自己的体会和有效用药经验,提出的诸如更改方案、更换、增减药物品种、数量等要求。②要求合理,无法满足。如患者提出某种诊疗要求(使用某种新药或某种诊疗设备),由于主、客观条件的限制,医务人员无力满足这类要求。③要求可满足也可不满足。患者提出的要求并非必要,但满足其要求也无害。如患者提出更换疗效完全一样的不同剂型或商品名的药物等。④要求既不合理也无法满足。患者提出的要求缺乏合理性,甚至会对自身、他人的利益造成损害,并超出了主、客观条件。原则上,医务

人员应尽可能满足患者的合理要求;因为主、客观条件限制无法满足的,应进行解释说明;对不合理的要求,也应说明其不合理性和不能满足的原因,切忌简单粗暴地予以拒绝。

4. 医疗体制与医院管理方面的因素　中国目前的医疗体制还存在一些待解决的问题,如医疗收费制度、社会保障体制、营利和非营利性医疗机构的管理模式和目标等,以及医疗机构经济管理模式的转变与人们医疗消费观念滞后的矛盾,均易造成社会对医疗卫生部门和医务人员的不满,从而引起医患冲突。

二、医疗事故与医疗纠纷

(一) 医疗事故的界定

医疗事故是指医疗机构及其医务人员在医疗活动中,违反医疗卫生管理法规、行政法规、部门规章和诊疗护理规范、常规,过失造成患者人身损害的事故。在此定义中,强调了四个构成要素:①医疗事故的主体是医疗机构及医务人员。医疗机构和医务人员都是国家有关法律、法规认可的资格机构和资格人员,医疗事故应是这些资格机构和资格人员在职业活动中的行为造成的结果。②导致医疗事故的行为是医疗机构及医务人员违反了医疗卫生管理法律、法规及有关规章制度。③过失行为结果造成了患者人身损害。④过失行为与后果之间存在因果关系。

毫无疑问,医疗事故必然属于医疗过失(如果不是过失,而是主观故意造成的人身损害当属民法,甚至刑法追究的行为)。但并非所有医疗过失行为都属于医疗事故,有些行为虽然确实存在"过失",但未必造成人身损害。

(二) 医疗事故与医疗纠纷的处理

由医疗事故引发的医疗纠纷,应该依据相关的法律、法规和制度进行处理。在这类纠纷中,医疗事故是引发医疗纠纷的直接原因,对此,医疗机构和相关责任人员必须承担相应责任。值得注意的是,目前明确规定了医疗事故的处理可以由双方当事人自行解决。这一规定在执行过程中,必须防止出现患方借此索要高额补偿,医方为逃避法律追究和避免声誉受损而以经济手段去解决纠纷;同时,也要坚决杜绝暗箱操作、掩盖事实真相、损害患者利益的行为发生。

医疗纠纷和医疗事故的处理必须遵循公平、公正、公开的原则,同时还应坚持实事求是的科学态度。公平是指医患双方在处理医疗事故过程中,应处于平等的地位。任何一方都只能在自身应该享有的法律权利范围内提出要求和享受权利,同时也必须履行自身的义务。公正是指在处理医疗事故时,相关机构和相关人员(专家)必须站在公正的立场,不受任何利益关系的影响而公正地选择、使用法律赋予的权力,包括事故鉴定、取证、适用法律是否公正等。公开,是公平、公正的前提和保障,没有公开就谈不上公平和公正。包括法律法规和医疗卫生机构各种内部制度和规定的公开,而且,内部制度和规定必须符合和服从于国家法律法规;还包括事故处理程序、内容的公开。只有公开才能接受公众和社会的监督,也才能真正做到公平和公正。

▶▶▶ 第四节　临床交流与沟通 ◀◀◀

在中国,患者自主性的淡化和重启,经过了一段复杂的过程。如何使患者对自己的病情和治疗方式有选择的自主空间,取决于医师对患者的尊重、耐心与对医学事业的无限忠诚。使患者明了自己病情及接受治疗的理由虽然很难,但如果以尊重和爱作为行动的基础,就能够摆脱医院医学和实验室医学的困境,医师可以将自己专注于数据、检查报告和理论推断的习惯,回到患者的身体感受和对自我症状的描述上,以此实现一种"完整人"的医学。

回到临床的具体实践中,首先,临诊医师就要"让患者把话讲完",这是最基本的对"完整人"的尊重与职业俗约,但又常常是最难以做好的事:"当患者去看医师(或者别的治疗者)的时候,临床交流的渠道是处于同一文化圈的医患双方对共享的病痛含义的常识性解释。因为在一开始,医患之间的谈话就是一种病痛的语言。"

一项研究调查了一所大学附属医院护理内科诊所的医患交流情况,调查显示医师往往没有耐心倾听患者关注的全部。贝克曼和弗兰克尔对74段门诊电话记录进行分析,只有23%的医师给了患者较为完整的叙述的机会,而大多数患者的叙述不超过1分钟;医师多半在患者描述自己病情的18秒钟时就会打断交流,25例中,仅有一例没有被中断。很多医师认为,该关心的只是医学问题,而不是社会心理的"题外话";他们普遍不关心那些表面与病情无关的文化、纠纷、经济负担、情感挫伤、生活变故、信仰和爱恨情仇这些与病痛相关联的因子,因为他们觉得这不过是浪费时间。当然,他们也许有正当的理由为他们打断患者的叙事的行为辩护,比如他们一个上午要面对很多的患者,或者患者无休止的"唠叨"对治疗和诊断基本无益等。他们认为自己的角色只是医师,没有能力解决患者的社会问题,也没有条件去帮助患者处理感情上的纠纷。在美国,患者讲话的时间不到与医师谈话时间的40%,医患交流的模式总是以医师为主导,临床中很少认同"偏好患者发起问题"。

医学、医院、医师,医治是患者的希望,正如诺里斯的论述:医院已经从除非病入膏肓,否则没人要去的失望之屋,变成了在危险时刻人们殊途同归的希望之屋——无论这种危机来自肉体、心灵,还是社会。

一、医患沟通方法、策略与模式

医患沟通是医务人员与患者及其家属围绕诊疗活动展开的情感、信息的交流与互动,贯穿于医疗活动的始终。了解并选择有效的医患沟通方法,掌握医患沟通策略,理解医患沟通模式,对更好地开展诊疗服务,提高患者满意度,构建良好医患关系具有重要的现实意义。

（一）医患沟通方法

1. **语言沟通**　是指通过词语符号进行的沟通,是医患沟通的基本途径,包括口头沟通和书面沟通。语言沟通的特点在于直接、迅速、信息传递量大。真实准确地传递信息,运用患者能够理解的日常用语正确通俗地说明信息是医师与患者进行语言沟通的最基本要求。因此,要求医师在与患者交流时应首先做到口齿清晰、语义明确、表达流畅;同时还要注意尽量避免或少用专业术语,如在向患者询问症状时,用"心里不舒服、心慌"代替"心悸";此外,医师还要善用礼貌用语和支持性语言,以体现对患者的尊重与关心,创建信任和理解的沟通氛围。在制定知情同意书和医院宣传海报等书面沟通时,要做到用语准确、传递信息真实全面、言简意赅。

2. **非语言沟通**　分为非符号交流与非言语交流两类。非符号交流是由视觉、触觉、除语言外的听觉与体势语等构成。医务人员的语言音量、音质、速率,特别是医务人员的表情、身体的方位、姿势、手势、着装等,都会对患者传递信息。

（二）医患沟通策略

1. **倾听与提问**　以获取诊疗信息为基础的医患沟通,始于以采集病史、了解病情进展和治疗效果反馈为核心的倾听与提问。倾听指以理解为目的,全神贯注地接收和感受对方在交谈时发出的全部语言与非语言信息。面对患者的主诉,医师要做到用心倾听、全面倾听、耐心倾听和有效反馈,即医师要聚精会神、专心地倾听患者的谈话;既要听到话内之音,又要听出言外之意;不随意打断患者的谈话,通过恰当的点头、记录等鼓励患者充分表达自己的身心感受和全部需求;同时还要通过重述、概述、澄清等及时作出反馈,达到对患者传递信息的准确掌握和全面理解。

提问是医患沟通中采集信息和核实信息的重要手段,是医师引导患者围绕主题展开交谈的重要沟通策略。面对表达能力、参与程度各异的患者,医师应根据需要采用不同的提问技巧,如要有效地限定获取信息的范围,获得确定的信息,可采用封闭式提问:"你家人有患糖尿病的吗?""你用青霉素过敏吗?"针对这些问题,患者回答的选择性很小;如问题的范围较广,需要获得较多的信息,可采用开放式提问:"你哪儿不舒服?""你的胃疼是怎样的疼法?"这样的提问有助于鼓励患者表达自己的感受、态度和想法,以便获得更真实、全面的信息。

2. **告知与解释**　医患沟通的最终目的是实现医患双方对医疗信息的全面理解,并就医疗决策达成共识,在这一过程中科学、合理、准确地告知与解释是医师需要掌握的重要沟通策略。医师要根据每个患者的具体情况,慎重地选择告知对象。根据保密原则,一般情况下医师应将疾病的诊断和治疗情况如实地告知患者本人,但在患者不具备完全民事行为能力、告知会加重病情发展、增加患者心理负担等情况下,可结合保护性医疗酌情告知患者家属。在告知内容上要尽量做到全面准确。有研究显示,医师通常十分关注治疗,而疏于对病因和预后等信息的主动告知。此外,告知的时机也影响医患沟通的效果,对晚期癌症或其他终末期患者,如患者未了解所患疾病的诊断及治疗的可能后果,医师应与患者家属配合,在充分评估患者状况和心理承受能力的情况下,选择适当的时机告知患者本人,以便提供临终支持。

由于患者文化水平、理解能力各异,加之医学知识的高度专业性,医师能否耐心、充分解释医疗信息和患者的疑问就成为医患沟通成功与否的关键。在解释过程中,医师要使用患者能够理解的日常用语,及时询问患者是否还有不明之处,通过重述、复述或转述等多种方式,适当时还可以配合画图演示、比喻说明等方法,使患者真正理解所要传达的确切信息。

3. 理解与安慰　理解是医患沟通的桥梁,医患之间只有在沟通中设身处地站在对方的立场上体验和思考问题,才能达到情感上的交流、信息的传递和思想上的理解目的,最终实现诊疗行动上的一致。因此,医师要有意识地培养自己的理解能力,一方面善于倾听和观察患者的语言和行为,在沟通时注意对方的感受和态度,根据信息的被接受程度及时调整表达内容与方式;另一方面,还要从患者的立场出发,用心体会患者的处境和所经历的疾苦。此外,真正的理解还要求医师能够宽容患者,接纳患者。如长期被疾病困扰的患者会烦躁、愤怒、易激惹,医师如果能理解患者的这些负性情绪是由疾病导致的,就能够宽容对待。

美国医师特鲁多的墓志铭:"To Cure Sometimes, To Relieve Often, To Comfort Always."(有时治愈,常常帮助,总是安慰)道出了医学的真谛。医患沟通中及时、有效、充满人性的安慰是医师给予患者最大的关爱。成功的安慰,需要医师暂时放下自己,真正走入患者的内心世界,用心体会患者的遭遇和苦恼,但不妄加评断,通过真心的聆听和体认,让患者感受到被理解并得到情感上的支持。

4. 鼓励与共情　适时的鼓励是医患沟通的强心剂。医师在与患者的交流互动中,要适时表现出对患者的认可和关爱,通过表扬、激励性的话语,让患者树立自信心,以积极的态度配合诊疗。

共情又称"同理心",既可视作一种人格特质,又是一种人际交往能力。医患沟通中的共情策略对于医师而言,是指能够站在患者的角度理解和体谅患者,同情和关怀患者的身心疾苦。有效的共情,要求医师在诊疗过程中要对患者的言语和行为保持较高的敏感度,接纳患者的负性情绪,顺势作出呼应。

(三) 医患沟通模式

1. 疾病中心模式　这是一种传统的医患沟通模式,在这一模式中,医患沟通的核心任务是医师运用自身所学专业知识和技能帮助患者判断所患疾病和疾病的发展阶段,并本着为患者利益服务的宗旨,为患者作出诊疗决定。这种模式假设医师基于医疗事实作出的决定是最有利于患者的,医师就是患者健康的忠实卫士。但由于此种模式医患沟通更多集中在患者所患的疾病而非患者本人,因此,患者的心理和情感体验往往被忽略,使整个沟通过程缺少了人性的温度,同时也缺乏对蕴含主观价值选择在内的患者自主性的尊重。

2. 信息模式　在这种模式中,医患沟通的根本目的是传递信息。即医师在患者主诉病史、描述症状等信息的基础上,为患者提供与疾病诊疗有关的全部信息,包括疾病状况、可能的诊断和治疗方法、不同诊疗方法的利弊、具体的花费及预后情况等。随后患者再对这些信息进行理解消化、作出选择,最后由医师负责实施。这种模式中,医师的角色是技术专家,其重要职责是始终为患者提供专业、真实、准确的信息。由于医患沟通中患者对医疗信息的理解能力不同,此种模式完全依赖患者决策,则弱化了医师的专业判断,不利于实现患者利益的最大化。

3. 解释模式　在这种模式中,医患沟通不仅要传递疾病状况和医疗干预措施的受益与风险等信息,还需要医师主动引导患者清楚地认识并说明其价值选择,协助患者作出最符合其自身利益的医疗决策。这种模式中,医师的角色如咨询师,其职责是为患者说明和解释疾病和诊疗相关信息的同时,提出自己的专业性建议。但由于此种模式医患沟通中医疗决定权最终还是由患者掌握,不利于医师参与对患者医疗问题干预的积极性。

4. 合作模式　这一模式的特点是医患情感、信息的双向交流与互动。面对疾病,医师和患者共同参与决策过程的各个阶段。此种模式医患沟通的目标是在共享和理解诊疗信息的基础上,以患者利益最大化为依据,共同合作,就医疗决策达成一致意见。强调医患双方的全程互动与双向的信息交流,无论是医师还是患者都要在医疗决策中进行全面的思考,充分地表达自身的意见,达成共识。

三、临床交流伦理

临床实践中医患交流极大影响着患者的陈述和医师采集病史资料的准确性,进而影响诊断的正确性和治疗效果。有效的临床交流不仅取决于医师的临床经验,还需要医师具备一定的人文理念与修养,遵循必要的伦理原则。

(一) 以患者为中心

以医患互动为主要内容的临床交流是诊疗实践和医疗质量的重要保障,临床交流的目的和性质决定了必须以维护患者利益为出发点和终结点。因此,围绕患者生命和健康展开的临床交流,要遵循以患者为中心的原则。医师要认真听取患者的观点并尊重患者选择,同时确保患者接收到及时、完整和准确的信息,为患者有效参与医疗决策提供技术和环境的支持。此外,医师还要时时关注患者的正当心理和社会需求,为患者提供最优化的服务和人性的关怀与照料。

(二) 尊重

尊重是医患沟通的前提,良好的临床交流建立在医患双方相互尊重的基础上。具体而言,尊重原则要求医师要发自内心地尊敬和重视患者,对身份和社会地位不同的患者都秉持一种恭敬的态度,在沟通中注意使用礼貌用语,不伤害患者的人格尊严;注重患者的感受,及时回应其需求;以一颗宽容的心对待文化层次、品德修养各异的患者,同情理解他们的疾苦;同时还要尊重患者的各项正当权利。

(三) 诚信

信任为医患关系的核心和医患沟通的基本要素,临床交流要遵循诚信原则,即医师在与患者的交流中做到诚实守信。一方面,医师要将疾病和诊疗的完整信息真实准确地告知患者,并在取得患者同意的情况下实施医疗干预。另一方面,医师在与患者沟通时热忱地表达自己对患者的关心,努力为患者寻求最佳的诊疗方案和处理方法,全面考量医疗决策的风险和利弊,信守诺言,不随意夸大病情和诊疗效果,在沟通时向患者充分说明医学的有限性,不过分承诺,及时纠错。

(四) 平等

平等是医患沟通的起点,医患双方人格、地位和权利的平等是临床交流的开端。平等原则要求医师以平等的态度对待患者,不能因为自身专业知识的优势,对患者居高临下,无视患者的自主权。医师还要平等对待所有的患者,不因患者的种族、相貌、性别和社会经济地位等区别对待。

(五) 保守秘密

临床交流中应严格遵守保密原则,这是健康医患关系确立的条件之一。

(六) 共同参与

良好的临床交流要有医患的共同参与和彼此配合。共同参与原则要求掌握医疗信息优势的医师在沟通中积极引导患者参与到诊疗决策中,使其尽可能提供包括情感、心理和社会因素在内的详尽信息,鼓励患者提问、表达自身需求;同时要尊重患者的合理建议。

四、临床交流与医疗安全

(一) 临床科室间交流与医疗质量

现代医学诊疗技术日趋复杂、服务内容多元,对医务人员的团队合作提出了更高的要求。大量的临床实践证明,高质量的医疗很大程度上取决于医师能否对患者进行全面的了解,实施局部与整体有机结合的治疗。而和谐有效的医际沟通与不同科室间的交流对推进准确诊断、减少漏诊误诊、及时诊治、制定合理的医疗决策、降低平均住院日、提高治疗效果等具有十分重要的作用。各科室、各专业人员及时沟通信息、讨论案例，对诊疗意见不一致的具体病例共同研讨，力求尽快统一，达成共认意识，以患者利益为中心，可保证医疗质量和效率。

（二）临床交流与医疗纠纷

临床交流不仅与医疗质量密切相关，还对医患关系具有重要影响。目前中国有近2/3的医疗纠纷直接源于医患沟通不畅。而医疗纠纷中主要的沟通障碍表现为：患者对医疗方案未知情或未同意；医师对诊疗信息解释不周；患者抱怨医师的服务态度不好、责任心不强，认为医师为了高收费重复做不必要的检查；医师抱怨患者素质不高，对医师抱有预设性不信任等。

在加强临床交流和掌握基本医患沟通技能的同时，医师还要了解医患冲突和医疗纠纷中患者的心理特点，学习化解的方法。如在临床工作中，遇到对医疗服务表现出不满和抱怨的患者，首先要保持冷静，稳定患者的情绪；其次，要诚恳地对患者提出问题表示感谢，同时分析问题的严重程度；最后，要在充分了解患者期望的基础上及时回应并作出合理的解释。实践证明，如果患者的抱怨在初期不能被有效鉴别或控制，很容易诱发患者的愤怒乃至过激行为。面对愤怒的患者，医师一定要有效倾听患者，让患者发泄情绪；此外，还要及时对患者的述说作出应答，弄清问题之所在。总之，医师只有做到真正从患者利益出发，处处表现出对患者的理解和共情，才是避免和处理医疗纠纷的最有效途径。

（三）医疗安全告知责任与方法

以医疗质量为核心内容的医疗安全，主要指医师在实施医疗保健过程中，通过积极的手段和方式防止对患者产生心理、机体结构或功能的不良后果。保障医疗安全的重要举措是正确认识和有效防控医疗风险，包括由医务人员言行不当给患者造成的医源性伤害，医疗技术和设备器械自身局限引发的并发症或医疗意外，药物使用中的副作用或不良反应等。

无论从医学职业道德的基本要求，还是从维护医患关系、增进信任的需要出发，都要求医师在临床交流中注重对患者的医疗风险告知。一方面，要充分认识医学的局限性，科学、全面地评估医疗风险，使患者对诊疗的期望值控制在合理的水平。另一方面，在告知医疗风险时，要实事求是，力求严谨，切忌夸大或低估疗效、并发症及可能存在的意外伤害。

当出现医疗差错或发生医疗事故时，医师有义务仔细查找差错发生的原因，并在明确界定自身责任的基础上，主动向患者披露差错。对患者身心造成严重损害的事件，患者可能一时难以接受或表现出过激行为，可由经治医师的上级领导或院方代表出面沟通。在与患者的交流中，态度首先要诚恳，自身存在过错的，要主动道歉并提出赔偿方案；对手术并发症、药物不良反应等医疗意外情况，要在表达遗憾之情的同时详细向患者说明解释，以取得其理解。

（四）做有就医德性的患者

对于患者来说，做一名模范的、好的患者，是与医师合作完成诊疗、早日康复的前提。患者要对自己的身体负责，但不应无限地扩大权利，或提出过度的、不可实现的、无端的要求。就医同样应构建完整的伦理体系，不能任由病痛、震惊、焦虑、恐惧和痛苦驱使而采用激烈的行为，甚至将医院与医务人员作为宣泄的对象；患者应始终节制自己因创伤和病痛带来的愤懑，更应该加深对医师的信任；要体谅医务人员具有风险并繁重的医务工作，要尊重医务人员的劳动与人格尊严，并认知与理解医学技术及医疗条件的有限性；患者要与医师一同化解因自己的不幸造成的精神折磨，接受好的治疗，接受温情的安慰，接受和适应医疗程序，严格遵守医疗机构的秩序及管理制度。

（陈康　杨阳　马晶　孙慕义）

数字课程学习

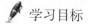 学习目标　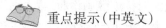 重点提示（中英文）　 教学PPT　 拓展阅读　 自测题

第七章

临 床 伦 理

【关键词】 临床伦理　首诊负责制　临床急救　慢性病管理　生命维持技术　新概念医学伦理

临床与医务实践既是医学伦理学理论、原则在医学中的实际应用,也是医学伦理和医疗技术和谐统一的逻辑起点。因此,研究掌握医学伦理学原则在临床与医务实践中的应用,明确有关临床诊疗道德要求,了解有关新概念医学的伦理问题,对于更好地协调医患关系、提高诊疗效果等具有重要的现实意义。

▶▶▶ 第一节　临床伦理概述 ◀◀◀

一、临床医学与临床伦理

(一) 临床医学的含义与地位

临床诊疗是临床医学的主要内容和表现形式。从医学学科的角度上讲,临床是相对基础而言。临床即"亲临病床"之意。在医院内部的分工中,有临床、医技、行政、后勤等之分,临床科室是医院的主体,它直接担负着对患者的收治、诊断、治疗等任务。临床人员包括直接参与治疗、护理患者的医师、护士。可见,临床医学的界定是非常明确的,即研究疾病的病因、诊断、治疗和预后,提高临床治疗水平,促进人体健康的科学。

医学与每个人的健康息息相关,关系千家万户的幸福,影响着国家各项事业的发展,而临床医学在其中起着举足轻重的作用。

(二) 临床伦理的概念

临床伦理是医务人员在诊疗过程中处理各种关系的行为准则,是医学伦理学原则、规范在临床医疗实践中的具体运用,同时,也是衡量医务人员道德水平高低的重要尺度。其实质就是要求医务人员在临床工作中,一切从患者的利益出发,以高超技术和高尚道德来维护患者的利益。在每一项具体的临床诊疗工作中都有其特殊的伦理要求。临床伦理包括疾病诊断伦理、疾病治疗伦理,而疾病诊断伦理又包括询问病史伦理、体格检查伦理、辅助检查伦理等;疾病治疗伦理又包括药物治疗伦理、手术治疗伦理、康复治疗伦理、心理治疗伦理等。医务人员要依照这些原则和要求,规范自己的诊疗行为,尽可能消除诊疗过程所带来的不良影响,以利于患者的健康。

临床医师的具体任务是诊断疾病,提出并实施治疗方案,指明预后,并亲临病患身边,实行并完成治疗。临床医学的总任务和临床医师的具体任务是一致的。医务人员选择和实施治疗方案,是为了帮助患者恢复健康。但是,诊疗手段在带给患者治疗的正效应的同时可能还会带来一些负面影响,因而会出现与诊治目的相背离的情况。例如,药物治疗中患者会产生耐药性、成瘾性和药源性疾病等问题,手术治疗本身就具有一定的伤害性。正因为临床诊疗手段的两重性,在临床工作中必须遵循一定的伦理原则,充分考虑患者的切身利益,合理选择诊疗手段,尽可能地避免治疗手段使用不当给患者和社会带来的不良影响,以利于患者健康的恢复。因此,在临床实践中,医务人员的医德境界直接关系能否正确诊断和恰当及时的治疗,其医疗行为的道德性对于医学事业、患者、社会和医务人员自身都具有极其重要的意义。

二、临床伦理在临床实践中的应用

医疗技术与医学伦理密切相关,任何医学判断都是由医疗技术判断和医学伦理判断构成的。临床伦理在临床实践中的应用,促使医疗技术判断和医学伦理判断和谐统一。在临床诊疗实践中应遵循医学伦理学原则,特别是最优化原则和知情同意原则(见前面章节)。

▶▶▶ 第二节 临床实践的一般诊疗伦理 ◀◀◀

一、临床诊疗伦理的基本要求

(一)医学模式及其伦理要求

临床诊疗包括医务人员对患者的疾病诊断和疾病治疗两个环节,两者是一个连续而统一的过程。疾病诊断是医务人员经过询问病史和各种检查对患者所患疾病的认识和判断。疾病治疗是在疾病诊断基础上采取减轻患者痛苦和促进患者康复的措施。

无论是疾病诊断还是疾病治疗,都需要符合 20 世纪 70 年代美国医学家恩格尔教授提出的生物 – 心理 – 社会医学模式要求,其主要思想是把人理解为生物的、心理的、社会的三种属性的统一体。它主张在已有生物医学的基础上,加强心理和社会因素的研究和调控,在更高层次上实现了对人的尊重,不但重视人的生物生存状态,而且更加重视人的社会生存状态。医务人员不仅要关心患者的躯体,还要关心患者的心理;不仅要关心患者个体,还要关心患者的家属、关心患者的后代、关心社会。医学不只是对疾病的诊疗,更是对患者的关怀和照料。

若医务人员在临床诊治过程中只看到患者的"病",未看到患者的"人",只看到患者,未看到患者的家属及社会群体,都将导致医学人文缺失的状况。随着医学模式的转变,医学人文社会科学的教育已成为医学教育的重要内容。

(二)首诊负责制及其伦理要求

首诊负责制是指第一位接诊医师(首诊医师)与所在首诊科室对所接诊患者,特别是对危、急、重症患者的检查、诊断、治疗、会诊、转诊、转科、转院、病情告知等医疗工作负责到底的制度。在推行首诊负责制时,首诊科室和首诊医师需要遵循以下伦理要求。

1. **明确首诊责任,区别对待首诊患者,确保其第一时间获得有效诊治** 对首诊诊断已明确的患者,应及时治疗,按要求进行病史采集、体格检查、必要的辅助检查及病历记录等;对需留观的患者,应将病历记录清楚后收入观察室,由观察室医务人员继续治疗。对需住院治疗的患者,应在完成门诊病历记录后开具住院证,收入院治疗。病房不得拒绝收治,特别是危、急、重症患者。若收治有困难,应向医务科或医院总值班报告协调处理。

患者在门、急诊治疗过程中病情突然变化,首诊医师要到场处理。若涉及其他科室的疾病,应在进行必要的紧急处理后,请有关科室会诊或转诊。

2. **做好联系会诊工作,不得以任何理由相互推诿和拖延抢救** 对复杂病例、诊断未明的患者、复合伤或涉及多学科的危、急、重症患者,首诊科室和首诊医师应在写好病历、做好检查、承担主要诊治和抢救责任的基础上,负责邀请有关科室会诊、协同抢救。诊断明确后及时转有关科室继续治疗。对诊断不明确的患者,应收住至主要临床表现的相关科室。

已收住入院的患者,经检查不属本专业病种,或主要疾病不属本专业,需要转科时,经管医师应写好病历,经有关科室会诊同意后方可转科。在接诊医师到来后,首诊医师向其介绍病情及抢救措施后方可离开。如提前离开,发生问题由首诊医师负责。被邀请的医师应立即赶到现场,明确为本科室的疾病后应接过患者,按首诊医师的责任进行抢救。

对群发病例或者成批伤患,首诊医师实行必要的抢救后,应及时通知医务科或总值班分流患者、组织各相关科室医师、护士等共同参与抢救。

3. 对因医院条件限制确需转院的患者,应按转院制度执行转诊程序,做好转诊工作 对危重、体弱、残疾的患者,若需进一步检查或转科或入院治疗,首诊科室和首诊医师应与有关科室联系,并亲自或安排其他医务人员做好患者的护送及交接手续。若患者确需转院,且病情允许搬动,由首诊科室和首诊医师向医务科汇报,落实好接收医院后方可转院。患者生命体征不平稳,或在转院途中可能出现生命危险时,不得转院,如家属强行要求转院必须履行签字手续。

各科首诊医师均应将患者的生命安全放在第一位,严禁在患者及家属面前争执、推诿。如不同科室的医师会诊意见不一致时,应分别请本科室上级医师直至主任会诊。如意见仍不一致时,由急诊科主任裁决该患者应由哪个科室负责。急诊科主任不在或裁决有困难时,正常工作时间由医务科裁决,夜间或节假日由总值班裁决,仍有困难时及时请示分管院长。在尚未作出裁决前,由首诊科室负责诊治,不得推诿。因不执行首诊负责制而造成医疗差错、医疗争议、医疗事故,按医院有关规定追究当事人责任。

二、疾病诊断伦理

(一) 询问病史的伦理要求

询问病史是医务人员通过与患者、患者家属或其他相关人员进行交谈,了解疾病的发生和发展进程、已进行的治疗情况、患者既往的健康状况等信息的过程。科学地询问、系统全面地采集真实的病史资料,是医务人员提出正确临床诊断的最重要依据和前提保证。

在询问病史时,医务人员应遵循以下伦理要求。

1. 举止端庄,态度和蔼 医务人员步入病房,问候患者,自我介绍。为消除患者紧张、拘束心理,医务人员态度要和蔼、诚恳、耐心。病史陈述人若不是患者本人,应询问其与患者的关系。

2. 全神贯注,耐心倾听 患者陈述病史时,医务人员要专心倾听,不随意打断。

3. 语言得当,正确引导 记录主诉尽可能用患者自己描述的症状,而不是医务人员对患者症状诉说后加工的诊断术语。

(二) 体格检查的伦理要求

体格检查是医务人员运用自己的感官或借助简单的诊断工具对患者身体状况进行检查的方法。体格检查可以证实询问病史所获得的资料,并能发现尚未表现出明显症状的体征。

在体格检查时,医务人员应遵循以下伦理要求。

1. 全面系统,认真细致 体格检查应依照一定的顺序进行系统的检查,做到一丝不苟,不遗漏任何部位和疑点,对于重点部位、可疑体征,要反复检查或请上级医务人员核查。对于急、危、重症患者和昏迷患者,为不延误抢救时机,可以简明扼要重点检查,待病情稳定好转再及时进行补充性检查。

2. 关心体贴,减少痛苦 要根据患者病情,关注患者感受,为患者选择舒适的检查体位,尽量不频繁改换体位;根据病情依次暴露和检查相关部位;对较痛苦的患者要边检查边安慰,检查手法轻柔,触摸敏捷、准确。敏感部位要用语言转移患者注意力,不能长时间检查一个部位。

3. 尊重人格,心正无私 需要暴露或检查隐私部位时,需事先征得患者同意;在检查异性、畸形患者时,态度要庄重、认真。男医师给女患者进行检查,要有女护士或第三者在场。不强行检查或勉强检查不合作或拒绝检查的患者,待对其做好思想工作后再行检查。

(三) 辅助检查的伦理要求

辅助检查是借助于化学试剂、仪器设备及生物技术等对疾病进行检查和辅助诊断的方法,包括实验室检查和特殊高新技术检查。辅助检查使医务人员能够在更大范围内和更深层次上获得有效的病情资料。

1. 实验室检查的伦理要求　实验室检查是指通过在实验室进行的物理或化学检查来确定送检物的内容、性质、浓度、数量等。

在实验室检查时,医务人员应遵循以下伦理要求。

(1) 综合分析,目的合理。要根据患者的诊疗需要和耐受性等情况,综合分析后确定辅助检查项目,防止因片面追求经济利益而进行盲目检查、过度检查。一般说来,辅助检查应遵循以下程序性原则:简单的检查先于复杂的检查;无损伤的检查先于有损伤的检查;便宜的检查先于昂贵的检查。对于危险性较大、损伤性较大、痛苦较大的检查,要持慎重态度,需事先征得患者知情同意。

(2) 加强沟通,知情同意。在确定辅助检查项目后,医务人员必须向患者讲清楚检查的目的、意义、必要性及伤害风险,让其理解并取得患者自主选择同意。特别是比较复杂、费用昂贵或危险较大的检查,应注意得到患者的理解与同意。有些患者对腰椎穿刺术、骨髓穿刺术、内镜等检查会因惧怕痛苦而拒绝,只要检查是必要的,医务人员应尽职尽责地向患者解释和规劝,以便让其尽早诊断、治疗。

(3) 实事求是,尊重科学。辅助检查能够使临床资料更全面、客观、准确,特别是在疾病早期没有明显症状和体征时,辅助检查可及早诊断,提高医务人员认识疾病的能力和临床诊断的水平。医务人员应以客观所见为依据,正确认识辅助检查结果在诊断中的意义,充分考虑技术本身的局限性,结合临床资料,实事求是地进行分析、判断,作出全面准确的诊断。

2. 特殊高新技术检查的伦理要求　特殊高新技术检查是综合利用生物学、物理学、化学等现代科学技术的最新成果,在人体器官、组织细胞、分子或基因水平对疾病的病因、机制、形态和功能的变化进行系统研究,采用高精密的仪器、设备进行检测,从而达到对某种疾病进行有效诊断的新方法。特殊高新技术检查的应用大大提高了临床诊断的精准性,但也不可避免地带来高风险和高费用。

在进行特殊高新技术检查时,医务人员应遵循以下伦理要求。

(1) 要更加注重选择检查的合理性。特殊高新技术检查是一种高效、高费用、高风险的稀有资源,只有在无法替代、必须的情况下才选择使用,同时要尽量做到公平、公正地分配这些稀有资源。

(2) 要更加注重医患沟通。特殊高新技术检查应用常常会使医务人员加重对仪器的依赖,加速医患关系物化趋势。因此,要更加注重医患沟通,做好知情同意,向患者讲明检查的目的、意义、必要性及其伤害与风险等。

(3) 要更加注重维护患者利益。医务人员必须具备相应的资格证书,严格执行高新技术临床应用的管理规定,做好风险预案,加强安全防护。

三、疾病治疗伦理

疾病治疗主要有药物治疗、手术治疗、康复治疗、心理治疗等。在正确临床诊断的基础上,医务人员应根据不同疾病与不同病情,按最优化原则选用一种或多种治疗手段,制订最佳治疗方案。

(一)药物治疗与药剂科工作伦理

1. 药物治疗的伦理要求　药物治疗是临床最常见的治疗手段,它不仅能控制疾病的发生发展,还能调整、提高人类的抗病能力。但是,药物治疗具有两重性,既有治疗疾病的一面,也可能给患者带来毒副作用和不良反应,用药不当还有可能导致药源性疾病的发生。

在药物治疗时,医务人员应遵循以下伦理要求。

(1) 对症下药,剂量安全。医务人员要本着对患者和人类健康负责的态度,遵循安全有效、合理配伍、近远期疗效兼顾、廉价节约等原则,综合考虑药物的性能、适应证、不良反应,做到有的放矢、标本兼治、对症下药。还要根据患者的个体差异、疾病的种类与病程,兼顾患者的长远健康利益,有针对性地使用药物。

(2) 合理配伍,细致观察。在联合用药时,合理配伍可以提高药物抵御疾病的能力,也可以减少不良反应,延缓药物耐受性。配伍不当、滥用药物往往直接间接地影响药物稳定性,给患者带来危害。因此,医务人员要掌握配伍禁忌,根据患者病情合理选择联合用药。同时,细致观察,了解药物的疗效和副作用,并随着病情的变化调整药物的种类和剂量,以取得较好的治疗效果,预防药源性疾病的发生。

(3) 节约费用,公正分配。医务人员要有全局观念,在确保疗效的前提下尽量节约患者的费用,绝不可利用手中的处方权谋取私利,做到不开人情方、大处方,不开与治疗无关的药物,避免造成药品资源的浪费。同时,进口药、贵重药数量少,使用时要根据患者病情的轻重缓急等进行全面考虑,做到公正分配。

2. 药剂科工作的伦理要求　药剂科是医疗工作的重要组成部分,事关患者的治疗与康复。它根据医院医疗、科研和教学的需要及基本用药目录要求,负责医院药品与试剂的管理、采购、调剂、制剂、监督和检查等任务,同时开展临床药学、临床药理工作,配合临床做好新药临床试验、药品疗效评价、药物情报、信息咨询等药品管理工作。

药剂科工作人员应遵循以下伦理要求。

(1) 审方认真,调配迅速,坚持查对。药剂科工作人员接到处方应认真审查,发现短缺药品或有误时,应耐心解释说明,让患者找医师更改,不可当面责怪医师,不可擅自更改处方内容。同时要思想集中,对正确的处方迅速调配,配好的药物要经过查对再发给患者。

(2) 操作正规,称量准确,质量达标。药剂科工作人员要操作正确,称量准确,质量达标,保证药物治疗的有效性和安全性。自配药剂要符合《中国药典》的要求。

(3) 忠于职守,严格管理,廉洁奉公。药剂科工作人员要坚决抵制假劣药进库,提高进库药品的保管质量,避免霉变、虫蛀、鼠咬,及时处理过期失效药品,不得违规使用麻醉药品、医用毒性药品、精神药品和放射性药品,以免流入社会造成不良后果。

(二) 手术治疗的伦理要求

与其他的治疗手段相比,手术治疗具有见效快、不易复发的优点,但对患者有损伤,存在一定的风险性,还对医务人员有较强的技术性与协作性要求。

在手术治疗时,医务人员应遵循以下伦理要求。

1. 手术前的伦理要求

(1) 严格掌握手术适应证,手术动机纯正。医务人员要根据最优化原则对手术治疗与非手术治疗、创伤代价与治疗效果等进行全面的权衡,并充分考虑患者对手术创伤的耐受力,确定手术是在当时医疗条件下最理想的治疗方法。

(2) 制订最佳手术方案,确保手术安全。要认真研究患者的病史与检查资料,必要时组织院内外会诊,制订最佳手术方案;对术中可能发生的各种情况或意外进行充分讨论,制订手术预案,做好相应准备。要帮助患者做好心理和身体上的术前准备。

(3) 遵循知情同意原则,签署知情同意书。一旦确定手术治疗,医务人员必须客观地向患者或家属介绍手术的必要性、手术方式、可能发生的不良情况或意外、术前注意事项等,让其充分理解和自主作出手术与否的决定,并履行知情同意书签字手续。

2. 手术中的伦理要求

(1) 关心体贴,服务周到。医务人员要关怀、体贴、安慰患者,消除其紧张、恐惧心理,帮助其稳定情绪。对于意识清醒的患者,应给予安慰并告知手术的进展情况,以利于患者以良好的心理情绪配合手术。

(2) 态度认真,作风严谨。医务人员要本着严肃认真、一丝不苟和对患者生命负责的态度施行手术,对手术的各个环节进行科学安排。手术操作要沉着果断、有条不紊、小心谨慎,一针一线、一刀一剪都要认真对待。术中遇到特殊情况要及时与家属沟通,使之知晓,避免可能的纠纷。

(3) 密切配合,团结协作。参与手术的所有医务人员都应把患者的生命和健康利益放在首位,不计较个人名利得失,把一切服从手术需要和保证手术顺利进行看作自己应尽的责任和义务,相互支持,密切配合,团结协作,共同完成好手术。

3. 手术后的伦理要求

(1) 密切观察,勤于护理。要加强对手术后患者的巡视和守候,密切观察患者术后的生命体征和病情变化,以便及早发现问题,及时处理。

(2) 减轻痛苦,加速康复。应及时处置患者因手术导致的疼痛和身体不适,同时加强心理治疗和护理,做耐心细致的疏导、解释工作,安慰患者,帮助其康复。

(三) 康复治疗的伦理要求

康复治疗是通过物理疗法、言语矫治、心理治疗等功能恢复训练的方法和康复工程等代偿或重建的技术,使有各种功能缺陷的患者和残疾人的身体功能得到最大限度的恢复,帮助他们提高生活质量、重返社会生活的治疗手段。

在康复治疗时,医务人员应遵循以下伦理要求。

1. 理解与尊重 不论何种原因导致的功能缺陷,都会给患者带来生理和心理上的双重创伤。医务人员要有耐心,充分理解与同情,给予关怀与帮助,尊重其权利与尊严,鼓励他们主动参与治疗,逐渐培养和增强重返社会的信心与毅力。

2. 关怀与帮助 医务人员要耐心地关怀与帮助患者,治疗前说明可供选择治疗方案的优缺点,根据患者具体情况指导他们选择合适的治疗方案,得到他们的充分理解和同意,使他们主动配合治疗,保证康复治疗训练的安全。

3. 联系与协作 残疾人的康复治疗,需要医务人员、工程技术人员、社会工作者、特种教育工作者等多学科、多领域人员的协作,医务人员要有宽广的学术眼界和崇高的思想境界,自觉学习多学科知识,扩大知识面,并加强与社会各方面的协作和联系,共同推动康复事业的发展。

(四) 心理治疗的伦理要求

心理治疗又称精神治疗,是用心理学的理论和技术治疗患者的情绪障碍与矫正行为的方法。心理治疗是心理性疾病的主要疗法,也是躯体疾病综合治疗的辅助治疗,有助于患者的整体康复。

在心理治疗时,医务人员应遵循以下伦理要求。

1. 要掌握和运用心理治疗的知识和技巧去开导患者 心理治疗有自身独特的知识体系和治疗技巧,医务人员要掌握这些知识和技巧,有针对性地进行治疗,以取得较好效果。

2. 要有同情、帮助患者的诚意 医务人员要有深厚的同情心,理解患者的痛苦,但不可将自身的情感、判断和利害掺入。要耐心听取患者倾诉,帮助患者找到症结,通过耐心解释、支持和鼓励,达到帮助患者治疗的目的。

(五) 营养治疗的伦理要求

营养治疗是根据营养学原理,通过控制膳食或营养供给,治疗或缓解疾病,增强其他治疗措施的临床效果,加速患者康复的方法。营养治疗是临床疾病治疗的一部分,有时直接影响疾病的治疗进程及疾病的发生、发展和转归,有时甚至可作为某些疾病的重要治疗手段。营养治疗一般在医院进行,由临床医护人员和营养科工作人员负责组织实施,也有部分是在医师指导和监测下由患者自行掌握。

营养治疗中要遵循以下伦理要求。

1. 以患者为中心,维护患者利益 在临床治疗过程中,医务人员不能一厢情愿地认为"营养"是为患者所爱,需根据客观的营养评价结果,选用合理的营养治疗方式,掌握适应证,注意禁忌证,防治并发症。采用膳食治疗,食谱制订要有季节性,还要照顾患者的特殊饮食习惯、民族风俗和宗教信仰等;对肠内外营养的必要性等要有充分的认识,非必要不能滥用,更不能因片面追求效益而滥用。

2. 尊重患者权利,做到知情同意 患者有权力决定是否接受营养支持、接受何种营养治疗及何时开始施行。在未对患者告知及解释的情况下,医师无权擅自对患者进行任何营养治疗。

3. 科学调制膳食,积极配合治疗 医务人员要掌握营养学、临床营养学等基础理论,熟悉运用营养风险筛查、营养评价、营养诊断和营养治疗的技能;定期营养查房,了解患者的病情、饮食习惯及对饮食的意见与要求,制订有针对性的膳食计划;同时做好营养知识的宣传,使患者了解营养与健康的关系、治疗膳食的临床意义。

4. 遵守规章制度,保持廉洁自律 应根据医院条件和科室规章制度,严格执行食品、餐具的清洁、消毒制度;要以服务患者为中心,提供合乎治疗原则及卫生要求的膳食;考虑患者的经济情况,避免单纯追求经济效益,增加患者负担;在采购、储存、制作食品时,要严格管理,对膳食的制订、分发、运送要反复检查、核对,避免差错。

医务人员应警惕病态的、神化的养生迷信,宣传健康的营养方式和科学的养生观念。

四、会诊与转诊的伦理要求

(一)会诊的伦理要求

会诊是对涉及多科性的疑难杂症患者实行集体诊断的措施以更全面地认识疾病,使患者得到及时的诊治。对疑难病例,必须及时申请会诊。

在会诊中,医务人员应遵循以下伦理要求。

1. 要做好会诊前的各种准备工作 经治医师要如实介绍患者病情、已进行检查的结果及初诊意见,必须尽可能全面具体、实事求是,不能遗漏,更不能随意放大或缩小病情。同时认真做好会诊记录,保持记录的真实性和完整性,不能随意取舍。

2. 认真负责,实事求是,互相尊重 会诊中应充分发扬民主,集思广益,开诚布公,各抒己见,尊重同道。经治医师要虚心听取参加会诊的医务人员意见,应邀参加会诊的医务人员,既要认真听取经治医师的介绍,阅读病历,又要亲自查体,进一步验证病历上记载的各种临床表现。对病情的分析要从实际出发,为患者权利负责,诊疗意见要层次分明,重点突出,力求准确。

(二)转诊的伦理要求

转诊包括医务人员的更替和患者的转科、转院。

在转诊中,医务人员应遵循以下伦理要求。

1. 真诚相待、认真负责 医务人员应充分尊重原经治医师的工作,认真阅读病历,了解掌握患者病情。要注意维护原经治医师的威信,不能在患者面前有意抬高自己,贬低他人。原经治医师要认真向接替医师交班,详细介绍病情和治疗情况,热情协助和支持接诊医师做好诊治工作。

2. 知情同意、合理安排 转诊前应当向患者或家属详细说明情况,征得同意。将患者转院必须以本院没有继续诊治的条件为前提,不能以各种非正当理由为借口推托患者;不能因为衔接工作没到位,相互推诿,延误诊疗良机。对危重患者,应就地会诊抢救,不能在未脱离危险的情况下转诊,以免造成意外事故。要整理好完整的资料,以备转诊病情报告。

五、临床误诊误治的伦理问题

(一)临床误诊误治的原因

临床误诊误治行为违背不伤害原则和有利原则,将对患者的康复与生命健康造成直接伤害,严重的将最终造成各类医疗纠纷。

造成临床误诊误治的原因包括如下。

(1)工作责任心不强,粗心大意,骄傲自满。某些医务人员接诊患者后,未认真分析患者症状及原因,未认真仔细检查及观察,只给予对症处理,很易误诊。例如,一肝硬化患者主要症状为腹胀、消化不良,医务人员只做针对性处理,一直给予助消化、除胀类药,患者出现大量腹水后才发现肝硬化,错过最佳治疗时机。

(2)不重视理论学习,业务水平有限、思路狭窄,疾病概念模糊,诊断不清。例如,对一名长期不规则低热患者,只做一般检查,未仔细采集及分析病史,只按退热处理,多次反复治疗无效,后经实验室检查为布鲁氏菌感染。

(二)减少和杜绝临床误诊误治的伦理要求

1. 重视误诊原因的总结和分析,最大限度减轻患者痛苦 要重视加强临床会诊讨论等环节训练,积极训练医务人员的正确临床思维,使其从错误中吸取教训,教育他们不依赖主观臆测诊断疾病,而是进行全面系统的病史采集和体格检查,并借助如多普勒超声、磁共振、CT等辅助检查,为临床诊断提供可靠依据。

2. 加强临床专业技能培训,强化临床诊疗伦理的宣传教育　既要重视平时努力加强业务学习与临床实践相结合的各种传帮带培训,不断提高医务人员的专业技术水平,做到精益求精。同时也要借助各种伦理知识培训的机会,提升医务人员的伦理素养,塑造必要的临床伦理思维。

3. 重视病历书写规范性的训练与要求　病历是指医务人员在诊疗工作中形成的文字、符号、图表、影像、切片等资料的总和,是医务人员正确诊断、决策治疗和制订预防措施的原始依据,也是医疗服务质量评价、医疗保险赔付参考的主要依据,还是涉及医疗纠纷和诉讼的重要依据。

在病历书写时,医务人员应遵循以下伦理要求。

(1) 内容真实,全面完整。病历书写应当客观、真实、完整。内容要真实,用词要准确,要全面完整。

(2) 尊重患者,维护健康。对需取得患者书面同意方可进行的医疗行为,应当由患者本人签署知情同意书。患者不具备完全民事行为能力时,应当由其法定代理人签字;患者因病无法签字时,应当由其授权的人员签字;为抢救患者,在法定代理人或被授权人无法及时签字的情况下,可由医疗机构负责人或授权的负责人签字。

(3) 科学规范,强化管理。病历书写应当准确、及时、规范。病历书写一律使用阿拉伯数字书写日期和时间,采用 24 小时制记录。病历书写过程中出现错字时,应当用双线划在错字上,保留原记录清晰、可辨,并注明修改时间、修改人签名。不得采用刮、粘、涂等方法掩盖或去除原来的字迹。

总之,医务人员应在临床诊疗工作中自觉做到伦理与技术相融,道德与技艺一体。

▶▶▶ 第三节　特殊临床科室伦理 ◀◀◀

一、急诊科和重症医学科诊疗伦理

(一) 急诊科和重症医学科工作的特殊性

急诊科和重症医学科的工作主要是对急、危、重症患者的救治。急、危、重症患者救治的主要任务是尽最大可能将患者从死亡的边缘快速抢救过来,降低并发症和致残率。急、危、重症患者具有发病凶险、病情复杂、变化急骤等特点,急、危、重症患者的抢救工作则具有突发性、难度高、工作量大、责任重大等特点,因此,在临床实践中,医务人员除了需具备过硬的医疗技术水平,对其伦理素养也有很高的要求。

(二) 急诊科和重症医学科诊疗的伦理要求

1. 应急准备充分,在岗在状态　医务人员要明确急救工作的性质、任务,熟练掌握急救医学理论和抢救技术,严格执行首诊负责制和抢救规则、程序、制度及技术操作常规。必须坚守岗位,做好全天候应诊准备,确保"绿色生命通道"畅通无阻。要以患者利益为重,不得以任何理由或借口拒收急、危、重症患者,要敢于承担风险。

2. 要争分夺秒,积极救治患者　必须树立"时间就是生命"的观念,及时、有序、敏捷地实施抢救工作,严密观察病情变化,并做好各种记录和交接班。要认真对待救治过程中的每个环节,按照最优化原则慎重考虑,权衡利弊,周密地制订、调整和实施抢救方案,努力提高抢救成功率,降低并发症和致残率;在抢救过程中还要遵循知情同意原则,争取患者家人亲属的理解、支持和积极配合。

3. 态度要端正,真诚关爱患者　由于急、危、重症大多具有突发性,患者及家属均无思想准备,往往惊慌失措、情绪急躁,或对医务人员提出一些不合理要求,或进行无理指责。医务人员要富有同情心,体贴患者,多使用安慰、解释性语言,安抚患者及家属的情绪。同时,部分患者由于病情较重,限于技术水平无法救治,医务人员也要对患者家属进行适当的心理疏导。

二、儿科诊疗伦理

(一) 儿科患者的临床特征

患儿年龄小,语言表达能力和理解能力较差,往往不能完整、准确地自诉病情及症状,多数情况下患儿的病史是由家人代诉。儿童自身免疫系统发育不完全,易发病、病情急、变化快,病程中易反复、波动、治愈率高。体格检查时患儿不易合作,不能像成年人那样按顺序进行,需要细致耐心取得患儿的合作。患儿缺乏独立生活的能力,需要更多的关心、体贴等。

(二)儿科诊疗的伦理要求

1. 注重时效性,善于统筹安排 因患儿的发病比较急,病情变化快,家长求医心切,医务人员一方面要熟悉婴幼儿的常见病、多发病,结合疾病的流行季节等环境因素做好预检分诊,另一方面要用最短的时间了解患者的病情、心理及需求,认真检查诊断,尽快治疗。

2. 细微观察病情,谨慎用药 由于儿科患者的临床特点决定了其疾病资料的精确性受到一定的限制,容易漏查误诊。因此,医务人员要密切观察患儿的精神状态和表现,掌握病情变化,制订并及时调整诊疗方案。要根据病情、药物特性及患儿年龄特点,谨慎用药,并选择适宜的给药途径,严防因药物对患儿产生不良反应。

3. 耐心与体贴 儿童身心不成熟,耐受能力差,面对陌生的医院环境会产生紧张、孤独和恐惧的心理。医务人员态度和蔼、表情亲切,掌握和运用部分儿童用语,会减轻患儿的恐惧感,故应了解患儿的心理和性格,多给患儿以鼓励和微笑,引导他们配合诊疗。

4. 诊疗责任与治病育人 要有高度的责任感,在治疗中充分了解儿童的生理、心理发育特点,考虑治疗措施的近远期疗效,为患儿的健康成长考虑,对患儿家庭负责,同时做好预防宣教工作。治疗中不但要治愈患儿躯体疾病,更要以身示范培养其良好的道德品质,治病育人。

三、妇产科诊疗伦理

(一)妇产科患者的临床特征

妇产科疾病在病史询问、体格检查时往往会涉及患者的隐私和私密部位,致使妇产科患者常会伴随一些特殊的心理。例如,羞怯心理,表现为紧张、难为情、不配合检查等;忧虑心理,担心患病后给家庭、生活带来不便,担心会成为配偶的累赘等;自卑心理,因考虑社会影响而讳疾忌医等。

(二)妇产科诊疗的伦理要求

1. 尊重患者人格,举止端庄文明 要自然流露出对患者的尊重、同情和理解,问诊时态度严肃,用语文明。做妇科检查时,医务人员要严格遵守操作规程,严肃认真。男性医务人员不得单独进行妇产科检查,第三者在场是必要条件。

2. 重视心理疏导,耐心说服解释 要充分理解和尊重患者的特殊心理,通过耐心疏导,使她们认识到尽早诊治的必要性,积极配合治疗。有针对性地向患者讲解疾病发展的原因、治疗方法和预防保健知识,使之消除疑虑。对未婚先孕、性病患者等,要避免言行方面的二次心理伤害,从道义上帮助她们。

3. 严守医疗秘密,保护患者隐私 针对患者的各种顾虑,严格遵循保密原则,对与疾病治疗无关的部分不得深究;对患者的病史、病情及个人隐私保密;进行妇产科检查及治疗时,最好在一个独立、私密的空间进行,尽量减少相关器官的暴露时间。同时,医务人员还有责任同患者的家庭、社会一起破除旧的封建道德观念,保护妇女的身心健康。

4. 严格知情同意,尊重患者权利 在治疗过程中使用药物或施行手术,须遵循知情同意原则,取得患者的理解、支持与配合;手术治疗要尽可能地保护患者的生育功能和性功能。对有可能产生不良影响的药物或手术,要求做到事先告知并签署相应文件。在进行人工流产、引产、放环和绝育手术时,应严格按规章施行,不得为谋取私利而为孕妇非法终止妊娠。

5. 科学诊断治疗,维护患者利益 产科工作涉及产妇及婴儿两代人的健康和安全,对孕产妇疾病的诊断、治疗要慎重,严格掌握适应证和剂量,防止或减少出现副作用,避免对母婴的不良反应;要做好产前保健,对孕妇做全面检查,对其可能发生的情况做好充分估计,积极而又慎重地预防和处理合并症;一旦发生紧急情况或意外,要冷静、准确地作出判断,果断地选择处理方案,及时处理。

6. 甘于吃苦奉献,不畏污秽辛劳 在妇产科特别是产科工作较为辛苦,产妇分娩季节性强,昼夜分布不均,而且病床周转快、夜班多,医务人员经常不能按时就餐和休息。另外,在产科工作会经常接触羊水、血液、粪便等污物,有时新生儿窒息需要人工呼吸抢救,产后恶露需要进行观察,在工作中要有不怕脏、不怕累、不计得失、全心全意为患者服务的献身精神。

四、慢性病诊疗伦理

(一)慢性病患者的临床特征

慢性病是指不构成传染,不易治愈,具有长期积累形成损害的疾病的总称,如心脑血管疾病(高血压、冠心病、脑卒中等)、糖尿病、恶性肿瘤、慢性阻塞性肺疾病和精神疾病等。这些疾病通常起病隐匿,较难完全治愈。慢性病初期不会对人体和器官造成太大的损害或不适,因此通常不被重视。但长期处在病态下,患者器官会受到不同程度的损害,有些损害是不可修复的,最终导致严重的并发症,影响生活、劳动能力,甚至造成死亡。但如果及时发现并有效控制,可以延缓或减少疾病带来的危害。慢性病已经成为严重威胁人类健康的公共卫生问题,降低慢性病病死率及疾病负担是卫生策略的主要目标。慢性病的起因和发展与多种因素相关,因此治疗和控制不能依靠单一手段,通常需要生活习惯调整、药物治疗、持续监控等多种手段配合管理。

(二)慢性病诊疗的伦理要求

1. 积极开展健康教育,改变不良生活方式　慢性病危险因素包括吸烟、过量饮酒、高脂、高盐、高糖饮食及身体活动不足等不良生活方式,这些日常生活习惯直接影响着人们的健康。所以要加强健康知识的普及,提高人们预防的意识,促进健康生活方式的养成。让人们知悉相关致病危险因素,改变个人生活习惯,前移预防关口,进而从根源上减少慢性病的发生。

2. 加强慢性病的监测、筛查,实现早发现、早诊断和早治疗　许多慢性病的潜伏期很长,早期无明显症状。因此,积极推广定期健康体检,可以及早筛检出潜在的致病因素,达到早期发现、早期治疗的目的。

3. 科学制订治疗方案,强化患者主体意识　慢性病管理的诊治目标不是治愈疾病(因为很多慢性病是无法治愈的),而是努力将慢性病患者的健康状况、健康功能维持在满意的状态,过上独立的生活,康复后回归社会。患者不仅需要按照医师的处方定时定量服药,遵照医嘱建立良好的生活习惯以配合治疗,还需要主动建立生物医学的监测管理,注重维持自我管理的状态。

4. 注重心理护理,增进医患沟通成效　慢性病患者一开始多有侥幸心理,即不肯承认自己真正患病,迟迟不愿进入患者角色;一旦明确诊断,又易产生急躁情绪,急切渴望灵丹妙药,于朝夕之间病愈。对慢性病患者的心理护理,必须紧紧围绕慢性病病程长、见效慢、易反复等特点,调节情绪、变换心境、安慰鼓励,使之不断振奋精神,顽强地与疾病作斗争。对于心理动力不足的患者,则应采用心理干预以增强其改变不健康生活方式、行为方式的愿望、毅力等。

五、感染科诊疗伦理

(一)感染科患者的临床特征

感染科患者与其他患者的主要区别是在传染期具有传染性,意味着病原体能够经由患者通过各种途径传染给他人,其传染强度与病原体种类、数量、毒力、易感人群的免疫状态等有关。感染科患者在流行病学上呈现出三个特性:一是流行性,按传染病流行过程的强度和广度分为散发、流行、大流行、暴发四个阶段;二是地域性,指局限于一定的地理范围内发生;三是季节性,指发病率在年度内有季节性升高。因此,感染科防治人员肩负着重大的社会责任,其道德责任不仅体现在对患者的积极诊治上,还要把对感染科患者负责和对环境、对社会负责统一起来。

(二)感染科诊疗的伦理要求

1. 严谨高效诊断,迅速及时治疗　首先对感染科患者要做到诊断准确,依据流行病学的三个特征,结合病原学检测结果,慎重诊断传染病。对传染病诊断包括对个体的诊断和对群体的诊断(流行病的诊断)两个方面,尤其是对群体的诊断要慎重,以免使社会发生误解,引起不良反应。同时,相应治疗必须迅速及时,根据病原学检测结果,积极地实施对症治疗,控制患者病情,促进康复。

2. 强化预防意识,做好职业防护 感染科患者不仅是患者,一定程度上也是疾病的传染源。医务人员应以对自身、患者和社会负责的高度责任心,强化无菌意识和预防观念,严格执行消毒隔离制度,防止交叉感染和疾病的扩散,避免污染环境。要利用各种机会,采取适当形式,向患者、家属和社会开展传染病的预防保健教育,以提高全民的卫生预防保健意识。要严格执行传染病报告制度,发现甲类传染病和部分乙类传染病及其他不明原因传染病暴发时,应按规定时限上报有关部门。

3. 注重心理疏导,尊重关心患者 感染科患者容易产生较大的心理压力,治疗过程中采取的一些隔离措施也会使患者产生自卑、恐惧和孤独等消极情绪。医务人员要充分尊重和关心患者,密切与家属配合,给患者以足够的心理和社会支持。同时要积极采取有效措施和手段,帮助患者树立信心,促使其早日康复。在采取相应治疗和隔离措施时,要尊重和保护患者的各项正当权益。

4. 具有职业风险,讲究奉献精神 医务人员在感染科工作很辛苦,经常处于传染病防治的一线,有一定的职业暴露危险,尤其是重大疫情发生时,甚至可能有生命危险。因此,感染科医师要具备不畏艰险、无私奉献、热爱工作、忠于职守的良好品德和全心全意为患者服务的人道主义精神。

此外,对于暴发性传染性疾病应遵循灾疫伦理的各项原则。

▶▶▶ 第四节 高新技术临床应用伦理 ◀◀◀

20世纪来,高新技术特别是计算机技术、激光技术、超声波技术、多媒体技术、虚拟现实技术、机器人技术、互联网络技术等高精尖科学技术在医学领域的广泛应用,给医学发展带来了全新的机遇和飞跃。临床医师不必仅依靠以往的经验和技巧来诊治疾病,还可以借助于高科技的医疗设备,使得医疗活动越来越精准化、智能化。

在医疗实践中,高新技术的合理应用,为疾病诊断提供了更准确的依据,为临床治疗开辟了新的途径,有利于增强人类防治疾病的能力和提高人类的健康水平。高新技术的临床应用具有两面性,如果对其过分崇拜、过度使用或不恰当使用,一方面会加剧医患关系的物化、患者与疾病分离的趋势,削弱基本医疗服务领域社会公平性原则的作用;另一方面,对高新技术的过分依赖,特别是人工智能在医疗领域的应用,有可能会在一定程度上限制医务人员临床思维能力的提升。

高新技术的临床应用范围广泛,本节主要介绍远程医疗技术、生命维持技术、介入治疗技术等的临床中应用伦理。

一、远程医疗技术临床应用伦理

(一)远程医疗的内涵

远程医疗是指应用远程通信技术、全息影像技术、新电子技术和计算机多媒体技术手段,发挥大型医学中心医疗技术和设备优势,为异地患者或者医务人员等提供医学信息或医疗活动服务的行为,包括远程诊断、远程会诊及护理、远程教育、远程医疗信息服务等所有医学活动。远程医疗服务形式多样,有点对点远程会诊、多方会诊等,医师和患者可以通过远程视频系统进行"面对面"的交流;也可以由不同地区的多个专家同时对同一患者进行会诊。远程医疗中传递的医学信息包括数据、文字、视频、音频和图像等。依据应用范围不同,远程医疗可分为:全球、国际区域、国内、地区、医院、社区及家庭远程医疗。通常情况下,远程医疗服务包括如下流程:患者正在就诊的医院提出(简称"邀请方医院")→患者或其家属同意→邀请方医院向其他医院发出邀请→受邀方医院接受邀请→开展远程医疗。

(二)远程医疗的现实意义

1. 远程医疗对患者的影响 一是方便患者,患者足不出户,通过远程方式即可接受大型综合医院高级专家的诊断和治疗,还可减轻其经济负担。二是减少了疾病诊断和治疗的时间延误,使患者尽早得到有效治疗。三是通过远程医疗,医学专家和患者之间建立起全新的联系,双方通过屏幕"面对面"的交流机会增多,患者对自身病情了解更加详细,增强了其战胜疾病的信心,有助于疾病的治疗和康复。

2. 远程医疗对医务人员的影响　一方面,远程医疗明显扩大了医务人员间交流的广度与深度,远程系统能将病历、报告和图像即时发送到参与讨论同行的数据终端,方便了医务人员获取、交流患者信息,能有效促进基层医务人员医疗水平的提高。另一方面,边远地区的医务人员通过远程医疗可及时、准确地获取最新的医疗动态及治疗计划,积累临床经验,更好地治疗和护理患者。同时,远程医疗在许多情况下显示出其无以比拟的优越性,不仅能够为边远地区患者、疑难病患者提供一流的医疗服务,还能为特殊危险环境下救治患者提供有力支持。例如,在新冠肺炎防控期间,远程医疗发挥了重要的作用。

3. 远程医疗对医院的影响　远程医疗提升了医院信息化、数字化程度,提高了有限医疗资源的使用效率;同时,采用远程方式可以减少非急诊患者的求诊人数,避免医院内拥挤,维持良好的秩序,并在一定程度上减轻医师的负担。

(三) 远程医疗临床应用的伦理要求

远程医疗不同于传统的医疗服务模式,其伦理要求亦不完全等同于常规伦理要求。

1. 会诊服务专家医术精湛　鉴于远程医疗的特点,医务人员并不能像传统的临床诊疗那样亲临患者,对患者病情及其他情况的了解均是间接的。这就对提供远程医疗服务者的专业学识和能力提出了更高的要求,一般要求会诊专家应该具有高级技术职称。

2. 具备适宜的设备技术标准　远程医疗的开展需要网络和大量的高科技设备的支持,在远程手术中甚至要通过远程操纵机器人来实现。技术因素如影像资料的清晰程度、声频与音频的传输质量、网络传输的实时性等,在一定程度上决定着远程医疗服务的质量。

3. 建立更完善的患者隐私保护制度　由于远程医疗系统是开放的,患者资料通过计算机传送,其个人隐私有可能被泄露,这不仅侵犯患者隐私权,也会影响远程医疗的声誉。因此,在远程医疗活动中要切实做到对患者隐私权的保护:一是加强诊疗过程管理,除了会诊医师以外,要求尽量少的工作人员接触患者的资料,减少患者隐私播散的范围;二是提高医务人员自觉保护患者隐私权的自律意识;三是建立信息保护规章制度,将保护患隐私权落到实处;四是加强技术条件上的保密性,防止网络不安全因素对患者隐私权的侵害。

二、生命维持技术临床应用伦理

(一) 生命维持技术的内涵

生命维持技术是随着科学技术进步发展起来的医学技术,指人工呼吸装置、起搏器、鼻饲或静脉营养装置、透析仪等,用于呼吸、循环、消化等重要功能衰竭的患者。这些患者必须依赖于这些生命支持系统才能生存,一旦撤除这些生命支持措施,患者就会很快死亡,所以称之为生命维持技术。生命维持技术主要应用在挽救患者的生命和长期维持重要脏器功能及延迟死亡等方面。经过生命维持治疗,一些急性衰竭的患者可以安全度过危险期,最终脱离生命支持系统而生存。然而,有相当一部分接受生命维持治疗的患者处于生命终末期或脑死亡,这些处于不可逆转状态的患者经过各种生命维持技术可以在一定范围内延长其生存时间,但是最终仍然会走向死亡。对这样的患者应用大量的生命维持技术是否值得,涉及一系列的伦理学问题。

(二) 生命维持技术临床应用的伦理要求

1. 尊重患者自主权　患者作为有道德意识的主体,有自主选择是否接受生命维持治疗的权利。对于有行为能力的患者,医师应当允许患者按照自己的意愿自主选择治疗方案。在一般情况下,放弃治疗并不能得到理性的道德辩护,但只要危重患者可以明确理解放弃治疗的意义和目的,医师就应该遵守自主性原则,尊重患者的意愿,选择放弃对临终患者的生命维持治疗,同时给予患者更多的人文关怀,体现对患者的善。

2. 维护患者的最佳利益　有利原则要求医务人员以维护患者最佳利益为宗旨,尽个人最大的可能,利用最新的技术与社会发展的最大成就以拯救和延续生命。因此,针对病情可逆的重症患者,应集中资源提供及时、系统、全面的救治,挽救生命。临床实践中应基于患者的"最佳利益"标准进行判断,评估该医疗行为给患者带来的损害和负担、治疗效果的局限性、最终是否对患者有益。

3. 生命价值论与生命质量论　生命是创造的源泉,是社会进步的根本,生命是神圣的。以社会整体利益为标准的功利主义和导致自我牺牲的契约主义,都不适用于对生命进行价值判断和伦理选择。应树立起生命神圣、生命质量和生命价值相统一的现代观念,将有质量、有价值的生命作为生命神圣的真正内涵。

4. 统筹兼顾社会公益　生命维持技术是一种优质且有限的医疗资源,公平合理地分配医疗资源关乎生命与健康公正的问题。要遵守社会利益最大化原则,通过制定标准来决定谁才能获得有限的医疗资源,将有限医疗资源分配给有合理受益机会的患者,以符合效用原则。同时,在统筹社会公益的同时,不能伤害个体利益,不应以牺牲某些个体的生命权益来实现医疗领域中的公平,应该通过提高社会总体的医疗保健投入、普及社会保障和提高保健水平来实现,建立和完善人人平等享有卫生保健的社会福利制度。

三、介入治疗技术临床应用伦理

(一) 介入治疗技术的内涵

介入治疗学又称介入放射学,是一门融影像诊断和临床治疗于一体的新兴学科。它是在医学影像设备的引导下,以影像诊断学和临床诊断学为基础,结合临床治疗学原理,利用穿刺针、导管及其他介入设备对各种疾病进行诊断及治疗的一系列技术。

目前,介入技术的应用已渗透到临床各学科,涉及人体消化、呼吸、泌尿、神经、心血管等多个系统疾病的诊断和治疗,尤其为以往认为不治或难治的病症(各种癌症、心血管疾病)治疗开拓了新的途径。与传统外科手术相比,介入治疗不仅具有微创、高效、安全、并发症少、恢复期短、可重复性强及不破坏原来解剖结构的特点,还为一些传统药物和手术方法难以解决的复杂疑难疾病的治疗开辟了全新的途径,同时,手术时间及住院时间显著缩短,费用亦明显降低。当前在中国,介入医学技术的临床应用可概括为肿瘤的介入治疗、门脉高压血管内介入治疗、非肿瘤性病变及周围血管病变的血管内介入治疗、急诊出血的动脉内栓塞治疗、非血管内介入等几个方面。

(二) 介入治疗技术临床应用的伦理要求

1. 需要技术全面的复合型人才　作为一门新型交叉学科,介入医学需要大量专业精湛、知识全面的复合型人才,要具备放射影像诊断、临床医疗基础知识和导管操作技能三方面的能力。因此,介入医学从业人员不仅要刻苦钻研,掌握本学科最前沿的知识,还要不断拓宽眼界,掌握相关学科发展的最新知识;还应通过严格规范的培训,持证上岗。

2. 及时更新医学思维模式　介入治疗技术的临床应用要求医务人员不仅在理论知识结构和技术操作方面有所更新,还要在医学思维方式上有所转变。要树立以患者为核心的思维方式,既要考虑疾病形成过程中的社会因素、自然因素,综合分析病史、查体资料与医学影像资料,作出临床诊断和鉴别诊断;又要了解药物的作用机制,熟悉各种导管技术的操作技能,及时制订并实施最佳治疗方案;还要掌握患者的心理状态、家庭、社会因素等对疾病转归的影响,具体指导患者的术后康复。

3. 努力维护患者的利益　介入材料费用高,要从患者利益出发,尽量选用价格适合、效果良好的器械,维护患者利益;同时,要积极呼吁加快微创医疗器械产业发展步伐,生产更多好的产品,制定合理的医保政策,发挥有效作用。

4. 把握介入治疗指征的动态性　介入方法的指征与传统内外科的指征不同。因为人体存在着微小结构的千差万别,而介入方法又是多元和多变的,表现为指征的动态性,即指征跟着个体差异走,跟着技术方法走,跟着动态的剂量走。但是,动态指征也带来了主观性及经验性强和规范困难的难题,尺度不容易把握,剂量不容易控制。医务人员必须细心观察,谨慎操作。

5. 关注术后生物相容性 生物组织相容性和血液相容性合称为生物相容性,是对植入材料进行生物学评价的重要指标。材料与生物体的相互作用情况决定了材料生物组织相容性的程度,因此介入治疗中的支架等植入物须经过生物相容性审查试验。术后定期对患者的生物反应进行评价,包括大体观察和辅助影像技术检查等。

▶▶▶ 第五节　新概念医学伦理 ◀◀◀

一、循证医学伦理

循证医学是在临床医学实践中发展起来的一门新兴临床学科。它的崛起必将推动21世纪医学模式的转变,并引发深刻医学革命,为现代医学的发展竖立新的里程碑。

(一) 循证医学的定义

"循证医学"(evidence-based medicine, EBM)即遵循证据的医学,又称实证医学。其核心思想是医疗决策(即患者的处理,治疗指南和医疗政策的制定等)应在现有的最好的临床研究依据基础上作出,同时也要结合个人的临床经验。循证医学创始人之一 David Sackett 教授在 2000 年新版《怎样实践和讲授循证医学》一书中定义循证医学为"慎重、准确和明智地应用当前所能获得的最好的研究依据,同时结合医师的个人专业技能和多年临床经验,考虑患者的价值和愿望,将三者完美地结合制订出患者的治疗措施"。

显然,循证医学不同于传统医学。传统医学以经验医学为主,即根据非实验性的临床经验、临床资料和对疾病基础知识的理解来诊疗患者。循证医学并非要取代临床技能、临床经验、临床资料和医学专业知识,它只是强调任何医疗决策应建立在最佳科学研究证据基础上。

(二) 循证医学对临床伦理的意义

1. 引领医学思维方式的转变 循证医学的新模式引导着临床医师由单纯经验医学思维向遵循科学证据的思维转变,这大大促进了临床医师诊疗及研究水平的提高。近十几年来,在循证医学模式的导引下总结研究出了一批有价值的疾病治疗方案和防治指南,为临床医师选择最佳治疗方案提供了一条快速、便捷的通道。

2. 体现"以人为本"的医学思想 传统医学模式往往把患者作为疾病的载体,治病而不治人,在这样的理念之下,医师选择治疗方案的标准常常只是为了治疗,而没有全面顾及患者的整体利益。循证医学特别强调患者作为人的地位应予以充分尊重,即尊重患者的人格、利益和权利。因此,循证医学要求证据的评价标准立足于患者的根本和长远的利益,实现两者的结合,充分体现"以人为本"的医学思想。同时,循证医学模式要求在医疗决策过程中把患者的康复放在第一位,因此,只有当某项治疗措施能给患者带来康复希望时才考虑应用。它还要求尊重患者及其家属的意愿,把患者始终置于医疗活动的中心位置,尤其涉及危险性高或价格昂贵的治疗手段时。

3. 指导临床诊疗标准的贯彻和执行 循证医学要求在执行临床诊疗标准过程中平衡好个体利益和群体利益的关系,遵循以患者为中心的原则。其中,群体利益指在国家经济状况、卫生保障体制等特定的社会环境下,某种诊疗手段对整个患者群所能带来的利益;而个体利益是指每一位患者因其特殊性而对诊治手段的要求的不同。医师在进行医疗决策时应根据不同的人群选择诊疗标准,同时充分考虑每位患者的特殊情况,对诊疗标准进行合理调整。以患者为中心,就是以使患者恢复健康和使患者满意为原则。当患者健康和满意出现矛盾时,医师更要在工作中遵循证据,权衡两者孰轻孰重,从而更有利于患者。此外,传统医学较少考虑成本、效益等问题,而循证医学将成本与效益分析作为一个重要的内容,要求对众多的诊断、治疗或其他干预措施的评估和临床决策提供客观的证据,以尽可能少的投入来满足广大人民群众对医疗卫生保健的需求,使国家卫生资源得到优化配置和合理利用。

总之,循证医学的最大特点在于其治疗的最优化原则。其治疗方案是最适合于个人的,其疗效从近期或远期看都是最好的,其干预措施产生的效益大于危险性和成本。

二、精准医学伦理

2015年1月,美国总统奥巴马在白宫发表的国情咨文中推出精准医学计划,迅速在世界范围内引发关注和探讨。从经验医学到循证医学再到精准医学,是医学发展的第二次革命,它融合了基因组学、信息科学、生物医学、临床医学、大数据分析等学科门类,将疾病的病因和分类深入分子水平,以最有效、安全和经济的医疗服务实现对疾病的精准化诊疗及预防。

当前,中国正致力于探索和发展与中国疾病谱相吻合的精准医学模式,同时,积极推进医疗卫生体系改革,建立精确的医疗服务保障体系,提升自主创新能力。2018年以来,中国在精准医学科研方面取得了一系列突破性进展,精准医学的时代已经来临。

(一)精准医学的定义

精准医学是以个体化医疗为基础,分析个体基因组、环境和生活方式等的差异,根据差异的特性来预防和治疗疾病的新医学模式。广义的精准医学是一种精准的靶向治疗,包含分子靶向、物理靶向和生物靶向等。狭义的精准医学主要侧重于分子靶向治疗,强调的是基因组、蛋白质组等分子层面,并以癌症等重大疾病为主要攻克对象。

美国国家科学研究委员会于2011年发表的《朝向精准医学:建立生物医学研究的知识网络和新的疾病分类学》研究报告中指出,精准医学虽然是根据患者的特点调整医学治疗措施,但并不意味着为每一位患者生产独特的药物或医疗设备,而是根据患者的特定疾病易感性、所患疾病生物学基础和对特定治疗的反应的不同,将患者分为不同亚群。也就是说,它仍是利用疾病的共性规律来治疗疾病,但进一步精确到了疾病的亚型。

(二)精准医学对临床伦理的意义

1. 助力解决疑难杂症,促进人类健康 精准医学可以为疑难杂症和遗传性疾病患者带来康复的希望。从理论上说,利用基因检测诊断疾病的准确率高于目前临床上使用的其他手段。同时,基因治疗可以治愈遗传性疾病、自身免疫性疾病,甚至癌症这类的"不治之症"。精准医学还通过不断探索医学技术的革新,全面评估疾病风险,将其成果扩大到医疗健康的各个领域,提升全人类的健康水平。

2. 以患者为中心,传递人文关怀 精准医学根据患者的基因、环境和行为方式等个体差异,采用传统的评估方法、基因分型和基因组评估来预测疾病风险和治疗结果,为患者提供个性化的治疗方案。此外,也关注患者的心理需求、对健康和疾病的看法、生活方式及家庭和社会支持等因素的影响,为其制订个性化的卫生保健方案。还鼓励患者参与自己的诊疗过程,通过共情和提供人文关怀帮助患者恢复身心健康,重返正常生活。

(三)精准医学面临的伦理问题

1. 评估效益与风险问题 任何新技术的发展必定存在一定的风险。精准医学在技术、经济和社会层面也存在操作的未知性、不可控性,甚至是破坏性。这需要在研究和实施之前进行科学、有效和合理的评估,坚持安全有利原则,追求效益最大化和风险最小化,以保护参与者、患者和社会的利益。

2. 保护隐私问题 精准医学研究尤其是涉及百万人参加的队列研究,将形成极大规模的数据库。在样本、数据和相关信息的收集和使用过程中,研究主体要保障参与者的合法隐私权,通过匿名、去身份标识化等方法处理样本信息,防止隐私泄露或被不法之徒利用。

3. 知情同意问题 精准医学给知情同意带来挑战。具体地说,知情同意涉及基因检测和数据分析,关乎个人、家庭、家族甚至整个种族的遗传信息安全,影响范围广泛。如果采用传统的广泛知情同意模式,会造成知情同意效果差和参与者权益无法保障的问题。同时,在精准医学的研究和实践中还要告知和保障参与者的随时退出的权利,以最大限度地保护其权益。

4. 利益冲突问题 精准医学模式中涉及的主体包括(潜在)参与者、医疗和研究人员、政府和研究机构,这四种主体常常存在利益冲突,面临行为抉择困境。因此,需要加强主体各方对自己、他人和社会的责任意识,以平衡可能出现的利益冲突。

(周逸萍　陈魏　王夏强　蔡昱　刘博　张槊)

数字课程学习

 学习目标　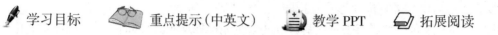重点提示(中英文)　教学 PPT　拓展阅读　自测题

第八章

护 理 伦 理

【关键词】 护理伦理 南丁格尔 护理服务 舒缓疗护 公共卫生护理 护理伦理决策

2001年国际护士会(International Council of Nurses,ICN)把护理定义为:"护理是针对处于所有情境中有疾病或健康的各年龄层的个人、家庭、团体和社区,给予自主性和协同性的照护。"护理涵盖健康促进、疾病预防及病痛、残障和临终病患的照护。从根本上说,护理是一项助人的医学专业,有着独特而深厚的道德属性。护理伦理是护理人员在护理服务的过程中调整医、护、患三者关系及其与社会之间关系的行为准则和规范的总和。掌握护理伦理原则与规范,护理人员才能够正确地思考与分析伦理问题,提供人性化护理服务,更好地服务于服务对象的身心健康。

▶▶▶ 第一节 护理伦理概述 ◀◀◀

▶▶▶ 第二节 护理服务伦理 ◀◀◀

一、基础护理伦理

(一) 基础护理的含义和特点

基础护理是指运用护理学基本理论知识和技能,满足护理对象生理、心理及社会各方面健康需求,使其尽可能恢复到最佳健康状态的一系列护理活动。基础护理是日常护理的主要组成部分,是临床各专科护理的基础。

基础护理具有鲜明的专业特点:基础护理是护理工作中解决共性问题的职业活动,大多是一些常规性工作,在时间安排上往往有明确要求;基础护理以科学的医学理论基础为依据,决定了护理的各项技术操作应严格按照规程进行;基础护理的各项工作是昼夜24小时连续进行,护理人员每天在指定的时间内按照规定程序连续完成各项例行工作,并通过交接班连续对患者进行护理,换班不停岗;基础护理渗透临床护理始终,是整体医疗工作的一部分,其有效实施有赖于医、护、患的相互配合,协调一致。

(二) 基础护理伦理要求

基础护理工作内容繁杂,平凡琐碎,参与面广,但是责任重大,关系患者的健康安危。护理人员应当以高度的职业责任感、无私的奉献精神和坚定的职业信念,全心全意投入护理事业中,积极维护服务对象的生命健康。在工作中自始至终都必须保持严谨作风,一丝不苟,严格规范。即使是一个人独立执行护理操作,都要严格遵守规章制度和操作规程,自觉履行岗位职责。若有任何疏忽或不当,都有可能影响护理质量和治疗效果,造成不良后果。

　　要注意将对患者的关怀照顾落实到每一个细节之中,要考虑到患者生理、心理等各方面的需求,注意自己的言谈举止,尽力为患者做好服务。此外基础护理工作需要得到医师、后勤人员等多方面人士的协助,彼此之间应该相互尊重,相互理解,相互支持,加强合作,共同促进患者早日康复。

二、心理护理伦理

(一)心理护理的含义和特点

　　心理护理是指护理过程中,以心理学理论为指导,采取一系列积极的措施来改善护理对象不良的心理问题,调至有益于治疗和康复的最佳心理状态,使其早日恢复健康。

　　心理护理工作更具复杂性。一般来说,患者在发病初期表现为讳疾忌医,继而出现对疾病的恐惧、焦虑、急躁,接着容易因疗效达不到期望值出现烦恼、愤怒和多疑。在就医过程中,患者又往往会表现为过度自尊,敏感暴躁,容易激动;当熟悉和接受了现实中的一切,又容易表现为对医院的过度依赖。还有些患者虽经过治疗,病情基本好转,但由于经济条件等因素的影响,也会产生拒绝治疗等悲观心理。由于性别、年龄、病种、病情不同,以及文化背景、社会经历、职业地位因素等个体差异,患者的心理特点和心理需求也不同。

(二)心理护理伦理要求

　　患者入院后,希望医务人员能够关心和理解自己,希望得到医务人员有关疾病诊治和如何尽快适应环境的信息,希望能够安全顺利地恢复健康。护理人员接触患者最密切,观察病情变化也最早,能最先得到患者的反馈信息。在深入了解患者的病情和心理状态后,护理人员应尊重患者的权利,自觉履行工作义务,建立真诚的护患关系,尽量满足其正常的心理需要。护理人员尤其要注意掌握运用一定的心理学知识与技能,有针对性地给予患者心理问题疏导,合理、科学地制订与实施干预方案,客观、量化地分析和评估心理护理效果。此外,护理人员还要重视环境对患者产生的心理效应,保持病房整洁安静,保持病房空气新鲜,尽可能注意美化环境,创设一个有利于患者康复的环境。

三、特殊人群护理伦理

(一)母婴护理伦理要求

　　母婴护理服务的对象既包含孕妇、产妇,又兼顾胎儿、新生儿,他们的身心健康关系家庭的和睦、幸福及社会的稳定。母婴护理不但要考虑母亲的健康,而且要考虑胎儿和新生儿的安危。在母婴护理中护理人员可能接触到每个阶段的生命,应对生命充满热爱和尊重,认真履行自己的岗位职责,努力促进母婴的健康。需要注意产科疾病瞬息万变,随时可能遇到凶险的病情变化,因此要熟练掌握孕产妇和新生儿保健护理技术,注意严密观察,准确处理棘手问题,一旦发生紧急情况应冷静地配合医师进行抢救。不能因为惧怕承担风险而犹豫或拖延,导致不可挽回的后果。护理人员还要充分认识到自己对患者、对社会的责任,积极与患者及家属沟通,耐心解释与抚慰,尽力解除思想顾虑。

(二)老年患者护理伦理要求

　　老年人典型的生理特征变化是机体各器官及系统的退化及衰老,由此带来发病率高、并发症及潜在疾病多、症状不明显、病情不稳定、身体恢复慢等问题,以及因衰老还会产生认知、情绪、人格等方面心理问题。因此护理人员应该尊重老年患者,做到称呼得体,言谈举止热情礼貌,态度和蔼可亲,耐心倾听他们的诉求,虚心接受对护理工作的意见和建议,尽量满足他们的健康需求,增加其安全感和舒适感。要注意耐心细致地做好口腔、皮肤、饮食、排泄等生活护理,加强支持性护理,还要注意耐心沟通,宽容体谅,懂得顺从老年人的心理,使他们产生安全感、舒适感和信任感。

　　此外,为适应人口老龄化的趋势,提高老年人的生活质量,为老年人提供全面、系统、规范的社区护理,探索和发展出一套适合中国国情的老龄保健护理模式迫在眉睫。尽快培养一批业务水平高,具备老年护理专长的社区护理人才队伍,为社区、农村的老年人提供健康、保健和护理服务也是大势所趋。

（三）急、危、重症患者护理伦理要求

急、危、重症患者是指病情紧急且严重，随时可能发生生命危险的患者。患者病情往往凶险、复杂、多变，有的甚至处于昏迷或垂死状态，护理任务紧急而艰巨。面对急、危、重症患者，护理人员要树立"时间就是生命"的观念，保持头脑机敏，临危不乱，密切观察病情变化，准确作出判断，争分夺秒地进行抢救，灵活果断采取应变措施。要和医师、医技人员齐心协力，精诚团结，积极抢救患者生命。此外，急、危、重症患者的护理单元一般较为封闭，加之病情严重，均可引发患者及家属出现焦虑、恐惧、急躁等情况。对此，护理人员应充分体谅，理解患者及家属的需求，坚持以患者健康利益为首位，急患者之所急，尽心照护，做好心理劝慰。还需要保持孜孜不倦的学习精神，坚守岗位，勤学苦练，掌握日益发展的新知识、新技术，不断提高自身专业素养，增强分析问题和解决问题的能力。

（四）精神病患者护理伦理要求

无论精神病患者病情如何，他们应享有与正常人一样的人格尊严，护理人员应一视同仁，以礼相待或加倍关心理解，维护患者的正当权利。在尊重患者人格的基础上，护理人员要注意保密原则，不向任何无关人员泄露患者的病情及个人隐私。因患者缺乏自知力，对护理人员的护理行为缺乏监督和评价能力，护理人员应恪守慎独，在任何情况下都要自觉、准确、及时地遵守护理规章制度，不做有损患者健康的行为。在与患者相处中，护理人员态度要自然大方，举止端庄稳重，亲疏适度，以免产生误解。在护理过程中，要密切关注患者的行为举止变化，最大限度地保护患者，防止发生意外。同时护理人员也应该做好自身职业防护，防止人身伤害，确保安全。

（五）手术患者护理伦理要求

手术前护理人员应该熟练掌握手术方案，细致核查，做好术前准备；做好患者手术知情同意工作，确定患者了解真实的信息并取得患者同意；做好患者的心理护理，尽量减轻患者的紧张和顾虑；完善护理细节，为患者创造安静、整洁、舒适的环境。

手术中护理人员应该严守操作规范，一丝不苟，认真配合其他医务人员，共同营造安全严肃、安静舒适的环境；关心体贴患者，密切观察病情变化，及时满足患者需求，并注意理解患者家属，耐心回答家属问题，及时通报手术进展情况；如遇到问题，要协助做好知情同意告知工作。

手术后护理人员应严密观察患者病情和情绪，主动关心体贴，为患者做好基础护理和心理护理，帮助患者减轻痛苦；同时开展相关健康教育，介绍康复知识，协助患者在病情允许的情况下逐步开展自我护理，促进早日康复。

四、舒缓疗护伦理

（一）舒缓疗护概述与发展现状

2008 年世界卫生组织将舒缓疗护定义为：为那些对治愈性治疗无反应的晚期患者，给予积极和全面的照顾，以控制疼痛及有关症状为重点，并关注其心理、社交及精神需要，目标在于提高和改善患者和家属的生活质量。舒缓疗护致力于为严重疾病或者无法治愈性疾病患者提供专门的医疗照顾，护理人员在其中从事控制症状、支持患者及家属、死亡教育等照护工作。

1967 年英国西塞里·桑德斯（Cicely Sanders）博士创办了圣克里斯多弗安宁院，为病患提供临终关怀服务。由此，舒缓疗护的理念得到传播，相关的医疗与护理实践也在世界各地相继开展，20 世纪 90 年代，舒缓疗护作为一门学科建立起来。中国舒缓疗护事业起步较晚。20 世纪 80 年代初，中国的香港和台湾开始推行舒缓疗护，1988 年 7 月天津医学院成立了中国第一个舒缓疗护研究中心。此后，全国各大城市及地区纷纷因地制宜地成立了不同类型的舒缓疗护服务机构。

（二）舒缓疗护伦理要求

舒缓疗护第一要求是要注意观察患者、及时减轻或控制疼痛。在日常生活方面，护理人员应理解患者，以真挚、亲切的态度对待患者，努力创造条件，提供舒适安静、温馨适宜的环境，细致做好各项护理服务。

护理人员要尊重患者的选择，维护患者的权利。当患者意识清醒时，有权对医疗、护理等措施行使自

己的权利,有权要求治疗,也有权拒绝治疗。当患者出现意识障碍,已不能行使自己的权利时,可以按患者的预嘱执行。

护理人员应以极大的同情心和责任感从各个层面关怀、安慰和支持患者,帮助患者接受死亡。理解、宽容、善待患者的情感,坦诚地与患者沟通,减轻其心理压力,满足患者的心理需要,使其平静地度过人生的最后时刻。同时,护理人员应尽量减轻患者家属的负担和悲痛,主动协助家属处理死者善后事宜,帮助他们早日从失去亲人的悲痛中解脱,回到正常的生活轨道。

▶▶▶ 第三节　公共卫生护理伦理 ◀◀◀

一、社区护理和居家护理伦理

(一)社区护理伦理要求

社区护理是将公共卫生学及护理学理论相结合,用以促进和维护社区人群健康的一门综合性学科。社区护理是社区卫生服务的重要组成部分。社区护理以健康为中心,以社区人群为对象,工作范围广,鼓励协调合作,共同促进和维护社区人群的健康。

社区护理强调护理人员要积极主动地预防与保健,具备多学科知识的理论和技能,行使"照顾者""教导者""咨询者""管理者""协调者""研究者"等多重角色,要将个体、家庭作为群体的基本服务单位,全心全意为社区群众服务。服务态度热情,举止文明礼貌,宣传耐心细致,注重收集和分析社区人群的健康状况,解决社区存在的健康问题。尊重护理对象,自觉维护患者的自主权利,保守患者的隐私。

在社区护理服务中,社区护理人员需要与服务对象、家属、社区管理者及其他社区卫生服务人员密切合作,在很多情况下也需要单独去处理转诊、急诊的基本救治、康复保健等工作,而且这些工作往往是紧急的、基础的,综合的,没有监督。因此护理人员要加强自律,保持慎独。

(二)居家护理伦理要求

居家护理是护理人员走访家庭,在家庭环境中为患者提供护理。护理对象是在医院外的患者,包括所有年龄段的急慢性病患者、临终患者等。护理人员需要为居家患者提供直接性的护理照顾和健康教育指导,并协助医师、康复师、营养师、药剂师、社工人员等对患者进行康复锻炼和日常生活能力训练。

居家护理中,护理人员要认真履行职责,要有高度的责任心,悉心关怀,耐心指导,理解患者的苦痛,为每位患者提供热情周到的护理服务,以谦虚、温暖、合理的方式与患者及家属交流指导。不管面对什么样的家庭,不管患者的社会地位、经济条件和身份背景如何,护理人员都应当平等相待,一视同仁,尊重患者的人格尊严,以患者利益为重。注意倾听他们的意见和要求,照顾患者的感受,争取患者的自觉配合。

居家护理的工作环境复杂且多变,具有高度独立性,护理人员要遵循个体化原则,细致掌握服务对象的生理、心理和社会情况,并作出正确评估。制订护理计划要严谨周到,反复核实,具体分析,使之切合实际。还要注意争取多方面支持、帮助和参与,主动和他人协作,相互配合,不断提高护理质量。

二、预防保健和健康教育伦理

(一)预防保健伦理要求

预防保健是预料可能发生的问题并加以防治,通过各种措施来改善影响人类健康的各种因素,减少和控制人群的患病率和感染概率,提高健康保障水平。预防保健分为病因预防、临床前期预防和临床预防三级预防,是衡量一个国家或地区健康水平高低的重要标准。

预防保健的工作是要为人类身心健康负责,是一项关系全社会共同利益的事业。护理人员的工作职责也决定了必须要承担满足公众健康和社会需要的责任,因此护理人员需要和其他专业人员、社会公众共同努力,确保自己有足够的专业能力,扮演好支持、督促、催化改变的重要角色,促进大众健康。

预防保健工作范围广、时间长、内容复杂、任务繁重,需要主动深入基层和第一线开展服务工作,防患于未然,需要护理人员更加尽职尽责,任劳任怨,全心全意开展工作,踏踏实实完成任务,维护广大人民群众的根本利益。

开展预防保健工作一般需要通过监督、执行卫生法规等一系列措施实现,需要秉公执法,按章办事。护理人员应坚持以客观事实为依据,合理分配卫生资源,最大限度地满足各方的健康需求。

(二) 健康教育伦理要求

当代护理学逐渐扩展,护理人员的工作使命开始向健康教育领域延伸。护理执业人员以不可替代的角色,承担独有的健康教育责任。

健康教育是通过信息传播和行为干预,帮助人们掌握卫生保健知识,树立健康观念,自愿采纳有利于健康的行为和生活方式的教育活动,从而培养和维护人们健康的责任感,树立全面的、以社会为中心的健康道德观念。提高群体健康水平是从事健康教育的护理人员的职责和愿望。

健康教育的内容必须确保科学性、准确性、针对性和指导性,不能似是而非,不能误导人们。护理人员必须首先树立正确的健康观,坚持科学严谨、实事求是的服务态度,要保证内容的专业性、有效性和安全性,要注意正确传授。同时,还要采取适宜的教学手段和方法,力争达到最佳效果。

健康教育的内容和形式要针对受教育的实际情况及需求来制订计划,因人而异,因地制宜。护理人员要尊重人民群众的人格和权利,平等对待服务对象,耐心细致、积极热情地讲解和示范,讲究策略和艺术,要以高度的责任感和事业心投入这项工作中。

健康教育倡导全民参与,其中护理人员要以身作则,带头落实科学文明的生活方式,要意识到自身榜样的作用影响也是巨大的。护理人员只有用自己的实际行动作出表率,健康教育才会更有说服力,才会更好地达到教育的目标。

三、灾疫护理伦理

(一) 灾疫护理一般伦理要求

灾疫,即灾害和疫情,包括自然灾害(如地震、火山喷发等)和突发疾病(如传染病、瘟疫等)。护理工作是灾疫医疗救援的重要组成部分,以最大限度地挽救生命、减轻伤残、减少并发症、降低死亡率为目的。

灾疫事件呈群体性,不仅带来众多人员伤亡,威胁民众的生命健康,还可能波及经济、政治、外交等多个领域,给国家及社会带来负面影响。灾疫现场环境恶劣,瞬息万变,伤员多,病情急,工作任务重。尽管面临危险,困难重重,护理人员也不能忘记肩负的责任义务,仍然要履行自己的工作职责,要敢于担风险,敢于负责任,从容迅速地投入救护工作中。要对急救护理知识全面掌握,急救护理技术熟练操作,还要有良好的心理承受力和应变能力,思路清晰,从容镇定,冷静果断地应对处置。

灾疫面前,面对着亲人离去,家园毁灭,还有自己身体的伤痛,受灾者遭受了不小的打击,需要护理人员的温暖与安抚。护理人员不仅要帮助受灾者减轻身体上的痛苦,还要向受灾者提供心理健康咨询服务,同时还要安慰他们心灵的伤痛,帮助他们渡过难关,重塑生活的勇气。

灾疫护理一般需要多部门的相互支持和协调,需要团队共同完成,需要积极加强沟通,互相关心,互相帮助,互相配合。在处理过程中,还要服从上级的统一领导,认真做好职责范围内的工作。

(二) 突发传染病护理伦理要求

面对突发传染病疫情暴发,护理人员应该凭借专业知识和技能,认真履行各自岗位职责,对传染病患者实施医疗救护、现场救援。同时,护理人员要做好自身严密防护。疫情就是命令,防控就是责任,以医护群体"零感染"为伦理目标。同时,确保紧缺防护物资给抗疫一线医务人员优先分配使用的原则,保障医务人员职业安全。

疫情下,护理人员要坚持关爱生命、以人为本的原则,一视同仁,不歧视患者,关注患者身心健康。要充分尊重患者,进行有创操作时一定要使患者充分知情。护理人员要严守保密原则,保护患者和被照护者及其家人的隐私,不随意把患者就医照片、文字传送到网络。护理人员不仅要照顾患者的身体,还要关注其心理、情绪变化,给予安抚、疏导和鼓励,减轻恐慌、焦虑、孤独、攻击等心理症状,帮助其树立战胜疾病的信心。护理人员要遵循公正分配原则,合理分配各项护理服务和技术资源。

疫情下,护理人员与医师及其他医务人员一道,通力协作,彼此信任,共同抗疫。临床护理人员要快速、高效而审慎地执行好各项医嘱。医师也要尊重护理人员对患者整体病情的报告和护理决策。护理人员有权基于自身学识、经验和专业技术,提出满足患者的需求与安全的观察监护、消毒隔离、健康教育、康复指导、营养和心理支持等护理建议。

无论是否身处疫区,护理人员均要充当健康倡导者的角色,守望相助,积极投身到传染病防治健康教育之中,向社会公众传播防疫护理知识,体现护理人文关怀和社会责任担当。

医院管理者要关注护理人员的健康和身心需求,合理安排人力资源及工作时长。社会各界应该尊重和保障护理人员权益,关心、体恤和爱护参加疫情防护的护理人员及其家人,并给予相应的支持和帮助。大众媒体要弘扬护理人员的职业精神。执法部门要依法处理任何干扰医疗秩序的行为和工作场所暴力。

▶▶▶ 第四节　护理伦理决策 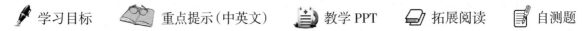 ◀◀◀

（周煜　张新庆）

数字课程学习

✐ 学习目标　　👓 重点提示(中英文)　　📖 教学 PPT　　📒 拓展阅读　　📝 自测题

第九章

生命科学研究与人体试验伦理

【关键词】 医学科学研究 人体试验伦理 动物实验 学术不端 生命科学研究伦理规范 《赫尔辛基宣言》

生命科学研究尤其是人体试验,作为人类为防病治病、增进健康、提高生命质量而进行的探索性和创造性的实践,它是必要的,但不可随意,不可滥施;对医学科研实践进行趋利避害的价值选择与人道主义的必要规约具有重要意义。

▶▶▶ 第一节 生命科学研究概述 ◀◀◀

一、生命科学研究与医学科学研究的含义

(一) 生命科学研究的含义

生命科学是以生命为研究对象的科学和技术的总称,它是研究生命活动及其规律的科学。生命科学不是一个独立学科,而是一个研究领域,其研究范围涉及传统的生物学学科门类、医学学科门类,也涉及生物信息、生物工程、生物力学、人口生物学、社会生物学等一些新兴的交叉学科。

(二) 医学科学研究的含义

医学科学研究是生命科学研究领域中与人类生存最密切相关的分支,因此也成为生命科学研究的中心。医学科学研究是指以客观的人体生命现象作为研究对象,运用科学的手段和方式,经过调查、验证、讨论后,进行推论、分析和综合,认识和揭示人体生命的本质、结构、功能及其发生、发展客观规律的探索性实践活动。医学科学研究,尤其是涉及人的生物医学研究,作为人类为防病治病、增进健康、提高生命质量而进行的探索性和创造性的实践是必要的,但不可随意和不可滥用。对医学科研实践进行价值评判、选择,制定相应的伦理规范,以便对医学科研人员的行为进行必要的指导和规范,对于保护人类的健康利益和科学研究的正常开展具有重要意义。为方便起见,本教材中将医学科学研究作为狭义的生命科学研究进行解释。

二、生命科学研究与医学实践的关系

生命科学研究是医学产生和发展的必要条件,特别是在近代实验医学产生以后,医学科研更成为医学发展的核心和关键。然而,生命科学研究的高度不确定性在给医学实践带来持续驱动的同时,也给医学实践带来了极大的风险。为了降低这些风险,伦理上往往要求生命科学研究的成果必须经过人体试验环节之后才可进入医学实践。目的正当、合乎规范的人体试验,不但是必然和必要的,而且是能够得到伦

理的辩护和支持的。

人体试验是涉及人体的医学研究的必要环节,是医学研究成果从动物实验到临床应用及预防保健应用的必经之路,尽管人们对人体试验有诸多的争议和反对意见,却改变不了这样的客观事实:因为人与动物有种属差异,再完美的动物实验也不能替代人体试验,经动物实验所获得的研究结果必须经过人体试验做最后的验证,以确定其在临床应用中的有效性、安全性等。更为重要的是,人有不同于动物的心理活动和社会特征,人所独有的某些疾病和健康问题根本不能用动物复制出模型。这类研究就更离不开人体试验。因此,如果取消合理的人体试验,而把只是经过动物实验研究的药品和技术直接、广泛地应用于临床和预防保健,就等于拿更多的人盲目地做人体试验。这实际上是对这些人的健康和生命的极端不负责任,是极端不道德的。

人体试验具有明显的双重效应(正、负效应)和多元价值冲突(受试者价值与试验者价值的冲突,治疗价值与科学价值的冲突,近期价值与远期价值的冲突等)。因此科学认识人体试验要避免两种误区:一种误区是因噎废食论,认为既然人体试验有很多麻烦,也出现过震惊世界的人道主义灾难,而且把受试者作为手段的做法与"人本论"水火不相容,就应该停止一切人体试验;另一种误区是理所当然论,认为既然人体试验有其存在的必然性、合理性,自古以来也从未停止,医学发展更离不开人体试验,以少数受试者的代价换取更多人的健康受益,可以得到"功利论"的辩护和支持,是值得的,它不该受到太多限制。从深层次上看,上述两种误区是人们的价值理念出现偏颇所致,即以单纯的"人本论"或"功利论"误读了人体试验的价值。正确认识人体试验,须在"人本－功利－公正"三论统一的伦理框架中去确认人体试验的应有价值。

三、生命科学研究中的利益冲突

1980 年,美国国会通过了《贝赫－多尔法案》,允许大学等科研机构将利用联邦资助基金开发获得的产品和技术,申请成为专利并享有收益。这一法案极大地促进了研究者在形成知识产权、技术转移和商业化方面的积极性。科学研究与企业的联系日益紧密,研究机构及其研究人员对企业资金的依赖性不断增强。特别是在生命科学领域,研发与企业的相互依存性更为紧密,这种紧密联系也引发了大量的利益冲突、责任冲突与学术不端等法律与伦理问题。

利益冲突在现代社会中是普遍存在的,在医学实践中也不可避免。美国医学研究所将其界定为:利益冲突是一组情形,它会导致这样的风险——有关主要利益的专业判断或行动会受到次要利益的不当影响。《应用伦理学百科全书》中对利益冲突作出了如下界定:利益冲突是一种境况,在这种境况下一个人的某种利益具有干扰他代表另一个人作出合适判断的趋势。更形式化地说,利益冲突是一种境况,在这种境况下某人(P)有利益冲突,当且仅当 P 与另一个人处于要求 P 代表他作出判断的关系中,且 P 具有某种(特殊的)利益,这种利益具有干扰他在这个关系中作出合适判断的倾向。《应用伦理学百科全书》的界定指出了利益冲突的四个典型特征:①利益冲突是一种境况,不是一种行动。作为境况,不一定是非法的,或不道德的 / 不合伦理的,关键是如何处理利益冲突。②处于利益冲突境况的人与另一个人处于一种独特的关系即信托关系之中,在这种信托关系中委托人将他的有关利益交托受托人照管。这通常是因为委托人对所涉及的专业领域缺乏必要的专业知识和技能,而受托人则具备这些而获得委托,因此委托人的利益得到保障依赖于受托人的专业判断。③受托人除要照管的委托人的利益外,还有其他方面的利益,包括他自身的个人利益。④除需要照管的委托人利益外,与受托人有关的利益包括个人利益,具有干扰受托人为维护委托人利益而作出合适判断的趋势或倾向。

生命科学研究会面临着极为复杂的利益冲突境况,主要体现为研究者与资助者特别是私人资助者之间的利益冲突、研究者与受试者之间的利益冲突、研究者与公共利益之间的利益冲突等方面。这些利益冲突往往面对着鲜活的生命,因此成为生命伦理无法回避的道德难题。实践中,有关机构往往采用回避、信息公开、制定专门规则、加强伦理审查及开展伦理教育等途径和手段来化解这些利益冲突。

▶▶▶　第二节　生命科学研究道德规范　◀◀◀

一、生命科学研究的道德要求

(一) 热爱科学

热爱生命科学事业,就是研究者从内心尊重和喜欢自己的职业,对生命科学事业有坚定的意志、毫不动摇的信念和深厚的感情,愿意把自己的全部精力甚至一生都献给生命科学研究。这也是对医学科研工作者的基本职业道德要求。医学生应从热爱医学、学好医学开始,并在学习全过程中努力培养爱科学、爱专业的优良品质。

(二) 实事求是

实事求是是所有科学研究人员必须遵循的伦理底线。尊重事实和服从真理,对于从事生命科学研究的人来说尤其重要。这就要求生命科学研究者应当做到:生命科学研究设计必须合理并按步骤完成各项实验;必须进行客观的观察和如实的记录,不能主观臆断研究者所希望的情况;对实验结果的分析和评价要客观,实验结果与假说相对照时具有优先性,如发现实验失效或不符合要求时,必须重新实验,而不能篡改失败或不规范的实验结果作为依据,课题完成之后,报告成果时严禁捏造、篡改和剽窃;排除不利于生命科学研究的各种干扰,使医学科学研究只服从实验事实,而不能屈从某一权威的观点或某种政治、行政意图;坚持真理,修正错误。

(三) 献身事业

真正的科学研究永远需要献身精神。献身精神并未因科研设备和科研方法的现代化而过时;相反,由于社会生活日益丰富,科研难度日增,献身精神不但需要坚持,而且需要发展。献身生命科学事业的主要要求是:生命科学研究工作者为了国家和人民的利益,应该勇往直前地战胜一切艰难险阻,去攻克生命科学堡垒;不为外界的褒贬毁誉与威胁利诱所动摇,无私无畏地追求生命科学真理;不计个人得失,义无反顾地坚持与捍卫生命科学真理;抛弃一己之小利,无私地用生命科技成果为人类健康水平提高与进步服务。

(四) 团结协作

群体意识是推动科学研究发展的重要因素,团结协作是科学研究活动固有的性质,尤其是现代生命科学研究的突出特点。群体意识可以在时间上表现为不同时代的纵向相依。牛顿就曾形象地比喻说,如果他比笛卡儿看得远些,那是因为他站在巨人的肩膀上。群体意识还可以在空间上表现为同代人的横向协作。群体意识的道德内涵是正确认识自己的科学劳动与他人科学劳动的关系。他人科学劳动包括两个方面,一是时间维度上前人的科学劳动;二是空间维度上当代科学家同仁的劳动。现实中的群体意识主要表现在第二个方面,即科研协作精神。生命科学研究的协作精神具体表现为:协作者之间相互平等、相互尊重,协作者之间资源共享、相互支持,协作者之间信守诺言、遵守协议,成果分配实事求是、公平合理。

(五) 勇于创新

创造性是科研活动的突出特征,创新是科学研究的生命。创新精神和创造意识对生命科学发展具有重大的意义。生命科学创新的伦理素质主要包括:科学精神与人文精神的统一,即追求真理与对人的终极关怀的统一;崇尚实践与注重理性,即实践品格与理性素养的统一;批判意识与服从真理,即科学的怀疑精神与坚持真理的统一;精英意识与群体意识,即敢于创新拔尖与坚持团结协作的统一。

二、涉及人的生命科学研究规范

(一) 目的正当性

目的在行为中至关重要。目的不仅是行为主体的主观诉求,还可由客观行为及其过程实现、验证。

生命科学研究必须确立合理、明晰的目的。而只有符合生命目的的科学研究才是正当的。《赫尔辛基宣言》具体规定了医学研究的正当目的，认为"涉及人类受试者的医学研究的主要目的在于提高疾病的诊断、治疗和预防方法，进一步了解疾病病因及其发病机制。即便是已充分被证明了的预防、诊断和治疗措施也必须接受对其效力、功效、可提供度及质量不断研究的挑战"。国际医学科学组织理事会与世界卫生组织合作制定的《涉及人的生物医学研究国际伦理准则》也指出，涉及人的生物医学研究的伦理学论证，在确认该研究的道德合理性时，首先强调的就是医学目的，即"涉及人的生物医学研究的伦理学论证基于有希望发现有利于人民健康的新途径"。在该准则"评注"中明确规定，这类信息是交由伦理审查委员会审查的首要信息。该文件进一步明确，无论是临床研究还是非临床研究，只有符合下列目的，才是正当的：①研究某一生理、生物化学、病理过程，或研究健康人或患者对某一具体干预措施(物理的、化学的、心理的干预)的反应；②在较大人群进行诊断、预防或治疗措施的对照性试验，其目的是在个体生物学差异的背景上显示对这些措施的可普遍化的特异性反应；③研究确定某些预防或治疗措施对个体或社区人产生的后果；④在各种情况和环境条件下与人类健康有关的行为研究。此外，生命科学研究的目的必须公开，使其具有相当的透明度。《纽伦堡法典》亦明确规定，试验者必须向受试者告知试验目的。

(二) 公平

生物医学研究中的公平包括研究资源分配、受试者选择等多个方面的公平。以研究资源中的资金为例，目前中国生命科学研究项目资助很大一部分来自国家资助，要在这些资助的分配、使用、监管等方面体现公平，应当做到以下三个方面。一是国家对生命科学研究项目的安排进行合理布局，要优先支持绝大多数人能够普遍受益的公益性和基础性重大创新项目，适度支持具有广泛应用前景的诊断、治疗和预防常见病项目，不忽视特殊患者群体受益的疑难杂症的基础和临床高精尖项目；优先支持绝大多数人能够现实受益的医疗保健重大创新项目，适度支持绝大多数人能够在较长预期时间内受益的医疗保健重大创新项目，不忽视较长时期内没有广泛应用可能性但依据科学原理可充分预期其具有长远发展前景的国际前沿项目。二是就某一具体项目所获资助的内部分配和使用，包括各子课题组之间的合理分配使用、课题组主持人与成员之间的合理分配使用、各项支出预算之间的合理分配使用等。三是在充分考虑研究资金在技术上的合理使用，还有必要给处理伦理问题以一定的份额，例如人类基因组计划，在其30亿美元的研究经费中，就有5%用于处理伦理问题。另外，为了保证研究基金的公正分配和使用，应当责成审计等相关部门加强对科研资金的监管。

(三) 合理保护研究对象

在生命科学研究的全过程中，研究对象能否得到合理保护是最为重要的问题。例如，针对医学研究中的受试者而言，合理保护就是给人体受试者以必需的、负责任的、全方位保护的承诺和措施，其中，"必需"是指保护受试者是受试者享有保护权利的客观要求，"负责任"是指保护受试者是出自试验者真诚的主观动机和责任感，"全方位"是指保护受试者要全面着眼于其生理、心理、社会适应性等全面利益及研究所及的全部环节。合理保护研究对象与医学研究所涉及的一切问题都密切相关，是医学研究问题首要与核心的伦理准则。以涉及人的生物医学研究为例，合理保护研究对象即受试者的主要要求是：研究者必须是胜任的；试验设计科学，目的正确，风险合理、明确、可控；受试者选择公平，对弱势受试者有特殊保护措施；受试者知情同意得到充分保障；受试者隐私权和保密权得到充分保障；试验全过程必须由伦理审查委员会审批、监控。此外，受试者因受到意外伤害而享有的索偿权也应得到保障。

(四) 伦理审查

生命科学研究往往包含着十分尖锐的伦理冲突，若有人为失误及其他干扰加入，将会使问题更加复杂化。为调节冲突、克服干扰，一方面依赖于研究者自律，另一方面依赖于对研究者加以他律。伦理审查便是他律的一种切实可行的机制。生命科学研究伦理审查是指伦理审查委员会依据伦理原则与准则或其他相关定言律令，对生命科学研究的设计、实施及其结果所进行的伦理审核、评判、批准、指导、监控等活动。《赫尔辛基宣言》对此作出了明确规定：每一次人体试验步骤的设计与实施均应在试验方案中明确说明。试验方案应提交给特别任命的、独立于研究者及主办者,不受不适当影响的伦理审查委员会研究、评定、指导或批准。伦理审查委员会须遵守试验所在国的法规,并有权对正在进行的试验进行监控。研究者有义务将监控情况,尤其是将出现的严重的不良反应报告给伦理审查委员会。研究者还应向伦理审查委员会提供有关资金、主办者、研究机构、可能出现的利益冲突及给予受试者的奖励等信息,供其审查。

伦理审查委员会的出现及其运作,是在《赫尔辛基宣言》的影响下应对"有伦理问题的研究"的产物。1966 年,美国军医总监签署了一份备忘录,第一次以联邦政府的名义要求每项研究必须通过议案审查委员会的审查,主要是审查研究者的判断力。这被认为是最早的伦理审查委员会。后来,伦理审查委员会得到普遍发展,成为生命科学研究的伦理"守门人",其成熟的做法不断地被吸纳到一再修订的《赫尔辛基宣言》和《涉及人的生物医学研究国际伦理准则》等文献中。

三、医学科研行为失范与预防

(一) 医学科研行为失范的含义与表现

医学科研行为失范也称作科研不端,与科研诚信相对立。1992 年,美国国家科学院、国家工程院和国家医学研究院组成的 22 位科学家小组将科研不端行为界定为:在申请课题、实施研究报告结果的过程中出现的伪造、篡改或抄袭行为。即科研不端行为主要被限定在伪造、篡改、抄袭三者中。在中国,科研不端行为还包括伪造学历和工作经历、贬低前人成果、自我夸张宣传、一稿多投、在自己并无贡献的论文上署名、为商业广告做不符合实际的宣传等。虽然界定的范围存在差别,但国内外对医学科研行为失范界定的实质内容大体相同,即是指在学术研究过程中出现的违背科学共同体行为规范、弄虚作假、抄袭剽窃或其他违背公共行为准则的行为。

国家科学技术部科研诚信建设办公室依照《中华人民共和国科学技术进步法》编写的《科研活动诚信指南》列出了科研不端行为的十二种主要表现形式:①在科研经费申请、科研课题验收、涉及人类受试者或实验动物的研究申请等材料中提供虚假信息、假冒他人署名或伪造证明材料;②在研究记录、研究报告、论文、专著、专利等材料中不真实地描述实际使用的材料、仪器设备、实验过程等,或不适当地改动、删除数据、记录、图像或结果,使研究过程结果不能得到准确的反映;③在未注明出处或未经许可的情况下,使用他人的研究计划、假说、观点、方法、结果或文字表述(抄袭剽窃);④对研究对象的不道德处理,包括在涉及人体受试者或实验动物的研究中,违反知情同意、保护隐私和实验动物保护等方面的伦理规范;⑤论文一稿多投,或故意重复发表;⑥侵害他人署名权、优先权等正当权益,或有意妨碍他人研究成果的正常发表和获得其他形式的承认;⑦在同行评议中,故意对他人的项目申请、科研成果等作出有失客观、公正的评价;⑧为顺利发表论文而在署名时冒用导师或其他学者的名义;⑨对已知他人的科研不端行为故意隐瞒或给予配合;⑩对自己或他人科研不端行为的举报者进行打击报复;⑪ 恶意或不负责任地举报他人存在科研不端行为;⑫ 其他严重偏离科学共同体公认的科研诚信和学术道德规范的行为。同时指出,认定科研不端行为的条件包括:①行为人存在主观故意;②发生有关行为的证据确凿;③已经或将造成较严重的损害后果。

过失导致的错误或诚实的观点分歧,不应被认为构成科研不端行为。

(二) 医学科研行为失范的预防

为有效预防医学科研中失范行为的发生,国家有关部门和大多数医学院校、医学科研机构都对这一问题提出了相应的对策。这些对策具体包括:①医疗行业和医学院校均建立健全了处理科研不端行为的工作机构,充分发挥专家的作用,加强惩处行为的权威性、科学性;②学术委员会成为处理科研不端行为的最高学术调查评判机构,其执行机构负责推进科研道德建设、调查评判科研不端行为等工作;③各学术机构针对科研不端行为制定了相应的制度规范,明确什么是科研不端行为、处罚的依据和标准等;④行政主管部门根据科研不端行为的性质和情节轻重,依照法律法规及有关规定给予行为人相应的行政处分;触犯国家法律的,移送司法机关处理;对于其所从事的学术工作,可采取暂停、终止科研项目并追缴已拨付的项目经费,取消其获得的学术奖励和学术荣誉,以及在一定期限内取消其申请科研项目和学术奖励资格等处理措施;⑤处理结果要在一定范围内公开,接受监督;⑥加强预防行为失范的科研道德教育,合理制定科研工作考核的标准与要求,防止科研工作急功近利的倾向。

▶▶▶ 第三节 人体试验的主要伦理问题 ◀◀◀

一、风险与受益

人体试验风险分为技术性风险与设计性风险。技术性风险包括身体的、心理的、社会的和经济的伤害,对技术性风险的评估可以从定性和定量两方面进行。设计性风险主要源于双盲法与安慰剂的使用。科学的试验设计是消除偏见、正确判断试验结果客观效应的需要,但与此同时也给受试者带来设计性风险。

研究预期受益分为受试者的受益和社会的受益。通过参加研究接受对疾病的治疗、诊断或检查,有些受试者可以因病症得到缓解或对所患病症取得更深刻的认识而受益;有些受试者将提前获得有临床应用前景的、将来可能相关部门正式批准上市的新药治疗,特别是试验药物具有已上市药品不具备的某些治疗特点;患者和健康受试者也可能同意参加与其所患病症无关,或虽与其所患病症有关但不提供任何诊断或治疗益处的研究,尽管这种研究对受试者没有直接受益的前景,但增加了对人类生理和行为的认识而可能使整个社会受益。

伦理委员会应特别注意对受试者健康的考虑应优先于科学和社会的利益,对受试者的权益、安全和福利应该重点考虑和保护。作为激励或报答,向参加研究的受试者支付的报酬或其他形式的补偿,不应被考虑为研究的受益而列入伦理委员会受益和风险分析的讨论内容。在风险与受益的权衡中,应首先考虑受试者的健康利益,应保证受试者在身体上、精神上受到的不良影响为最低限度。

《赫尔辛基宣言》(2013)在"风险,负担和受益"(第16~18条)部分中指出,在医学实践和医学研究中,大多数干预措施都包含风险和负担。只有研究目的的重要性超过给研究受试者带来的风险和负担时,涉及人类受试者的医学研究方可开展;所有涉及人类受试者的医学研究在实施前,必须对参加研究的受试个体和群体,就预期的研究风险和负担,与带给他们及其他受到该研究疾病影响的个体或群体的可预见的受益对比,进行谨慎评估。采用使风险最小化的措施。风险必须得到研究者的持续监测、评估和记录;除非医师确信研究相关的风险已得到充分评估,并能得到满意控制,否则不可以参与该研究。一旦发现研究的风险大于潜在受益,或已获得了肯定的研究结论时,医师应当评估是否继续、修改或是立即停止该研究。

从根本上看,科学利益与受试者利益是一致的,但在实践过程中又是矛盾的。人体试验必须以《日内瓦宣言》提出的"首先考虑的是患者的健康"和《国际医德守则》中规定的"任何行动或建设只能符合人类的利益而不能有损人类肉体和精神的抵抗力"为指导思想。人体试验过程中应保证受试者在身体上、精神上受到的不良影响为最低限度。对于任何一项人体试验,都要预测试验过程中的风险。如果试验有可能对受试者造成身体上和精神上较严重的伤害,无论这项试验的科学价值有多么巨大、对医学的发展和人类的健康有多么重要的意义,都不能进行。

二、受试者招募的伦理问题

人体试验中出现伦理问题最多的方面就是如何对待受试者。对人体试验进行伦理规范最根本的目的也是为了保护受试者。招募受试者应该遵循以下原则。

(一)不伤害原则

人体试验的基本道德要求是不造成伤害。从人体试验方法看,试验有利大于害、利害不明、有害无利、害大于利几种情况。医师/研究者应在尊重人的价值原则和医学目的原则基础上选择最佳试验方案,尽量减少对受试者的伤害。即要求所采用的试验方法应该是利大于害,或局部损害可以治疗恢复,或人的身心健康基本不受影响;利害不明的试验方法应慎重运用,严格把关;对有害无利、害大于利的试验方法则应禁止应用。

(二) 公平选择受试者原则

公平选择受试者能避免伤害。受试者的选择应有明确的医学标准,即适应证和禁忌证,哪些人适合参加试验,哪些人不适合参加试验。制定这些标准既是为了保障试验的科学性,也是为了保护受试者的健康和利益。但不允许用非医学标准来选择或排除受试者。例如,起初不让儿童参加治疗艾滋病的药物AZT的试验研究,得出的研究结果却认为,AZT有效但不能用于儿童。

(三) 特殊受试者原则

1. 以患者为受试者原则　研究人员应该认识到,患者的自愿中亦有无奈,尤其是临床试验性治疗,患者可能是在常规治疗手段无效或效果不明显的情况下才愿意接受试验。所以,研究人员必须以更加负责的态度对待受试患者,要将试验严格限制在患者所患疾病的范围,任何扩大试验范围的做法都是不道德的。

2. 以犯人为受试者原则　在某些国家,研制新药常常在囚犯中物色受试者,许多医药公司与囚犯还订有试验合同;在毒理学试验中,犯人占受试者的80%~90%。以犯人为受试者,因其所处的依附地位,很难说是自愿的,其健康权利势必受到侵犯。因此应该进行额外的安全审查以保护特殊脆弱人群的利益。

3. 以儿童为受试者原则　儿童正处于身心发育时期,还不能作出理智、全面的判断,应遵循以下伦理原则:试验方案经有关部门审核批准;试验有重要价值或提供有用知识;只有在儿童身上试验才能取得有意义的结果;不会有危害性或使其家庭生活引起不快;已在成年人身上进行过同样试验;确定无害;父母或代理人同意;试验在伦理机构的监督下执行。

4. 其他特殊受试者原则　孕妇、胎儿、残疾人和精神病患者作为受试者,一般只能进行他们不参加试验就不能解决他们健康问题的人体试验。

三、知情同意的伦理问题

知情同意是最重要的伦理原则,在法律上是对受试者及研究者共同的保护。知情同意体现了对受试者自主性和权力的尊重,是保障受试者权益的基础,知情同意的内容和形式必须经过伦理委员会审查。《纽伦堡法典》第一条就明确规定:受试者的自愿同意绝对必要。《赫尔辛基宣言》(2013)第25~32条对"知情同意"做了详细的规定,这里不做引述。需要说明的是,要做到真正的知情同意,还要做到以下几点。

(1) 知情同意是研究者和受试者对试验基本信息的交流过程,而不单单是签署知情同意书,这个交流过程的目的是让受试者在真正了解有关信息后根据自己的价值观念作出是否参加研究的决定。因此,研究者必须详细告知受试者试验的目的、方法、预期的好处、潜在的危险,以及可能存在的不适感和困难。采用受试者能够理解的文字和语言,使受试者能够"充分理解"并"自主选择"。

(2) 同意是以自愿为前提,任何以诱惑、欺骗或强迫手段获得的"同意"都违背知情同意原则,是不道德的,同时受试者任何时候都有撤销同意的自由。强迫会使同意归于无效。如果受试者有贫困、依赖于他人等情况,就非常可能有隐蔽的强迫。同样,引诱和贿赂均会使同意归于无效,因为它们虽然没有破坏选择的自愿性,但破坏了选择的理性基础。人们对受试者是否应该接受报酬是有争议的,如果现金或物质报酬太高,就可能引诱人去参加本来也许会拒绝的人体试验,这样就削弱了他们理性、自主决定的能力。

(3) 知情同意的连续性。知情同意书的签署并不意味着告知的结束。人体试验项目是长期的过程,研究的程序和条件等都不是一成不变的,因此研究者必须在试验的详细情况发生变化后及时通知受试者,使其了解变化了的试验信息,重新获得知情同意。此外,因之前收集的样本或数据可能会用于后来的研究,只要可能也需要重新找到受试者并再次获得知情同意。

四、审查程序的伦理问题

《赫尔辛基宣言》(2013)第23条对"研究伦理委员会"及其审查程序作出了框架性规定:在研究开始前,研究方案必须提交给相关的研究伦理委员会,供其考虑、评论、指导和批准。该委员会的工作必须透明,必须独立于研究者、申办者和其他任何不当影响之外,且有正规资质。委员会必须考虑本国和研究项目开展所在国的法律和法规,以及适用的国际规范和标准,但绝不允许减少或删除本宣言提出的对研究受试者的保护。委员会必须有权监督正在进行中的研究。研究人员必须向该委员会提供监督的信息,特别是关于任何严重不良事件的信息。未经该委员会的考虑和批准,不得修改研究方案。研究者在研究结束后,应当向伦理委员会递交最终报告,包含对于研究发现及研究结论的总结。

目前,中国多数伦理委员会在审查程序方面都能够按照国际规范开展审查,但在内容上尚存在一些问题。①伦理委员会跟踪审查相对薄弱,包括对严重不良事件的跟踪审查。国家食品药品监督管理局发布的《药物临床试验伦理审查工作指导原则》(2010)第三十一条第四款规定:"发生严重不良事件,所在机构的伦理委员会应负责及时审查,并将审查意见通报申办者。基于对受试者的安全考虑,各中心的伦理委员会均有权中止试验在其机构的继续进行。"目前,在对严重不良事件的审查、处置上,伦理委员会普遍不够主动,尚停留在及时记载、通报上。事实上,人体试验项目开始后,伦理委员会要对项目做跟踪审查,以便随时发现问题,防控风险,采取措施,解决问题,维护受试者的安全和权益。②人体试验风险的保险机制没有落实。《药物临床试验质量管理规范》(2020)第三十九条规定:"申办者应当向研究者和临床试验机构提供与临床试验相关的法律上、经济上的保险或保证,并与临床试验的风险性和风险程度相适应。申办者应当承担受试者与临床试验相关的损害或者死亡的诊疗费用,以及相应的补偿。"应当说,为受试者购买保险,由保险机构支付产生伤害受试者的相关费用,是人体试验风险管理的重要举措。在项目申报、审批环节,要重点审查人体试验中受试者的风险性质、预防机制及赔偿制度。③知情同意的审查形式化。审查《知情同意书》既要审查形式,更要审查内容。既要审查研究项目在伦理上和科学上是否严谨,也要审查在语言表达上是否通俗。目前存在的问题是,一些研究项目《知情同意书》"告知"部分,采取复制试验设计的办法,采用专业化表述,使专业之外的人读起来拗口、晦涩,这样的"告知"不容易起到让受试者知情的作用。所以,伦理委员会成员要从受试者的实际出发,设身处地地审查《知情同意书》"告知"的内容。

五、科学性评价的伦理问题

科学的试验设计不一定就是符合伦理的,但不科学的试验设计一定是不符合伦理的。为保证人体试验符合伦理原则,避免对受试者造成伤害,前提条件是确保人体试验方案设计严谨科学,有确实可靠的动物实验数据,严密监督试验过程,并符合医学目的的原则。

(一)人体试验设计必须严谨

人体试验前必须充分了解有关资料,试验程序的设计应得到科学的说明。人体试验的目的必须是为了研究人体的生理机制和疾病的原因、机制,通过促进医学科学的发展而改善人类生存的环境、造福人类。因此,开展人体试验之前,必须严格审查其是否符合医学目的。遵循医学目的的原则,即有利于维护和提高人类健康水平及促进医学科学发展。不符合这一原则的人体试验都是不道德的。

(二)人体试验必须以动物实验为基础

人体试验前必须以动物实验为前提,制订严密科学的试验计划,进行道德预测。必须考虑计划的必要性、可行性,是否符合规律,是否会对受试者造成伤害。经动物实验获得了充分科学依据之后,确认某种新药、新技术对治疗某种疾病有效,并对动物无毒无害,方可在人体上开展试验。对于不治之症或垂危患者,在尚无有效疗法的情况下,为了挽救患者生命,在患者或家属同意的前提下,可考虑使用未经动物实验的新药、新技术进行试验性治疗。

(三)人体试验的过程要适当

人体试验过程要有充分的安全保护措施,保证受试者受到的不良影响为最低程度。试验过程一旦出现意外风险等情况,应立即终止试验。受试者因参加试验而受到伤害,试验者应保证其获得免费医疗及经济或其他补偿。若因参加试验而死亡,他们有权得到赔偿。人体试验必须有严格的审批监督程序,须在具有相当学术水平和经验的医学科研工作者的亲自督导和指导下进行。人体试验结束后必须作出科学报道。

(四) 遵守医学目的原则

以人作为受试者的生物医学研究,必须是旨在增进诊断、治疗和预防等方面的措施,任何背离这一目的的人体试验都是不道德的。坚持医学目的原则,就要求试验者在医学科学研究中不断补充医学知识和人体试验知识,提高运用和发展这种知识的能力,以避免不合医学目的的人体试验;还要避免为获取医学知识而不顾人体试验手段方法的正确性、道德性和科学性;更要禁止违背人道、有损医学、危害社会和人类进步的人体试验。人体试验的道德性和价值就在于以道德和科学的方法达到发展医学、增进人类健康和促进社会进步的目的。

六、对照组与盲法试验的伦理问题

人体试验既受试验条件和机体内在状态的制约,也受社会文化、心理、习俗等因素的影响。设置对照组,进行科学对照,是消除偏见、正确判断试验结果客观效应的需要。常用的对照方法有空白对照、试验对照、标准对照、自身对照、相互对照和历史对照等。人体试验中常用的双盲法、安慰剂对照等做法以剥夺或部分剥夺受试者知情同意权为前提,但其目的是保证研究及其结果客观可靠。受试者的知情同意自主权与医学科学发展的内在追求,在这里发生了严重碰撞。一般认为,在危重患者和病情发展变化较快的患者中使用双盲法和安慰剂对照存在伦理问题。具体要求如下。

(一) 分组要采取随机化

随机化是在临床试验中避免偏倚的重要设计技巧。受试者的分组,必须是随机的,服从概率论原理,不受研究者和受试者主观意愿的影响。要将不同年龄、性别、民族、文化、社会地位的受试者随机分到试验组或对照组,试验组和对照组要有齐同性、可比性和足够的样本。随机化可以消除由于治疗分配带来的偏倚,可以使试验组和对照组具有较好的可比性,更为重要的是随机化是合理的统计检验的基础。

(二) 正确使用安慰剂对照

安慰剂的应用是为了得到可靠和客观的试验结果,其出发点并不与人体试验的伦理原则冲突,使用安慰剂不是对患者的欺骗,而是对广大的患者真正负责的做法。但使用安慰剂存在一个棘手的道德问题:安慰剂的应用意味着必须停止对患者的治疗,患者很有可能因此而错过最佳的治疗时机。这也严重影响了医师对安慰剂的选择。许多疾病是不可能进行安慰剂试验的,如急性肾衰竭、急性心肌梗死、严重的糖尿病等。所以安慰剂对照被严格限制在病情比较稳定,在相当时间内不会发生危险和带来不良后果,也不致延误治疗时机的患者,危重患者、病情发展变化快的患者不宜使用安慰剂。

(三) 正确使用双盲法

双盲法是在使用安慰剂对照的情况下,使受试者和试验观察者都不知道安慰剂和药物的具体使用者,以避免各种主观因素的影响,保证试验结果的科学性。双盲法的最大障碍是在伦理道德上。双盲法违反了知情同意原则,即患者无法知道自己治疗过程的全部信息。其实,双盲法与人体试验的知情同意原则并不矛盾,因为双盲法与知情同意一样是以受试者利益不受侵害为前提的,因此双盲法是道德的。但双盲法应严格遵循《赫尔辛基宣言》中的伦理要求,全力保障受试者的权益。

▶▶▶　第四节　医学科学研究的主要伦理规范　◀◀◀

一、《赫尔辛基宣言》(2013)

1964 年 6 月,第 18 届世界医学大会(World Medical Association,WMA)在芬兰首都赫尔辛基召开,讨

论通过了关于医学人体研究伦理学准则的《赫尔辛基宣言》(以下简称《宣言》),该宣言是指导医师或研究者进行涉及人类受试者的生物医学研究的建议和伦理学准则。它以《纽伦堡法典》为模板,对研究者责任、受试者选择、知情同意要素、安慰剂使用、伦理审查要求等内容作出了详细的规定。随着医学人体试验研究规模的扩大、理念的改变及方法的更新,人体试验不断暴露出更多的现实矛盾和伦理问题,所以,《赫尔辛基宣言》在之后历届世界医学大会上进行了多达9次修改以适应实践的发展,成为当前最具影响力和普遍性的人体试验的伦理文献。

世界医学大会是代表全体医师的专业学会,该学会制定的文件效力仅限于医师内部管理,《宣言》只有被研究所在国的法律引用或支持,才产生法律拘束力。2013版《宣言》第2条增加内容指出,宣言主要以医师为对象,但世界医学会鼓励参与涉及人类受试者的医学研究的其他人员遵守这些原则,目前世界上大多数国家已将这一宣言吸收进本国法律,成为规范临床研究的主要依据。中国发布的《药物临床试验质量管理规范》(2020)第三条和《医疗器械临床试验质量管理规范》(2016)第十三条都强调临床试验应当符合/遵循《世界医学大会赫尔辛基宣言》确定的伦理准则和伦理要求,因此,《宣言》在中国具备法律拘束力。《宣言》是关于人体试验的第二个国际性文件,比《纽伦堡法典》更全面、具体和完善。

2013版《宣言》结构合理,层次清晰,十二个章节的要求非常明确,包括:前言,一般原则,风险、负担和获益,弱势群体和个人,科学要求和研究方案,研究伦理委员会,隐私和保密,知情同意,安慰剂使用,试验后规定,研究的注册、出版和结果发布,临床实践中未经证明的干预措施。《宣言》通篇以详尽的规定确保医学研究的正当性,彰显受试者利益优先的原则。

《宣言》明确了医学研究及医师/研究者的目的和职责,强调医学研究中受试者个人利益优先的原则。指出医学研究要遵循那些促进并确保尊重人体受试者、保护他们的健康和权利的伦理标准,医学研究的主要目的是产生新的知识,但这一目的永远不能超越个体受试者的权益。医师的职责是促进和维护患者,包括那些参加医学研究人们的健康和权益。医师应该奉献其知识和良知以履行这一职责。医师有责任保护受试者的生命、健康、尊严、健全、自我决定权、隐私和个人信息的保密。保护受试者的责任必须始终由医师和其他医疗卫生专业人员承担,而不是由受试者承担,即使受试者已经给出同意。

《宣言》为医学研究的正当性确立了条件和范围。《宣言》指出,伦理上的正当性是医学研究何以可能的前提,只有在伦理上具有正当性和可辩护性的医学研究才可以正常开展。《宣言》规定,只有当研究目的的重要性超出受试者承担的风险和负担时,涉及人体受试者的研究方可开展;涉及弱势人群的医学研究,只有这项研究是针对该人群的健康需要或是此人群优先关注的问题,并且该研究在非弱势人群中无法开展的情况下,方能认为这项研究是正当的。此外,受试者应当能从研究获得的知识、实践或干预措施中获益;即使是最佳的已被证实的干预措施,也必须不断通过对其安全性、效力、效率、可及性和质量进行研究,予以评估;一旦发现研究的风险大于潜在获益,或已获得了肯定的研究结论时,医师应当评估是否继续、修改或是立即停止该研究。

《宣言》对医学研究相关程序和内容的正当性作出了规定。研究者资质、研究的科学设计、伦理委员会的监督是任何研究开始前必须进行的正当考核程序。《宣言》规定,研究人员必须受过适当的伦理和科学教育、培训并具备一定资格;每项涉及人体受试者的研究在招募第一个受试者前,必须在公众可及的数据库上注册登记。研究必须建立在对科学文献和其他相关信息全面了解的基础上,并以充分的实验室研究和恰当的动物实验为基础;研究开始前,研究方案必须递交至相关研究伦理委员会,供其考虑、评论、指导和批准。研究伦理委员会必须有权监督正在进行中的研究。

《宣言》对知情同意的详尽规定保证了医学研究的正当性。知情同意是尊重原则的集中体现,同时也是保障将受试者的利益和健康置于最高目标的必备条件。《宣言》第25~32条集中对医学研究中的知情同意进行了说明和规定。《宣言》规定了对有知情同意能力的潜在受试者必须充分告知的内容,以及知情同意的过程与形式;规定了无知情同意能力的潜在受试者被纳入一项研究所必须具备的条件;规定使用可识别身份的人体材料或数据进行的医学研究,医师必须寻求受试者对其采集、储存和(或)二次利用的知情同意,以及一些例外情况下的处理方法。除此之外,《宣言》对安慰剂的利用、试验结束后如何继续给予受试者福利、研究注册和研究结果的出版及发布、临床实践中未经证明的干预措施如何施行等内容作出了详细规定。

《宣言》规范了以人为对象的医学研究,通过受试者个人利益优先原则、临床试验注册制度和弱势群体的特殊保护制度,加强了对医学研究中受试者的权利保护,对医学研究的实施提出了更高的伦理要求。《宣言》的有效实施不仅有助于保持对受试者、健康志愿者的保护与必要的研究自由之间的平衡,还有利于促进作为公益事业的医学科学的不断进步。

二、《药物临床试验质量管理规范》(2020)

药物临床试验质量管理规范(good clinical practice for drugs,GCP)的概念产生于20世纪70年代中期,最早源于对研究人员滥用受试者的关注。当时,在国际上已发生了塔斯基吉梅毒实验、放射性物质试验等多起研究者滥用受试者进行临床研究的事件。同时,人类对新药上市前临床试验重要性也是在付出了惨重的代价后才逐渐意识到的。在医药发展史上曾发生了"磺胺酏剂事件""反应停事件"等数起灾难性事件。这些悲剧发生的主要原因是药品在上市前没有进行充分而可靠的临床安全性评价,这促使各国政府认识到通过立法要求药品上市前进行临床试验,以充分评价药品安全性和有效性的重要作用。之后,各个国家相关法规日渐完善,多数国家和国际组织均制定了各自的GCP。

中国新修订的《药物临床试验质量管理规范》(2020年第57号)由国家药品监督管理局会同国家卫健委组织修订,自2020年7月1日起施行。适用于为申请药品注册而进行的药物临床试验。共9章,包括:总则、术语及其定义、伦理委员会、研究者、申办者、试验方案、研究者手册、必备文件管理、附则。主要内容包括以下方面。

1. **细化明确参与各方的责任**　伦理委员会作为单独章节,明确其组成和运行、伦理审查、程序文件等要求;研究者具有临床试验分工授权及监督职责;突出申办者主体责任,明确申办者是临床试验数据质量和可靠性的最终责任人,加强对外包工作的监管;合同研究组织应当实施质量保证和质量控制;临床试验机构应当设立相应的内部管理部门,承担临床试验相应的管理工作。

2. **强化受试者保护**　明确"保护受试者的权益和安全"是制定本规范的目标,是药物临床试验考虑的首要因素,是伦理委员会的职责。伦理委员会应当特别关注弱势受试者,审查受试者是否受到不正当影响,受理并处理受试者的相关诉求;申办者制订方案时明确保护受试者的关键环节和数据,制订监察计划应强调保护受试者权益;研究者应当关注受试者的其他疾病及合并用药,收到申办者提供的安全性信息后应考虑受试者的治疗是否需要调整等。

3. **建立质量管理体系**　指出临床试验的质量管理体系应当覆盖临床试验的全过程,重点是受试者保护、试验结果可靠,以及遵守相关法律法规;申办者应当建立临床试验的质量管理体系,基于风险进行质量管理,加强质量保证和质量控制,可以建立独立数据监察委员会,开展基于风险评估的监察;研究者应当监管所有研究人员执行试验方案,并实施临床试验质量管理,确保源数据真实可靠。

4. **优化安全性信息报告**　明确了伦理委员会、研究者、申办者在临床试验期间安全性信息报告的标准、路径及要求。伦理委员会要求研究者及时报告所有可疑且非预期严重不良反应;研究者向申办者书面报告所有严重不良事件。研究者收到申办者提供的临床试验的相关安全性信息后,应考虑受试者的治疗是否进行相应调整,必要时尽早与受试者沟通,并应当向伦理委员会报告由申办方提供的可疑且非预期严重不良反应;申办者对收集到的各类安全性信息进行分析评估,将可疑非预期严重不良反应快速报告给所有参加临床试验的相关方。

5. **规范数据管理系统的应用**　电子数据管理系统应当通过可靠的系统验证,保证试验数据的完整、准确、可靠。电子数据管理系统应该具有完整的使用标准操作规程,还要保证电子数据管理系统的安全性。临床试验机构的信息化系统具备建立临床试验电子病历条件时,研究者应首选使用,相应的计算机化系统应当具有完善的权限管理和稽查轨迹。

三、《涉及人的生物医学研究伦理审查办法》(2016)

《涉及人的生物医学研究伦理审查办法》(以下简称《办法》)由国家卫生和计划生育委员会发布。可以涵盖非注册类的涉及人的生物医学研究,从更广泛的层面规范伦理审查工作,弥补了除药物临床试验之外的生物医学研究领域伦理审查规定的不足。

(一) 伦理审查规定细致

《办法》详细规定了伦理审查的原则、提交的材料、审查的内容、批准研究项目的基本标准、跟踪审查的要求、多中心审查机制等内容。其中的重点内容包括:①伦理审查的原则。规定涉及人的生物医学研究应当符合知情同意原则、控制风险原则、免费和补偿原则、保护隐私原则、依法赔偿原则、特殊保护原则。②伦理委员会的重点审查内容。包括研究者的资格、经验、技术能力,研究方案,风险受益比,知情同意书及获得知情同意的过程,保密措施,纳入和排除标准,受试者的权益,合理补偿,损害时的治疗和赔偿,风险的预防和应对措施,利益冲突,社会舆论风险等。③伦理委员会批准研究项目的基本标准。包括坚持生命伦理的社会价值,研究方案科学,公平选择受试者,合理的风险与受益比例,知情同意书规范,尊重受试者权利,遵守科研诚信规范。

(二) 知情同意要求严格

知情同意作为受试者保护的重要基石之一,一直受到伦理委员会的重视和关注,也是伦理审查的关键点之一。《办法》将知情同意作为一个单独章节单列出来,这意味着涉及人的生物医学研究会特别关注知情同意的内容,知情同意被前所未有地提到了非常重要的位置。《办法》的第三十六条明确了知情同意书必须包含的基本信息:①研究目的、基本研究内容、流程、方法及研究时限;②研究者基本信息及研究机构资质;③研究结果可能给受试者、相关人员和社会带来的益处,以及给受试者可能带来的不适和风险;④对受试者的保护措施;⑤研究数据和受试者个人资料的保密范围和措施;⑥受试者的权利,包括自愿参加和随时退出、知情、同意或不同意、保密、补偿、受损害时获得免费治疗和赔偿、新信息的获取、新版本知情同意书的再次签署、获得知情同意书等;⑦受试者在参与研究前、研究后和研究过程中的注意事项。除了以上知情同意书的必备要素之外,《办法》还对知情同意获取的过程、再次获取知情同意和免除签署知情同意书等问题都有较详细的描述,为审查意见提供了有力的法规依据。

(三) 监督管理体系构建明确

《办法》构建明确了从国家、省市级到机构层面分别承担不同的角色和功能,层层监督和指导,进一步树立和规范省市级乃至国家层面伦理专家委员会的权威和职责,确保机构伦理审查工作的有序发展和监督管理。

《办法》明确了伦理审查工作的责任主体——开展涉及人的生物医学研究的医疗卫生机构。医疗卫生机构负责加强对本机构设立的伦理委员会及其所开展的涉及人的生物医学研究伦理审查工作的日常管理,医疗卫生机构应当在伦理委员会设立之日起3个月内向本机构的执业登记机关备案,并在医学研究登记备案信息系统登记,定期评估伦理委员会工作和伦理审查质量,对发现的问题及时进行整改等。

《办法》明确了伦理审查工作的监管部门,提出权责分明的三级监管体系。明确指出国家卫生和计划生育委员会负责全国涉及人的生物医学研究伦理审查工作的监督管理,成立国家医学伦理专家委员会,负责对涉及人的生物医学研究中的重大伦理问题进行研究,提供政策咨询意见,指导省级医学伦理专家委员会的伦理审查相关工作;省级卫生计生行政部门成立省级医学伦理专家委员会,对本行政区域内医疗卫生机构的伦理委员会进行检查和评估,并对发现的问题提出改进意见或者建议;县级以上地方卫生计生行政部门应当加强对本行政区域涉及人的生物医学研究伦理审查工作的日常监督管理。

(四) 法律责任突出重点

《办法》在中国临床试验相关法律法规层面上第一次明确规定了处罚金额和处罚措施,处罚针对的不仅是项目研究者个人,还特别指出了医疗机构的责任。对于违反《办法》规定的机构和个人,给他人人身、财产造成损害的,应当依法承担民事责任;构成犯罪的,依法追究刑事责任。这是中国在临床试验领域第一次在法规的明文中提到了刑事责任。由此可见,国家有关部门对于涉及人的生物医学研究过程中的受试者保护和科研诚信等问题的重视,将对违反伦理和相关准则的行为予以严惩。

(邓蕊　王彧　吴雪松)

数字课程学习

 学习目标　　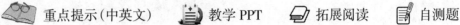重点提示(中英文)　　教学 PPT　　拓展阅读　　自测题

第十章

生命与生殖伦理

【关键词】 生命　人的生命的伦理　生殖技术伦理　胚胎干细胞研究伦理　克隆技术伦理　生育控制伦理　家庭计划　生育控制理论

究竟什么是人的生命及生命的标准是什么,至今人们还存在着诸多争论,尚未形成普遍共识。一个人的生命起始问题及应该如何善待人的生命,是当代生命伦理学的争论焦点。特别是在生殖技术飞速发展、某些研究涉及人的生命和对人的生育进行社会控制的今天,这些问题都是医学伦理学必须加以认真研究和对待的问题。

▶▶▶ 第一节　人的生命及其伦理理论 ◀◀◀

一、人的生命的内涵与标准

(一) 人的生命的内涵

1. 权威辞书对于生命的定义

(1)《不列颠百科全书》对生命进行了如下定义:①生理学定义:生命是具有进食、代谢、排泄、呼吸、运动、生长、生殖和反应性等功能的系统。②新陈代谢定义:生命系统具有与外界经常交换物质但不改变自身性质的特征。③生物化学定义:生命系统包括储藏遗传信息的核酸和调节代谢的酶蛋白。④遗传学定义:生命是通过基因复制、突变和自然选择而进化的系统。⑤热力学定义:生命是一个开放的系统,它通过能量流动和物质循环而不断增加内部秩序。

(2)《新大英百科全书》关于生命的定义:生命是能够完成吞咽、代谢、排泄、呼吸、运动、生长、繁育及对外部刺激作出反应的一些功能。

(3)《辞海》关于生命的定义:生命是由高分子的核酸蛋白体和其他物质组成的生物体所具有的特有现象。与非生物不同,生物能利用外界的物质形成自己的身体和繁衍后代,按照遗传的特点生长、发育运动,在环境变化时常表现出适应环境的能力。

上述各辞书关于生命的定义是一种关于生命的广义定义,它不仅指人的生命,还包括有机物、微生物、植物、动物等的生命。

2. 主要学科对于生命的定义

(1) 生物学对于生命的定义。生物学认为,生命是由核酸和蛋白质等物质组成的生物体,具有自身繁殖、生长发育、新陈代谢、遗传变异及对刺激产生反应等复合现象,按照遗传的特点生长、发育、运动,对周围环境的变化能作出主动的反应。生物学生命定义的意义在于,从是否具有生命的角度将生物与非生物进行了区分。

(2) 医学对于生命的定义。现代医学认为,生命是由核酸、蛋白质等生物大分子所组成的生物体进行的由物质、信息和能量三种要素为代表的综合运动形式,具有呼吸、消化、循环、排泄、新陈代谢、生长、繁衍及对内外环境选择性反应的功能属性。医学生命定义的意义在于,从生命功能的角度将人类的生命和其他生物的生命进行了区分。

(3) 医学伦理学对于人的生命定义。随着生物医学模式转变为生物－心理－社会医学模式,医学伦理学关于生命的定义也发生了改变。传统医学伦理学倾向于从生物学的角度界定人的生命,而医学模式转变后的医学伦理学则从生物属性、意识属性与社会属性等方面来定义生命,认为生命是自觉和理性的存在,是生物属性、意识属性和社会属性的统一体。医学伦理学生命定义的意义在于,既彻底区分了人的生命和其他动植物的生命,突出了人的生命所特有的自觉意识和理性活动,同时又区分了人的生命的自然性和社会性,有利于确立对待人的生命的道德观点和态度,即关于人的生命的伦理理论。

人作为生物个体,首先拥有的是人的生物学生命。但是,人之为人的关键不在于其拥有生物学的生命,而在于其拥有人的人格生命。人格生命是指处在一定社会关系之中扮演一定社会角色的具有意识和自我意识的生物实体。相对于人的生物学生命而言,人格生命更能反映人的生命的本质意义,是人最突出的本质特征的体现。

(二) 人的生命的标准

人的生命的标准是指用以判定人的生命起始与存在的标准。从人是自然属性、意识属性和社会属性三者的统一体出发,判定人的生命起始与存在的标准应是生物标准、意识标准和社会标准三者的统一。

1. **生物标准**　是从人的生物属性的角度来判定人的生命起始与存在的标准。在生物分类中,人作为脊椎动物门、哺乳类、灵长目、人科、人属的有机体,具有一系列生物属性,从最初的受精卵、胚胎、胎儿,到出生成为婴儿、幼儿、少年、青年、中年、老年,一直到死亡,都是人类生物学的生命的存在。

从生物学层面来判定人的生命标准是必要的,生物属性是人的生命存在的基础和必要条件。但人的生命不能仅从生物学标准来判定,因为人还具有自我意识属性和社会属性。如胎儿在出生前完全依靠母亲而存在,既没有意识和自我意识,也不发生任何社会关系,就不能称之为人格意义的"人",当然也不具有人的"人格生命",至多可以称其为"潜在的人",这种潜在的人,具有的仅是自然生命。所以,生物学标准只是人的生命起始与存在的前提与基础,而这一基础也是人的意识属性和社会属性不可或缺的载体。

2. **意识标准**　是从人类所特有的自我意识角度来判定人的生命起始与存在的标准。它是人的人格生命的一个重要方面。自我意识是人之为人的重要标准,是把人与灵长类区别开来,以及把人与受精卵、胚胎、胎儿、脑死亡者等区别开来的重要标志。许多动物具有意识能力,它们能意识到在它们周围的事物,但很难说它们具有自我意识能力。而且,自我意识与作为人的生命独有的其他特点紧密联系在一起,如意向、情感、自主性、交互性、交流等。当人具有自我意识时,人类的生物学生命便发展为人类的人格生命;当自我意识丧失,并且不可逆转时,遂又复归为人类的生物学生命。

3. **社会标准**　是从人类所特有的社会属性的角度来判定人的生命起始与存在的标准。它是人类人格生命的另一个重要方面。马克思曾指出,不是人们的意识决定人们的存在,相反是人们的社会存在决定人们的意识,人的本质不是单个人所固有的抽象物,在其现实性上,它是一切社会关系的总和。"人"是社会角色的扮演者。婴儿一出生就处于人际关系之中。婴儿与胎儿的根本区别在于,婴儿处于与他人的互动之中,并扮演着一定的社会角色。如果胎儿具有自我意识的潜能,出生后处于社会互动中,婴儿就成为一个"人"。假如一个人具有人体和人脑,以及自我意识的能力,但她/他从未生活在人类社会中,从未与他人发生互动,永远离群索居。她/他不会拥有"人"的地位,她/他的自我意识也绝不会发育完善。她/他也不能成为一个真正的"人"。当然,一个人一出生就离开人类也是难以生存的。

生物学标准和意识标准是判定生命存在与开始的必要条件,社会标准则是判定生命存在与开始的充分条件。这样看来,人的生命具有生物属性、意识属性和社会属性,一个人生命的存在与开始的判定必须从这三个层面来认识,缺一不可。

二、人的生命的起始争论

关于人的生命起始一直存在争论,焦点就在于胎儿是否为人。胎儿是否为人涉及两方面的问题:如果认为胎儿是人,那么胎儿到底何时成为人的;如果认为胎儿不是人,那胎儿究竟是什么。

认为胎儿是人的起点的观点主要有以下五种。

(1) 胎儿从受孕一开始就是人。这是从遗传学的角度进行的论证。胎儿是人受孕的结果,具有了完整的人类基因组,必然符合人的生命的生物学标准,所以胎儿必然也是人。在这种观点看来,受孕是非人成为人的关键点。

(2) 合子植入子宫时成为人(发育到第 14 天)。因为在合子植入前,每个胚胎细胞都是孤立的,相互间没有发育上的相互联系,都可以单独发育成一个完整的胚胎;而植入后,胚胎就在子宫壁上着床并开始形成原肠胚,就形成一个具有多个细胞的完整个体,再也不能分裂成多个生物个体。

(3) 脑电波出现时成为人(发育到第 8 周)。大脑皮质是作为人的意识和自我意识的物质载体,脑电波的出现,意味着大脑活动的开始。从这时开始胚胎也就被称为胎儿。

(4) 母亲感到胎动时成为人(发育到 12~20 周)。因为在胎动或者母亲感到胎儿在子宫内活动以前,母亲一直把胎儿当作自己身体的一部分,不是一个独立的个体。而在胎动以后,胎儿作为一个独立的存在更真实了,母亲常常用一个名字称呼他 / 她,赋予他 / 她人格的特征,在直观上有利于人们接受他 / 她作为一个独立的人类个体存在。

(5) 胎儿在子宫外可存活时成为人(发育到 20~28 周)。胎儿在子宫之外能够存活,表明他 / 她已经成为一个独立的不再依赖母亲的实体。而在此之前他们都可以被看作母亲的附属品,不具有人的权利、价值和尊严。

如前所述,人的生命标准应是生物标准、意识标准和社会标准三方面的统一。人的生命的存在和起始应从生物、心理和社会层面去判定。而上述五种观点仅从生物标准去认识人的生命,在未出生之前,胎儿尚没有意识和自我意识的能力,尚未真正扮演一定的社会角色,因此仅具有发展为人的生命的潜能(新生儿尽管尚不具有自我意识能力,但具有人的自我意识的潜能),并没有独立的社会地位,并不具有人的生命的社会属性。因此还不是真正的人。虽然人的胎儿还不是人,但也并不是非人,因为它毕竟具有人的生物属性,具有的是人的生物学层面的生命,不具有人的人格生命,所以胎儿尽管不是真正的人,但也不是一块组织、一个器官、一个动物,它是具有人类的生物学生命的特殊实体。

三、人的生命的伦理理论

(一) 生命神圣论

1. 生命神圣论的内涵　生命神圣论是强调人的生命具有至高无上、神圣不可侵犯的道德价值,因而应该无条件珍重、善待和救治人的生命的一种伦理观。其基本内容是:一是要无条件地保存人的生命;二是要不惜任何代价地维护、延长和救治人的生命,一切人为终止生命的行为都是不道德的。

生命神圣论思想最初来源于宗教观点和神话。而人们在同疾病和自然灾害作斗争的过程中同样形成了朴素的生命神圣思想。如《黄帝内经·素问》中有"天覆地载,万物悉备,莫贵于人";中国唐代名医孙思邈在《千金要方》中指出"人命至重,贵于千金";希波克拉底在《誓言》中指出,"一定把患者的健康和生命放在首位""从受孕之始,即把人的生命作为至高无上之物来尊重";最新版《日内瓦宣言》中规定,"我将保持对人类生命的最大尊重"。这些思想从不同的角度反映了生命神圣论的观点。

2. 生命神圣论的伦理价值

(1) 有利于人类的生存和发展。人的生命是人类社会得以存在和发展的前提。正是在这个基础上,生命神圣论唤醒人们重视和珍爱生命,促进了人类的生存、繁衍和发展。

(2) 推动了医学的产生和发展。正是认识到生命的宝贵性和神圣性,因而当人的生命受到伤害、身体受到病痛折磨的时候,就需要一种学问予以研究和解决,就需要有一种职业、一部分人专门为这些人们提供帮助,于是便促进了医学这一学科和医师这一职业的形成。无数医务人员正是在生命神圣观念激励下,不断探索生命的奥秘,不断发现和掌握更先进的医疗手段,从而推动了医学的发展和技术的进步。

(3) 促进了医学道德的形成与发展。人是世间万物最宝贵的,因此当人的生命遭受伤病侵袭或面临死亡威胁时,医务人员应该义不容辞竭尽全力地去维护生命的存在,应尽最大的努力消除患者身体上和精神上的痛苦。因此,几千年来,重视、保存和挽救生命一直被视为医师的基本道德要求。从这个意义上讲,生命神圣论高擎人道主义大旗,奠定了医学道德的基础,激励着广大医务人员竭尽全力、尽职尽责地工作,将仁心、仁术施于患者,锲而不舍地挽救生命,从而促进了医学道德的形成和发展。

3. 生命神圣论的时代局限性

(1) 人的生命并非绝对神圣的。一方面,历史地看,在人类社会早期,生命神圣是有条件的。中、青年人的生命是神圣的,而老年人常常会被抛弃,他们的生命并不神圣。另一方面,现实地看,人的生命也不是绝对神圣不可侵犯的。如果一个人伤害了他人的生命,其自身生命的神圣性就有可能丧失。

(2) 可能导致医学伦理难题。例如,是否可以控制人口数量,是否可以实施生育控制措施,是否可以停止对患者的抢救,是否可以对生命进行研究,及是否可以摘取人体器官进行移植等。这些伦理难题是在坚持生命神圣思想下而形成的,当然不可能在生命神圣论指导下予以解决,只有突破这种传统的理论,才能解决这些难题。为此,人们提出并形成了生命质量论和生命价值论。

(二) 生命质量论

1. 生命质量论的内涵　生命质量论是以人的智力和体力等自然素质的高低、优劣为依据,来衡量生命对自身、他人和社会的意义,从而应加以区别对待的一种伦理观。其基本内容是,强调人的生命意义在于生命存在的质量而不是生命存在本身,人们应追求生命的质量而不仅是生命的数量。这种理论强调,生命质量不同,其对社会的影响和意义也必然不同,因而应当区别对待生命,对于生命质量极其低下的人,其生命有可能没有必要不惜一切代价加以维持和保存。

在生命神圣论指导下,所有的人类生命都需要救治,但是,在临床实践中却经常遇到这样一些难题:是否应当不计成本、无限制地使用医疗资源来挽救每一个生命? 如果生命的生存质量很低而且极其痛苦,还是否应该继续维持? 面对以上这类问题时,生命质量论就成为指导人们对待生命持有不同救治态度的一种新的生命伦理理论。

2. 生命质量论的评价标准　可以分为三个层次。

(1) 主要质量。是指人体的体力和智力状态,是判别生理、心理、智力健康与否的重要标准。根据这一标准,严重的先天心脏畸形、无脑儿等因其生命质量十分低下,其生命就可能没有继续维持下去的必要。

(2) 根本质量。是指在与他人和社会的相互作用关系中体现出来的生命活动的质量。根据这一标准,严重脊柱裂的婴儿、肉体和精神遭受极度痛苦的晚期癌症患者、不可逆昏迷的患者等,都使生命失去了目的和意义,其生命可能没有继续维持下去的必要。

(3) 操作质量。是指运用智商测定方法和诊断学标准来测定智力状况。根据这一标准,有人把智商高于 140 者看作高生命质量的人才,智商在 70 以下者属于有智力缺陷的人,智商 30 以下者是智力缺陷较为严重的人。

3. 生命质量论的伦理价值

(1) 体现了人类对自身生命的伦理观念转变。生命质量论的出现,一方面使人类由注重自身繁衍与生存的传统生命观过渡到提高生命质量、体现生命价值的现代生命观。另一方面使传统的生命神圣论中注重道德评价的动机善良标准,发展到当今伦理评价中动机与效果相统一的标准。使伦理道德评价观念由义务论向价值论方向转变,也使生命伦理学和医学伦理学有了新的发展内容。

(2) 为社会提出人口、环境、生态等政策提供了理论依据。生命质量论对生命的存在提出优质要求,无疑是重大的进步。它表明了人类追求自身完美的需要,认识到人口的素质事关人类的命运、民族的兴衰、国家的存亡。追求生命的质量是人类理性的选择。

（3）为解决医学伦理难题提供了理论依据。面对临床救治中许多问题，如对那些依靠生命维持技术维持心搏和呼吸但已经发生脑死亡，以及对某些终末期患者，继续或终止治疗等伦理问题的处理提供了理论依据。同时，对有关卫生政策、新技术利用等也提供了理论支撑。

4. 生命质量论的局限性

（1）一定程度上影响对生命的敬畏。如果片面强调生命的质量，仅以生命质量的高低来衡量生命存在的意义，就容易降低人们对生命的敬畏感；孤立、片面强调生命的质量，也可能导致对生命尊严的威胁。纳粹德国曾一度利用优生论作为杀人的思想武器就是深刻的教训。

（2）容易引发医学伦理难题。如果一个生命质量很低且疼痛难忍，能否判断它已不值得活下去？应该由谁作出终止治疗的决定？对生命质量的判断是否存在客观的标准？另外，生命质量论就人的自然素质来谈生命存在的价值，忽视了有些生命质量与社会价值之间不一致的问题。

（三）生命价值论

1. 生命价值论的内涵　生命价值论是指根据生命对自身、社会和他人的效用如何，而采取不同对待方式的一种伦理观。它形成于 20 世纪 70 年代，是对生命质量论的进一步发展。生命价值包括内在价值和外在价值两个方面，内在价值是生命具有的对自身的效用，外在价值是生命具有的对他人和社会的效用。生命的内在价值与外在价值的统一，构成了一个人的生命价值。

2. 生命价值论的评价标准　判断生命价值的高低或大小可以从两个方面来考虑：一是某一生命本身的质量影响其生命的内在价值，二是某一生命对他人和社会的意义决定生命的外在价值。生命价值论认为，应该以人具有的内在价值与外在价值的统一来衡量生命的意义。一般而言，人的生命价值主要是通过外在价值来体现的，即看他对人类进步事业的贡献。一个人对集体、对社会贡献越大，他的生命价值也就越高。

3. 生命价值论的伦理价值

（1）为全面认识人的生命意义提供了科学依据。生命价值论是在生命神圣论、生命质量论的基础上进一步探索生命的意义。生命至高无上，重视生命质量，研究人的生命存在的价值，把对生命的关注从存在的时间、数量和状态进一步扩展到社会关系和社会意义层面。这为全面研究、认识人的生命存在提供了科学依据。

（2）为解决某些医学伦理难题提供了理论依据。生命价值论认为那些有价值的生命才有治疗的意义，而那些没有价值或价值极低的生命也许没有继续治疗的必要。这就为某些医学伦理决策提供了理论根据。对于某一个生命质量很低的患者来说，如果他本人认为自己的生命已经失去了意义，希望接受某种特殊的医疗对待（如放弃继续抢救），避免尊严的丧失和难以忍受的痛苦，应该能够得到伦理的辩护。

4. 生命价值论的局限性　生命价值论强调生命对于自身和社会、他人的效用，容易过多强调生命对人类社会的贡献、社会物质财富的创造，而对人类社会的复杂性、人的社会价值多样性等考虑不够。在医疗活动中，如果选择治疗对象仅以对社会的贡献大小和创造物质财富的多少为依据，可能会导致漠视生命乃至草菅人命的悲剧发生。

（四）生命神圣－质量－价值论

在生命神圣论的基础上，人们提出了生命质量论和生命价值论，从而形成了人类对自身生命的完善认识：生命神圣－质量－价值论。这种综合的、统一的生命论认为，人的生命是极其宝贵的，具有一定的质量，能够创造价值。因此，人类应该珍重、救治、完善自身生命。但在一定的条件下，可以根据其生命质量和价值，采取相应的措施分别对待。

生命神圣－质量－价值论认为，生命之所以神圣，就在于生命是有质量的，能够创造社会价值，无质量、无价值的生命并不神圣。而生命质量论弥补了生命神圣论的不足，同时又为生命价值论提供了物质基础。

▶▶▶ **第二节　生殖技术伦理** ◀◀◀

一、生殖技术概述

(一) 生殖技术的含义

生殖技术又称辅助生殖技术或人类辅助生殖技术,是指替代自然生殖过程的某一个或某几个步骤的医学技术。人的自然生殖过程,由性交、输卵管内受精、植入子宫、子宫内妊娠、分娩等步骤组成,但人类自然生殖过程有时会发生缺陷,或者不符合人们的要求,可以通过生殖技术予以辅助。人工操作全部生殖过程,尚未成为现实,目前能够做到的是通过技术替代生殖的某一或某几个步骤。

(二) 主要的生殖技术

1. 人工授精技术　是指收集丈夫或自愿献精者的精液,由医师注入女性生殖道,达到受孕目的的生殖技术。按照精液的来源不同,分为同源人工授精和异源人工授精。前者又称夫精人工授精或同质人工授精,使用的是丈夫的精液;后者又称他精人工授精或异质人工授精,使用的是自愿献精者的精液。

2. 体外受精－胚胎移植技术　是指从女性体内取出卵子,在器皿内培养后,加入经技术处理的精液,待卵子受精后,继续培养,到形成早期胚胎时再转移到子宫内着床,发育成胎儿直至分娩的技术。由于受精是在实验室的试管中进行,通过这种方式诞生的婴儿,人们通常称之为试管婴儿。在该技术的临床运用过程中,又诞生了被称为第二代试管婴儿技术的卵胞质内单精子注射,被称为第三代试管婴儿技术的植入前胚胎遗传学诊断体外术,被称为第四代试管婴儿技术的卵胞质置换术。第四代试管婴儿技术,是指去除女性捐赠者的卵子中的细胞核,用母亲卵细胞中对应的遗传基因取而代之,最后再按标准的试管婴儿技术进行培育。这样诞生的孩子将会继承一位父亲和两位母亲的遗传基因。

1978 年 7 月 25 日,在英国诞生了世界上第一个试管婴儿,名叫路易斯·布朗(Luis Brown)。中国首例试管婴儿于 1988 年 3 月 10 日在原北京医科大学第三医院平安诞生。2015 年 10 月,英国立法生效允许培育具有两个基因母亲和一个基因父亲的婴儿。2016 年初,首位由"三合一"胚胎人工授精技术培育的婴儿出世。

3. 冷冻技术　由于冷冻技术在生殖技术领域中的运用,可以把精液冷冻在 –196.5℃的液态氮中长期保存。尽管冷冻精液授精能力约为新鲜精液的 2/3,但对人工授精的成功率没有太大的影响,于是出现了精子库或称精子银行。

由于可以激发排卵,受精卵的数目可能超过移植的需要,在这个领域同样可以使用冷冻技术,于是出现了冷冻卵子库和冷冻胚胎库。

4. 代孕技术　人工授精和体外受精技术在临床上运用后,社会上又出现了代孕母亲。代孕母亲又称代理孕母,是指代他人妊娠的妇女。代孕技术使用的是代孕母亲自己或捐献者的卵子和委托人或捐献者的精液,通过人工授精或体外受精技术,由代理孕母妊娠、分娩后给他人抚养。

5. 克隆技术　又称无性生殖技术,是指运用现代医学技术,不通过两性结合,而进行高等动物(包括人)生殖的技术。运用该技术,取出高等动物的成体细胞,将其携带遗传信息的细胞核植入去核的卵中,通过技术让结合体继续发育,再将发育到一定程度的胚胎移植于母体子宫内妊娠直至分娩。

1996 年 7 月 5 日,克隆绵羊"多莉"(Dolly)诞生,表明高等生物所遵循的有性生殖繁殖规律发生了突破,其生命可以通过无性生殖繁殖和"复制"。目前,由于难以逾越的伦理原因,尚未有克隆人诞生的报道。

二、生殖技术的伦理讨论

(一) 生殖技术的伦理价值

1. 解决不孕不育问题,有利于婚姻家庭　生殖技术的初衷就是为了解决不孕不育问题,因此又被称为人类辅助生殖技术。人工授精可以解决男性的不育问题,例如,同源人工授精技术适用于男性性功能异常不能进行正常性交者,或精液中轻度少精、弱精者,或其他轻度男性不育者;异源人工授精技术适用于男性精液中无精子或男女为同一染色体隐性杂合体。体外受精－胚胎移植可以解决女性的不孕问题:如第一代试管婴儿技术可以解决夫妻双方中女方因输卵管阻塞而产生的不孕难题,还可以解决妇女无卵或卵功能异常(供体卵)问题;第二代试管婴儿技术除解决妇女不孕问题,还可以解决男方极度少精、弱精或阻塞性无精而产生的不育难题。代孕技术可以解决部分妇女的不孕难题,但在伦理与法律上存有争议。第四代试管婴儿技术可以改善大龄女性卵子质量偏差,受孕困难的问题。

2009年《中国不孕不育现状调查研究报告》发布,调查结果显示,在就诊的不孕不育患者中,25~30岁最多,男性占总就诊人数的35%,女性占40%。从医院门诊的情况来看,不孕不育症的发生率占生育年龄妇女的15%~20%,其中,女方原因占50%,男方原因占30%,男女双方原因占10%,未查出病因者约为10%。不孕不育夫妇承受着来自自身、家庭、社会的巨大心理压力。通过生殖技术帮助他们生儿育女,有利于改善夫妻关系,稳定婚姻家庭。

2. 科技价值　各种生殖技术的研发和临床运用,标志和体现着科学发展的成就和医学技术的提高,推动了妇产科医学的深入发展,并诞生了一门新的医学学科——生殖医学。

3. 优生　生殖技术可以用于优生。目前伦理上可接受的是,有遗传病可能的夫妇,使用他人的生殖细胞进行辅助生殖,可以进行预防性优生。如果挑选他人的优质生殖细胞进行辅助生殖,则可以进行演进性优生,但此种行为受到了广泛的道德谴责。第三代试管婴儿技术就是通过胚胎筛选预防遗传病,将有遗传病的夫妇通过体外受精发育成的胚胎进行筛选,将没有遗传病基因的胚胎移植到女方的子宫里。第四代试管婴儿技术可以预防线粒体遗传病,显然也有利于优生。

4. 生殖保险　生殖技术可以提供"生殖保险"服务,即把生殖细胞或受精卵、胚胎利用现代技术进行冷冻保存,随时可以取用,以满足人们的生育需要,保障公民的生育权。生殖保险有可能解决中国计划生育政策实施过程中发生的"失独"伦理难题,如果实行计划生育夫妇的独生子女不幸夭折,可取用上述冷冻的生殖细胞或受精卵、胚胎,利用人类辅助生殖技术生儿育女。

5. 其他运用　生殖技术除了辅助人类生育外,还具有利于农业、畜牧业、医药业、抢救濒危动植物的其他价值。

(二) 生殖技术引发的伦理问题和争议

1. 是否贬损人类尊严和价值

(1) 生殖技术切断了生儿育女和婚姻的联系。生儿育女本来是爱情、婚姻和家庭的自然体现。有人认为,生殖技术把生育变成了配种,把家庭变成了生物学实验室,同时把人类分成了两类——用技术繁殖的和自然繁殖的,因此亵渎人类尊严。

(2) 生殖技术的运用,必然涉及如何确定配子、合子的道德地位问题。生殖技术使精液、卵子、受精卵、胚胎等可以脱离人体而存在,那么,它们是什么? 应该被赋予什么道德地位? 它们与提供者的关系如何确定? 配子和合子显然不是人,却又不是一般的"物",能否商品化?

在美国,提供精液的人获得报酬已经成为常规。中国有人也建议精液可以商品化,主要理由是精液商品化可以大大增加精液的供给量。而中国的精子库普遍存在捐献者过少,有可能使受精过于单一等的问题。但更多的人认为,商品化带来的问题会大大抵消"商品化可以增加精液的供给量"这一好处,且贬损人类尊严。原因有:①精液商品化与供体本身的意愿是相违背的,商品化违背了供者的初衷;②精液商品化可能造成供体不关心自己行为的后果,有意或无意地隐瞒自己身体上、行为上、心理上的缺陷;③精子库可能由于竞争或追求利润最大化,而忽视精液的质量;或者精子库为了追求高质量,只提供一类他们认为"最佳的"精液;④精液商品化还有可能促使其他人体组织器官商品化的滑坡。提供卵子、受精卵和胚胎也会遇到同样的问题。

(3) 多余胚胎如何处置问题。为了保证临床妊娠率,生殖医师往往促使患者在IVF周期中获得多个卵泡发育,以得到较多可供选择移植的胚胎。对剩余胚胎均进行冷冻保存,这就带来冷冻胚胎的去向问题。是废弃、捐赠用于医学研究,还是捐赠用于不孕不育症的治疗?

（4）代孕技术带来的伦理问题。一部分代孕母亲尽管声称自己不是为了钱，但实际上每个代孕母亲都通过提供这种服务得到了报酬。所以，有人就认为这是为了牟利而"出租子宫"。贩卖婴儿是违法的，当然也是极其不道德的，那代孕母亲获利，是否可以看成贩卖婴儿？反对代孕技术的另一个重要理由是剥削和不平等，只有低收入或无工作的妇女才会去做代孕母亲，这些妇女是否被有钱人剥削了？目前，中国国家卫健委的有关规定中，禁止医疗机构和医务人员实施任何形式的代孕技术，但在舆论和理论上仍然存在很大争议。

2. 如何确定相关人伦关系

（1）亲子关系如何确定问题。异源人工授精技术带来谁是父亲的问题。采用该技术生出的孩子，有养育父亲和遗传父亲两个父亲。体外受精 – 胚胎转移和代孕技术带来谁是母亲的问题。通过试管婴儿和代孕技术诞生的孩子，可能有遗传母亲、孕育母亲、养育母亲三个母亲。

（2）特殊人群是否享有辅助生殖的权利问题。未婚男女、同性恋者是否有权利通过生殖技术生儿育女？丧偶一方，甚至死亡夫妇的家庭是否有权利用保存的配子、合子或胚胎辅助生殖？一方面，这涉及生育权主体的确定难题；另一方面，会对已有的家庭模式、后代的成长、人伦关系等产生前所未有的挑战。

3. 是否背离和破坏自然法则

（1）应否背离自然法则。从进化的角度看，人类部分个体不能生育是否为其生育能力经过自然选择的必然结果？既然如此，用人工技术手段辅助其生育后代，是否与自然法则不相吻合？生殖技术打破了人们认为生育是性生活的一部分的"天经地义"观念，通过人工的方式干预自然生殖是否与传统生殖相悖？

（2）生殖技术可能导致近亲婚配。开展生殖技术，要求对精液、卵子的提供者保密。这样就有可能出现献精者、献卵者、人工授精儿、试管婴儿之间的近亲婚配现象。而人类两性关系发展的历史早已证明，近亲通婚往往容易将双方生理上的缺陷传给后代。

（3）无性生殖破坏自然法则。在人类遗传学和生殖生物学中，迄今为止一直遵守着一条铁的法则：由父母通过性细胞中遗传物质 DNA 的结合而产生子代。无性生殖显然一方面改变了上述生育法则。另一方面，由于是"复制"，使人类失去了遗传的多样性。

4. 可能带来的损害

（1）生殖技术的安全性问题。人类辅助生殖技术给不能生育的夫妇带来了福音和利益，但同时也给母亲和胎儿带来了风险。如多胎对母亲的损伤和增加母亲患卵巢癌的风险，胎儿畸形、早产、低体重和高死亡率等。

（2）错用的可能。错用是指实施生殖技术的动机是善意的，但由于种种原因可能导致难以接受的伦理后果。例如，意大利一对夫妇通过人工授精生育一对双胞胎，但由于精子库的疏忽，给这位妇女人工授精的精液竟然与 18 年前使其母亲人工授精的精液同属一个批号。

（3）滥用的担忧。滥用是指有的操作人员本来就没有按照社会认可的伦理原则操作生殖技术。例如，英国的一位人工授精专科医师，对要求服务的夫妇声称，人工授精使用的是其丈夫的或从精子库购买的精液，实际上是使用该医师自己的精液，据说使 600 多个人工授精儿出生。人们反对无性生殖的一个重要理由，也是担心被滥用。

三、生殖技术的伦理原则

（一）生殖技术的伦理规制

中国的生殖技术研究和临床运用进展很快，人工授精、体外受精已经在临床加以运用。但同时生殖技术也带来了不可忽视的问题，曾经出现过滥的局面。为规范中国人类辅助生殖技术与人类精子库技术中的医疗行为，保证其安全有效、规范有序、合理合法地开展，不断提高其管理水平，使其逐步走入规范化和法治化的轨道。2001 年，国家卫生部颁布了《人类辅助生殖技术管理办法》和《人类精子库管理办法》；同年，又公布了《人类辅助生殖技术规范》《人类精子库基本标准》《人类精子库技术规范》和《实施人类辅助生殖技术的伦理原则》,并且由国家卫生部组织专家对医疗机构开展人类辅助生殖技术和设置人类精子库实施准入。2003 年,国家卫生部又修订了《人类辅助生殖技术和人类精子库的伦理原则》等规定。

(二) 开展生殖技术的伦理要求

1. 有利于患者　综合考虑患者病理、生理、心理及社会因素,医务人员有义务告诉患者目前可供选择的治疗手段、利弊及其所承担的风险,在患者充分知情的情况下,提出有医学指征的选择和最有利于患者的治疗方案;禁止以多胎和商业化供卵为目的的促排卵;不孕不育夫妇对实施人类辅助生殖技术过程中获得的配子、胚胎拥有其选择处理方式的权利,技术服务机构必须对此有详细的记录,并获得夫妇或双方的书面知情同意;患者的配子和胚胎在未征得其知情同意情况下,不得进行任何处理,更不得进行买卖。

2. 知情同意　人类辅助生殖技术必须在夫妇双方自愿同意并签署书面知情同意书后方可实施;医务人员对人类辅助生殖技术适应证的夫妇,须使其了解实施该技术的必要性、实施程序、可能承受的风险及为降低这些风险所采取的措施、该机构稳定的成功率、每个周期大致的总费用,以及进口、国产药物选择等与患者作出合理选择相关的实质性信息;接受人类辅助生殖技术的夫妇在任何时候都有权提出中止该技术的实施且不会影响对其今后的治疗;医务人员必须告知接受人类辅助生殖技术的夫妇及其已出生的孩子随访的必要性;医务人员有义务告知捐赠者对其进行健康检查的必要性,并获取书面知情同意书。

3. 保护后代　医务人员有义务告知受者通过人类辅助生殖技术出生的后代与自然受孕分娩的后代享有同样的法律权利和义务;医务人员有义务告知接受人类辅助生殖技术的夫妇,他们对通过该技术出生的孩子负有伦理、道德和法律上的权利和义务;如果有证据表明实施人类辅助生殖技术将会对后代产生严重的生理、心理和社会损害,医务人员有义务停止该技术的实施;医务人员不得对近亲间及任何不符合伦理、道德原则的精子和卵子实施人类辅助生殖技术;医务人员不得实施代孕技术;医务人员不得实施胚胎赠送助孕技术;在尚未解决人卵胞质移植和人卵核移植技术安全性问题之前,医务人员不得实施以生育为目的的人卵胞质移植和人卵核移植技术;同一供者的精液、卵子最多只能使五名妇女受孕;医务人员不得实施以生育为目的的嵌合体胚胎技术。

4. 社会公益　医务人员必须严格贯彻国家人口和计划生育法律法规,不得对不符合国家人口和计划生育法规和条例规定的夫妇和单身妇女实施人类辅助生殖技术;根据《中华人民共和国母婴保健法》,医务人员不得实施非医学需要的性别选择;医务人员不得实施生殖性克隆技术;医务人员不得将异种配子和胚胎用于人类辅助生殖技术;医务人员不得进行各种违反伦理、道德原则的配子和胚胎实验研究及临床工作。

5. 保密　凡使用供精实施的人类辅助生殖技术,供方与受方夫妇应保持互盲,供方与实施人类辅助生殖技术的医务人员应保持互盲,供方与后代保持互盲;机构和医务人员对使用人类辅助生殖技术的所有参与者(如卵子捐赠者和受者)有实行匿名和保密的义务。匿名是藏匿供体的身份,保密是藏匿受体参与配子捐赠的事实及对受者有关信息的保密。医务人员有义务告知捐赠者不可查询受者及其后代的一切信息,并签署书面知情同意书。

6. 严防商业化　机构和医务人员对要求实施人类辅助生殖技术的夫妇,要严格掌握适应证,不能受经济利益驱动而滥用人类辅助生殖技术。供精、供卵只能是以捐赠助人为目的,禁止买卖,但是可以给予捐赠者必要的误工、交通和医疗补偿。

7. 伦理监督　为确保以上原则的实施,实施人类辅助生殖技术的机构应建立生殖医学伦理委员会,并接受其指导和监督;生殖医学伦理委员会应由医学伦理学、心理学、社会学、法学、生殖医学、护理学专家和群众代表等组成;生殖医学伦理委员会应依据上述原则对人类辅助生殖技术的全过程和有关研究进行监督,开展生殖医学伦理宣传教育,并对实施中遇到的伦理问题进行审查、咨询、论证和建议。

(三) 人类精子库的伦理要求

1. 有利于供受者　严格对供精者进行筛查,精液必须经过检疫方可使用,以避免或减少出生缺陷,防止性传播疾病的传播和蔓延;严禁用商业广告形式募集供精者,要采取社会能够接受、文明的形式和方法,应尽可能扩大供精者群体,建立完善的供精者体貌特征表,尊重受者夫妇的选择权;应配备相应的心理咨询服务,为供精者和自冻精者解决可能出现的心理障碍;应充分理解和尊重供精者和自冻精者在精液采集过程中可能遇到的困难,并给予最大可能的帮助。

2. **知情同意**　供精者应是完全自愿地参加供精,并有权知道其精液的用途及限制供精次数的必要性(防止后代血亲通婚),应签署书面知情同意书;供精者在心理、生理不适或其他情况下,有权终止供精,同时在适当补偿精子库筛查和冷冻费用后,有权要求终止使用已被冷冻保存的精液;需进行自精冷冻保存者,也应在签署知情同意书后,方可实施自精冷冻保存。医务人员有义务告知自精冷冻保存者采用该项技术的必要性、目前的冷冻复苏率和最终可能的治疗结果;精子库不得采集、检测、保存和使用未签署知情同意书者的精液。

3. **保护后代**　医务人员有义务告知供精者,对其供精出生的后代无任何的权利和义务;建立完善的供精使用管理体系,精子库有义务在匿名的情况下,为未来人工授精后代提供有关医学信息的婚姻咨询服务。

4. **社会公益**　建立完善的供精者管理机制,严禁同一供精者多处供精并使五名以上妇女受孕;不得实施无医学指征的 X、Y 精液筛选。

5. **保密**　为保护供精者和受者夫妇及所出生后代的权益,供者和受者夫妇应保持互盲,供者和实施人类辅助生殖技术的医务人员应保持互盲,供者和后代应保持互盲;精子库的医务人员有义务为供者、受者及其后代保密,精子库应建立严格的保密制度并确保实施,包括冷冻精液被使用时应一律用代码表示,冷冻精液的受者身份对精子库隐匿等措施;受者夫妇及实施人类辅助生殖技术机构的医务人员均无权查阅供精者证实身份的信息资料,供精者无权查阅受者及其后代的一切身份信息资料。

6. **严防商业化**　禁止以营利为目的的供精行为。供精是自愿的人道主义行为,精子库仅可以对供者给予必要的误工、交通和其所承担的医疗风险补偿;人类精子库只能向已经获得人类辅助生殖技术批准证书的机构提供符合国家技术规范要求的冷冻精液;禁止买卖精液,精子库的精液不得作为商品进行市场交易;人类精子库不得为追求高额回报降低供精质量。

7. **伦理监督**　为确保以上原则的实施,精子库应接受由医学伦理学、心理学、社会学、法学和生殖医学、护理学等专家及群众代表组成的生殖医学伦理委员会的指导、监督和审查;生殖医学伦理委员会应依据上述原则对精子库进行监督,并开展必要的伦理宣传和教育,对实施中遇到的伦理问题进行审查、咨询、论证和建议。

▶▶▶ 第三节　胚胎干细胞研究与克隆技术伦理 ◀◀◀

一、胚胎干细胞研究伦理

(一) 人类胚胎干细胞研究的伦理争议

简单地说,干细胞就是一类具有自我更新和多向分化潜能,能够产生一种以上类型细胞的特化细胞。它们广泛来源于胚胎、胎儿及成体。由于干细胞研究同胚胎伦理地位、克隆人等一系列敏感问题有着密切联系,因此,在全世界范围内引起了很大的争议。争论的焦点集中在胚胎的伦理地位、来源和人类胚胎干细胞研究是否会滑向生殖性克隆几个方面。

1. **人类胚胎的伦理地位**　目前,关于人类胚胎伦理地位的争论主要有两种不同的观点:一种观点认为胚胎就是生命,利用胚胎研究和实验就是践踏人的生命的尊严,是对人权的侵犯,对胚胎的损毁就是谋害生命。另一种观点认为,人类的生命是在胚胎发育到 14 天以后才会出现,因在 14 天以内胚胎尚未分化发育为各种组织和器官,尤其是感觉神经组织。故 14 天内的胚胎还不是生物学意义上的人,只是一种不具备人格的生命形态,尚不构成道德主体,对其进行研究并不侵犯人的尊严,毁掉胚胎不属于杀人。

2. 人类胚胎的来源是否合乎道德 目前,人类胚胎干细胞的来源有三个途径:辅助生殖技术的剩余胚胎,即现在使用最普遍的冷冻胚胎;来自人工流产后的人类胎儿组织;应用体细胞核移植技术(克隆技术)产生干细胞。

对于人类胚胎干细胞的来源是否合乎道德一直有争议。赞成者认为,科学家并没有杀死胚胎,而只是改变了其命运,尤其是那些辅助生殖剩余的胚胎,与将其抛弃相比,利用它进行研究有利于科学发展和人类健康。而反对者则认为,从胚胎中搜集胚胎干细胞是不道德的,因为人的胚胎也是生命的一种形式,无论目的如何高尚,破坏胚胎是对生命尊严的侵犯,是无法容忍的。有些人担心,为获得更多的细胞系,某些出资方会资助体外受精获得囊胚及人工流产获得胎儿组织,可能导致人工流产的泛滥;还有人认为,如果胚胎干细胞和生殖细胞可以作为细胞系通过买卖获取,将会对传统伦理道德产生巨大冲击。

3. 是否会滑向生殖性克隆 治疗性克隆是指把患者的体细胞核移到去核卵母细胞中形成重组胚,把重组胚体外培养到囊胚,然后从囊胚内分离出干细胞,获得的干细胞使之定向分化为所需的特定细胞类型,如神经细胞、肌肉细胞和血细胞等,用于替代疗法。治疗性克隆制造囊胚并从中获取胚胎干细胞开展研究,在这个过程中,治疗性克隆是否可能滑向生殖性克隆?这种争论在世界不同国家关于人类胚胎干细胞研究的态度上得到集中体现。在 2002 年联合国《禁止生殖性克隆人国际公约》的研讨会上,美国、西班牙等国家要求公约禁止一切包含人类胚胎研究的克隆研究,法国、德国、意大利等都表示应当禁止生殖性克隆。中国也明确表示不赞成、不允许、不支持、不接受任何克隆人实验,只赞成以治疗和预防为目的的人类胚胎干细胞研究。由此看来,目前绝大多数科学家、伦理学家和大多数国家坚持反对生殖性克隆,对治疗性克隆给予有条件的赞同和支持,但危险始终都存在着。

(二)人类胚胎干细胞研究的伦理要求

为保证促进中国人胚胎干细胞研究的健康发展,2003 年 12 月 24 日,国家科学技术部和国家卫生部联合下发了《人胚胎干细胞研究伦理指导原则》,提出了相应的原则性伦理要求。

1. 禁止生殖性克隆 人类胚胎干细胞研究有可能涉及体细胞核移植技术,因此要对克隆技术严加管理,反对滥用体细胞克隆技术,严格禁止以复制人类为目的的任何研究。

2. 支持治疗性克隆的研究 如将胚胎干细胞体外培养技术与体细胞核移植技术相结合,产生出特定的细胞和组织用于临床治疗,既可为患者提供组织修复的足够材料,又可克服排异反应,这种为患者造福的治疗性克隆是符合伦理的,应该给予支持。

3. 要贯彻知情同意和非商业化原则 进行人胚胎干细胞研究,必须认真贯彻知情同意与知情选择原则,签署知情同意书,保护受试者的健康和权益等。研究人员应当在实验前,用准确、清晰、通俗的语言向受试者如实告知有关实验的预期目的和可能产生的后果和风险,获得他们的同意并签署知情同意书。不允许有任何金钱买卖的关系。

4. 严格审查监控程序 生命伦理委员会和专家委员会应严格审查人类胚胎干细胞研究的计划并对研究的进程和成果进行伦理评估,对人胚胎干细胞研究的伦理学及科学性进行综合审查、咨询与监督。

二、克隆技术伦理

(一)克隆概述

1. 克隆的含义 克隆原意是指使用幼苗或嫩枝以无性繁殖或营养繁殖的方式培育植物。当今的克隆是指生物体通过体细胞进行的无性繁殖,以及由无性繁殖形成的基因型完全相同的后代个体组成的种群。克隆技术是指在基因研究的基础上,以细胞融合的方式完成生物单一亲代的无性繁殖的技术。它具有两大特征:①克隆与被克隆两代间遗传物质完全相同,即具有相同的基因型;②可产生大量相同基因型的个体,即产生细胞群或个体群。该技术已被广泛应用于植物、动物、微生物的生产实践和科学研究之中,甚至有些科学家声称在进行人的克隆研究。

2. 克隆的类型 克隆可以分为治疗性克隆和生殖性克隆。前者是指用人的体细胞克隆出胚胎,目的是获取具有分化能力的胚胎干细胞,并使干细胞定向发育,培育出细胞、组织和器官用于治疗疾病。后者是指出于生殖目的,使用克隆技术制造出与供体遗传上完全相同的动物或人。

(二) 克隆技术的伦理争议

"多莉"的诞生,表明人类已突破克隆哺乳动物的技术障碍,使人们预见到了克隆人的可能性。由此引发新一轮的关于克隆人的世界性争议。总体来看,针对克隆人的伦理争议主要有两种观点:①既要克隆技术,又支持克隆人的支持派;②只要克隆技术,但反对克隆人的反对派。

1. 支持克隆人的理由 克隆人是生殖技术的重大突破,对研究人的生命发生、发育、疾病机制意义重大;解决不能生育夫妇想要自己的后代的问题,使人人享有生育权利;胚胎和人的克隆,有利于疾病治疗和器官的移植;可以"复活"故人,满足人们的情感表达;可以复制天才,实现人们的崇拜愿望等。

2. 反对克隆人的理由 1993 年,中国发表了公开声明反对生殖细胞系基因治疗。1997 年,联合国教科文组织促成了《世界人类基因组和人权宣言》,禁止人类生殖性克隆和其他生殖系基因工程技术。2005 年,第 59 届联合国大会批准通过的《联合国关于人的克隆宣言》,要求各国考虑禁止任何形式的克隆人。

反对克隆人的伦理理由主要有:克隆人是对人权和人类尊严的挑战;克隆人违背生物进化的自然发展规律;克隆人技术的安全性尚不完善,将直接威胁克隆人的生命质量和安全;克隆人有悖于人类现行的伦理秩序,进而冲击传统的家庭模式、社会人伦关系等。

(三) 中国在克隆人问题上的立场和态度

中国政府在克隆人问题上的立场和态度是"四不政策"。即在任何情况、任何场合、任何条件下,都不赞成、不允许、不支持、不接受任何人以任何形式开展生殖性克隆人的实验。但中国主张对治疗性克隆和生殖性克隆加以区别,反对不加区分地全面禁止任何形式的克隆人,认为应予鼓励和支持以治疗和预防疾病为目的的人类胚胎干细胞研究;各种关于克隆技术的研究和应用在遵循国际公认的生命伦理原则基础上,在严格审查和有效监控的条件下可以有序发展。

▶▶▶ 第四节 生育控制伦理 ◀◀◀

一、人口形势与生育控制

(一) 人口形势

1. 世界人口状况 到目前为止,世界人口仍在增长。联合国人口基金会 1999 年初公布的统计数字向人们展示了全球人口增长的历程:1804 年世界人口只有 10 亿,1927 年增长到 20 亿,1960 年达到 30 亿,1975 年达到 40 亿,1987 年上升到 50 亿,1999 年 10 月 12 日,世界人口达到 60 亿,2011 年 10 月 31 日,世界人口已达到 70 亿。该基金会的另外数据显示,全球人口 2014 年达到 71 亿,2016 年达到 72.6 亿,2018 年初达到 74 亿。据科学家分析,到 2080 年世界人口将达到顶峰,为 106 亿,在此后将逐渐下降,到 21 世纪末降至 103.5 亿。截至当前,世界人口每增长 10 亿人,所需的时间总体在缩短,世界人口年均增长 1.2%,即年增加 7 700 万左右。全世界 60 岁以上的老年人,2050 年将上升到 20 亿。80 岁以上老年人将达 4 亿,100 岁以上老年人也将有 320 万。

2. 中国人口状况 中华人民共和国成立后,进行了七次人口普查,人口数分别是:1953 年第一次是 6 亿多;1964 年第二次是 7.2 亿;1982 年第三次是 10 亿多;1990 年第四次是 11.6 亿;2000 年第五次是接近 13 亿;2010 年第六次是 1 339 724 852 人。2020 年第七次人口普查的数据待公布。据估计,中国人口总量高峰将出现在 2033 年前后,人口总规模将达 15 亿左右。

(二) 生育控制

1. 国际家庭计划 国际社会倡导的生育控制,主要是通过家庭计划。家庭计划是由发达国家发起,逐步扩展到发展中国家的节制生育运动。它是一项以家庭为单位,各家庭考虑其经济条件和妻子的健康状况,而有意识地安排生育数量和生育间隔的措施,又称家庭生育计划。由于缺乏有效的避孕知识和方法,世界上许多妇女实际上拥有的子女数多于她们真正想要的数量。通过避孕和节育,可以使妇女有能力拥有她们真正想要的子女数。

西方节制生育的思想始于马尔萨斯提出的道德抑制,19世纪20—30年代,避孕节育思想受到当时宗教界和医学界人士的非难。20世纪初,节育思想在西方传播日趋广泛,美国的玛格丽特·桑格(Margaret Sanger,1879—1966)在其中发挥了很大作用。1915年,她在纽约组织了美国节育协会,出版了《女反抗者》(后改名为《节育评论》)。随后到日本、印度、中国等进行宣传。1916年,在纽约正式成立第一所节育诊所。1927年,在她的倡议下,在日内瓦召开了第一次世界人口大会,节育问题是会议的主题之一。1953年成立了国际计划生育联合会。

国际家庭计划除保护妇幼健康这一共同点外,发达国家更多地强调夫妇有权自主决定家庭计划,即生育控制是权利,而不是义务;很多发展中国家则认为家庭计划的目的就是限制生育数,将之等同于控制生育,有的发展中国家政府把家庭计划纳入国家人口规划之中,更多的国家则是给予该计划各方面的支持。

2. 中国的人口与计划生育政策 中国通过政府的计划生育政策实现生育控制。计划生育,就是有计划地控制生育的时机、数量、密度等。即由政府对生育的数量进行预先设计,实行人口再生产的计划化,采用行政手段控制人口,夫妇生育需要经过计生部门的审批。强调控制生育是公民的一项社会和法律义务。

1953年后,中华人民共和国政务院指示国家卫生部帮助群众实行节育,并批准发布了《避孕及人工流产办法》,出版有关读物,广泛宣传。1960年4月通过的《1956年到1967年全国农业发展纲要》提出:"提倡有计划地生育子女等。"1962年12月,中共中央和国务院发出《关于认真提倡计划生育的指示》,指出:"使生育问题由毫无计划的状态走向有计划状态。"这是中国计划生育政策的一个里程碑式文件。1964年中国开始研制女用口服避孕药,1967年经国家鉴定批准试用,并逐步推广。1973年国家正式把人口规划列入国民经济发展计划之内。1982年《中华人民共和国宪法》规定:"国家推行计划生育,使人口的增长同经济和社会发展计划相适应。""夫妻双方有实行计划生育的义务。"1984年的中央7号文件规定,在农村适当放宽生育二胎的条件;1987年适当放宽了再婚生育政策,取消了再生育间隔。2001年12月29日,国家颁布了《中华人民共和国人口和计划生育法》,计划生育工作纳入法制轨道。2000年至今,人口再生产类型由高出生、低死亡、高增长转变为低出生、低死亡、低增长,人口进入低生育水平阶段,老龄化、性别比偏高等问题凸显出来。2015年12月,全国人民代表大会常务委员会修正《中华人民共和国人口和计划生育法》,该法第十八条规定,国家提倡一对夫妻生育两个子女。随着国家经济、文化与人口观念的变化,中国的人口政策也将随之调整。

二、生育控制的理论基础

(一)"两种生产"理论

1. "两种生产"理论的基本内容 人类历史中的决定性因素,归根结底是人类社会的生产和再生产。生产本身又有两个方面:一方面是生活资料即食物、衣服、住房及为此所必需的工具的生产;另一方面是人类自身的生产,即种的繁衍。生活资料生产与人类自身再生产应该相适应。

2. "两种生产"理论的提出 马克思在《1844年经济学哲学手稿》中,着眼于现实人的活动,围绕着人的需要勾画出人类基于自身的社会规定性、从事生活资料生产和人类自身生产的整体轮廓。恩格斯特别关注和悉心探究人类自身再生产的奥秘。"两种生产"理论大致包括以下几个内容。

(1)"种的繁衍"是人类自身再生产。人类借此才得以世代延续,生生不息,从而为社会历史过程提供主体的自然生理基础。

(2)人的智力培育与再生产。人类智力借助于先天因素和后天教育,在实践基础上不断发展,从而引起科学技术的进步和社会生产力的全面发展。

(3)人的社会关系的建立和再生产。生育繁衍后代是人和动物所共有的自然生理功能。劳动生产则为人类所独有,它是"许多个人的合作",其中必然交织着人与人之间的交往或联系,人们在社会领域相互需要和交换着各自的活动,这正是人类自身再生产高于动物繁衍的特质,世代延续的人类群体同时生产着自己的社会关系。这是社会生产的基本前提条件,是人类自身再生产的重要内容。

(4) 人类自身的生产能够加以控制。恩格斯曾经作出预言,认为对人类自身再生产的数量、质量进行优化控制的可能性当然是存在的,并承认这一思想得益于马尔萨斯人口论。人类自身的生产必须以生活资料的生产为前提,超越这个基础和条件,不仅人类自身的生产会遇到极大的困难,还会对生产资料的生产造成巨大压力。

(二) 马尔萨斯人口论

1.《人口原理》的发表 托马斯·罗伯特·马尔萨斯(Thomas Robert Malthus,1766—1834),英国经济学家,他于1798年匿名出版了《人口原理》第一版,阐述了对当时浪漫主义人口观点的看法,在当时社会掀起了轩然大波,有喝彩声,也有强烈的反对声。1803年,出版了第二版,这次是实名发表,并扩充了内容,该书的文风相当严谨、清醒而又朴素。马尔萨斯通过对人口增长与社会经济发展程度之间的关系和速度进行比较和分析,建立了马尔萨斯人口论。

2. 马尔萨斯人口论内容 马尔萨斯人口论可以简要概括为:两个公理,两个级数,两种抑制,三个命题,一条规律,一个适度和一个结论。

(1) 两个公理。马尔萨斯针对戈德文对未来社会的预测——两性间的情欲将来或可能灭绝的观点,从人类的生存本能出发,定义了两个公理:第一,食物为人类生存所必需;第二,两性间的情欲是必然的,且几乎会保持现状。并且指出,自有人类知识以来,这两点是人类本性的固定法则。

(2) 两个级数。马尔萨斯基于两个公理,提出了两个级数的假设:人口在无妨碍时,以几何数率增加,每25年增加一倍。生活资料只以算术级数增加。假定世界有10亿人口,人类将以1、2、4、8、16、32、64、128……的几何级率增加。而生活资料只能以1、2、3、4、5、6、7、8……的算术级率增加,250年内,人口与生活资料的比例是512:10,300年内将成为4 096:13。

(3) 两种抑制。如何保持人口与生活资料间的平衡呢? 马尔萨斯认为只能通过提高死亡率或降低出生率来实现。具体通过两种抑制:第一是积极抑制,人口死亡率的提高会使人口和生活资料之间保持平衡,例如战争、疾病、罪恶、灾荒、饥饿等自然的客观因素减少人口出生率或提高人口死亡率。积极抑制可以分为两种渠道:①生活水平下降,如疾病,饥饿,罪恶等;②突发死亡危机,如战争、灾荒等。第二是道德抑制,又称预防性抑制,是指让人们主动地降低出生率,即通过各种道德上的主观努力来限制生育,如禁欲、晚婚、不婚、不育等。

(4) 三个命题。①生活资料的匮乏会限制人口的持续增长;②生活资料增加,人口数量水平也自然会提高;③生殖力高的人群,因为贫困、罪恶等抑制,人口数量会保持一定的动态平衡。

(5) 一条规律。即"土地肥力递减规律":在一定肥沃程度范围的土地上,由于土地生产潜力的影响,继续追加投资如人力、物力等,但农产品的产量不会增加,而是在超出土地肥力承载范围之后收益还会递减。

(6) 一个适度。人口增长必须有一个适度的限度。

(7) 一个结论。民众的苦难与贫困,主要是由"人口增长快于生活资料的增长"这一人口自然规律造成的。

(三) 马寅初的《新人口论》

1.《新人口论》的发表 马寅初(1882—1982),中国当代经济学家、教育学家、人口学家。曾担任北京大学校长等职。他一生著述颇丰,特别对中国的经济、教育、人口等方面有很大的贡献,有当代"中国人口学第一人"之誉。

1953年,中国进行了第一次人口普查。结果显示,截至1953年6月30日全国人口总计6亿多人,估计每年要增加1 200万~1 300万人,增殖率为20‰。马寅初非常重视这次人口普查,他经过3年的调查研究发现,中国人口的增长率为每年增长22‰以上,有些地区甚至到达30‰,如此发展下去,50年后,中国将有26亿人口。为此,他提出"控制人口"的主张。1957年6月,马寅初将《新人口论》作为一项提案,提交中华人民共和国第一届全国人民代表大会第四次会议,全文发表于7月5日的《人民日报》,该文从十个方面论述了为什么要控制人口和控制人口的重要性与迫切性,以及如何控制人口等问题。

2.《新人口论》的内容 《新人口论》从加速积累资金、提高科学技术、提高劳动生产率和人民的物质文化水平及增加工业原料等方面,对控制人口增长的必要性、迫切性及如何控制人口增长进行了论述。

(1) 控制人口增长的必要性。①人口增长与资金积累的矛盾:因为中国人口多、消费大,所以积累少,只有控制人口增长,使消费比例降低,才能积累更多资金。②人口增长与提高劳动生产率的矛盾:提高劳动生产率就要多搞大工业,搞农业电气化、机械化,然而,为安排好更多人就业,就不得不搞中小型工业和农业,搞低效率劳动,实际上就拖了高速度工业化的后腿。③人口增长与工业原料的矛盾:大办轻工业可以有效积累资金,但是轻工业原料大多数来自农业。由于人口多、粮食紧张,就腾不出多少地种诸如棉花、蚕桑、大豆、花生等经济作物。同时,也由于农产品出口受到限制,就不能进口更多的重工业成套设备,影响了重工业的发展。④就耕地面积与粮食而论,也非控制人口不可:全国人均耕地面积不足 3 亩,短期内又做不到大面积垦荒。

(2) 控制人口增长的措施。首先要依靠宣传,大力宣传计划生育的好处,破除“五世其昌”等封建思想。其次,宣传工作收到一定的效果之后,修改婚姻法,提倡晚婚,建议男子二十五岁、女子二十三岁后结婚。最后,如果婚姻法修改之后,控制人口增长的力度还不够大,应辅之更严厉有效的行政力量。

(四) 计划生育政策的伦理辩护与反思

1. 计划生育政策的伦理辩护 中国政府依据“两种生产”理论及有关人口理论,结合中国国情,形成了计划生育政策,其目的是使人口与经济、社会、资源及环境等协调发展,保障妇女的身心健康和儿童的健康成长。因在人口急剧增加的情况下,必然会出现两种生产的不相适应,出现人口与经济社会发展、资源环境之间的矛盾。目前,中国的计划生育政策取得了非常明显的效果,据估计少出生了 4 亿多人口。

2. 重新认识中国人口问题 实行计划生育政策以来,中国的人口年平均增长率逐年下降:第三次普查为 2.1%,第四次普查为 1.48%,第五次普查为 1.07%,第六次普查为 0.57%;同时呈现“超低生育率”和“严重少子化”。在国际上,总和生育率在 1.5 以下称为“超低生育率”。在 20 世纪 70 年代以前,中国妇女生育率维持在 6.0 左右,1969—1970 年,中国妇女生育率从 5.8 开始下降,1980 年前后已经降到 2.8 左右。1991 年后,中国妇女总和生育率又从 1.9 迅速降到 1.3 左右,1999 年为 1.22,近 10 年一直维持在 1.3~1.4。人口学上的世代更替水平的生育率是 2.1,即平均每对夫妇要生 2.1 个孩子,才能使人口数量保持不变。国际上把 0~14 岁人口占比 15%~18% 称为“严重少子化”。1982 年,中国 0~14 岁人口数为 3.4 亿,占总人口的 33.6%;1999 年,该年龄组人口数为 3.1 亿,占总人口的 27.7%;2000 年的该年龄组人口数为 2.9 亿,占总人口的 22.9%;2010 年的数据为 2.22 亿,占总人口的 16.6%,比 1982 年下降 17 个百分点。

上述情形提示,需要反思计划生育所带来的消极影响,以便适时完善这项基本国策。这些消极影响表现为:民工荒出现,人口红利耗尽;人口结构问题突出,男女比例严重失衡;严重老龄化;消费需求低迷,经济增长缓慢;独生子女及其家庭的失独、养老风险等。适时调整和完善中国生育政策、避免“超低生育率”和“严重少子化”,不仅关系千千万万夫妇的生育权利和千千万万家庭的生育历程,还关系新形势下人口与中国经济社会的协调发展,以及中华民族伟大复兴事业的最终实现。为此,须逐步调整完善生育政策,以促进人口长期均衡发展,积极应对人口老龄化等人口问题。

三、生育控制的伦理分析

(一) 控制生育措施的伦理争议

1. 避孕 是运用一定的方法或技术防止妊娠的一系列措施。避孕引发的伦理争议主要表现如下。

(1) 避孕将“性”与“生殖”分离是否应该。传统观点认为,避孕切断了性交与生殖之间自然而神圣的联系是不道德的。该观点逐渐被人们抛弃,因为婚姻和性生活的目的是多方面的,生育不是其唯一目的。支持避孕者认为,避孕是人们的自主权,生育权是一种人权,个人有权力决定是否生育,生育多少,以及什么时间生育;人们有权利避孕,既节制生育,又享受美满的性生活。

(2) 避孕是否会导致性行为的混乱。反对者担心便利避孕会引起性关系混乱及婚姻、家庭的破裂。

现在这方面道德争议已经日趋平息。人们应从社会环境、文化氛围,以及人们的生理、心理的变化中去寻找性关系混乱的深层次原因,而不应简单归咎于避孕技术的推广和应用。加强青少年的性教育,对全社会进行正确的道德观念引导,建立相应的道德与法律规范,有利于避免性关系的混乱。

2. 人工流产 也称诱发流产,是指以人工手段有意终止妊娠。相对于避孕,人们对人工流产的伦理争论非常激烈,其焦点集中在"胎儿是不是生命"及"胎儿是不是人"。反对者认为,胎儿既是生命,又是人。甚至有人认为,人的生命始于受孕之时,人工流产无异于杀人,因而是难以接受的。

3. 绝育 是用手术等医学方法使人长久或永久失去生育能力。出于控制生育的需要,只要夫妇自主选择,绝育是合乎伦理的;如果妇女患有某种疾病,妊娠会给妇女及其胎儿带来很大风险,在获得夫妇知情同意的情况下,通过绝育避免妊娠能够得到伦理辩护。但为了消极优生而强制智力残障人群绝育,则引发很大的伦理争议。

严重遗传性疾病会通过生育传给子孙后代,有严重遗传性疾病的人运用绝育措施避免生育,需要伦理论证。应该通过健康教育来帮助这些个人和家庭作出理性决定,如果为了残疾人及其后代着想,不生育更符合他们的利益,那应该由他们或他们的监护人知情选择,而强制绝育的政策和做法是难以得到伦理辩护的。

(二)计划生育工作中应该注意的伦理问题

1. 树立正确的生育观和人口观 生育观和人口观是计划生育的价值基础。计划生育工作者只有树立对待生育和人口的正确观念,才能保证计划生育工作的顺利开展。

首先,应该认识到生育权是一项人权,生育人权理应得到尊重和保障。2018 年联合国人口基金会发布的《2018 年世界人口状况报告》中尤其强调了生殖权利。

其次,尽管生育权是一项人权,但生育具有社会后果,因此,生育问题与人口问题密切相关。人们应该改变传统的"多子多福""传宗接代"的生育观和"人丁兴旺""子孙满堂"的人口观;也应该认识到,人口的数量、素质、增长率、年龄构成、地区分布等应该与经济、社会、资源和环境相协调,才能保证社会的可持续发展。

2. 遵循知情同意原则 中国提供计划生育技术服务,实行国家指导和个人自愿相结合的原则。国家创造条件,保障公民知情选择安全、有效、适宜的避孕措施。从事计划生育技术服务的机构及其工作人员施行避孕或节育手术、特殊检查或者特殊治疗时,应当详细告知手术者计划生育服务的目的、预期效果、可能出现的后果和风险、应对措施等情况,并征得受术者本人同意后方可进行。在计划生育工作中,尊重男女双方自愿选择哪一方采取避孕、节育、绝育措施。

3. 注重生殖健康服务 随着计划生育工作的深入,中国计划生育工作的重点正在逐渐发生转移:由控制人口数量逐步转向提高人口质量和家庭幸福,由生育调节逐步转向以生殖健康为中心,由社会控制逐步转向家庭和个人控制。

中国已经接受国际通行的生殖健康理念。生殖健康包括:过程方面,妇女能够安全地妊娠和分娩,能够没有健康危害而实现生育调节,能够安全性交;结果方面,通过婴儿和儿童的存活、生长和健康发育,使生殖获得成功的结局;人们具有生殖、调节生育、享有正常性行为的能力。

(曹永福 张洪江)

数字课程学习

✏ 学习目标　　📖 重点提示(中英文)　　🖥 教学 PPT　　📖 拓展阅读　　📝 自测题

第十一章

基因技术、遗传与优生伦理

【关键词】 人类基因技术伦理　人类基因组计划　基因增强伦理　非人类转基因技术伦理　遗传与优生伦理　生殖健康

基因一词是英语"gene"的音译,意为"开始""生育",最早是由丹麦遗传学家约翰逊(Wilhelm Johannsen)于 1909 年提出。基因是那些具有遗传效应的特定核苷酸序列的总称,是具有遗传效应的 DNA 分子片段。现代研究认为,基因技术是改变未来的技术之一。根据麦肯锡的报告,预计到 2025 年,全球将会累计产生 10 亿人次的全基因组数据。伴随着基因技术迅猛发展,随之而来的赞美和批评之声也从未停止。一方面,基因技术的合理运用有助于解决人类的生产生活和医疗健康问题,另一方面,技术的滥用也会造成难以想象的负面影响。基因技术涉及范围广泛,本章将从非人类转基因技术和人类基因技术两个方面对其伦理问题进行探讨。

▶▶▶ 第一节　人类基因技术伦理 ◀◀◀

目前,基因技术已广泛应用于临床领域,包括基因检测、基因诊断、基因治疗等,由于其潜在的独特价值和有效性而获得青睐。但这一新方法的使用不仅涉及技术问题,还存在着极其复杂的伦理与法律问题,需要加以认真思考与对待。

一、人类基因组计划伦理

(一)人类基因组计划概述

人类基因组(human genome)是建立人体所需的化学密码,其基本组成是 DNA。人体共有 23 对染色体,每一个染色体含有一个 DNA 分子(脱氧核糖核酸),而每一个 DNA 分子中含有 A(腺嘌呤核苷酸)、C(胞嘧啶核苷酸)、T(胸腺嘧啶核苷酸)和 G(鸟嘌呤核苷酸)四种核苷酸,构成双螺旋结构。人类的遗传密码就储存于这种双螺旋链式结构之中。它们按照不同的顺序排列组合,传递不同的遗传信息。人类基因组计划的目的是要破译出基因密码,从而造福于人类。

人类基因组计划的基本宗旨是:人类基因组图谱涉及巨大的人类共同利益,因此应通过国际合作来完成人体基因组图谱的破译工作,并建立完整的遗传信息数据库,成果为人类所共有共享,仅对每一个具体基因具体作用的研究成果授予专利。其根本任务是:发现人类基因组所携带的完整的遗传信息并将其序列化制成研究蓝本,为诊断病症和研究治疗提供基础,提高人类生命质量。但人类基因组计划只是一个初步的工作,基因的具体表达过程是怎样的、人类基因组与蛋白组的关系、人类基因组为什么和如何发展达到今天这个样子、特定基因与具体性状表达之间的作用机制及基因变异及其影响等方面,都还没有获得比较准确的认识。因而,目前还没有能力根据某人的基因草图,准确地描述其容貌与特征,也无法对其未来进行准确预测。

(二)人类基因组计划中的伦理问题

人类基因组测序工作及人类基因的应用存在一系列伦理问题,主要是人类基因组所蕴含的遗传信息的隐私权问题、人类基因组图谱的使用与人的社会权利的问题、人类基因组信息的医学解释与心理压力及名誉损害问题,还可能出现对于某些个体或某些群体的歧视和侮辱,甚至可能会被滥用并助长种族主义(如纳粹主义等)。因此,开展人体基因研究要求特殊的保密和隐私保护,以降低歧视发生的可能性,规避对社会中可被确认的人群造成集体风险。为此,专门成立了人类基因组计划伦理、法律和社会问题研究机构,预测和考虑人类基因组计划对个人和社会的意义,考查将人类基因组绘图和排序后可能引发的伦理、法律和社会后果。这个机构所资助的研究项目主要集中在四个领域:①利用和解释遗传信息时如何保护隐私和达到公正;②新基因技术应用到临床时,即"从实验室到床边"时,如何处理知情同意问题;③对于参与基因研究的人类受试者,如何保护个人隐私;④对公众和专业人员的伦理教育。1997年联合国教科文组织通过了《人类基因组与人权问题的世界宣言》,这是有关人类基因组研究的一个重要文件,它申明了人类基因组自由研究必须以不可逾越的人权为其界限,必须在尊重基本人权和人人获益的情况下促进生物学和遗传学的科技进步;强调在国家和国际计划中发展生命伦理学,必须在基因研究和应用领域进行国际合作,以便使全人类均能享受生命科学的成果,防止利用生命科学做其他有害于人类的用途。

二、基因诊断伦理

(一)基因诊断概述

基因诊断是通过探测基因的存在,分析基因的类型和缺陷及其表达功能是否正常,从而达到诊断疾病的一种方法。基因诊断也称为基于DNA的诊断,它是对DNA分子本身的直接检测。因为mRNA是基因转录的产物,所以基因诊断包括信使核糖核酸mRNA的检测。基因诊断以基因为探查对象,具有以下特点:针对性强,特异性高;取材用量少,来源广,灵敏度高;适应性强,检测范围广。

广义的基因诊断称为基因检测,其中包括针对新生儿的基因筛查,以及针对普通人群的症状前检测。基因检测的目的在于确定引起疾病或与疾病相关的基因。由于基因检测的特殊性,常常从家族研究开始,集中研究基因组的某一特定的区域,从而确认遗传突变等相关信息。基因检测的益处是促进疾病的诊断,有助于疾病遗传易感性的早期检测,为开展基因治疗及药物基因组学的"定制药物"奠定基础。但是,基因诊断的临床应用仍存在一定的伦理、法律和社会问题。

(二)基因诊断中的伦理问题

基因诊断存在的伦理问题主要有:①目前已经开始应用的基因诊断方法是否足够科学,其所测得的结果是否可靠;②因为检测误差或操作失误所引发的患者方面的损失,诊断方应该承担何种责任;③对于那些尚没有治愈方法的疾病的基因携带者进行基因诊断,是否符合患者利益最大化的要求;④如何保证基因诊断的伦理规范规则得到严格遵守,以确保诊断过程和结果不会对患者造成额外伤害;⑤被诊断存在基因缺陷者的权利如何得到保障,使他们不致受到保险、就业或其他方面的歧视等。因此,尽管基因诊断有重大的医学价值,但目前在是否应该推广使用基因诊断方法上还存在很多伦理学争议。

对于基因诊断中所存在的伦理问题,应该采取适当的解决办法:①从思想上正确认识基因诊断的意义;②注重提高医务人员的职业伦理素质,提高诊断方法的科学性与权威性;③应对基因诊断全程进行严格的伦理和法律监督,同时应配备合格的法律和心理工作者对检测者提供必要的帮助;④应特别强调对检测结果的保密,避免因各种因素导致的基因隐私的泄露。⑤国家应制定相关的法律和规范,确定相关信息使用和披露的决定权归属、程序、范围和法律条件,以避免基因歧视的出现。在应对基因歧视的具体方法上,首先,应通过宣传教育相关的遗传学知识和正确的道德理念,使人们正确理解基因与健康和疾病之间的关系,并且使人们认识到"基因完美"和基因歧视观念的错误性。其次,应在基因诊断中严守为患者保密的基本原则,医务人员有责任和义务确保其基因信息不被未经授权的个人或团体获得,在此基础上才可以考虑其他相关事情。

一般情况下,医务人员应及时、全面地向患者本人报告与其健康相关(或者与胎儿的发育相关)的所有基因检测结果,包括正常的和异常的结果,以使患者根据相关的信息作出恰当选择。但在特殊情况下,如当患者得到相关信息后会受到精神的伤害,则检测结果是否应提供给被检测者就是一个非常复杂的问题。医务人员必须考虑,患者个人及其家属对获得这些信息的基本态度,以及如果告知真相是否会导致其心理和生活受到极大的损害,对于这一类信息应暂时保密,在充分了解情况并与患方充分沟通之后,以合适的方式告知并提供必要的心理辅助服务。但是,如果涉及患者本人某些可治愈疾病的早期诊断或涉及新生儿遗传疾病的治疗,则必须及时并如实地告诉患者本人,不得拖延而耽误疾病的早期治疗。对于那些与健康无直接关系(如在无意中检测到的非亲子关系)的检测结果,则应对患方保密,同时,非因有充分的理由并经过伦理学审查,不应为患者提供无医疗依据的基因检测,如亲子鉴定、性别检测或特殊性状检测。遗传信息不仅对其本人,还对其亲属非常重要,因此应建议患者将其有关信息告知其亲属,以便使他们知道相关的遗传疾病风险。

三、基因治疗伦理

(一)基因治疗概述

基因治疗是指将某种遗传物质转移到患者体内,使其在体内表达,最终达到治疗某种疾病的目的;还可以通过增加遗传物质的表达、重组、纠正缺失或异常的遗传功能,或干扰致病过程来预防疾病。因此,基因治疗包含治疗和预防两层含义。严格意义上的基因治疗应满足以下四个条件:①作用对象是人(患者);②所选用的物质对象为核酸;③治疗机制在于影响基因的表达;④对疾病相关基因应具有高度的选择性。

基因治疗的实质是将具有治疗作用的基因简便、安全、靶向地转入病变组织细胞中,因而基因转移技术是决定基因治疗成败的关键。基因治疗的根本目的是治疗人类疾病,不是增强人类的某些功能,因此转移的目的基因都是疾病相关基因。目前所采用的基因转移方法是转移基因在受体细胞组随机整合,使整合部位被取代的基因失去功能,这种方法有可能影响相邻基因的表达。

(二)基因治疗中的伦理问题

根据细胞对象的不同,基因治疗可分为体细胞基因治疗和生殖细胞基因治疗。前者通常只对接受治疗的个体造成影响。而后者则会遗传给后代,并且对人类基因库产生持续性的影响,引发复杂的伦理与法律问题:对未来世代的不确定性和风险,有造成多代遗传错误的风险;不可能得到未来世代的同意;只能作用于少数患者而且代价昂贵,有可能产生社会公平问题,未来世代有权继承没有被刻意改正过的基因等。由于这些问题目前在科学和伦理上都没有得到解决,所以生殖细胞的基因治疗普遍还不被人们接受。

相较而言,体细胞基因治疗的伦理争议较小,但其在运用中也存在一些伦理问题,具体包括:①基因治疗在技术上存在着危险性。对生物系统的操作不同于物理或化学实验,操作者无法确保绝对的安全性和理想的纠正效果。而错误一旦发生,从技术角度看,要想再加以纠正也是非常困难甚至是不可能的。②目前基因治疗对临床很多疾病的治疗都不是唯一选择,传统方法的安全性和疗效更有保障,如在遗传性疾病预防方面,产前遗传诊断甚至婚前检查都可以更有效地解决问题。③基因治疗费用昂贵,大多数患者都无法承担,有可能导致医疗费用过度增长的社会经济问题,以及只有少数富人受益的社会公平问题。④不加节制地采用基因治疗方法,有可能对人类基因库的丰富性和自然演化进程造成不利影响。⑤有可能强化在思想和认识领域的某些错误看法,例如将人的价值和意义归结为他们的 DNA 序列。所以,必须加强对基因诊断与基因治疗的伦理问题研究和伦理规范。

一般来说,基因技术在医学中的应用应注意遵循以下五个伦理原则:①安全性原则。安全性是基因治疗的首要原则,是基因治疗顺利发展的前提和基础。这不仅是对患者个人,也是对整个人类社会负责。

②最后选择原则。基因治疗必须遵循最后选择原则,只有当某种疾病在现有的治疗手段无效或疗效甚微时,才考虑基因治疗。③知情同意原则。尊重患者的知情同意权,让患者自主决定,自愿接受治疗。④利益协调原则。对风险和利益进行公平分配,合理分摊风险,共享利益。⑤审查监督原则。建立审查机制和基因治疗数据库,规范基因的临床试验与治疗。

四、基因增强伦理

(一) 基因增强概述

广义上看,基因增强属于基因治疗的范畴,它区别于狭义的基因治疗的关键点在于:基因治疗是为了治疗疾病,具有医疗上的必要性;而基因增强则是为了增强人类的某种"能力"或"性状",如身高、智商、体型、性格等,包含着对人类完美生活的一种价值追求,并非传统意义生物学意义上的健康需求。

(二) 基因增强的伦理问题

对于体细胞而言,伦理学界对于基因治疗基本持肯定的态度,但是对于基因增强的道德可接受性依然存在争论。反对者认为,除了基因治疗存在的普遍伦理问题以外,基因增强的应用还会导致另外两个不良后果:①基因增强的目的大多是为了在社会竞争中获得优势,而由于其昂贵的费用,最终将成为大多数富人的"专利",加剧社会的不平等;②由于基因增强后智力或体力的提升,有可能削减主观努力在社会竞争中的价值。但也有不少数学者认为,基因增强的道德合理性需要视情况而定,将其一概而论地排除在外是不恰当的。

丹尼尔斯曾提出这样一个经典案例:在身材普遍高大的美国,一个小男孩由于脑肿瘤而导致生长激素分泌不足,尽管他的父母在平均身高之上,但是他成年后的身高据预测还不到 160 cm;而另外一个同样年龄的小男孩,他的父母非常矮小,这使得他成年后的身高据预测也不超过 160 cm。

从这个案例中可以看到,两个小男孩的预期身高皆不如人意,但是其形成的原因不一样。前者的矮小是由功能失调造成的,对他进行基因干预就是一种治疗行为;而后者的矮小是由遗传因素造成的,同样的基因干预则变成了一种增强行为。这种情况下,难道可以就此推论,基因治疗是合理的而基因增强就是需要被禁止的吗? 从这个例子中不难看出,要在基因治疗和基因增强之间划出一条泾渭分明的道德界限是困难的。基因增强技术既可以服务于社会上层人群,加剧社会的不公现象;也可以用来提升社会劣势人群的能力,以此缩小因为先天或社会因素所形成的社会差距。所以,问题的关键不在技术本身,而在于采用什么样的分配制度,以制度促进技术的合理使用,增进社会的公平。

对生殖细胞而言,国际上针对基因增强的伦理态度则为否定的,其论据有:①技术风险难以控制,指的是技术局限性所造成的对受试者个体的健康危害,以及破坏了遗传的自然规律和基因多样性有可能对人类进化造成的危险;②对后代的基因增强和设计有可能导致种族主义的"优生学"死灰复燃;③后代拥有保护自己遗传的独立性与完整性的权利,以及拥有一个开放的、未经干预和自然产生的未来的权利会受到伤害;④父母没有干预后代基因的权利,也无法获得后代的同意,允许这种技术最后有可能导致个体自由的沦丧。

1982 年 1 月,在欧洲议会上通过的建议指出,未来世代所要求的权利是未知的,其价值观念和信念体系可能不同于现代,要确保后代遗传物质不被人工干预的权利。2005 年,第 59 届联合国大会批准通过的《联合国关于人的克隆的宣言》明确指出禁止应用可能违背人类尊严的遗传工程技术。中国对此问题也出台了专门的管理条例,2001 年 8 月 1 日起施行的《人类辅助生殖技术管理办法》明确规定,禁止以生殖为目的对人类配子、合子和胚胎进行基因操作。2003 年 12 月,由国家科学技术部和国家卫生部制定的《人胚胎干细胞研究伦理指导原则》明确规定可以研究为目的对人体胚胎实施基因编辑和修饰,但必须遵守14 天法则。

技术上的高效率是否能促进人类的幸福极大地依赖于人们对技术伦理规范和道德的指引,但基因增强技术有可能改变人类长期形成的生命与世界观、伦理道德秩序及社会组织的基本形态,技术产生的生命现象在各种传统伦理观念中几乎无法获得准确的说明和规定,也很难在现有道德框架中获得管理这些技术的有效规范,所以在目前国际上主要的法律和伦理规范中,生殖细胞的基因增强技术均被禁止。

▶▶▶ 第二节 非人类转基因技术伦理 ◀◀◀

一、转基因技术概述

(一) 转基因技术的概念

转基因技术是指将人工分离和修饰过的基因导入到生物体基因组中,由于导入基因的表达,引起生物体性状的可遗传修饰。"遗传工程""基因工程""遗传转化"等均为转基因的同义词。经转基因技术修饰的生物体称为"遗传修饰过的生物体"。近年来,转基因技术发展迅速,成为人类社会生活中无法回避的问题。

(二) 转基因技术的特点

传统的生物育种是一种纵向繁殖过程,即子代的基因来源于父代和母代。而转基因技术则是一种横向繁殖,其子代的遗传物质并非单纯来源于父代和母代,而是掺杂着非同种的遗传物质。正是这种遗传物质来源上的差异,使转基因技术表现出有别于传统生物育种的特点:①转基因技术打破了物种界限。转基因技术能够在不同物种之间进行遗传育种,从而改良物种的性状,更好地满足人类的需求。②转基因技术改变了进化进程。生态伦理学的观点认为,地球上的生命已经存在了 30 多亿年,正是这样一个漫长的过程,自然界才展现出其物种的稳定性和生态的多样性。而转基因技术则通过外源性的基因植入,改变了物种的遗传性状,使其进化的速度和方向都发生了改变。③转基因技术的后果难以预测。人类对转基因技术的应用不过几十年时间,它对于生态环境和人类健康所造成的影响尚缺乏足够的数据来进行全面而客观的评估。对于这样一种改造自然的新技术,伦理学界一直保持着谨慎的态度。

(三) 转基因技术的应用

转基因技术把外源性基因(包括人、植物、动物、微生物等)整合到受体细胞(包括植物、动物或微生物等),通过对生物体性状的改变,来解决人类生产生活中的一系列问题。转基因技术的应用非常广泛,主要包括农业、医药、食品加工、环保、能源等领域。①农业。转基因技术应用于动植物育种,可根据人类的需求产生具有特定性状的动植物。例如,新产生的动物可具有速生、高抗性,新培育出的植物不仅可以提高产量,还可以抵御病虫害。②医药业。1982 年,美国食品和药物管理局(FDA)批准利用转基因微生物生产的人胰岛素商业化生产,是世界首例商业化应用的转基因产品。目前,转基因技术广泛应用在重组疫苗、人生长激素、干扰素等药品的生产。③食品加工业。转基因技术通过对酵母、曲霉等微生物的改良,可以改变食品的口感、外观甚至营养成分,更好地满足人类需求。

二、转基因技术引发的道德风险

(一) 生态安全问题

有数据显示,1996 年,全球转基因作物种植面积仅为 170 万公顷,至 2018 年,种植面积已达到 1.917 亿公顷,约是 1996 年的 113 倍。大面积的转基因作物种植对生态环境造成的影响成为人们关注的焦点。

1. 基因污染 农业种植是导致基因污染的一个重要因素。墨西哥是玉米的原产地,拥有着三百多个玉米品种,遗传多样性非常丰富。然而,自 1994 年美国的转基因玉米大量进口以来,墨西哥本土的野生近源种受到严重的冲击。在不到十年的时间里,基因污染率平均是 8%,有的地方甚至超过 10%。此外,由于花粉传播而导致的基因污染也是一个重要因素。

2. 诱发虫害的耐药性 转基因抗虫作物的目标是抵御害虫的侵袭,但是有可能诱发害虫耐药。一旦耐药性产生,不仅现有的杀虫剂失去作用,还会将这种耐药性传递给子代。所以,转基因作物的抗虫性只能在较短的时间内发挥作用,长期看来不仅起不到作用,还可能产生"超级害虫",适得其反。此外,转基因抗虫作物除了能杀死目标害虫,还能杀死自然界中的其他生物,从而影响自然界的物种平衡,引发生态安全问题。

(二) 食品安全问题

人们对于转基因食品安全问题的质疑始于 1998 年。英国的 Pusztai 教授在研究中发现,用转基因马铃薯饲养的大鼠出现了器官的异常生长及免疫功能受损,这引发了全世界对转基因食品安全问题的关注。此后,关于转基因食品究竟是否安全的争论持续不断,亦更加激烈。为了实现提高产量、增加美味等目的,一些外源性的基因被转入进生物体内,因此而导入的杀虫剂毒素、除草剂残基等都可能对人体健康造成危害,如引发食物过敏、增加致癌风险、影响生殖发育、增加耐药性等。通常认为,利用自然界已经存在的基因进行的转基因操作是比较安全的。但就目前的科学水平而言,对于转基因食物的安全性及转基因生物对生态环境影响的风险评估尚未得到权威性结论,所以仍然需要极为谨慎地处理。

(三) 实验室安全问题

转基因技术将不同来源的遗传信息进行组合,能够在实验室创造出自然界并不存在的“超级微生物”,它们可能拥有超强的致病性和抗药性,一旦从实验室泄露,则可能给人类带来灾难性的后果。早在 20 世纪 70 年代,实验室生物安全问题就引起了人们的关注。美国国立卫生研究院(NIH)制定了《NIH 实验室操作规则》,这是世界上第一个专门针对生物安全的规范性文件,主要针对的就是转基因生物,用以调控病源性微生物在实验室的安全使用问题。把生物安全纳入国家安全体系,强调完善重大疫情防控体制与机制,健全国家公共卫生应急管理体系,重视实验室生物安全问题已经成为全球性的课题。

三、转基因技术的伦理学争议

由于转基因技术的不成熟性及相关安全问题的不确定性,使得转基因技术应用的伦理正当性备受争议,规律性的结论有待长期的监测和研究。

(一) 关于技术本质的争论

对转基因技术本质方面的争论主要是在“自然中心主义”和“人类中心主义”之间展开的。自然中心主义对转基因技术持反对的立场,它认为伦理学的理论基石是对生命的尊重,无论人类、植物还是动物,生命的存在都应得到道德上同等的尊重,人与其他任何自然界的生命体都具有内在的目的性,这种目的性不需要通过人类的确证来体现。保持自然的“完整、稳定和美丽”应该成为对人类行为进行道德判断的终极尺度。人类中心主义则对转基因技术持支持的态度,它以人类的利益作为价值原点和道德评价的标准,认为为了人类的生存利益而进行的改造自然的活动是合乎道德的。并且,在自然进化过程中,也存在着基因突变和基因交流,这与转基因技术之间并无实质性的差异,为了更好地满足人类的生存需求,发展转基因技术能够得到伦理辩护。

(二) 关于安全性的争论

安全问题是引发转基因技术道德纷争的核心议题。转基因技术的反对者大多出于对安全性的考量。他们认为转基因技术对人类健康的威胁,对生态环境的影响及可能诱发的科技风险等都对人类的生存安全构成了严重影响。尤其近年来,转基因食品大量涌入市场,随着公众对转基因的关注增加,质疑和批评的声音也越来越多。实际上,到目前为止,尚未找到转基因食品危害健康的确凿证据。并且,技术本身无所谓安全与不安全,关键在于人类如何应用。所以支持转基因技术的人认为,在尚无可靠依据的情况下,不应该给转基因技术安上“莫须有”的罪名。

(三) 关于社会风险的争论

除可能存在的安全问题,转基因技术还存在着一定的社会伦理风险,例如转基因技术的应用是否会引起利益分配的不公,在商业利益与公共利益之间应该如何平衡,转基因食品如何做到尊重公众的知情权等。这些问题都关系整个社会的经济发展、政策制定及个人权益,也因此受到反对者的批评。支持者则认为,转基因技术确实在人类的生产生活、卫生保健等方面发挥了非常积极的作用,任何一项技术的创新和发展都需要一个逐渐被社会宗教文化、伦理习俗接纳和协同的过程,转基因技术是科学技术史上一个巨大的进步,不能因为存在风险就阻挠其发展,而是应该通过提高公众的科学认知水平,强化风险控制机制,最大限度地增加转基因技术的正向效益,避免潜在的危害。

四、转基因技术应用的伦理原则

如何将转基因技术规范到合理的发展轨道上是决定这一技术未来前景的关键。具体来讲,转基因技术的应用应该遵循以下的伦理原则。

(一) 审慎预防原则

针对转基因技术风险的不确定性,采取审慎预防的态度是非常必要的。审慎预防原则源于德国《空气清洁法案》草案,意为"事先的考虑和担忧",近年来,审慎预防原则在国际得到了广泛认可,被视为风险规制法律的首要原则,并被拓展应用到科技风险的管控中。审慎预防原则体现了"安全比后悔更好"的思想,在转基因技术的应用上体现了对公共安全的考量,以及科学规范新技术发展,确保人类安全的终极目的。

(二) 科学评估原则

转基因技术既给社会创造了正向价值,也包含着潜在风险。只有建立在科学的风险/受益评估的前提之下,转基因技术才能最大限度地趋利避害。科学评估的关键在于如何平衡经济利益与社会价值,可持续发展与不可持续发展之间的关系。既要解决实际问题,又要将可能的风险把握在可控范围。需要建立一个可靠的风险/受益评估体系,以科学有力的数据指导技术的进一步发展与应用。由于转基因技术本身的复杂性和不确定性,有效的风险/受益评估暂时无法在短期内完成,需要长期监控。

(三) 全程监督原则

转基因技术的风险包含在技术开发和技术应用的整个过程中,无论是哪个环节出现问题都可能对人类的生存环境和身体健康造成危害。对转基因技术的监管应是一种积极的全过程管理,需要建立有效的监督机制及可追踪制度,针对转基因技术风险尚不十分明确的情况,必须坚定"以人为本"的价值目标,将人的自由和全面发展作为追求的首要目标。要不断完善制度规范,积极推进立法,通过科学管理和严格监督实现转基因技术大的良性发展,造福人类。

(四) 公平公正原则

转基因技术的健康发展必须解决其风险与利益的公平分配问题。一方面,要避免风险向弱势人群集中,需要解决在何种条件下谁来承担风险的问题。另一方面,需要考虑利益如何合理分配,要避免优势资源向社会上层群体的聚集,而出现风险和财富分配不均导致的马太效应。政府应该构建合理的分配格局,坚持风险与受益分配的相称性原则和公众利益优先的原则,最大限度地保证风险/受益在人群中的公正分配。

(五) 知情与自愿选择原则

转基因技术与社会生活和公众利益息息相关。由于技术在安全方面的不确定性,政府必须建立与公众之间的风险沟通,通过让公众知晓信息,认知风险,参与决策的过程,实现技术与公众之间的互动,从而在理性判断的基础上作出选择。合理的做法是:对转基因产品加注标识,包括生产厂家、转基因来源、成分占比、过敏性、是否有抗生素标志基因等信息,便于消费者进行辨识。联合国规定:出于对健康和环境的关注,任何国家有权限制转基因食品的进口;转基因商品在装运中,应该贴有标签,注明其中"可能含有被修改过的基因体"。中国农业农村部对转基因生物标识有明确的管理办法,要求对大豆、玉米、油菜籽、棉花籽及番茄等五大类 17 种农业原材料及直接加工品作出标识。此外,科学界和政府需要充分尊重公众利益和意见,允许公众对技术发展进程和政策制定过程进行监督,建立公众对新技术和政府决策的信任,这是实现转基因技术科学管理的必由之路,也是对科技以人为本理念的践行。

▶▶▶ 第三节　遗传与优生伦理 ◀◀◀

遗传学是研究生物遗传与变异规律的科学。随着后基因组时代的到来,人们对遗传性疾病的认识越来越深入,遗传与优生已经成为医学的一个重要领域,不可避免地会涉及伦理问题。

一、"优生学"与新优生学

"优生"是一个古已有之的概念,如柏拉图在《理想国》、亚里士多德在《政治学》及康帕内拉在《太阳城》之中,都谈到了如何利用人工控制手段来优化国民遗传素质。英国人类学家弗朗西斯·高尔顿(Francis Galton)将达尔文《物种起源》理论中的遗传观念应用于人类天赋的遗传研究,于19世纪末创立了优生学。高尔顿的优生学定义是:研究在社会的控制下,为改善或削弱后代体格和智力上的某些种族素质的力量的科学。他通过对一些学生的数学学习过程进行研究,发现学生之间天赋才能的差异是巨大的,因此他认为在"才能"的领域"人人生而平等"的说法显然是错误的,并建议大力开展遗传学研究,开展社会各阶层人士的遗传学调查,分析职业的家族性倾向及其原因,研究影响婚姻和婚姻制度的各种因素,宣传优生学对于民族国家的重要作用。

高尔顿的优生学理论在当时的科学发展水平下具有一定的合理性,但也掺杂了很多不科学和非科学的东西。在此后一段时间内,高尔顿的"优生学"与英国哲学家斯宾塞创立的"社会达尔文主义"混在了一起,宣扬少数人所谓生而优秀的观点和人类社会弱肉强食的合理性而被种族主义者利用。20世纪初期,在美国和德国分别兴起了以优生学为名的"优生运动",美国1906—1930年间有30个州通过了优生绝育法,限制那些被认为具有"坏的遗传品质"的人群的生育权利;纳粹德国当局在"优生学"基础上提出所谓"种族卫生"的谬论,为迫害犹太人制造"理论根据"。

20世纪后半叶以来,特别是20世纪70年代中期以来,随着对第二次世界大战和早期优生运动的反思,现代优生学和遗传学逐渐摆脱了种族主义的不良影响,在理论方面取得了重大突破,出现了将遗传咨询、产前诊断与选择性流产三者相结合的"新优生学",将其作为治疗遗传疾病和改善后代出生质量的技术。

中国的新优生学兴起于20世纪70年代,目的是防止出生缺陷、提高出生质量,因此通常又被称为"优生优育"或"生殖健康"。1981年11月,中华人民共和国计划生育委员会和中华医学会等单位联合发出了《优生倡议书》。《中华人民共和国母婴保健法》是一部专门的优生优育法律,其中对婚前医学检查、产前诊断、终止妊娠等优生优育技术手段,以及相关管理规范作出了规定。中国的优生优育政策以改善民族素质、增强人体健康为出发点,严格以遗传学规律为理论基础,制订优生优育措施,以适应现代社会发展的要求。

新优生学不仅在遗传学层面考虑下一代个体的身体素质,还要防止各种非遗传性的先天疾病、产伤疾病、新生儿疾病,确保下一代个体的身心健康。因此,新优生学可以定义为防止出生缺陷、提高出生素质的科学。当前,新优生学已发展成为一个比较成熟的学科体系,包括了基础优生学、临床优生学、社会优生学和环境优生学等分支学科。

二、生殖健康与生殖保健

生殖健康是新优生学研究的重点领域。在1994年国际人口与发展会议上通过的生殖健康定义是:于生殖系统及其功能和过程所涉一切事宜,包括身体、精神和社会等方面的健康状态,而不仅指没有疾病或不虚弱。生殖健康表示人们能够有满意而且安全的性生活,有生育能力,可以自由决定是否和何时生育及生育多少,男女均有权获知并能实际获取他们所选定的安全、有效、负担得起和可接受的生育调节方法,有权并能够获得适当的保健服务,使妇女能够安全妊娠和生育,并得到健康婴儿。按照上述生殖健康的定义,生殖保健的定义是通过预防和解决生殖健康问题,促进生殖健康和福祉的各种方法、技术和服务,婚前医学检查、产前诊断、遗传咨询、遗传学教育与遗传筛查等都是生殖保健的重要组成部分。

(一) 婚前医学检查

婚前医学检查虽然不是强迫行为,但因为对于人类社会和民族及后代有重要意义,公民有义务履行这一程序,其中内含一种道德自觉和社会责任感。从保护每一位公民生活幸福安康、提高人口素质的角度看,婚前医学检查是非常必要的,因此应提倡未婚男女做婚前检查,有关卫生部门应提供便利条件。《中华人民共和国母婴保健法》规定,婚前保健服务包括婚前卫生指导、婚前卫生咨询、婚前医学检查。

国家卫生健康委员会对婚前医学检查的疾病作出过明确界定：①严重遗传性疾病。是指由于遗传因素先天形成，患者全部或部分丧失自主生活能力，子代再现风险高，医学上认为不宜生育的疾病；②指定传染病。是指《中华人民共和国传染病防治法》中规定的艾滋病、淋病、梅毒及医学上认为影响结婚和生育的其他传染病；③有关精神病。是指精神分裂症、躁狂抑郁型精神病及其他重型精神病；④其他与婚育有关的疾病。如重要脏器疾病和生殖系统疾病等。

医务人员在《婚前医学检查证明》中需要列明是否发现下列疾病：①在传染期内的指定传染病；②在发病期内的有关精神病；③宜生育的严重遗传病；④医学上认为不宜结婚的其他疾病。若发现相关疾病，医务人员应当向当事人说明情况，提出预防、治疗及采取相应医学措施的建议。当事人依据医务人员的医学意见，自主决定采取暂缓结婚等措施，或自愿采用长效避孕措施；医疗、保健机构应当为当事人提供必要的医学咨询服务。男女双方的知情权和自主决定权应得到充分尊重。

婚前医学检查实行逐级转诊制度：对不能确诊的疑难病症，应由原婚前医学检查单位填写统一的转诊单，转至指定的医疗保健机构进行复诊和确诊；该机构应将确诊结果和检测报告反馈给原婚前医学检查单位；原婚前医学检查单位应根据确诊结果填写《婚前医学检查证明》，并保留原始资料。

对于婚检中发现的可能会终生传染但不在发病期的传染病患者或病原体携带者，主检医师应向受检人员说明情况，提出预防、治疗及采取其他医学措施的意见和建议。若受检者坚持结婚，应充分尊重受检双方的意愿，但要在检查证明材料中注明"建议采取医学措施，尊重受检者意愿"字样。婚前检查未发现异常情况时，要写明"未发现医学上不宜结婚的情形"。婚前医学检查是提高出生人口素质的重要措施，要耐心、细致地讲明医学道理，对可能产生的后果给予重点解释，使其完全知情，并充分尊重服务对象的意愿，同时还一定要注意保护接受检查者的个人隐私。婚前检查中查出的严重传染病（如 HIV 病毒感染等疾病）必须如实告知其伴侣，并根据《中华人民共和国传染病防治法》的相关规定通过正规渠道上报国家卫生行政管理部门。具体的告知方式需按照国家有关规定进行，注意感染者的心理变化，认真做好感染者及其相关人员的思想工作，使其减轻精神负担，面对现实，积极治疗。

（二）产前诊断

产前诊断又称宫中诊断或出生前诊断，是通过直接或间接的方法对妊娠期胎儿发育及健康状况进行检测。产前诊断的目的是优生，保护孕妇的人身安全，确保胎儿的正常发育。在妊娠 4~5 个月期间，产前检查的对象主要是孕妇，并通过对孕妇的检查达到对于胎儿的间接检测。在这一时期使用物理、生物或遗传学方法，实施产前诊断，了解胎儿发育是否正常，是否患有先天性遗传性疾病或者先天性缺陷，以便适时地作出选择，正是产前诊断的重要价值和意义所在。后期则可以直接对妊娠期胎儿进行某些检测。医学遗传学诊断工作是重要的产前诊断方式，包括在实验室中进行的 DNA、蛋白质与染色体层次的检测，以及临床中所观察到的各种无序、紊乱与异常，包括出生缺陷等，都属于产前诊断的范围。

世界卫生组织于 1997 年 12 月在日内瓦制定了《关于医学遗传与遗传服务中伦理问题的国际准则》，提出了一系列纲领性意见，主要包括：产前诊断需要有一定的医学指征并提供有关胎儿健康的医学信息，要避免通过产前诊断来实施非道德目的的行为；产前诊断应当是自愿的，既不允许强迫父母做这样的诊断，也不允许因为其个人原因而禁止其进行诊断；依据诊断结果而作出的相关决定，如是否终止妊娠，最终决定权不掌握在医师或政府的手中，而是掌握在接受产前诊断的夫妻双方手中，其中孕妇拥有最终决定权；产前诊断前应进行遗传咨询，所有诊断结果均应向孕妇或夫妻双方告知；产前诊断的服务应该公平分配，首先提供给医学上最需要的人而不应考虑其他社会因素。

遵循相关国际准则，中国在 2001 年发布并实施了《中华人民共和国母婴保健法实施办法》，对相关伦理和法律问题作出了清晰规定。其中的第十九条规定，发现以下情况应当对孕妇进行医学指导和必要的医学检查：①严重的妊娠合并症或者并发症；②严重的精神疾病；③国务院卫生行政部门规定的严重影响生育的其他疾病。第二十条还规定，孕妇有下列情形之一的，医师应当对其进行产前诊断：①羊水过多或者过少的；②胎儿发育异常或者胎儿有可疑畸形的；③妊娠早期接触过可能导致胎儿先天缺陷的物质的；④有遗传病家族史或者曾经分娩过先天性严重缺陷婴儿的；⑤初产妇年龄超过 35 周岁的。

根据《中华人民共和国母婴保健法》第十七条、第十八条规定,经产前诊断如发现出现胎儿患严重遗传性疾病、胎儿有严重缺陷、因患严重疾病继续妊娠可能危及孕妇生命安全或者严重危害孕妇健康等情况,医师应当向夫妻双方说明情况,并提出终止妊娠的医学意见。医师可以提出终止妊娠的医学意见,但施行终止妊娠(或实施结扎手术)应当经本人在充分知情的前提下自主选择,并签署知情同意书。本人无行为能力的,应当经其监护人同意,并签署意见。实施终止妊娠或者结扎手术的,接受免费服务。为保护母婴生命安全,不得随意终止妊娠,妊娠 13 周以上非医学原因不得随意堕胎。一些地方政府还规定,妊娠 13 周以上的妇女要求实施人工终止妊娠的,须持有乡、镇、街道以上计划生育行政管理部门出具的同意终止妊娠的证明(适用于某些特殊的非意愿性妊娠),或者县级以上医疗保健机构出具的因医学原因不宜继续妊娠的医学诊断证明。无上述有效证明,任何医疗机构或个体行医者不得为其实施人工终止妊娠的手术。因特殊情况可能危及母婴生命安全、需要立即终止妊娠的,可先实施终止妊娠手术,做好有关登记,于术后 48 h 内报告给当地计划生育行政管理部门。

《中华人民共和国母婴保健法实施办法》第二十三条明确规定,严禁采用技术手段对胎儿进行性别鉴定。对怀疑胎儿可能为伴性遗传性疾病,需要进行性别鉴定的,由省、自治区、直辖市人民政府卫生行政部门指定的医疗、保健机构按照国务院卫生行政部门的规定进行鉴定。

(三) 遗传咨询

遗传咨询主要是与咨询者及其亲属讨论和分析相关遗传病的发病原因、遗传方式、诊断、治疗和预后等问题,对家族中的发病率和再显危险率进行解答,并对可能采取的措施建议。遗传咨询是医院对患者及其亲属的全面服务工作的一个组成部分,遗传咨询工作需要由以下人员共同完成:临床医师和护士、医学遗传学专家、医学社会工作者、计划生育工作者、其他专门人员或辅助人员。遗传咨询的对象可以是患者及其亲属,也可以是一般的咨询者。遗传咨询的内容主要是讨论和分析相关遗传疾病的发病原因、遗传方式、诊断和治疗及预后,遗传咨询只涉及遗传疾病和先天畸形等相关问题,不涉及具体的个人,咨询过程中应注意保护咨询者和其他相关疾病患者的隐私权。

按照《关于医学遗传与遗传服务中伦理问题的国际准则》规定,遗传咨询工作人员应在一种讲人道的、专业化的融洽关系中为接受咨询者提供准确、完整和无偏见的信息,帮助接受咨询者及其家庭成员在知情的状况下作出正确选择。

从理论上说,每一个患有遗传病的家庭都应得到医学的指导和咨询。世界卫生组织甚至认为,遗传咨询适应于任何个人及其家庭。特别需要进行遗传咨询的个人和家庭包括:①患有某种严重的遗传病或者有遗传病家族史者(如亲属中有严重遗传病患者);②曾经分娩过有严重遗传病或者有先天缺陷儿童的夫妇;③具有三次以上自发流产史、不孕史、不育史、早产史、死胎史者;④接触有毒有害物质或者长期使用某种药物者;⑤高龄孕妇,年龄在 35 周岁以上者;⑥近亲结婚者;⑦其他遗传性疾病患者和疑似患者。

遗传咨询的步骤:①遗传咨询应建立在正确诊断的基础之上,不仅要明确疾病诊断,还要了解(有关病因的)分型诊断;②确定诊断后,与患儿及其父母(或其他监护人)共同讨论有关疾病的性质,解释相关疾病的严重程度和发展趋势,以及相关的治疗方法的建议、预后等;③搜集遗传学意义上的家族史资料,查明父母双方家系中所有的遗传性疾病,绘制家系图表;④分析家属和其他人员提供的相关资料;⑤详细对家属讲解有关疾病的遗传基础,可利用直观的图片资料加以解释和说明;⑥使用通俗的语言讲解相关疾病的遗传危险率;⑦列举切实可行的措施,如绝育、避孕、终止妊娠、愿意承担出生风险、收养他人小孩等;⑧解释产前和疾病诊断的可行性和可靠性;⑨将有关问题加以全面总结,复习所得到的各项资料,帮助家属和本人作出正确选择,医师在其中的责任是提供解释,以帮助家属和本人全面理解有关问题,而不能采取命令的方式,不能代替患者本人及其家属作出选择;⑩与家属经常保持联系,提供新的资料,解释新的技术措施,提供科学指导等。遗传咨询可以划分为三种类型:①指导性遗传咨询。指导咨询者对各种可供选择的方法作出某种最为合适的建议,多出现于咨询者难以作出选择的场合。咨询师所使用的语言基本上是指导性和帮助性的。②帮助性咨询。只向咨询者提供全面的信息,为咨询者了解相关情况提供帮助,不去干预咨询者自主决定的全过程,一切决定均由咨询者在知情的情况下自主作出。咨询师所使用的语言多为中性的,对各种可能的情况客观描述,不使用暗示性语言,但是可以建议咨询者回家同亲属商量后再做决定。③劝阻性咨询。咨询者作出的决定将违反《中华人民共和国母婴保健法》《中华人民共和国传染病防治法》《中华人民共和国人口与计划生育法》《中华人民共和国婚姻法》等与优生优育相关的法律法规,将可能对他人和社会造成不良影响,在这种情况下,咨询师应对咨询者的决定给予劝阻。这种劝阻虽然不完全符合咨询者个人的意愿,但是符合全社会的整体利益,因此劝阻性咨询是必要的。劝阻性咨询中咨询师所使用的语言带有一定的强制性和严厉性。

遗传咨询所要达到的基本目标是"患者及其家庭的终生幸福和社会的可持续发展"。为此,遗传咨询应做到:①对患者的疾病是否为遗传病作出正确判断;②确定遗传病的遗传方式,推算出预期的风险;③向患者或其家属提出可供选择的对策和方法,以便他们自主选择。

遗传咨询应遵循基本的伦理原则,WHO 建议在遗传咨询过程中应做到:①提供正确、完整、无偏见的信息,并尊重咨询者及其家属所作出的决定;②保障当事人家庭的完整性;③凡有关健康的所有信息都应及时、全部提供给当事人及其家庭,包括正常的检测结果,做到毫不保留;④保障当事人和家庭的隐私不受雇主、保险商和学校的不公正侵害;⑤告知当事人和家庭,相关的遗传信息可能会被非当事的第三方所误用;⑥告知当事人,他或她有道德义务去告知其近亲的遗传风险;⑦告知当事人,有必要将其携带者身份透露给配偶/伴侣,尤其是他们决定生育之前;并告知当事人,公开此事对他们的婚姻所存在的伤害的可能性;⑧告知当事人,如果会影响公共安全,他们有道德义务公开其遗传状态;⑨尽可能以无偏见的方式客观地陈述其遗传信息;⑩除非具有治疗的把握,在其他情况下,咨询应以非指导性原则为主;⑪尽可能让当事的儿童和青少年介入影响他们自己的决定;⑫咨询师有义务同咨询者保持定期联系,以便及时告诉他们最新的相关情况。上述遗传咨询中的伦理原则是开展遗传咨询服务的基本准则。

遗传咨询门诊还应注意:①遗传咨询要有原始的、准确的、完整的记录,以便长期保存(可采用计算机的数据库方式);②相关病历资料应复印或扫描备份,由遗传咨询门诊专门保存;③遗传家系谱应由专业的遗传咨询人员亲自绘制,最好一次完成(必要时以后加以补充),以加强与咨询者及其家属之间的良好的医患信任关系,不可由辅助人员完成;④应了解咨询者对所患疾病的态度和心理、对发病危险率的理解,以及文化程度等相关情况;⑤应了解咨询者家庭对相关遗传疾病的顾虑和态度,以及由此引发的家庭矛盾,询问应注意语气和策略;⑥要尊重咨询者的隐私权,相关信息要注意保密,不得泄露,不得随意转移或发表(公布)相关信息。

(四) 遗传学教育

遗传学教育对于民众和医疗卫生保健工作者都是非常重要的事情。民众了解遗传学的知识可以更好地利用这些知识,提高对于遗传、优生和健康等问题的认识能力,正确理解和把握疾病与遗传、与人类行为及与环境等要素之间的关系。中国现在所面临的城乡之间及东西部之间在经济状况、文化水平、思想观念和卫生保健保障机制等方面的差异,使遗传学教育成为必须长期坚持的艰巨工作。

随着医学遗传学的发展及其临床地位的日益提高,遗传学教育出现了一些新的伦理问题:①患者个人的基因(遗传)信息会涉及和反映家庭乃至一个家族的整体情况,因此遗传信息保密不仅涉及患者个人;②基因治疗(特别是生殖细胞的基因治疗)会影响未来世代的利益,如欲作出决策就不能只考虑当事人的权益;③基因检测只能预见个人或其家庭成员未来患某种疾病的可能性大小,这些信息对其未来生活的信心、品质和人生选择的影响是极其复杂的,必须谨慎对待;④遗传信息对于受测试者个人、家庭及保险公司、工作单位及政府和社会机构等都是非常重要的,但其中所存在的利益冲突也是显见的;⑤医学遗传学并不指导人们的行为,而只是给出一种建议。因此人们的在生殖遗传领域的行为是否合乎其最大利益,与社会整体环境和个人作出理性的道德决策的能力直接关系。所有这些方面的问题使遗传学教育成为重要的社会行为。

(五) 遗传筛查

遗传性疾病是指生殖细胞或受精卵的遗传物质(染色体和基因)发生突变(或畸变)所引起的疾病,通常具有垂直传递的特征。大多数遗传性疾病在临床上具有下列特点:①患者在亲代之间以一定数量比例出现;②一种遗传病不会延伸到无亲缘关系的个体,如某些疾病是由环境因素所致,如传染病,则该病在同一代中一般是按水平方式出现的;③只有在生殖细胞或受精卵的遗传物质发生改变时才会将变异传给后代,而不是任何体细胞遗传物质的改变都可以传给后代;④先天性和家族性虽然也是遗传病的特征之一,但当观察到具有先天性缺陷时,应注意到有出自非遗传因素的可能,家族性这一特征亦如此。由于遗传疾病具有上述特征,因此,通过遗传筛查的方法可及时而又有效地发现并采取相关措施积极预防遗传性疾病的蔓延,控制遗传性疾病对后代潜在的不良影响。

早期对遗传性疾病的研究集中于对某一疾病的家系调查。例如18世纪和19世纪,有人曾对血友病、多指症、白化病等做过家系调查。20世纪以来,随着遗传学的发展,特别是随着人类基因遗传密码的破译,人们对于遗传性疾病有了更深层次的认识,遗传性疾病的防治方法也获得了根本性的提高,但最根本最有效的解决办法依然是尽最大可能做到减少遗传性疾病的发生。遗传筛查就是预防遗传性疾病的发生、提高人口素质的有效方法。

遗传筛查以所有对象为样本,检测其中的个体是否携带致病基因或某种疾病的易感基因型、风险基因型,以防止可能的疾病在个体身上出现或遗传给后代。针对新生儿的遗传筛查是一种简便易行的方法。20世纪60年代,美国医师格恩里(Guthrie)教授发明"细菌抑制方法",开始筛查苯丙酮尿症。此后遗传筛查方法很快得到普及,推动了新生儿遗传筛查工作的开展。目前世界上已有30多个国家和地区开展了新生儿遗传筛查工作,筛查的病种包括苯丙酮尿症、先天性甲状腺功能减退等20多种遗传疾病。中国已将遗传筛查工作列入法律规定的卫生保健服务的范围之中,《中华人民共和国母婴保健法实施办法》第二十五条规定:"医疗、保健机构应当按照国家有关规定开展新生儿先天性、遗传性代谢病筛查、诊断、治疗和监测。"

通过遗传筛查方法可及早发现、及时治疗并有效预防残疾的发生,使新生儿健康成长,因此遗传筛查也是一种积极有效的优生优育方法。WHO制定的关于遗传筛查和检测的基本伦理要求是:①遗传筛查和检测必须出自自愿而非强制,除非是⑦中的情况;②进行遗传筛查和检测之前应首先将筛查与检测的目的、可能的后果及可供选择的各种可能性途径等相关信息告知当事人;③未经当事人同意,不得将筛查和检测结果提供给雇主、保险商、学校或其他单位或个人,以避免发生遗传歧视问题;④在少数案例中,如果公开有关的遗传信息更符合当事人的利益,更有利于公共安全,则有必要向当事人提供有关帮助,使其自主作出相关决定;⑤筛查和检测的结果应同遗传咨询过程相衔接,特别是筛查和检测出不良结果时,遗传咨询具有重要意义;⑥如果预防与治疗是可行的,不应该延误治疗;⑦如果早期诊断与治疗有利于新生儿的健康成长,针对新生儿的遗传筛查和检测可以是强制和免费的。

三、出生缺陷与有严重缺陷新生儿的处置

(一) 出生缺陷及其类型

根据医学遗传学定义,出生缺陷是指:在人类正常范围之外任何解剖学和功能的变异,这些变异或来自孟德尔方式遗传,或新的突变,或来自任何的染色体异常,后者是由感染、化学和物理因子作用于出生前的胚胎而引起的,但并不包括出生时损伤所引起的异常。20世纪70年代WHO专门成立了"国际出生缺陷监测系统信息交换所",很多国家和地区通过该组织监测和交流有关出生缺陷的情况和信息。

出生缺陷包括形态结构的异常,以及功能、代谢、行为的异常,也包括基因异常及环境因素导致的基因突变和致畸。出生缺陷是环境、遗传和行为等因素共同作用的结果,是生理意义上的缺陷与智力缺陷的总称。其中,智力缺陷往往是以生理缺陷为前提,但并非所有的生理缺陷都会导致智力缺陷。智力缺陷又称智力低下,是适应外界能力低下的一系列表现,而不是单一的疾病诊断。它具有行为与医学生物学的双重含义。美国智力低下学会将智力低下定义为:在人的发育时期出现的,智力明显低于同龄水平,且有社会适应能力的缺陷。这个定义被普遍采用。世界卫生组织趋向于采用以下四个标准:①发育期;②智商低于70~75;③社会适应能力缺陷;④学习成绩标准。国外研究报道,智力低下儿童占儿童总数的1%~2%,其中约有0.4%的儿童属于重度智力低下儿童,这一部分患儿多数伴有严重生物医学因素,而且

伴有临床医学的异常。还有一些智力低下儿童不伴有生物医学因素,这一类智力低下不属于器质性,而是属于社会文化性智力低下。

(二) 严重缺陷新生儿的处置及其伦理问题

根据世界卫生组织的标准,从出生后脐带结扎开始到未满28天这一段时期,称为新生儿时期。新生儿严重缺陷包括智力意义上的严重缺陷和生理意义上的严重缺陷两部分。生理缺陷往往比较容易看出来或者检测出来,但是有些类型的智力缺陷则要等到4~6岁(甚至更大)时才有可能显现出来。

随着医学的发展,特别是婚前医学检查和产前诊断的实施,使严重缺陷新生儿的出生率大大降低,但在经济不够发达、医疗条件不够完善的偏远地区,由于缺乏必要的婚前检查、妊娠期检查和产前诊断等卫生保健措施,导致严重缺陷新生儿的出生率较高,农药和化肥的使用、工业污染范围的扩大更加剧了这一情况的发生。

怎样处置严重缺陷的新生儿,涉及伦理和法律方面的问题,涉及婴儿、家庭、医务人员、医院甚至更广范围人员的利益,因此在作出决定时应特别慎重。严重缺陷新生儿的处置,包括正确界定和恰当处置两个方面的内容。正确界定是指应按照卫生行政部门制定的有关标准,按照"生命质量标准"和"代价标准"相统一的原则,严格区分"严重缺陷"和"不严重缺陷",针对不同程度的缺陷情况分别采用不同的方式作出处置建议。最终,如何处置严重缺陷新生儿的决定权掌握在新生儿家庭尤其是产妇自己手中。

恰当处置包括以下要点。首先,在对新生儿疾病进行分类时应特别注意科学性和规范性。《中华人民共和国母婴保健法实施办法》第二十一条规定,胎儿的严重遗传性疾病、胎儿的严重缺陷等严重疾病目录由国务院卫生行政部门规定。在实际工作中,医务人员需要根据医学理论,对患儿的情况作出明确的分类诊断,在专家会诊基础上,确定缺陷新生儿的严重程度。根据国务院卫生行政部门的有关规定,结合患儿的实际情况,如实向患儿的父母及监护人作出客观公正和全面的解释,对各种可能的后果作出预测和评价,提出可供选择的相关建议。充分尊重患儿父母及监护人的意见和建议,最终应是患儿父母、亲属或监护人在充分知情情况下自主决定。其次,有关的诊断结果及相关处置意见应逐级上报,并需要经过专门的咨询委员会审核批准,有关的原始资料、证明材料等都要设立专门的档案予以封存。最后,必须做到诊断确切、手续完备、程序合理、方法适当:①对严重缺陷新生儿作出舍弃处置时(如积极安乐死等),必须持有医师的诊断证明和明确的医学结论,必须持有专门的咨询委员会明确的处置意见或建议;②必须持有患儿父母或其监护人的处置意见或建议,有两名或两名以上亲属或其监护人的共同签名;③处置过程应由三名或三名以上相关专业的医务人员或经过专门训练的人员组成处置小组共同实施,并在非公共场合进行;④处置完毕,患儿尸体应严肃而郑重地处理。

减少或杜绝某些遗传性疾病或严重缺陷新生儿的出生,根本解决途径在于预防。目前,中国采取三级预防体制。一级预防以祛除病因为宗旨,采取的措施主要包括避免接触有毒、有害、易致畸物质(药物等)和有害辐射,加强优生优育知识的宣传和教育,加强婚前医学检查的宣传和管理力度,实施遗传筛查和遗传咨询,提高全民族的优生意识。二级预防以早发现、早防治为目标,在更大范围内开展产前检查,对采用外科手术等方法和手段可以加以治疗和矫正的出生缺陷儿童应在出生以后及时加以治疗。三级预防以减轻患儿身心痛苦、延长其寿命为目标。如对于先天智力低下儿童实施妥善教养、对患有严重先天性疾病的儿童及时发现、及时诊治,以减轻其痛苦、延长其寿命。采用遗弃、拒绝抚(喂)养、溺婴等手段对待严重缺陷新生儿,皆为违背人道主义原则。

(单芳 程国斌 王洪奇)

数字课程学习

 学习目标　　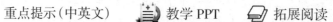重点提示(中英文)　　教学PPT　　拓展阅读　　📝 自测题

第十二章

人体修复、改造、增强技术与人工智能伦理

【关键词】 人体增强伦理　器官移植伦理　医学美容伦理　"换头术"伦理争议　人工智能伦理

身体本源于自然，但今天受到了身体技术的干预，面临着医学科学技术的巨大挑战。随着对于记忆能力、复杂功能、甚至情感的芯片植入的设计，身体技术已经与仅限于正畸、修复的维系自然原型的传统还原模式疏离，而开启重新塑型、更新、美化、性能增强的再造模式。

生命技术可能兑现赫伯特·乔治·威尔斯笔下的"莫罗博士岛"，或者如亚历山大·别利亚耶夫笔下仍然活着的"陶威尔教授的头颅"。但伦理学是冷静的，必须给予科学社会尽可能的伦理制约。生活是真实的，要探索符合所有人利益和为大多数人最大幸福、良善的生活和合规的伦理秩序。

▶▶▶　第一节　人体增强伦理　◀◀◀

一、人体增强概述

人体增强是指利用生物科学、机械科学、电子科学、信息科学、认知神经科学等领域的最新进展，采用技术手段突破人体目前的限制，使人体具有更强壮的体力和耐力、更强大的认知能力、更安定的心理状态及更强烈的团队合作能力，目的是使人类生活更美好、更幸福。

要理解人体增强，首先需要区分增强与治疗。治疗是指治愈或减轻疾病，解除患者的痛楚，尽可能恢复患者的受损功能。增强则旨在将人类的功能和性状提升到维持或恢复健康所必要的程度之上。治疗是出于医学目的，增强则是出于非医学目的。增强因为并不具有医疗的必要性，且容易引起不可测的实践后果，而在道德上遭到诸多质疑。不过值得注意的是，这种划分虽然符合人们的直觉经验，但逻辑上并不完全自洽。首先，治疗和增强并不总是能够严格区分，如改变人体的免疫功能是非病理性的，但增强人体的免疫功能来抵御艾滋病病毒的侵袭却又是出于医学目的，表明要在增强和治疗之间划出一条不可逾越的界限是几乎不可能做到的；其次，"医学目的"与"非医学目的"也很难划出明晰的界限。正如"疾病"与"健康"（亦即"正常功能"），与其说是纯粹描述性、事实性的概念，毋宁说是特定条件下的社会、文化产物。只要"医学目的"和"非医学目的"的分界模棱两可，治疗与增强的划分就仅是相对的。

人体增强技术的主要类型有：①药物干预。一是利用精神药理学来改变脑的状态或情态；二是利用其他药物改变身体形态或功能。②手术干预。改变面部或身体外观，如肢体延长手术等。③基因干预。一是针对体细胞的基因干预，二是针对生殖细胞的基因干预；④控制论方法。即通过植入体内芯片、电子系统或人－计算机相互作用来改变精神或身体功能；⑤纳米技术。如用纳米装置即微型化分子机器来摧毁肿瘤或重建细胞壁。

人体增强技术的发展方向至少包括了四个方面的目的。首先,是增强人的生理功能,包括增强人的体力和耐力。其次,是增强人的认知能力,改进人的记忆力和注意力,增进想象力和理解力;人们还期望应用生物电子系统改进正常的性状和能力,增加人类生物系统与技术系统之间的符号联系(称为人体电子化)。再次,是增强人类情感能力,如抗抑郁药物和生物神经技术手段的应用有望帮助健康人自由掌控自己的情绪,增强心理能力、社交能力,甚至是增强人类的道德属性,如控制暴力行为、促进友善并提升共情的能力等。最后,也是人类长久以来的向往,即延长人类的寿命。

二、人体增强的文化背景与对当代社会的影响

人体增强,自古以来就是人类孜孜以求的目标。无论是古代的炼丹术、健身术,还是现代的疫苗技术、体能训练技术,都是致力于自我功能提升和增强的活动。无论其实际效果如何,这些增强活动都寄托着人类追求卓越、追求更幸福生活的美好愿望。然而直到当代,人类才第一次被赋予了突破人体内在限制的能力,仿佛具有了重塑生活方式甚至伦理关系的能力。

在当代西方社会,最近几十年里兴起的超人类主义被看作人体增强的思想纲领。超人类主义致力于联合多学科去理解和把握前沿科技所可能提供的增强人类状况和人类机体的机会,并将人体增强看作一种人类完善自身的方案。其关注点主要放在科技领域正在兴起的、彼此汇聚交融的几大变革,特别是纳米技术、生物技术、信息技术和认知科学。超人类主义是文艺复兴和启蒙精神的精神后裔,直接继承了前者对人类完善性、理性和能动性的信仰。在超人类主义者看来,康德的启蒙精神为人类确立了不断自我超越的使命,这包括负责任地使用科学技术和其他合理手段来提升健康、延长寿命、消除疾病和不必要的痛苦,增强人们的智力、体能、情感,超出今日人类之所能。

现代生物工程技术的迅猛发展使人类对自身生命过程的干预和控制成为可能,与此同时也对人的尊严和价值构成了极大的挑战。人体增强使人们面对着完全不确定的未来,其中核心的问题是,人体增强所承诺的"美丽新世界"真的是人类一直向往着的理想社会吗?要回答这个问题,必须均衡考虑人体增强对当代社会的影响。具体而言,人体增强对当代社会的消极影响有如下几个方面。

(1) 可能导致社会的分裂。人体增强技术在普及之初是很昂贵的,只有少数人能够负担,在这种情形下,可能导致社会分出两个阶层:使用了人体功能增进装置的人群和没有选择功能增进的人群,从而影响社会团结。

(2) 可能引发社会公平方面的问题。基因增强会给那些能够支付得起这些技术的人以不公平的先天优势,扩大了弱势群体与强势群体的差距,从而加剧了社会不公。与此相关的问题则是,公共卫生医疗资源是否应该用于人体增强?如果社会医疗保障不能平等支持人体增强,则有悖机会公平的原则。

(3) 可能会妨碍个人自主和自由。人性的一个重要核心就是自由行动的能力,即为自己而做、凭自己的努力并为自己负责的能力。而人体增强用技术和药物抹杀了人本身的努力,从而威胁到这一核心。

此外,在某些领域中引入人体增强技术会危及某些人类活动的核心价值,并因此毁灭通过这些活动所体现出的人类尊严与价值。例如,如果允许运动员使用基因增强的话,那么人的因素就会被技术所代替。有些学者指出,表面上看人体增强扩张了人类的权力意志,实质上却鼓励人将一切社会问题都简化为技术的问题。

出于对以上消极影响的考虑,许多生命伦理学家都对人体增强持谨慎的保守态度,主张限制其使用。

但是,以超人类主义为代表的人体增强的倡导者,认为人体增强技术对社会的影响总体而言是积极的、正面的,并给出如下理由。

(1) 合理的人体增强有利于促进人类进步、机会平等、社会公正。支持基因增强技术的学者论证说非医学目的的基因增强可以消除基因带来的不平等,满足人们对美的追求,全面改善全人类的素质,最终将人类提升为完美优秀的族群,而后者正是人类一直追求的目标。

(2) 是否允许人体增强技术的应用,需要平衡考虑个人自由与公共利益。这种观点认为,虽然人体增强术有可能侵蚀个人自由和自主的能力,但只要这项技术最终带来的结果是公共利益的增加,就是可允许的。

三、人体增强伦理的论证

在人体增强的伦理考量上,如下四个视角的论证比较重要。

(一) 从正义原则出发的论证

正义原则的出发点是自由主义代表人物罗尔斯的机会均等原则:由于自然发生的差异(如遗传基因的差异)而导致了人与人之间的不平等,人类社会有责任消除这种不平等。美国生命伦理学家诺曼·丹尼尔斯进一步在医疗卫生领域将罗尔斯的机会均等原则发展为"公平医疗"理论,即一个公正医疗体系应当致力于消除疾病因素导致的妨碍公平机会的障碍,目的是帮助人们恢复正常的生理心理功能,成为正常的社会竞争者。这种"公平医疗"理论一方面会支持采用高新技术手段矫正缺陷或不正常的功能;另一方面又会要求严格限制超出医疗目的的增强,并反对通过单纯的市场机制来调节人体增强技术的分配。因为如果人体增强技术通过市场等因素为强势群体所垄断,会加剧现有的机会不平等状况,违背机会均等的原则。在目前条件下,机会均等原则或者要求人体增强技术对一切人开放,包括无钱负担的群体,或者全面禁止增强技术。

然而,上述论证面临着一个更深层的疑难的挑战,即机会均等原则是否要求使用人体增强技术来消除自然不平等,即使这种自然不平等并不构成疾病? 支持这种要求的理由是明显的,因为从公平的观点看,个体的机会不应当受那些非主体选择也非主体应得因素的影响,即"自然运气"的损害。但要在实践中落实这种要求困难重重,例如在资源有限的情况下,如何来决定谁是需要补偿的最不幸者。鉴于此,许多支持机会均等的自由主义伦理学家对人体增强术采取了谨慎的态度。比如丹尼尔斯认为,医学的目的只是帮助人们恢复正常的功能,成为正常的社会竞争者,无法造就在性状和能力上整齐划一的平等产品。

(二) 从不伤害原则出发的论证

有些学者认为,"不伤害"是科技活动最起码的伦理底线,是科技伦理对技术行为主体的最低要求,人体增强也应当受到"不伤害"原则的制约,在发展和使用人体增强技术时,要对他人尤其对后代,负起不伤害的责任。而基因干预等高新技术的应用要求推进传统的"不伤害"概念的理解,包括:①明确在新技术语境下不伤害责任的范围与界限;②辨析如何在伦理意义上理解伤害。

以生殖细胞的增强为例。在第一点上遇到的疑难就是如何平衡生殖自由权利与对胎儿的不伤害的责任,如父母是否有权打造具有特定性状和能力的孩子? 多数生命伦理学家在这个问题上持谨慎态度,主张区分消极的优生与积极的优生。消极的优生,是为了避免新生儿带有严重的、后天很难治愈的遗传病而进行的基因干预;积极的优生,则是父母出于希望子女将来在某一或某些方面有突出的或特定禀赋和特征的目的所实施的优生计划。前者符合不伤害的原则,后者则有伤害后代的风险及侵害后代自主权的嫌疑。此外,对人类生殖基因的改变,有可能改变和污染人类基因池,减少基因的多样性及可能削弱人类抵御环境危机的能力。

(三) 从人性论出发的论证

还有些伦理学和哲学家试图从更深的层次上讨论人体增强的伦理问题。例如德国当代哲学家尤根·哈贝马斯指出,要回答技术的伦理界限问题,必须回到更原初的问题上,即我们正在干什么? 如何认识自己? 从本性上讲,我们是什么? 哈贝马斯对技术应用界限的论证、对人性的理解主要分为两个层次:首先,他充分肯定了个体生命有其存在的意义和理由,并且继承康德的义务论立场,强调个体的内在价值是超越的,不为外在经验事实的变化所改变;其次,发展康德"人是目的"的观点,强调人类成员之间应当是一种主体间性关系,而非主客体的关系。从以上两点出发,哈贝马斯认为人体增强技术特别是生殖细胞增强技术,对人的尊严和价值构成了极大的挑战和冲击,包括:①现代生物工程技术的迅猛发展使人类对自身生命过程的干预和控制成为可能,但同时改变着人种成员的自我理解。生命被剥夺了内在的价值和目的,而沦为纯粹的质料,似乎成为技术可以随意操纵的对象。这种技术化态度已直接触及生命的自主性和尊严。②人体增强技术也催生了一种对待他人的工具主义态度,而扭曲了人与人之间相互尊重的道德关系。哈贝马斯尤其关注未出生的人的道德地位,他强调未出生者同样是"我们"当中的一员,应当尊重胎儿的天赋主体地位。并且这种尊重很大程度上体现在能否允许让他人真实地、按其本来面目存在。而生殖细胞增强技术实质上是将未出生的人看作待造就的产品，成为暴露在他人偏好和操控下的客体，即未出生的人在尚未成为自己之前，已丧失了成为自己的能力。有鉴于此，哈贝马斯呼吁技术的态度必须受到实践的态度(亦即伦理的态度)的制约，以维护人性的尊严。

(四) 从社群主义观点出发的论证

还有一些伦理学家和哲学家认识到，仅从伦理原则出发无法全面把握人体增强所面临的伦理困境和道德风险。因为衡量人体增强的最终标准要立足于它对人类生活世界的长期影响，不仅是对个体的影响，还是对人类共同生活方式的长期影响。当代社群主义伦理学家迈克尔·桑德尔(Michael Sandel)就是这一观点的主要代表。他论证说，以基因革命为代表的人体增强侵蚀了人们对天赋因素的感激，而这一态度的转变会对世界造成深远的影响，因为它会侵蚀人道的三大品质——谦卑、责任与团结。一旦人们习惯于将天赋看作"我们"全权负责的成就，就会将完善自身及自己后代的责任扩张到令人畏惧的程度，同时降低团结其他社会不幸者的意识与动机。桑德尔还指出，这种对基因增强危机的伦理诊断已经超越了罗尔斯式义务论的框架(因为相关道德责任无法完全在自主和权利的范畴内阐释清楚)，同时也不同于功利主义的成本 - 受益核算，而是从人的思维习惯和存在方式的出发。如他所总结的，人体增强技术的最大弊病在于它促使人改变天性去适应世界，结果是在更深层次上剥夺了人的权力和能力，或许使人类只能以技术为唯一的解决手段，并被永无止境的增强目标所绑架。

鉴于人体增强及其社会影响的复杂性，学术界尚未建立起统一完整的伦理学框架来规范相关技术的发展与应用。但是相关的伦理学探讨已经为人体增强的管理和规范奠定了基础、指明了方向。在人体增强的管理上，有如下两点尤为值得关注：①谨慎对待技术的伦理界限。人类社会显然还没有对高风险的人体增强做好医学的和伦理的准备，需要谨慎对待超出医疗目的的人体增强，以及涉及生殖细胞基因编辑的人体增强。②坚持具体问题具体分析。虽并没有足够的伦理理由来禁止一切人体增强，但要考量某种具体的增强技术是否可行，需要联系实践考察这种技术对人类的生活及人类能力的长久影响。

▶▶▶ 第二节　器官移植伦理 ◀◀◀

一、器官移植概况

器官移植是指通过手术等方法替代患者体内已经损伤的、病态的或者衰竭的器官，使本来难以康复的患者得以康复，以挽救垂危的生命。广义的器官移植除了组织学意义上的脏器移植外，还包括部分组织的移植，如骨髓移植、皮肤移植等。

1933 年，乌克兰的沃若诺(Voronoy)实施了首例人同种异体肾移植，但失败了。1954 年美国的莫雷(Murray)成功地完成了同卵双生子之间的肾移植，并获得了长期存活。1962 年，他又用尸体肾进行同种异体移植获得了成功。1963 年，美国的施塔基(Starzl)首次开展了同种异体肝移植；同年，哈代(Hardy)首先开展了同种异体肺移植。1966 年，美国的凯利(Kelly)开创了同种异体胰腺移植，用于治疗晚期胰岛素依赖型糖尿病。1967 年，南非的巴纳德(Barnard)首先实施同种异体心脏移植获成功。1969 年，美国的托马斯(Thomas)最先成功地进行了同种异体骨髓移植。此后，由于知识和经验的不足加上无法控制排斥现象，移植技术发展缓慢，到 20 世纪 80 年代之后，环孢素和 FK-506 等有效的免疫抑制剂的出现才使得器官移植快速发展。近年来，肾移植已经成为常规治疗终末期肾病的有效手段，骨髓移植已成为治疗急慢性白血病、重症再生障碍性贫血、急性放射病及重症联合免疫缺陷的有效方法。脾、肾上腺、胸腺、甲状旁腺、睾丸等的同种异体移植都在开展，同时，多器官的同种异体联合移植也在研究和应用中，人工器官和异种器官移植也在积极地实验和应用中。

中国同种异体肾移植始于 20 世纪 60 年代，是由吴阶平教授完成的 2 例尸体肾移植；1972 年，广州中山医学院附属第一医院梅骅教授和北京友谊医院于惠元教授等合作完成了国内首例亲属肾移植；上海瑞金医院分别于 1977 年、1978 年完成了中国第一例肝移植和心脏移植。中国器官移植一直受限于器官捐献数量较少,近年来这一问题得到了改善。2015 年以来,中国在卫健委和中国红十字会的共同推动下,中国器官捐献数量快速增长。每百万人口(PMP)器官捐献者数量从 2010 年的 0.01,提高到了 2019 年的 4.16。目前,中国器官移植已位居世界第二位,2019 年共完成器官移植手术 19 454 例,已经成为名副其实的器官移植大国。

二、人体器官移植的伦理问题

器官移植中最突出的问题是移植用器官的来源和捐献方式,其次是受体的选择问题,此外还有脑死亡立法和移植费用等问题,这些都需要严肃的伦理讨论。

(一) 器官的来源

1. 一般来源　为活体器官和尸体器官。

活体器官移植目前在许多国家都已开展。活体器官移植较尸体供体器官移植有更高的成功率,但引发的伦理问题也更为突出。活体器官移植一般选用人体成对器官中的一个,只有个别的人体单个器官可以部分移植(如肝)。但选用活体器官必须有严格的科学标准和伦理标准。

尸体器官是指从已经确认死亡的人体身上摘取的器官。根据死亡的标准不同,尸体器官分为两类,即脑死亡尸体器官(又称有心搏的尸体器官捐献者)和心肺死亡尸体器官(又称无心搏的尸体器官捐献者)。

2009—2010 年在日内瓦等会议上世界卫生组织(WHO)、国际移植学会(TTS)和国际器官捐献和获取学会(ISODP)共同制定的人体器官捐献原则为:第一,尸体器官捐献优先于活体器官捐献;第二,脑死亡尸体器官捐献优先于心死亡(无心搏)尸体器官捐献;第三,活体移植有违医学伦理的无伤害原则,应尽量避免。也就是说,尸体器官应该是移植用器官的主要来源,活体器官移植是一种在一定条件下可以接受的尸体器官移植的替补方法。

2. 特殊来源　一般包括胎儿器官、异种器官和人工器官。

胎儿器官、组织和细胞移植正成为当今治疗帕金森病、糖尿病、镰状细胞贫血和某些癌症的重要医疗手段。早在 20 世纪 60 年代,中国就开始了胎肝细胞临床应用的尝试,20 世纪 80 年代末,中国又成功进行了胎儿肾上腺髓质脑移植治疗帕金森病。由于胎儿器官移植所引起的机体免疫排斥反应轻微,手术成功率高,加上因自然、非自然(人工流产)原因产生大量需要处理的胎儿,这就给胎儿器官移植在客观上提供了可能。然而,仍需避免女性为了出卖器官而流产,或者女性本身对是否流产不确定时为了经济利益而选择流产等情况的出现。同时,这里还存在大量的伦理问题,如胎儿是不是人? 应用胎儿的器官或组织是否需要强调知情同意? 医师应该去问谁? 出于治疗目的培育胎儿是否道德? 胎儿器官、组织、细胞的产业化是否合乎道德?

由于人类移植用器官来源紧张,世界各地每年都有大量患者因不能及时获取移植器官而死亡,于是人们开始将获取移植用器官的目光转向了其他动物身上。首先,人们将目光锁定在与人类有极深渊源的灵长类动物如猴子、狒狒、猩猩等身上。1963 年,美国一名患者移植了猴子的肾存活了 9 个月;1968 年,英国一名心力衰竭儿童的血液循环与狒狒心脏相连,存活了 16 小时;1992 年,美国一名 35 岁男性肝病患者移植了一头狒狒的肝,2.5 个月后患者死于真菌感染。近年来,随着分子遗传学、生物基因工程、免疫生物化学的进步,加之免疫抑制剂的不断完善,转基因动物器官作为人体移植用器官已出现曙光,在不久的将来,异种器官有可能成为人体移植用器官的主要来源。但是,其中的伦理问题堪忧,如人畜混合生物是否混淆人的生命? 患者在心理上能否接受动物器官? 以及受体被动物病毒感染的风险和动物保护等问题。

当今,人工器官的使用在道德上已没有多大问题,关键在于技术与经费。如有的人工器官体积过大、操作复杂(如人工肾、人工呼吸机),有的技术不够完善(如人工心脏),很难满足患者长期生存需要。同时,将一款人工器官推向市场需要漫长的时间和大量资金,使其应用受到限制。

（二）器官的捐献方式

根据人体器官捐献的同意方式不同,可分为明示同意的器官捐献和推定同意的器官捐献。

1. 明示同意的器官捐献　是供体或其家属积极表示的结果。显然,活体器官捐献中,捐献必须取得供体或其家属(有的国家允许未成年人或精神病患者捐献器官)的明示同意。多数国家的尸体器官捐献采取的也是明示同意。

2. 推定同意的器官捐献　是死者或死者家属没有表示拒绝捐献的情况下的结果。推定同意有强与弱之分:前者为死者生前未拒绝捐献被推定为同意捐献,不允许家属有任何反对意见,即只要没有死者拒绝捐献的意思表示,就足以进行合法的器官摘取而不用考虑其家属的意愿;后者指死者生前没有表示拒绝捐献时,家属有权拒绝捐献。对于推定同意的合理性一直存在争议。支持者认为,在任何社会体制下,死者(可能包括其家属)都可能拒绝摘取器官,因此,这仍然是一种同意后的摘取而不是掠夺;反对者则主张一个人越是认为器官不是社会财产,就越难接受拒绝捐献器官是个人责任与负担。

（三）受体的选择

各国在器官分配上都出现了相似的问题,即需要进行移植的人数远远超过了可用来移植的器官数量。一般而论,对受体的选择分为两步。

1. 允许部分患者进入器官移植的等待名单　这一步的筛选标准为纯医学性的,包括:①生命器官功能衰竭而又无其他疗法可以治愈;②受体健康状况相对较好,有器官移植术适应证,机体心理状态和整体功能好,对移植手术耐受性强,且无禁忌证。在此阶段也存在一些伦理问题,如非本国居民是否有权接受国内摘取的器官？具有"之前的可归责的行为"和依从性差的患者,如酗酒者或吸毒者,是否有权利进入等待名单等。

2. 出现可供移植的器官时,从名单上找出最合适的受体　此阶段的选择标准则具备极强的伦理性。一般来说,选择受体的首要的(也是最主要的)标准是"生命得以挽救",即医疗标准(免疫相容性,包括 ABO 血型相配,HLA 配型、交叉配合及淋巴毒试验等相对较好)、供体与受体的距离及等待时间。在指定捐献中需要考虑捐献者意愿。同时,要给予曾经的捐献者及其家属在获得可供移植的器官上的一定优先权。

（四）其他

一般说来,人们会把器官移植理解为人道主义精神的体现,以至于常常忘记它对受体在精神与情感上的意义。但实际上,手术给患者身份带来的分裂结果证明"器官移植完全依赖生理机制"的主张有可能是错的,这是受体方面给器官移植带来的最大的伦理挑战。在器官移植手术后,受体可能因被移植的器官而从一个特定的捐献者那里染上传染性疾病或恶性肿瘤等,从而造成身体损害。许多国家发生过这类情形,此时的问题是:应由谁来承担损失与风险？捐献方,医方,还是受体自己？

三、器官移植的伦理原则和体系建设

（一）器官移植的伦理原则

1. 知情同意原则　该原则要求在器官移植中,应该让器官的供体、受体或其家属知晓关于将要实施的器官摘取或器官移植手术的相关事实与风险信息,并获得手术的书面知情同意书。同时,随时无条件地撤回同意是受体与供体的自主决策权的一部分。

2. 保密原则　在器官移植中,医务人员应该对供者和受者的私人信息最大限度地予以保密。这包括:一方面,要对社会和他人保密,如摘取了供者的何种器官、移植给谁等;另一方面,在尸体器官捐献中要坚持"匿名捐献"原则,即不可向受体透露器官捐献者及其亲属的个人信息,同时也不能向捐献方透露受体的信息。对活体器官捐献,患者家属的医学检查结果应该作为保密信息,尤其当配型合适而家属不愿意捐献器官时。同时需要注意的是,医师保障隐私权义务的地位低于医师应给予患者合理保障义务的地位,后者包括器官和组织信息的双向可追踪性。即当两种义务出现冲突时,医师的合理保障义务是优先的。

3. 器官公平分配原则 人体器官是极为稀缺的医疗资源,器官分配的公平尤为重要。公平原则要求同样的患者要被同等对待,具体来说,政府需要建立全国统一的器官捐献登记、查询、信息共享系统和全国统一的器官分配系统;同时,还要设计、执行甚至强制执行合理的器官分配规则,这些规则可以方便器官公平地在移植中心间分享或以一种更为公平的方式在受体间分配。

4. 伦理审查原则 该原则是指器官移植必须接受伦理委员会的审查,并在伦理审查通过后方可实施。同时,在签署知情同意书之前,患者的伦理咨询的要求必须被满足,并鼓励察觉存在道德问题的人员进行全面的伦理咨询。

5. 禁止器官商业化原则 世界上多数国家确立了禁止器官商业化的原则,即任何组织或者个人不得以任何形式买卖人体器官,不得从事与买卖人体器官有关的活动。从事人体器官移植的医疗机构除收取摘取和植入人体器官的手术费、保存和运送人体器官的费用、摘取和植入人体器官所发生的药费、检验费、医用耗材费外,不得收取或者变相收取所移植人体器官的费用。

(二) 中国器官移植的体系建设

根据上述伦理原则,中国建立并逐渐完善着器官移植的法律体系、器官捐献体系、科学登记系统及国家级质量控制中心。

1. 法律体系建设 2007 年国务院正式颁布了《人体器官移植条例》,使得器官移植的法律规制迈出了关键的一步,也为社会构建了器官捐献与移植的大体框架。条例中规定:人体器官捐献应当遵循自愿、无偿的原则;公民享有捐献或者不捐献其人体器官的权利;任何组织或者个人不得强迫、欺骗或者利诱他人捐献人体器官;捐献人体器官的公民应当具有完全民事行为能力。公民捐献其人体器官应当有书面形式的捐献意愿,对已经表示捐献其人体器官的意愿,有权予以撤销;公民生前表示不同意捐献其人体器官的,任何组织或者个人不得捐献、摘取该公民的人体器官;公民生前未表示不同意捐献其人体器官的,该公民死亡后,其配偶、成年子女、父母可以书面形式共同表示同意捐献该公民人体器官的意愿;任何组织或者个人不得摘取未满 18 周岁公民的活体器官用于移植;活体器官的接受人限于活体器官捐献人的配偶、直系血亲或者三代以内旁系血亲,或者有证据证明与活体器官捐献人存在因帮扶等形成亲情关系的人员。2009 年 12 月,为更好地贯彻落实《人体器官移植条例》,国家卫生部制定了《关于规范活体器官移植的若干规定》,其中规定了活体器官捐献人与接受人仅限于以下关系:①配偶:仅限于结婚 3 年以上或者婚后已育有子女的;②直系血亲或者三代以内旁系血亲;③因帮扶等形成亲情关系:仅限于养父母和养子女之间的关系、继父母与继子女之间的关系。2011 年全国人民代表大会常务委员会通过的《中华人民共和国刑法修正案(八)》,对"器官买卖""未经本人同意摘取其器官,或者摘取不满十八周岁的人的器官,或者强迫、欺骗他人捐献器官"和"违背本人生前意愿摘取其尸体器官,或者本人生前未表示同意,违反国家规定,违背其近亲属意愿摘取其尸体器官"的情形下的定罪与量刑做了详细规定。2010 年、2013 年国家卫生部相继制定《中国人体器官分配移植与共享基本原则和肝脏与肾脏移植核心政策》和《人体捐献器官获取与分配管理规定(试行)》,并在此基础上开发了器官分配系统,实现公平、公正、公开地分配器官。

2. 器官捐献体系建设 2010 年 1 月,国家卫生部依据《人体器官移植条例》,委托中国红十字会开展人体器官捐献相关工作。2010 年 3 月,全国 10 个省市联合启动人体器官捐献试点工作,同时启动了首期人体器官捐献协调员培训。2012 年 7 月,中国红十字会总会设立了中国人体器官捐献管理中心,专门负责器官捐献的宣传动员、报名登记、捐献见证、公平分配、救助激励、缅怀纪念及信息平台建设等相关工作。2014 年 3 月 1 日,中国人体器官捐献与移植委员会在北京成立,委员会在国家卫生和计划生育委员会和中国红十字会领导下,对全国人体器官捐献和移植的管理工作进行顶层设计并制定有关政策措施。当前,全国的多数省、自治区、直辖市相继成立了器官获取组织(OPO),并在中国模式的框架内摸索出多种适合本地区、本单位发展的 OPO 模式。遵照《伊斯坦布尔宣言》和世界卫生组织关于人体器官移植的相关指导原则,结合本国国情,中国逐步建立了一个科学的、符合伦理规范的国家器官与移植体系,这个体系被 WHO 称为"中国模式"。

3. 科学登记系统及国家级质量控制中心建设 2008年国家卫生部人体器官移植技术临床应用管理委员会在香港玛丽医院建立中国肝移植注册系统(2014年转至浙江大学附属第一医院),在中国人民解放军第309医院(现为中国人民解放军总医院第八医学中心)建立中国肾移植科学登记系统数据中心,负责数据收集、整理与分析等工作。2010年相继在北京阜外医院和无锡市人民医院成立了中国心、肺器官移植注册系统,2013年又建立并启用了中国人体器官分配与共享计算机系统,五大系统共同构成了中国器官捐献与移植的完整科学登记体系。2017年,国家卫生和计划生育委员会在五大登记系统基础上,正式建立五个相应的国家级器官移植质量控制中心。

2014年12月3日,中国人体器官捐献与移植委员会宣布,自2015年1月1日起全面停止使用死囚犯器官,公民器官捐献是唯一合法来源。自此,中国的器官移植事业实现了器官来源的根本转型,走上了规范化、法治化发展的轨道。

▶▶▶ 第三节 "换头术"的伦理争议 ◀◀◀

▶▶▶ 第四节 医学美容伦理 ◀◀◀

一、医学美容的概念与伦理分析

(一) 医学美容的概念

医学美容是一门以人体审美理论为指导,采取手术与非手术的医学手段来直接维护、修复和再塑人体美,以增强人的生命活力和提高生命质量为目的的新兴医学交叉学科。

当代科学正处在由分化走向整合与发展的新时期,许多既有的医学学科也逐渐分化出一些与维护、修复和再塑人体相关的分支学科,例如,吸收了整形外科、颌面外科、眼科、耳鼻喉科等医学学科相关技术而形成的美容外科,以及美容皮肤科、口腔医学美容学、中医美容学等。另外,还有源于基础医学和人文医学的学科,如医学人体美学、美容医学心理学和美容伦理学等。这些新的分支虽源于不同的母体学科,却拥有共同的学科对象——现实中的健康的具有生命活力的人体美;具有共同的学科目标——力求在健康的基础上,达到人的健与美的高度和谐与统一,进而达到美的崇高境界。

(二) 医学美容的伦理分析

1. 对医学美容动机和目的的伦理思考 医学美容的目的具有双重性。医学美容秉持增强人体生命活力和提高生命与生活质量的医学动机与目的,以人体形式美的理论为指导,采取各种相应的手术或非手术的医学手段来直接维护、修复、再塑人体美,无疑有自身的内在善,但其在市场经济中的商业化操作又表现出功利性的一面。不少人主张,美容医学应以医学之行善和美学之为美为主要目的,以从业人员之"谋生存、求发展、创收致富"为次要目的。但这种目的的主次较易含混,难以界定与区分,要使美容医学事业健康发展,就必须严格规范市场和塑造从业者健康高尚的人格。

2. 对医学美容手段与后果的伦理审视 从总体上看,美容医学正在走上一条更为科学、伦理、专业与规范化管理的健康发展之路,但也存在一些需要认真解决的伦理道德问题。

(1) 部分从业者专业素质低。当前医学美容从业人员资质参差不齐,部分人员素质偏低,导致损容的事故和纠纷屡见不鲜,亟须通过教育培训、严格考核等制度建设予以改变。

(2) 方案与手段不科学。

(3) 经营作风不正,短期行为严重。在某些美容医院存在着主要目的不是为美化人体,而是以"单纯牟利"为基本经营目标的问题。因此,他们对前来要求美容的对象,往往不求详知来者的容貌缺陷的缘由,来者不拒地施行"美容"术,甚至向其提供并无审美价值和必要性过度整形美容服务。另外甚至还存在制造、推销伪劣美容、保健化妆品与美容器械、假体材料等损害使用者健康的情况。

3. 对过度美容和过度整形美容的伦理分析　过度美容和过度整形美容既让整形美容者生命健康权益受到损害,也使其损失了经济利益,更有可能造成其主体性的丧失与身份认同困难。为防止过度整形美容,首先,整形美容者应树立正确的职业价值观和人体审美观;其次,认真执行相关医学职业道德规范;最后,整形美容机构应加强对整形美容的正确引导和严格管理,教育与惩罚并举、教育和严管优先。

二、医学美容的伦理原则

针对医学美容中的道德问题,为了使美容医学更加健康地发展,医学美容从业人员必须在执业中严格遵循以下伦理原则。

(一) 尊重、自主和知情同意原则

医学美容人员首先应做到切实尊重被美容者的人格,认真保护他们在医学美容中的各项相关权益,做好告知完整并充分理解的知情和有决策能力与自主自愿的同意。应该让美容者了解要实施的医学美容方案的相关事实与风险信息,并获得关于手术和美容治疗的书面同意。一般来说,需要披露的信息应涵盖:①所建议和实施的美容方案的性质、特性、目的;②所建议和实施的美容方案的预期效果和可预见风险;③所需时间和费用;④不良事件的处置与责任担当;⑤有无其他可选择、可替代的方案;⑥其他可选方案的预期效果和可预见风险;⑦维权与投诉的途径;⑧采取某种方案或行为的建议和理由等;⑨对需要手术整容的受术者,必须专门进行完整、正确的知情同意并签署整容手术知情同意书。

患方自我决策的基础为决策能力。在中国,决策能力的确定为刚性标准,对于医学美容来说,只认定具有完全行为能力的成年人具有决策能力。具体而言,只认定精神与智力正常的 18 周岁以上的公民和年满 16 周岁不满 18 周岁但以自己的劳动收入为主要生活来源的公民具有医学美容上的决策能力。

(二) 有利与不伤害原则

1. 有利原则　包括:确有助益原则和权衡利害原则,权衡利害原则就是效用原则。确有助益原则需要满足以下条件:①美容者确有疾病或需要美容;②医务人员的行动与解除美容者疾苦有直接关系;③医务人员的行动确实可能解除美容者疾苦;④美容者受益并不给他人带来太大的损害。效用原则要求医者的行为结果是利大于弊的,同时,达到美容者利益最大化,即能够得到最大可能的好处和承担最小可能的危害。由于医疗行为往往并不是单纯带来有利结果,常常有副作用、创伤、疼痛、不舒服、对其他器官的潜在有害及对美容者今后生活的影响等,此时,权衡利害显得尤为重要。

2. 不伤害原则　要求:①无经济性伤害。指医务人员不能为了个人或医院的利益使美容者过度医疗消费而蒙受经济利益的损失。②无精神性伤害。指医务人员尊重美容者的人格尊严,避免因自己的语言、态度、行为对患者造成精神性伤害。③无技术性伤害。指医务人员应避免由于医疗技术使用不当而对患者造成的身体或健康的伤害。

(三) 保密原则

医学美容全过程中,美容医务人员必须对美容者的隐私权报以尊重与照护。具体讲,美容医务人员要树立保护美容者隐私的意识,做到:不向无关第三者或媒体泄露美容者的隐私;未经美容者同意不得使用其隐私;健全与强化美容者资料的储存制度和保密措施,并将涉及美容者隐私的资料的储存和使用情况及保密措施告知美容者。

在医学美容的医患关系中,美容者的病情及与此有关的个人信息应属于保密范围,这是没有争议的。美容者的隐私权会在两种情况下遭到侵犯:①专业人员主动地有意或无意泄露秘密,辜负了当事人对其的信任;②由于外部的压力,被迫泄露美容者的秘密。这两种情况都会损害医患关系和美容者的权利,在伦理上是应受谴责的,在法律上是应禁止和惩处的。

三、医学美容工作者的职业道德要求

培养医学美容工作者的职业道德、素质,并对其提出严格的职业道德要求,这是医学美容学科建设的重要方面。

(一) 树立正确的职业道德观

树立正确的职业道德观具体包括:①树立医学美容科学观。凡是通过手术、针灸、治疗性化妆品的应用、心理、营养等医学手段达到美容目的的美容术都属于医学美容。医学美容疗效具有双向性,如果手段运用恰当则可改善和增强人体美感,如手段运用不当或操作错误,就会造成损害,以致危害人体健康。②树立医学美容义务(责任)观。③树立正确的医学审美观。正确的医学审美观就是真、善、美的统一观。④树立正确的从业观。即医学美容从业者都必须明确认识到自己是医务人员的一部分,而不是一般的商业服务人员,因此必须严格执行医德原则和医德规范。

(二) 履行职业道德义务

医学美容工作者要切实履行职业道德义务,具体包括:实施合理诊疗义务;履行告知义务;落实保障求美者自主权的义务;严守为求美者保密的义务;严格执行紧急情况的救助义务。医学美容工作者应熟练掌握美容活动的技术、特点和规律,使良好的医学动机转化为良好的医疗效果,取信于患者。医学美容工作者不仅要以患者的利益为重,还应以自身最佳形象和自身的美感及良好的心理状态去影响患者。医学美容工作者为了有效地为患者服务,除了药物治疗、手术矫治、美容护肤外,还应善于心理治疗,使患者的身心康复并与社会相和谐。

(三) 技术操作中结合美学原则与伦理原则

在医学美容技术操作中,运用和谐、均衡、对称、节奏性、完整等形式美的规律,结合每位患者自身的特点,精心治疗、细心护理,纠正和修补损害人体美的畸形与缺陷。运用结构与功能的辩证关系,分析患者的具体情况,因势利导,促进患者机体功能恢复。积极主动地发挥医学审美创造力,为增进人体美服务,为满足社会需要做贡献。

(四) 整容手术的主要道德要求

整容手术中的主要道德要求为:严格手术知情同意,做好术前准备、术中与术后护理工作;创建良好的医护条件并尽力实现最好的手术效果。例如,术前的心理准备、皮肤准备、体检适应、营养改善等;手术中严格而正确的操作;术后的良好固定,镇静、镇痛,感染与压疮防治及功能训练等。

▶▶▶ 第五节 人工智能伦理 ◀◀◀

一、人工智能的定义与在医学中的应用

人工智能(AI)就是让计算机完成人类心智能做到各种事情,即至少在功能上具有知觉、联想、预测、规划和运动控制等心智能力。1956 年,美国计算机科学家约翰·麦卡锡首次提出"人工智能"一词。欧盟委员会将人工智能界定为:由人类设计的,在给定某个复杂目标的情况下,能够在物理或数字世界中,通过感知环境、解释收集的数据,推断从该数据获得的知识,并决定采取最佳行动的人工系统。

根据智能程度的不同,又可以分为弱人工智能、强人工智能和通用人工智能。弱人工智能只不过是在某一方面"看起来"像是有智能的,但并不真正拥有智能,无法真正像人一样感知、理解和决策,也不具有自我意识和情感。目前基于逻辑和计算的弱人工智能技术在图像识别、语音识别、机器翻译、自然语言处理等方面已取得巨大成功。强人工智能是具有全方面人类智能的人工智能,这样的机器被认为是具有知觉和自我意识的。然而机器在获得自己思维之后,是否还会按照人类的思维方式和道德体系去思考,尚是一个未知领域。因而强人工智能又可以分为两类,一类是类人思维的人工智能,另一种是与人类的知觉、思维和情感方式有根本差别的人工智能。

人工智能应用有两大主要目标:一个是技术层面的,利用人工智能完成特定的任务,服务于人类的利益和目的;另一个是科学层面的,利用人工智能概念和模型,帮助回答有关人类和其他生物体的问题,例如,利用人工智能解读人类心智,提出各种影响深远的心智 – 大脑理论,阐释生命和人工生命。

医疗健康领域日益成为人工智能技术应用的前沿热点。2017 年,中华人民共和国国务院颁布的《新

一代人工智能发展规划》将发展人工智能提升到国家战略的高度,并指出要在医疗领域"推广应用人工智能治疗新模式新手段"。人工智能与医学的结合将带来一场划时代的革命,至少会在以下三个方面带来颠覆性改变。首先,人工智能技术叠加医疗信息化与精准化,可破解医疗的复杂性与不确定性,更好地服务于患者,实现"以患者为中心"的理念。其次,在线医疗可以帮助解决医疗行业的痛点问题,如误诊漏诊、医疗资源供不应求、医疗资源分布不均等问题。最后,医疗智能化将带来"医学的民主化",通过 AI 技术赋能患者,缓解医患间由于信息不对称造成的不信任,实现更大程度的患者自主。

目前人工智能在医疗领域的应用案例主要分为以下几类:虚拟助理、医学影像、医疗数据分析和管理、药物挖掘、营养学、生物技术、急救室/医院管理、健康管理、精神健康、可穿戴设备、风险管理和病理学等。其中 AI 诊断技术是最主要也是发展最快的方向,在许多方面成为临床医师依赖的智能助手。在某些领域中(如图像识别)人工智能技术甚至有望替代人工诊断方式,从智能助手变成 AI 医师。

二、人工智能的道德特质与伦理问题

人工智能伦理在本质上是对人与技术之间关系的深度思考。当人工智能开始从实验室走向各个生活场景下的广泛应用时,它所带来的就不仅是技术上的冲击,还会深刻影响人类社会的结构、特定领域的实践方式,以及人与人之间的关系。数据和算法将重新定义人与机器的关系,一些具有思维和自主决策能力的人工智能会成为人的行动伙伴,甚至获得人工道德主体地位。

依据智能机器是否能够发展出人工道德主体性,目前有两条平行的伦理建构路径:机器人伦理与机器伦理。机器人伦理是以人为责任主体,涉及人类如何设计机器人,如何将人类道德体系和机制观念嵌入机器人中等问题。弱人工智能主要适用机器人伦理,鉴于现实中的人工智能远未发展为独立的决策和行动主体,道德责任主体只能是与机器人相关的人类(比如机器人的设计者、制造者、编程者和使用者),应该从一般的应用理论、工程伦理及专业伦理的角度,探讨相关主体的价值取向、行为规范、责任分配、伦理抉择等问题。机器伦理指的是机器具有了人的主体地位之后出现的伦理问题,例如,机器如何表现出符合人类伦理道德的行为,机器伤害人类后如何承担责任等。在机器伦理的视域下,道德主体从人扩展到自主的智能机器,将人工智能看作与人类似的,具有理性,能够辨识自己的行为,能够独立承担责任的道德主体,因而能更好地应对与强人工智能相关的一系列伦理问题。

随着人工智能技术的不断创新,人工智能在社会生活各领域的应用场景持续拓宽和加深,给人类生活带来巨大便利的同时,也造成了一些深刻的伦理问题和道德困境。最经常被讨论的伦理议题包括价值冲突、隐私、安全、责任划分问题等。

(1) 价值选择和价值冲突困境。人工智能伦理的终极目标是让机器服从于人的价值,将人类道德体系以某种方式植入人工智能系统中。难题在于,应当植入谁的道德评价和哪一种道德体系。人类社会道德多元化,对各种行为道德性评价的分歧使确立一套人工道德系统存在难度。此外,一套程序编写的人工道德体系难以对不同的道德情境进行辨识、区分和比较,故无法适用于很多道德选择的情况。当置身价值冲突的两难情境时,机器将陷入无法抉择的困境。

(2) 侵犯个人数据、泄露隐私的伦理风险。人工智能技术是由数据和算法驱动的,人工智能提供的服务越智能,就越依赖于对数据的收集、共享和使用,同时也意味着对隐私侵害的风险就越大。一方面,人工智能系统的强大能力将个体置于信息不对称的脆弱地位,个人对自身数据的控制力削弱,过去属于私人的信息和因素,现在可能会在不被知情下被收集、复制、传播和分析利用。另一方面,人工智能技术"海量数据 + 复杂结构"的数据模型对隐私提出了新的保障要求,保护难度空前加大,滥用风险与日俱增。

(3) 公平与反歧视问题。日益强大的人工智能对社会分工方式、财富的创造和分配方式的打破和重塑,可能引发前所未有的经济不平等,并衍生严重的社会公平问题。机器学习和人工智能决策依赖于数据的正确性,而数据却容易受到人类偏见和社会环境的影响,而产生算法歧视。一方面使被不当标识的用户遭受不公正对待;另一方面,算法歧视严重影响了用户对人工智能的信任。更严重的问题是,这些算法歧视常常是无形的、不可解释的,以至于造成的危害后果难以矫正。未来智能社会应当致力于消除"数据鸿沟"等不公平现象,确保人工智能的发展和利用符合绝大多数人的利益。

(4) 安全问题。一方面,随着人工智能系统变得愈加自主,一些关键的判断将不再掌握在人类操作员手中,而没有人能够预料人工智能的决策是否在任何条件下都符合人类的利益;另一方面,人工智能的不可解释性加剧了人类对计算机系统安全性的忧虑。如在医疗、军事、交通等一些领域,需要更高的可解释性和透明性,意味着需要能够解释机器决策和预测,破解算法的黑箱状态,证实它们的安全可靠性。

(5) 责任划分问题。机器人伦理与机器伦理两条伦理路径的关键分歧点就是应该以"人"还是"机器"作为承担责任的主体。机器人工作的相对独立性使传统以人为中心的伦理架构难以对责任作出有效界定。在机器人的设计者、生产者和使用者难以预见智能机器的全部行为后果,人的认知能力又难以监控人工智能的思考、决策和行动的情况下,现有的责任体系很有可能无法为人工智能的行为后果指派其责任归属,以至于出现"责任空白"现象。应对人工智能对传统问责体系的挑战,需要重新考虑道德主体概念,在人与机器之间建立分布式责任观,将行动主体与人工智能涉及的各相关方综合起来考虑人工智能可能带来的责任划分问题。

三、人工智能医疗的伦理挑战

在医疗卫生领域发展和应用人工智能技术,主要面临着如下两类伦理挑战。第一类是与一般信息技术使用相关并被广泛关注的伦理问题,如所涉及的安全、隐私、公平及可解释性等问题。第二类是根植于医疗实践特殊语境中的伦理问题,如人工智能对医学信任的影响,对医患关系的解构,对医疗机构和系统内部权力和责任分配的可能影响。第二类的伦理问题又可以进一步区分为两个相互依赖的维度:宏观维度上对医疗模式的整体影响,微观维度上对卷入医疗活动中的每一个个体(患者、医师、家属)的伦理影响。

目前最受关注的伦理风险包括如下几个方面。

1. 人工智能医学系统的安全性问题　与"黑箱"状态相关的人工智能的不可解释性加剧了医疗事故风险。相对于临床医师误诊一位患者,一个有缺陷的机器学习算法可能会误诊更多患者,造成严重后果。

2. 医疗数据的隐私问题　医疗数据是属于较敏感的个人数据,对医疗数据的不当使用甚至盗用,会对信息所有者造成严重伤害。一旦发生医疗身份盗窃事故,清除医疗记录几乎是不可能的,虚假信息将永远和真实信息混杂在一起。电子病历等医疗数据及所属数据库可能因黑客攻击而泄露,保险公司可能利用基因组信息来拒绝承保或要求支付高额保费。此外,医疗数据隐私泄露对社会公共利益也会造成巨大伤害。

3. 人工智能医疗应用的可及性和可负担性问题　这类问题的核心是医疗卫生资源分配不公正。人工智能医学应用有可能会加大"数字鸿沟",加剧地区间、阶层间的贫富分化。决策者应该考虑如何让更多有需要的人从技术的进步中受益,如何平衡成本与受益,如何以公平的标准进行医疗资源分配,如何权衡患者健康需求和技术成本。

4. 责任划分问题　人工智能医疗应用也涉及责任划分、问责等问题,比如在人工智能医疗系统产生诊断失误、医疗服务机器人产生操作错误,造成患者人身伤害等情况下,应当由谁来承担责任。考虑人工智能系统越来越自主的事实,在制度层面应尽快建立人工智能医疗应用的伦理管理规范、社会监管体系和法律问责机制,需要明确相关政策,确定可以委托给人工智能决策和操作的类型,并采用规则和标准,确保人们有效控制这些决策,并确立损害发生的责任分配方式。

5. 对传统医疗模式的影响问题　AI 的应用是否会造成医师大量失业,减弱医师与患者的交流,降低医师的专业能力？如何理解 AI 医师(即能够给出诊断的人工智能系统)与人类医师的关系？AI 医师就其本质而言是人类医师的助手,还是最终会替代人类医师？在"医师 –AI– 患者"范式下,医患关系是走向更加"民主""平等""自主"的模式,还是会陷入数据霸权的锁链,以致损害医师及患者的道德主体地位？AI 医疗会加强现代生物医学内蕴的技术主义倾向,还是会超越技术主义模式,走向一种更加人性化、人文化的医学模式？如何避免机器霸权下医师的"去技艺化"和"去参与化"现象？

6. 人工智能的道德主体地位和道德责任问题　例如,如何确定,医疗领域中人工智能的广泛应用是会赋予人类更多的自由,还是会反过来控制人类的生活?

总体而言,对人工智能医疗应用的伦理研究采取的是交叉学科的路径。一方面,需要对人与技术的关系进行深层审查,并由此出发确立一套伦理原则系统,以规制人与机器的合作,确保智能系统是"以人为本"的,服务于人类的根本利益;另一方面,需要探寻这些伦理系统在具体医学实践场景下的落地机制,探寻将人类价值系统内嵌入机器系统中的有效技术路径。

四、人工智能技术治理和管理的伦理

加速发展的人工智能技术既改变着人类社会,也塑造着人类本身。对于人工智能的发展,首先应当树立"以人为本"的价值观念,构建全新的人工智能治理体系,对技术和产业发展形成反馈和规制,引导人工智能技术良性发展,及时规避大规模失业失能、资源财富分化加剧、数字和信息鸿沟加深、隐私和安全受损、人工智能技术失控等潜在风险和危机。

目前,全球人工智能治理的主流倾向,是从科技中心主义走向一种科技人文协作的框架,初步确立了"以人为本""科技向善"等基本理念。欧盟发布的《可信任人工智能伦理指南草案》列出了"可信任人工智能"的7个关键条件——人的能动性和监督能力、安全性、隐私数据管理、透明度、包容性、社会福祉、问责机制,以确保人工智能足够安全可靠。大体而言,"可信赖的人工智能"有两个必要的组成部分:一是应尊重基本人权、规章制度、核心原则及价值观;二是应在技术上安全可靠,避免因技术不足而造成无意的伤害。中国也开始加强人工智能伦理、标准等方面的建设,2019年发布的《新一代人工智能治理原则——发展负责任的人工智能》,提出了人工智能治理的框架和行动指南,凸显如下八点原则:和谐友好、公平公正、包容共享、尊重隐私、安全可控、共担责任、开放协作、敏捷治理。

就医学保健领域中人工智能的治理问题而言,应该看到人工智能并非专门为医疗领域研发的工具,所以在应用人工智能来解决医疗领域的痛点问题时,可以借鉴但不能直接套用人工智能伦理与治理框架,必须深入人工智能医疗实践的脉络和情境,针对人工智能发展带来的哲学、社会和技术难题,明确道德伦理边界,健全监督管理体系。

(王珏　兰礼吉　蔡昱　张槊　刘博)

数字课程学习

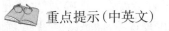 学习目标　📖 重点提示(中英文)　📚 教学PPT　📖 拓展阅读　📝 自测题

第十三章

性 伦 理

【关键词】 性　性伦理　女性主义与医学伦理学　临床工作的性伦理　同性恋　艾滋病　变性手术

性是一个包容广阔的领域,含有生物学、心理学和社会学三方面的意义。它既是人类生命的源泉、快乐的源泉,也是人生和社会不可或缺的部分。性与医学的关系十分密切。作为医学工作者不但要了解人的性生理和性心理,而且要懂得性伦理,才能有针对性地正确处理与性有关的医学问题。

▶▶▶ 第一节　人类的性与性伦理 ◀◀◀

一、性现象与性本质

从生物学上说,性首先是一种自然现象和生理现象。每个人生来就有性器官,并以此构成男女不同的性别;同时也具有各自的性身份,承担一定的性角色。从社会学来说,人类的性不仅是生命体的存在状态,同时也被赋予精神和文化的含义,是生命健康和幸福的基本要素。男女两性的差异,不仅表现在解剖、生理方面,也表现在心理、社会等方面。两性的结合不仅是生理上的需要,也是结成一定的社会关系,组成家庭,从事生产,共同抚育孩子,是人类延续和发展的社会需要。性健康、生殖健康既是个人健康问题,又是社会健康、社会发展问题。因此,性绝不是单纯的生理现象,而是以生理为基础的社会文化现象。

二、性道德

性道德是社会为人类性行为所规定的范围和评价标准。性道德是人类在长期进化中所形成的,它又随社会的发展而变化。

以生理需要为基础的性行为是人类最基本的活动之一,刚刚脱离动物界的人类在性行为上仍通行"优势原则",在种群内部竞争中体力和智力上占优势的雄性个体对种群内的所有雌性都保留独自占有和优先交配的特权,因此,争夺女性是原始种群中产生冲突的主要根源。但为了生产和生存的需要,必须减少冲突,和谐相处,就产生了调节性行为的客观要求,人类性活动中的"优势原则"开始解体,出现了限制性活动的规范。

早在原始时代,人类就有了性道德的雏形,它是以性禁忌的形式出现的。性禁忌中最早的乱伦禁忌便否定了近亲间的性关系,随后又发展出在特殊时间(女性月经期、狩猎期、生产期、妻子生育期)、特殊对象(处女、战士)的性禁忌。家庭、私有制产生以后,性道德又演变为婚姻、家庭制度的组成部分,出现禁止婚前、婚外和一切不是以两性性交方式并以生育后代为目的的性行为的规范,并通过法律加以确定并逐渐完善。性道德作为人类文化发展过程中的约定俗成与表达,肯定了社会进化中的已有精神成果,人类的性活动必须与社会所处的时代和生产实践接轨。

在性道德的问题上,自古以来就有两种倾向:一种是维护自然性冲动的性自由主义;另一种是对性行为严加限制的性禁欲主义。在人类的历史长河中起主导作用的性道德有两个基本点:其一是强调唯生殖目的,以是否有利于生殖作为判断性行为善恶的依据;其二是与家庭财产相联系,因此凡是婚姻之外的性行为多数被否定。但性道德作为控制性冲动的安全阀,有其不可避免的多元性和保守性,受权力、地位、私有制和商品经济的影响,不同的阶级有不同的性道德标准。性道德的保守性还使它常常滞后于社会的发展进步。许多曾经被公认的性道德,如中国历史上出现过的"从一而终""三从四德"等道德观念已经改变。今天多数人已经不再将生育作为性行为的唯一目的,人们正朝着建立以爱情、自愿与相互尊重为基础的新的性道德标准而努力。肯定现有性道德的合理内核,对否定一切性道德的性自由思潮有清醒的认识,发展与倡导新的性道德,是性文化建设的重要任务。

三、女性主义与医学伦理学

(一)女性主义概述

女性主义又称女权、女权主义、女权运动,是指为结束性别主义、性剥削、性歧视和性压迫,促进性阶层平等而创立和发起的社会理论与政治运动。除在对现实存在的社会关系进行批判之外,女性主义也着重于性别不平等的分析及推动性底层群体(如女性、跨性别者)的权利、利益保护的议题。

女性主义有广义和狭义之分。从广义上讲,女性主义可以概括为以消除性别歧视、结束对妇女的压迫为政治目标的社会运动,以及由此产生的思想和文化领域的革命。从狭义上说,女性主义就是指以性别视角来看待和分析问题的一种方法论原则。作为一种学术视角,女性主义以性别为镜头透视和分析各个学科的历史与现状、理论与实践。并在这种透视中,通过批评、补充来重建各个领域。女性主义学者认为,性别系统不是偶然的现象,它属于社会历史、经济、政治和文化的范畴,是社会现实被组织、被标明及被体验的方式。

女性主义理论的目的在于了解不平等的本质,特别在性别政治、权力关系与性意识等议题上。女性主义政治行动则挑战诸如生育权、堕胎权、受教育权、家庭暴力、产假、薪资平等、选举权、代表权、性骚扰、性别歧视与性暴力等议题。女性主义探究的主题则包括歧视、刻板印象、物化(尤其是关于性的物化)、身体、家务分配、压迫与父权。

(二)女性主义在医学伦理学中的应用

在医学伦理学或生命伦理学领域,女性主义视角应用广泛,在分析中突出性别视角,以消除一切歧视和压迫为己任。在女性主义学者看来,生命伦理学的传统是有缺陷的,因为它未能关注性别鸿沟。传统生命伦理学往往认为,医学有一个良好的目的——治疗疾病。然而,女性主义强调疾病本身是一种社会建构的产物,医学的功能也不仅是治疗疾病,它以各种方式反映和加强了社会中的权力关系,以及基于性别、阶级和种族的歧视。在批评各种社会压迫形式的同时,女性主义提出用关怀伦理学来批评补充医学伦理学或生命伦理学的基本原则。关怀伦理学有三个主要特征:①它试图联系情境,根据具体情况来解决道德问题,而并不侧重于抽象的和普遍化的原则;②它倾向于用关怀,而不是原则和推理、判断和证明来分析和解决道德困境;③它更注重人们的情感、感觉和需要,人与人之间的关系,以及关怀的品质和能力,而并非求助于理性的决定和功利的计算。

女性主义关怀伦理学批评了传统生命伦理学仅求助于利己主义、个人主义、抽象的原则与权利的倾向,而代之以强调关系和关怀。以女性主义的视角,患者不再只被看成"肾"或"心",而被看作一个存在于各种社会关系中独一无二的个人,而且除非医师把患者看成人,不然他们就无法作出恰当的诊断和治疗。医师必须对患者进行心理上的、社会上的和精神上的关怀,以及满足他们的身体需要。

女性主义也要求在关于生命伦理学的思考中倾听女性的声音,关注女性的体验,考虑社会中弱势群体的利益。例如,医师在医治乳腺癌时,不仅要把握一系列复杂的技术,也应懂得这种疾病对于患者意味着什么。又如,在以往的生命伦理学讨论中,人工流产问题一直是由一系列关于生命的定义、人的定义、人权的范围,或者容忍和禁止流产的社会后果的争论构成的,女性主义分析却不把流产看成单纯的道德问题,而是联系女性的情境,把它看成女性对于自己生活的选择。要求人们看到女性在自由和权利问题上的困境,不仅要以社会和政治术语来确定情境,根据实践来考虑行为,还要在广泛的政治背景下考虑女性主义消除一切压迫的共同宗旨。

▶▶▶ 第二节 临床工作中的性伦理 ◀◀◀

一、性别选择与性别判断伦理

(一) 性别的决定因素

性别是天生的,性别身份中的自然性和社会性是同时并存、客观存在的。

虽然人生下来就有性别,但学术界对性别究竟是先天形成的还是后天培养教育的结果一直有争议。世界上第一个提出性别自认概念、第一个创办性别自认门诊、第一个参与性别转换手术的美国霍普金斯大学的约翰·莫尼(J·Money)教授曾经认为"性别是一个多变量的、连续的过程"。也就是说性别是一个多层次的概念,包括染色体性别、性腺性别、激素性别、生殖器性别、指定性别、抚养性别、自认性别、社会性别等。但性别意识(即性别自认)的形成及与性别有关的种种性心理的形成原因,人们并不完全清楚。莫尼教授通过其亲自操刀的一个男童性再造手术失败的病例,发现性别决定并非后天学习的结果。虽然后天因素对性别形成产生一定的影响力,但更主要的是先天因素,既包括性染色体因素,还包括大脑性分化等其他先天因素。他因此提出了"人的性身份具有可塑性"和"这一过程中社会学习和条件的相对重要性"等观点,让人们对性别问题有了新的认识。

(二) 性别选择与性别判断中的伦理

性别选择是指选择后代性别的技术或手段。性别选择的方法有两种:妊娠前方法和妊娠后方法。妊娠前方法是控制使卵受精的精子类型,即筛选出携带特定性染色体的精子类型从而选择所要的性别。妊娠后方法中,传统的方式是在胎儿性别形成的早期,通过超声诊断确定后决定胎儿的去留;较新的方式是妊娠前基因诊断(PGD)技术,这项技术原来用于鉴定那些父母有遗传性疾病史的胎儿是否有不健康的迹象或者伴性遗传疾病,如胆囊纤维化、血友病等,如发现有则采用终止妊娠的措施,以降低缺陷婴幼儿出生率,如今国际上不少妇产科专家已经开始使用这一技术让父母选择孩子的性别。

胎儿的性别选择在技术上并不困难,但是否符合伦理却存在争论。

(1) 对性别选择技术不能持一概否定或一概肯定的观点。非医学需要的性别选择技术在包括中国在内的大多数国家都是不允许的,中国于2003年1月1日开始实行的《关于禁止非医学需要的胎儿性别鉴定和选择性别的人工终止妊娠的规定》中指出:未经卫生行政部门或计划生育行政部门批准,任何机构和个人不得开展胎儿性别鉴定和人工终止妊娠手术;实施医学需要的胎儿性别鉴定,应由实施机构三人以上的专家组集体审核;经诊断,确需终止妊娠的,由实施机构为其出具医学诊断结果。并对施行终止妊娠手术、终止妊娠药品使用和销售及对实施相关医学操作如何进行管理作出了详细的规定。国家卫生部于2003年12月13日公布的《产前诊断技术管理办法》也规定开展产前诊断技术的医疗保健机构不得擅自进行胎儿的性别鉴定;对怀疑胎儿可能为伴性遗传病,需要进行性别鉴定的,由省、自治区、直辖市人民政府卫生行政部门指定的医疗保健机构按照有关规定进行鉴定。这两个法律文件主要是为了防止这一技术的滥用。但为了社会的良性发展,防止缺陷人口的出生,促进生育健康,把这一技术用于控制伴性的和受性别影响的疾病,就可以达到降低残疾儿童出生率,促进人类质量的优化的目的,不能一概反对。

(2) 为了使这一技术得到适当的应用,各有关方面都要明确责任。政府和有关社会部门要加大宣传力度,改变人们重男轻女的封建残余思想,树立起男女平等的意识,同时加强法制的宣传和实施。作为医务人员,首先要遵守国家法律的规定,除了医学需要之外,不因任何原因为他人进行性别鉴定,确有必要时也要遵守法律,采用一切合理、有效、节约、损害最少的方法,许多妇产科医院通过伦理委员会审查的方式,决定产前确定医学需要的胎儿性别鉴定,减少病残儿童的出生率,值得肯定和推广。作为个人,不能为了个人的某种目的,欺骗、强迫或引诱医务人员为自己进行胎儿性别判断。

性别选择技术的盲目使用可能产生不良的后果。其中最大的问题是造成社会两性比例的失调。从长远来看,只有当人类可以预测人口的发展趋势,人们的观念中已基本清除性别歧视时,才可用此技术调整社会的两性比例。

性别判断主要用于鉴别先天性的两性畸形。在胚胎尚未分化出性别时,分化为男性或女性的可能均存在,因此在性分化的过程中,由于某些因素的干扰,可能出现在生物性别上含糊不清的现象,医学上称为两性畸形,一般有三类:①先天性卵巢发育不全综合征;②睾丸女性化综合征;③两性体。性别判断应遵守的伦理准则与性别选择是一致的,即只能把它用于医学目的。一旦发现幼童外阴难以分辨男女时,就应尽早地搞清楚其实质,根据所属社会性别类型、外阴畸形的程度及表现来进行治疗,最好在3岁之前决定其性别。如果在发育后或婚后再改变性别,会给患者造成极大的心理创伤。幼小时外观正常,到发育才出现性别改变的,只能根据实际情况充分考虑当事人的生理、心理状况,采取医学措施,恢复最适合其生存需求的性别。

二、临床诊疗中的性伦理

临床工作中不可避免地会面临有关性方面的问题,如身体检查中涉及生殖器官和敏感部位,病史询问时涉及性的隐私,尤其在妇科、泌尿科、男科、性病科临床中涉及性方面的问题更多,在这一领域中,医务人员往往处于主动地位,所以临床诊疗中的性伦理对医务人员尤为重要。

1. **建立严格的规章制度** 以保证患者的性权利不受侵害,同时也保护医务人员的名誉不受损害。由于医疗工作的特殊性质,使医务人员有更多接触异性患者的机会,也潜在着产生更多纠纷的可能。过去常常把减少此类纠纷的希望寄托在医师的个人道德修养上,要求医师要具有高尚的道德操守。实际上,更重要的是建立严格的制度,如男医师为女患者做特殊部位的体检时需有第三者在场的规定,可以保护医患双方的合法权利,避免医患纠纷的发生。

2. **尊重患者的性权利** 性权利是基本人权之一,医务人员不仅要明确和重视人们的性权利和价值,对人们的性健康负责,还要把自己的工作与保障性权利联系起来,帮助人们解决各种临床的性疾病和性问题,促进性健康。

3. **重视女性的性健康** 女性由于特殊的生理和心理特点,负担着生育的特殊使命,从而也承担着避孕的责任、不孕的特殊压力、意外妊娠的后果和妇科疾病的困扰。女性受到性歧视、性骚扰、性虐待和性暴力伤害的机会要远高于男性,性传播疾病对女性的危害也远比男性严重。因此,女性的性健康权利更应当受到特别的重视和保护。医务人员必须充分尊重女患者的人格和权利,不强迫她们做各种检查,检查时也要体谅患者,不随便暴露与疾病无关的部位,也不说对患者有不良刺激的话语。对于未婚、已婚患者一视同仁,消除其顾虑和担心。慎重对待女患者的生殖器官疾病,在治疗过程中,必须严格掌握指征,严格掌握适应证和禁忌证,及时处理副作用和并发症,尽可能保护好生殖器官的完整和性功能不受损害。加强妇女的保健工作,在月经期、围生期、哺乳期、围绝经期,要根据每个阶段不同的特点,积极、耐心、细致地开展查、防、治工作。实施计划生育,应尊重妇女的自愿选择权,何时生育、避孕方式等决定应由本人自由作出。

4. **保护患者的隐私** 医疗中的性问题常常关系患者个人、家庭或他人的隐私,这些隐私或与患者的私生活、名誉或生理缺陷直接相关,患者有权要求医务人员对自己的病情和隐私保密,医务人员也有义务保密,同时要承担泄密的法律和道德责任。当医务人员所承担的对患者的义务和对社会的义务发生冲突时,医务人员就要权衡利弊,慎重处理。对患者解密的伦理原则包括:①当保密对他人或社会造成的损害超过解密对患者造成的损害时,可解除医务人员的保密义务,但一般应说服患者同意;②当解密对患者有利,同时也为保护第三者的健康所必须时,可不经患者同意而解密;③当第三者的健康有严重感染的危险,而患者拒绝告知,医务人员有理由告知第三人,使其采取合理措施保护自己免受感染。由于解密事件非常严肃,医务人员应严格遵守国家相关的规定。

5. 积极开展性知识的普及宣传 增强人们性健康的自我保护意识和能力,教育广大群众树立性健康的观念,接受性健康的教育和引导,同时抵制不健康的生活方式,对自己和他人的性健康负责。

三、性病防治中的性伦理

(一)性病流行现状

性病是指以性行为作为主要传播途径的传染病,是人类最古老的疾病之一,在《黄帝内经》中已有记载。20世纪40年代医学界对性病的病因、传播途径有了较明确的认识,性病被认为是由不洁性交引起的一类特殊疾病。因为患者在发病初期多有皮肤损害,所以在临床上将性病划归为皮肤病的范畴。过去,医学界只将梅毒、淋病、软下疳、性病性淋巴肉芽肿和腹股沟肉芽肿等五种病列入性病范畴,称为"经典性病"。随着医学对性病的认识逐步深入,同时社会条件和人们在性行为上的某些变化,可以经由性行为传播的疾病病种也逐渐增多。1975年世界卫生组织(WHO)通过决议,把凡是由各种性行为传播的疾病统称为"性传播疾病"(STD),代替在此之前沿用已久的"性病"(VD)一词。这一概念的特点是带有更大的外延,扩大了性病的范围。性传播疾病除了五种经典性病外还包括非淋菌性尿道炎、尖锐湿疣、生殖器疱疹、滴虫病、泌尿生殖道念珠菌病、非特异性阴道炎、阴虱、疥疮、传染性软疣、病毒性肝炎等20多种疾病。由国家卫生部公布,于2013年1月1日起施行的《性病防治管理办法》规定的性病包括以下几类:①《中华人民共和国传染病防治法》规定的乙类传染病中的梅毒和淋病;②生殖道沙眼衣原体感染、尖锐湿疣、生殖器疱疹;③卫生部根据疾病危害程度、流行情况等因素,确定需要管理的其他性病。

目前,性传播疾病在全世界已经成为严重的社会问题。WHO估计,世界上每日约100多万人感染上某一种性病,每年有4亿新病例。中华人民共和国成立前,中国是性病高发的国家,性病患者人数高达2 000万~3 000万。中华人民共和国成立后,在性病防治工作方面取得了举世瞩目的成就,1964年中国政府曾向世界宣布,中国基本消灭了性病。但是自1979年开始,性病又死灰复燃。近年来中国性病的流行形势日趋严峻,1991—2000年全国性病发病率年均增长19.30%。2001年全国累计报告8种性病795 612例,发病率为62.89/10万。

(二)性病防治中的伦理要求

由于性病主要是通过不洁性交而感染,又发生在生殖器官等隐秘部位,而传统观念对性病尚不能正确对待,往往从道德批评的角度出发,对这类患者抱有歧视的态度,这无益于阻断性病的流行。从事性病防治的医务人员在性病诊疗工作中必须遵循一定的伦理原则:首先,性病是一种传染性疾病,患性病的人与普通患者也没有什么不同,医务人员应当像对待其他患者那样地对待性病患者,不应有任何轻视或歧视,不能粗暴对待患者,不能使用讥讽的语言,尤其不能利用患者害怕被泄露的心理,趁机让患者做不必要的检查,做过多的治疗,服用高价药,以获取经济利益,这是医疗上不道德的行为。其次,对待性病患者要特别注重保护他们的隐私,因为性病特殊的传播方式,患者一般不愿意被人知道得病的途径,以免引起家庭的矛盾和不良后果,医师要充分尊重患者的意愿,保护患者的隐私,但如果患者在不知情的情况下,在已经感染性病后又与配偶有过无保护的性生活时,医师要将可能传染给配偶的情况如实告诉患者,争取患者的合作,说服自己的配偶一起接受检查和治疗。最后,对经过公安部门收容的卖淫者进行性病强制检查和诊断治疗是预防性病传播的需要,符合道德,但医师在检查和诊治时同样应将其当作一般患者看待。

三、性治疗和性学研究中的性伦理

(一)医师在性问题上的责任

各科医师都有许多机会在常规医疗检查和回答患者提出的有关性的问题时应用性知识。在提供咨询或提出性治疗方案时,医师不能只依靠基础解剖知识。要对患者进行指导,找出性障碍的所在,并帮助患者克服苦恼,不仅需要知识,还需要一种容易为患者所接受、目的明确并经过周密考虑的方法。

医师如想有效地了解患者的性问题,就必须首先摒弃自己的偏见,才能够提供客观的建议,而这种态度对于有效的性治疗是极为重要的。医师还必须了解他治疗的患者的道德观和生活态度,这样才能与之进行恰当的思想交流。

(二)性治疗和性学研究中的伦理要求

性治疗是美国玛斯特斯和约翰逊性学研究所 20 世纪 70 年代创立的医学新方法,目的是针对性功能障碍的治疗,但也包含性学研究的成分。在性治疗和性学研究中都要注意一些伦理方面的问题。首先,要正确使用有性内容的影视资料。在医学教学和性治疗中需要使用一些有性内容的影视材料,但目的是传授正确的性知识和性技术,帮助医学生学习,也有助于建立和促进患者的性反应,与黄色淫秽物品有本质不同。但性治疗的资料不可以用作非医学的用途。其次,性治疗医师和性学研究者不能与患者有任何形式的性接触。医师、研究者对患者不能有性的暗示,也不应接受患者主动提出的性要求。医师、研究者与患者的性关系是严重违背职业道德和非法的,对性治疗和性学研究有极其恶劣的影响。最后,是保护患者的隐私权。通过性治疗,医师和研究者会了解许多患者的秘密,一个合格的性治疗医师和研究工作者必须能够为患者严守秘密,无论何种情形,未得到当事人的允许,都不可将秘密泄露。在公布学术研究成果和发表科研论文时也不可透露患者的姓名、照片或其他可能损害患者隐私权的材料。

▶▶▶ 第三节　变性手术中的伦理 ◀◀◀

一、变性手术的选择

易性癖是一种要求重新指派自身性别的现象。20 世纪 40 年代美国整形外科专家提出"易性癖"一说,认为男性或女性性格、心理、行为上的"女性化""男性化"是一种单纯的性心理障碍。美国《精神疾病诊断与统计手册》(DSM-Ⅳ,1994)对易性癖的诊断标准是:①一种强烈而持久的交换性别的身份认识(不仅是想以作为另一性别而获得社会文化上的好处的这种欲望);②为患者自己的性别感到持久的不舒服,或者认为自己目前的性别角色很不合适;③此障碍并不与躯体上的两性人同时存在;④此障碍产生了临床上明显的痛苦烦恼,或在社交、职业、或其他重要功能方面的功能缺损。

1999 年,中国出版的权威专著《整形外科学》中明确指出,"易性"不是"癖",而是"病"。专家指出,这种大脑发育缺陷引起的病态具有不可逆转性,药物无法治疗,患者只有通过做变性手术,才能获得正常心理。变性人虽是极少数,但他们也是患者,应得到人们应有的尊重与理解,医学上只应把他们看成深受心理障碍性疾病困扰、需要帮助和理解的对象。

变性术是针对性变态中异性癖患者的一种手术治疗方法,是通过整形外科手段切除患者原有男性或女性内外生殖器官,然后再造或移植女性或男性生殖器官来转换患者性别的技术。手术需分次分期进行,不论是男变女或者女变男,术后较长时期均需服用相应的性激素。

二、变性手术的伦理问题

变性术作为一种手术治疗手段,除了要符合一般外科手术选择条件,还要考虑这一手术的特殊伦理问题。

1. 在一定程度上符合医学伦理的有利原则 因为大多数的易性癖患者都清楚知道自己的生物学性别,却在心理上感受并深信自己为另一性别,并强烈要求改变自己的生物学性别。如果不能进行性别角色转换,他们的自我感觉将十分痛苦,有的患者虽经心理医师长期治疗也毫无效果。通过变性手术,可以满足患者的心理需求,使他们能如愿以偿地以异性的身份生活,这既解除了患者的痛苦,又不会给他人带来多大的损害。

2. 对变性手术必须进行一定的限制,明确诊断,谨慎进行 ①变性手术是一种对身体有创伤而且不可逆转的手术,不仅患者身体要受到多次创伤,丧失正常的健康的器官,还必须定期服用激素,而且手术后的患者也不可能成为真正意义上的异性,难以取得社会的认同。同时这一手术因治疗时间漫长,手术次数多,医疗费用相当昂贵。以高昂的经济付出、严重的躯体损失甚至残缺为代价换取一种单纯的心理满足,是否得不偿失?虽然只要不妨碍他人的自由,在某种程度上患者完全可以有权选择自己的性别,但这一权利的行使应受到一定的限制。②变性手术可能会带来一系列的社会问题,因而对这一手术应非常慎重。首先,患者必须诊断明确是易性癖且无其他治疗方法。其次,需要履行法律手续,包括监护人同意,公安机关出具无罪证明,最好还要经过律师公证和司法备案。手术前还要有长期的准备过程,不仅需要经心理健康专家的详细评估和至少三个月的心理治疗,帮助他们了解自己有哪些选择后,在继续进行心理和激素治疗的同时,还至少要持续一年以上的现实生活测试,才可以实施手术。变性手术带来的直接后果就是变性人的性别认同。人类的性别一般是按出生时的生殖器外观来确定的,随着青春期的到来,第二性征渐渐明显,不仅形体出现明显的变化,声音及整个内分泌系统还发生了改变。这时如果实行变性,只能改变一下外表,不可能具有真正的异性所有的生理和遗传功能,那么他们到底是属于男性还是女性?周围的亲戚朋友可能无法适应其角色的转换,从而使变性者陷入孤独、尴尬、受排斥和歧视的社会困境。③变性人的法律地位如何确定也是一个问题。变性人在手术前后是否为同一个人,他或她是否是通常所说的自然人,一旦出现医疗纠纷和其他方面的社会矛盾应怎样处理?特别是当变性人组成家庭时,如离异或死亡,都将带来很多棘手的问题。④由于变性手术是一种致残性手术,不仅患者躯体会经受多次创伤,还需一定的经济能力作保障,加上无相关法律认可,会对传统的生命、生活、家庭、亲情观念、国家人口法规造成极大冲击,进而引发许多社会伦理问题,因此选择变性手术应尽可能采取保守慎重的态度。对待提出变性要求者可以行使医务人员的特殊权利,先拒绝对其进行治疗,同时进行心理疏导,讲清利弊,尽可能帮助患者认同其原有的性别角色和社会地位。如果必须手术,应尽最大可能做到安全无害,要从手术效果、安全效果、安全程度、痛苦大小、资源耗费和患者的经济负担等多方面权衡得失,选择最佳的手术方式。

3. 变性手术必须经过伦理审查　由于这一手术带有很大的损伤性,而且是不可逆的,手术万一失败,或者患者术前准备不充分而反悔,将带来极大的伤害。因此手术前必须经过医院伦理委员会的审查批准后才可以进行。

▶▶▶ 第四节　同　性　恋 ◀◀◀

一、同性恋的概念和表现

倾向于选择与自己相同性别的人作为性满足的对象,便是同性恋。这里的性满足,必须同时包括情感兴趣、性器官兴趣和性生理兴奋三方面,但三者的比重范围变化可以很大。同性恋是各种性偏离中最常见的一种,自人类有史以来就已存在,在各种社会文化背景中,在社会各阶层、各种职业者中,都有同性恋存在。

20世纪以来,研究人员对同性恋问题做了大量的调查研究,发现在不同的历史发展阶段和不同的经济文化背景的国家和地区,各种被调查的人群中都有一定比例的人是同性恋者。其中最权威的数据来自金赛的调查。他报告说37%的男性和13%的女性在他们的一生中,有段时间有过明显的同性恋倾向或经验;其中绝对的同性恋者男性占4%,女性占2%~3%。金赛之后的一些调查也得出了相似的结论。有学者1991年对北京市成年男性市民的调查表明,同性恋者所占的比率保守的估计为1%~2%。

对同性恋的形成原因探讨至今尚未统一。一般认为同性恋不能以单一的原因做解释,它是心理动力学的、社会文化的、生物学的、情景的因素等多重原因决定的。

一些心理学家认为,人类的性倾向有双向发展的可能,同性恋的原因与异性恋的原因没有什么不同,两者同样都是有意义的生活方式,其差别只是选择对象的性别不同而已。但也有一些心理学家不同意这种看法,他们认为同性恋是一种神经精神症状,是青春期未能克服恋母情结、阉割恐惧的结果,由此出现了与异性交往中的心理障碍。对双胞胎的性爱指向研究发现,同卵双胞胎兄弟中若一人是同性恋,另一人也是的概率高达 50% 以上。1994 年的一项研究报告指出,男性同性恋由母系遗传所决定。据认为,同性恋的发生 70% 与遗传因素有关。还有一些研究则揭示了同性恋形成的先天因素,指出胎儿在脑分化阶段所受的性激素刺激及母亲在妊娠期间所受到的心理创伤等也可能影响胎儿未来的性倾向。社会学习理论则强调同性恋的发生与个体在儿童期的性别认同紊乱和性发育过程中的性经历相关。

二、正确认识和对待同性恋

《中国精神障碍分类与诊断标准》第 3 版中同性恋不再统划为病态。这不仅是中国精神医学界的一件大事,也会对社会生活产生深刻的影响。同性恋的性活动不再被看作心理异常的表现,只有由于同性的性行为导致了心理矛盾、焦虑,严重影响正常的生活和学习的,才被认为是性心理障碍。这样的规定更加接近世界卫生组织所施行的政策,符合国际精神疾病诊断标准。

人类学的大量研究已经证实,同性恋是与社会道德水平无关的现象。现代性学认为,只有自我否定型的同性恋才需要治疗。尤其需要特别指出的是,同性恋不是个人意志自由选择的结果,而且一般同性恋者并不具有侵害性,不应通过法律解决。

▶▶▶ 第五节　艾滋病的伦理问题 ◀◀◀

一、艾滋病的流行现状及其危害

艾滋病又称获得性免疫缺陷综合征,是人体感染了人类免疫缺陷病毒所导致的一种具有传染性的免疫性疾病。

艾滋病在全世界各地区均有流行,但 97% 以上在中、低收入国家,尤以非洲为重。专家估计,全球流行重灾区可能会从非洲移向亚洲。中国是亚洲地区 AIDS 负担最重的国家之一,现存 HIV 感染者和 AIDS 患者数量达到 84.9 万例,疫情已覆盖全国所有省、自治区、直辖市。目前中国面临艾滋病发病和死亡的高峰期,且已由吸毒、暗娼等高危人群开始向一般人群扩散。AIDS 发病率 2017 年为 4.15/10 万人,近年来每年新发人数 12 万以上,形势不容乐观。

WHO 报告,2019 年全世界存活 HIV 携带者及艾滋病患者共 3 800 万人,新感染 170 万人,有 69 万人死于艾滋病相关疾病。艾滋病病死率极高,在全世界范围内已经有超过几千万的患者,造成了沉重的疾病负担。

虽然目前尚无有效疫苗与治愈药物,但艾滋病是可以预防的,且有较好的治疗方法,可以延长生命,改善生活质量。

二、防控艾滋病中的伦理问题

(一) 艾滋病认识的伦理问题

艾滋病歧视广泛存在,中国的一项相关调查显示,75% 的患者表示曾遭到歧视。这预示着疾病的诊断可能对个人的生活、工作甚至家庭带来巨大变化和影响,另外与艾滋病相关的高危生活方式的污名化更是其检测的直接阻碍,而接受治疗会增加感染者身份暴露的风险,对其造成巨大的心理负担和行为阻碍。

(二) HIV 感染者的隐私权和公众知情权的伦理冲突

从人体感染 HIV 到出现临床症状成为艾滋病患者,要经过短则几年长则十几年的潜伏期。在这段潜伏期内,感染者随时可能将 HIV 传染给他人,传染途径又主要是一些最为隐秘的性接触、吸毒、同性恋等行为。当感染者越来越多,威胁着更多人的生命安全时,有必要公开患者的诊断结果并及时处理,以免他人受到感染,这就涉及社会公众知情权问题。从伦理的角度来看,这种做法是合理的;另一方面,公开诊断结果不仅侵犯患者的隐私权,违背保密性的原则,还会使他们遭受歧视和打击。但是如果不将这种状况告诉他们的配偶或性伴,他们的配偶和性伴就会随时可能受到感染,感染者的配偶和性伴的利益和知情权受到了损害。这是一个难以协调的伦理矛盾。

(三) HIV 检测中的伦理问题

为了获得国家和地区 HIV 流行状况资料,需要对样本人群进行 HIV 检测。如果采取匿名检测,虽可对人群获得流行状况的信息,但结果不能与个体相对应。HIV 阳性个体得不到相应的咨询和治疗服务,则不能满足受益的伦理原则的要求。如果采取记名检测,会使 HIV 的感染状况公开而可能给 HIV 感染者带来歧视、暴力、家庭破裂、失业等伤害,甚至使个别人走上极端道路。

(四) 艾滋病防治中资源分配不公的伦理问题

目前抗反转录病毒药物价格昂贵,致使大多数艾滋病患者及 HIV 感染者得不到有效治疗。资源分配也只集中在大中城市,对农村地区的资源分配还远远没有达到公平的水准。

(樊民胜　阿赛古丽　肖巍)

数字课程学习

 学习目标　　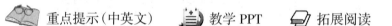 重点提示(中英文)　　 教学 PPT　　 拓展阅读　　 自测题

第十四章

精神疾病伦理

【关键词】 精神疾病伦理　边缘型人格　智力障碍　智能评估　心理咨询　精神卫生立法　《夏威夷宣言》《马德里宣言》

▶▶▶ 第一节　精神疾病与伦理 ◀◀◀

一、精神疾病

精神疾病是指在各种生物因素、心理因素及社会因素的影响和作用下,大脑功能发生紊乱,导致认知、情感、意志和行为等精神活动不同程度障碍的疾病。

人类对精神疾病的认识经历了曲折、漫长的过程。在医学史中,有关精神疾病的记载很多,如在2 000多年前的《黄帝内经》中就有"弃衣而走,登高而歌""衣被不敛,言语善恶,不避亲疏"等症状描述,提出"诸躁狂越,皆属于火"的归因。古希腊医学家希波克拉底则提出了精神疾病的体液失调学说。中世纪欧洲,精神疾病被视为魔鬼附体的结果,无数精神病患者被关进禁闭所,人们用拷打、烧烙、针刺、溺水、坑杀等方式来驱赶"躲藏"在精神病患者体内的"魔鬼",使患者遭受非人的迫害。18世纪后,科学的发展逐步破除了愚昧的观念,精神疾病也被认为是一种需要并可以治疗的疾病。1792年,法国最先打开了紧铐在精神病患者身上的铁链和栅锁,并将如同监狱的疯人院改造成实行人道主义的精神病院。在1800年英国率先颁布了《精神错乱者法》,强调要保护精神病患者的权益和财产,不得非法拘禁精神病患者。第二次世界大战后,在联合国、世界卫生组织、世界精神卫生联盟、世界精神病学协会等组织的大力推动下,与精神病相关的道德规范和法律制度得到了深入的探讨,强化了人们对精神疾病的正确认知,有助于消除对精神病患者的偏见与歧视,精神病患者的人权保障受到了普遍关注。

精神疾病有着广泛的社会、历史根源。先天因素和器质因素只是引发精神疾病的可能性,而使可能性变成现实性,使一个人患上精神疾病的是后天的社会环境因素。现代精神病学在解释行为障碍的发生时,强调患者的生活体验对神经系统的决定性的影响。在现代社会,由于各种各样的社会压力,精神疾病已成为常见病和多发病。早在2002年8月世界卫生组织就指出:当今全球有4.5亿人罹患某种类型的精神或脑疾患,包括酒精和药物滥用疾患。4个家庭中有1个家庭中至少有1名成员受到侵害。抑郁症、精神分裂症、双相情感障碍、酒精依赖、阿尔茨海默病和其他痴呆均列入伤残生命年的13种主要原因之中。其中,抑郁症是精神残疾中的主要疾病,目前全世界约有1.21亿人患有抑郁症,其中女性是男性的两倍,且该病的年轻人群的发病率也日益增高。

据流行病学家和统计学家的预测,在未来的几十年里,世界上患精神疾病的人数还会继续增加。因此,精神疾病在目前及今后都不但是个严重的医学问题,更是个不可忽视的社会问题。

世界卫生组织1990年的全球疾病负担(global disease burden,GBD)研究报告认为,精神神经疾病的负担相当严重,以伤残调整生命年(disability adjusted life year,DALY)作为指标,当年的精神神经疾病占疾病总负担的10.4%。根据中华人民共和国疾病预防控制中心精神卫生中心在2009年公布的数据,全国各类精神病患者人数在1亿人以上,重性精神病患人数已超过1 600万人,精神疾病在疾病总负担排名中居首。

二、精神疾病的相关伦理问题

与其他疾病相比,精神疾病直接关涉人之为人的根本属性——人的精神活动,因此更易引发伦理问题。

1. 精神医学模式问题　精神医学模式是指人们在分析、认识精神疾病时所依据的基本认知框架。在精神病学领域,模式的选择既受制于精神病学及相关科学研究的进展,也受制于不同时期的社会文化价值观念。20世纪初,心理动力学模式是主流模式,它认为精神症状的产生既是基本心理冲突的反应,也是个体解决内心冲突的尝试,精神疾病的治疗应从疏泄和解决内心冲突入手。心理动力学模式在20世纪40—50年代被生物医学模式所取代,这一模式认为精神疾病是脑功能结构失调的客观表现,精神疾病的诊疗应以躯体治疗为主,1951年氯丙嗪的问世宣告了生物医学模式时代的来临。但与此同时,杜克海姆《自杀论》、兰恩《精神分裂和家庭》和福柯《疯癫与文明》等著作的出版,推动了对精神疾病社会、文化因素的研究。1967年,英国精神病学家库珀将这种精神病学中的批判性思路归纳为“反精神病学”。反精神病学运动不是质疑个别的治疗和政策,而是质疑整个精神病学的基础、精神疾病的基本概念及精神疾病和精神健康之间的边界。反精神病学运动的兴起,引起了对有关精神医学模式问题的全面反思。1977年,恩格尔提出了“生物–心理–社会医学模式”。1990年,世界卫生组织将没有自我不和谐性障碍的同性恋从国际疾病分类(ICD–10)中除名。这些进展都引发人们对精神医学模式的新思考。

2. 非自愿治疗问题　在精神疾病领域,诸多精神病患者对自身病情缺乏自知力,可能伤害自身或他人,因此在精神疾病治疗时以医疗父权的态度限制甚至漠视患者自主权的做法比比皆是。但近代以来,尊重自主观念已成为公认的医学道德基本原则之一。精神病学领域的这一习惯性做法自然引发了人们对精神病患者非自愿治疗问题的热烈讨论。在反精神病学运动看来,假如,A有精神病,而B在精神上是健康的,他们对其他人有同样的伤害风险。如果预防性拘禁A是正确的(因为存在伤害风险),那么这样对待B也是正确的。反过来,如果预防性拘禁B是错误的,那么拘禁A也是错误的。否则就是歧视精神病患者。反精神病学运动将这种质疑和反思运用于精神病学实践,建立了许多治疗团体,力图消除非自愿治疗。1982年,萨兹提出契约精神病学的方案——“精神病学意愿”(Psychiatric Will),意在提供一个保护患者免受精神病学侵害的新机制。精神病学意愿有两个不同的版本:在弱势版本中,患者将屈从于不情愿的精神病学干涉,除非他曾经肯定地拒绝它们;在强势版本中,患者将不会受到非自愿的精神病学治疗,除非他曾经明确地要求它们。

对此,目前精神病诊治的国际伦理准则已经确立了“最少限制”的规则。在这一规则之下,精神病患者能否预先指示、谁有权决定非自愿治疗、非自愿治疗的危险性标准如何认定、非自愿治疗的决定程序是什么、错误的非自愿治疗如何司法救济等问题得到了深入的探讨和广泛的实践探索。

3. 社会歧视问题　越来越多的研究报告显示,精神病患者面临着普遍的、严重的社会歧视问题。就精神疾病领域而言,公众对精神病学知之甚少,同时受社会历史文化传统的影响,很容易形成对精神病患者的刻板偏见,加之精神病患者自身在社会经济、权力的资源配置中也基本处于“失语”的底层,两者的结合导致精神病患者遭遇了社会歧视。

这些社会歧视常表现在:态度上回避、漠视甚至遗弃精神病患者,不愿意与精神病患者发生社会交往;言语上嘲笑、讽刺甚至侮辱精神病患者,不尊重精神病患者的人格和隐私;行动上排斥、限制甚至剥夺精神病患者,不承认精神病患者的在人身自由、教育、婚姻、就业、财产等各方面的权利。严重的社会歧视使得精神疾病被污名化,强化了精神病患者的病耻感,使得精神病患者更加难以治愈和康复,难以回归社区和社会。对此,很多相关国际文件要求各国采取具体措施,努力保障精神病患者的人权,消除偏见与歧视。

4. 精神外科治疗问题　精神外科治疗是指应用脑外科的手术方法,如切除部分脑组织或阻断某些脑神经功能,以治疗精神疾病。1935 年 11 月葡萄牙精神病学家莫尼兹与利马首次试用额前叶白质切断术治疗重症精神病,发现切除额叶的患者焦虑、恐惧、过度兴奋的症状都得到缓解,这一成功奠定了精神外科的基础,并于 1949 年荣获诺贝尔生理学或医学奖,通常认为这是现代精神外科的开端。20 世纪 30—50 年代,欧美各国曾采用额叶白质切断术治疗顽固性精神病,但这种手术会造成患者智力缺陷、人格改变、癫痫等不可逆的后果,因而引起广泛的道德争议。20 世纪 70 年代,脑立体定向手术得到发展,采用激光、射频等技术代替手术刀,减少了手术损伤,精神外科治疗进一步进展。总体而言,由于人的精神活动受制于生物、心理、社会、环境、文化道德诸因素的影响,是大脑皮质复杂的综合功能的体现,因此精神外科的理论和实践应该避免单纯的生物医学观念。目前,《中华人民共和国精神卫生法》禁止对非自愿住院的精神障碍患者实施以治疗精神障碍为目的的外科手术,对自愿住院的精神障碍患者的外科手术治疗则应取得患者书面同意或其监护人书面同意并经医疗机构伦理委员会批准。

▶▶▶　第二节　与精神和心理疾病相关的伦理问题　◀◀◀

一、边缘型人格障碍及其界定的伦理

边缘型人格障碍(BPD)是人格障碍的一种。根据美国精神医学学会编著的第 5 版《精神疾病诊断与统计手册》,BPD 是一种人际关系、自我形象和情感不稳定及显著冲动的普遍心理行为模式,一般始于一个人的成年早期,在各种背景下都可能发生。所表现出的主要症状:一是极力避免真正的或想象出来的被遗弃;二是一种以极端理想化和极端贬低之间交替变动为主要特征的、极不稳定的紧张的人际关系模式;三是显著的持续性的但不稳定的自我形象或自我感觉所表现出的身份紊乱;四是至少在两个方面有潜在的自我损伤的冲动性,如消费、性行为、物质滥用、鲁莽驾驶、暴食等;五是反复发生自杀行为、自杀姿态或威胁及自残行为;六是由显著的心境反应所致的情感不稳定;七是慢性的空虚感;八是不恰当的强烈愤怒或难以控制发怒;九是短暂的与应激有关的偏执观念或严重的分离症状。

因为这类人格障碍者临床心理表现不稳定,病与非病之间的界限不明晰,诊断过程和形成临床诊断结论后如何对待诊断对象,都需要解决好一系列的伦理问题。

首先,是诊断标准本身就存在伦理争议。有学者对 BPD 患者的存在持否定态度,认为其不构成人格障碍的亚型。因为从已有诊断结果分析,被认定 BPD 的大多数是女性。且有研究表明,在诊断人格障碍时,性别偏见对人格障碍的判断产生直接的影响。一些研究认为,BPD 和性别不平等之间存在一种相互加强的关系,精神病学的一些诊断行为明显忽略了女性固有的性别背景而将其定义为个体"缺陷"。因此,对 BPD 的临床诊断,特别需要将性别因素考虑进去,对待妇女和女孩按照精神疾病所做的判断更需谨慎。

其次,是治疗中的伦理问题。对确诊为 BPD 的患者,治疗过程除了遵守一般的临床治疗伦理原则和精神疾病治疗的道德规范外,还需要从这类患者的特殊性出发,在治疗过程中辅之以必要的医患对话。因为这类患者往往具备一定的认知能力和判断能力,治疗过程需要在尊重的基础上,从他们的临床症状和精神状况的实际出发来确定治疗方案。在一些情况下,将他们作为人格无缺陷的正常人对待,并将治疗原则和方案的形成建立在这种认识基础上,治疗效果或许会更明显。

再次,是此类人群权利保护的伦理问题。这类患者认知的有效性问题是首先需要面对的,也是最棘手的伦理问题,这引发了他们知情同意的真实性问题、法权信度问题、语言和行为等的合法性与可信度问题、在社会关系中的角色与身份问题等。在被认定存在人格障碍的情况下,对这类患者的尊重就成为基本的伦理准则,不歧视、更多关爱、有针对性地治疗是底线,而让他们在哪些方面平等地拥有与正常人一

样的权利,如何让他们在生活中实现对这些权利的真正拥有,如对他们的隐私保护、有关个人信息的保密、在什么程度上尊重他们生活上的选择权和职业权利等,都需要得到伦理辩护和道德保障。尊重这类患者的伦理底线是要给予他们必要的理解和关怀,对他们的理解和关怀要以能够动员他们积极治疗为基本目的。

最后,是危机干预的伦理问题。BPD人群所表现出的人格障碍在精神上反映出的程度不同,需要进行危机干预的是其中部分精神和心理障碍严重的患者,这部分人往往会出现严重的抑郁、自闭、心境障碍等明显的行为倾向,甚至会有自杀行为发生,部分自杀行为带有明显的恫吓和威胁他人、引起他人关注的心理表现,且会因某些诱因而具有反复性。防患于未然,充分了解和把握这类人的行为倾向和行为规律,将安抚和疏导工作前移,将过激行为控制在萌芽状态,做好应对可能发生自杀行为的预案,是基本的伦理要求。

二、智力障碍者的智商测定与智能评估的伦理

智商即智力商数(IQ),系用个体的心理年龄(MA)与其实足年龄(CA)作比的所得比值,也称作比率智商。其计算公式是:$IQ=MA/CA \times 100$。用以对所有正常人进行智商测试,以此为根据对个体的智力水平作出评价。影响一个人智商形成的因素多而复杂,对正常人的智商测定只有在特定情况下才具有一定意义,智商并不能构成对一个人进行社会评价和教育评价的根据。

智力障碍也称智力发育障碍,是一大类具有高度临床特征和遗传异质性的神经发育障碍性疾病,常伴发孤独症谱系障碍、注意缺陷多动障碍等精神行为障碍。根据美国精神医学学会第5版《精神疾病诊断与统计手册》的界定,智力障碍是在发育阶段发生的障碍,包括智力和适应功能两方面的缺陷,主要表现在概念认知障碍、社会交往障碍和实际行为障碍等方面。据统计,智力障碍在全世界人群中的患病率约为1%,严重智力障碍的患病率约为0.6%,在不同国家和地区的患病率有一定差别。

严格遵循临床标准对智力障碍患者进行临床诊断和科学评估,是基本的伦理要求。智力障碍病因复杂,涉及遗传和环境等多种因素,临床表现复杂多样,异质性强。在世界卫生组织制定的国际疾病分类第10版(ICD-10)中的"精神与行为障碍分类"部分,在有关"智力障碍诊断要点"内容中明确提出,智力并不是一种单一属性,而是对许多不同的或多或少特异的技能的整体评定。因此,谨慎和科学地作出判断,既是科学治疗的前提,也是精神和心理科医务人员的道德责任。

因为智力障碍群体的存在,以智商测定为前提的智能评估成为判断这类群体智力状况的方式之一,对智力障碍群体的这种评价应当遵循基本的伦理原则和规范。

(1)坚持智能评估的综合性与客观性。按照临床标准对智力障碍所进行的测试,至少要同时完成三个方面的综合评定:①通过临床上的个体化、标准化智力测验,对诸如推理、解决问题、计划性、抽象思维、基本判断、学习能力等进行测试;②适应功能缺陷的测试和认定,通过多个环境中如家庭、学校、工作和社区等,对交流、社会参与和独立生活能力等进行测试;③智力和适应缺陷在不同发育阶段发生状况。智能测试过程要综合运用上述三个方面的标准相互印证、相互支撑,对测试对象的智能状况进行全面和系统性评价,才能保证评价的客观和合理。

(2)明确评估目的。智商测定只是针对智力障碍者中能够采用此测定方法进行智能评估的部分人。这部分人应该集中在智力障碍的轻度患者,中度以上的智力障碍患者很难顺利完成智商测定。对轻度智障患者智能状况评估的目的,是为确定心理和精神治疗方案提供根据,并非为对该个体的社会性评价提供佐证。无论测试结构如何,一旦临床上确诊为智力障碍患者,对他们人格上的尊重是基本的伦理要求;其次则是根据评估情况制订合理的治疗和康复方案,保障他们能够得到现有医疗水平条件下尽可能系统性的治疗和心理康复训练。他们还应该在社会和家庭生活中得到超过正常人的呵护和关照,以他们特有的方式和能力感知社会温暖、家庭之爱和生活美好。

(3)坚持灵活运用评估标准,充分考虑文化因素的影响。智力水平的评定应基于所有可利用的资料,选择的诊断类别应基于对能力的整体评估,且应当参照个体的社会、地域、群体、民族和家庭等各种文化背景进行判断,特别要将临床发现的适应性行为包括进去。坚持IQ测定标准化,对每个人进行智力测验

应参照当地的文化常模,所选的测验种类应当与个体的功能水平相适应,还应考虑一些额外的残疾状况,如语言表达问题、听力缺陷及躯体疾病等因素的影响。同样经过地区标准化的社会成熟与适应量表,应在尽可能地同熟悉个体在日常生活中的各项技能的双亲或照顾者交谈后,完成评定。即所测得的 IQ 值只是提供参考,应充分考虑跨文化效度的问题,而不应对测定结果僵化应用。

三、心理咨询的伦理

心理咨询是运用心理学理论与方法,对心理适应出现问题的人提供心理支持和援助的过程和活动。提供咨询者需要具有心理咨询师专业资质并具备一定的提供咨询的经验。心理不适或心理障碍的求助者,可以通过多种方式完成与咨询专家的对话,通过双方的共同讨论,找出引起心理问题的原因,分析问题的症结,寻求摆脱心理困境的途径和办法,达到让咨询者恢复心理平衡、提高对环境的适应能力、增进身心健康的目的。

心理咨询有广义和狭义之分。广义的心理咨询包括心理咨询和心理治疗两个环节,这种情况下,心理测验也被纳入心理咨询的过程;狭义的心理咨询不包括心理治疗环节。心理咨询的对象,大多是健康人群或存在一般心理问题的人群,即和存在严重心理疾病的心理治疗对象有所区别。从内容上看,心理咨询主要包括发展咨询和健康咨询。任何形式的心理咨询一般都要经过完整的咨询过程:从最初的进入与定向阶段,到基于问题的个人探索阶段,再到目标与方案探讨与确定阶段,进入体现咨询成效的行动与转变阶段,最后完成对整个咨询过程和结果的评估。每个阶段都需要根据咨询对象的具体情况和咨询进度及成效进行具体研判和周密设计。

尽管心理咨询和治疗的目的具有一致性,但历史上不同的心理学流派关于心理咨询的理论主张和建立在理论基础上的咨询方法并不相同。心理学家罗杰斯所倡导的"来访者中心心理咨询"学派,将人具备了解自己的问题的能力,也有解决问题的资源作为心理咨询的基本假设。因此,来访者构成咨询过程的中心,注重来访者自身的建设性及心理健康的一面,减少干预和指导,咨询者与来访者的对话过程,只需要做到理解、真诚、支持、接受、关系和积极的评价。心理学家华生主张的行为主义的心理咨询,以学习理论和行为疗法理论为依据,认为人的问题行为、心理障碍是由错误的认知和学习过程的不当所导致的,主张在心理咨询过程中把着眼点放在来访者当前的行为问题上,注重当前某一特殊行为问题的学习和解决,以促进问题行为的改变、消失或新的行为的获得。认知行为的心理咨询主要采用认知行为疗法,通过改变思维、信念和行为的方法来改变不良认知,达到消除不良情绪和行为的目的。精神分析的心理咨询,是通过自由联想、移情、对梦和失误的解释等来治疗和克服婴儿期的动机冲突带来的影响的心理分析方法,运用于心理咨询过程。

心理咨询本质上是来访者与咨询提供者之间对话与信息交流的过程,在这一过程中,咨询专家作为咨询的提供方,因为具有理论、知识与方法上的主动性和一定优势,能够掌控整个心理咨询过程,与来访者基于信任而形成的倾诉与倾听关系,心理咨询的伦理问题也主要体现在这个行为过程中,其基本的伦理原则包括如下。

(1) 尊重原则。来访者一般会有表现为不同程度的心理脆弱甚至存在心理上的健康问题,这类群体就更需要得到格外的尊重。来访者对咨询专家的选择本身就包含着信任基础上的尊重。因此,咨询专家要在价值、尊严、人格等方面与求助者真正平等,把求助者作为朋友、亲人去对待,对来访者的个人现状、价值观、精神状态、人格特征和个人权益等要做到首先充分地接纳和高度关注,并在咨询过程的每个阶段都体现出对来访者的理解和爱护。

(2) 真诚原则。咨询专家在咨询过程中对来访者的态度和对话过程中的语言表达及情感流露,都会带给来访者能否得到真诚对待的强烈感受,尤其对心理敏感者,咨询专家的一言一行、一举一动都可能影响来访者的情绪和真实表达。在与来访者的交流中应做到真挚诚恳,恰到好处,不刻意取悦对方,用真诚换取来访者的信任和喜爱,通过坦诚的交流给对方一种安全感,让各种心理咨询技术手段体现在真诚交流的过程中,为来访者提供有价值的心理咨询服务。

（3）共情原则。共情应当构成心理咨询的伦理原则：在双方的对话过程中，咨询专家要借助对来访者言行的理解和把握，深入对方内心去体验他的情感和理解他的思维；同时要借助于心理学知识和积累的咨询经验，去把握来访者的体验与其经历及人格之间的联系；要运用咨询技巧，把自己的共情有效地传达给对方，引导和影响对方，并在取得反馈的基础上一步步推进共情的深入，帮助来访者导入积极、乐观和健康的情绪。

▶▶▶ 第三节　精神疾病诊治的国际伦理准则 ◀◀◀

一、联合国《保护精神病患者和改善精神保健的原则》

联合国对精神病患者人权问题的特别关注始于 20 世纪 70 年代。联合国大会于 1971 年 12 月 20 日通过《智力迟钝者权利宣言》，1975 年 12 月 9 日通过了《残疾人权利宣言》。《智力迟钝者权利宣言》所采用的"智力迟钝者"一词表明当时对精神残疾的理解仍处于医疗模式阶段，将智力迟钝者看作罹患疾病的人。不过，《智力迟钝者权利宣言》已初步表现出从"护理"过渡到"权利"的迹象，它指出智力迟钝者应在最大可能范围内与其他人一样享有人权，并提出了相关道德原则。1991 年 12 月 17 日，联合国大会通过《保护精神病患者和改善精神保健的原则》（以下简称《原则》），规定了心理残疾者（不仅是精神病患者）的最低人权标准。《原则》没有强制约束力，但仍为各国在精神保健方面提供了重要的指导意见。2006 年 12 月 13 日，联合国大会通过《残疾人权利公约》（以下简称《公约》）。《公约》是联合国九大核心人权公约之一，中国毫无保留地加入了《公约》。《公约》确认"残疾是一个演变中的概念，残疾是伤残者和阻碍他们在与其他人平等的基础上充分和切实地参与社会的各种态度和环境障碍相互作用所产生的结果"，因此要求各国尊重包括精神病患者在内残疾人士的人格，保障他们各项权利，消除歧视，以便他们"充分和切实地参与和融入社会"。

《原则》由适用范围、定义、一般性限制条款和 25 条原则组成。在适用范围上，《原则》规定适用于所有人，不得因以下因素予以歧视：民族、种族、肤色、国籍、性别、年龄、语言、宗教信仰、政治立场、社会出身、法律地位、社会地位、财产状况、家庭出身及残疾与否。《原则》所规定的是最低人权标准，如果其规定的权利范围小于国内法或国际法现行范围的，不能以此为借口限制或减损患者的任何现有权利。不过，《原则》所载权利的行使受到如下限制，即所受限制是由法律规定，保护有关人士或他人的健康、安全，或保护公共安全、秩序、健康、道德及他人的基本权力、自由所必须的。

在患者权利方面，《原则》的相关规定概述如下。

（1）信仰自由，免受任何针对精神病的歧视，绝对免于强迫劳动，有权获得劳动报酬，不受经济剥削、性侵害、肉体伤害及其他方式的虐待。

（2）未经患者知情同意，不得对其施行任何治疗，否则患者有权拒绝或停止接受治疗，除非：法定代理人依法授权予以同意；依法授权的合格精神卫生工作者确定不治疗可能无法防止即时或即将对患者或他人造成的危害；独立监察机构在掌握患者所有信息的情况下确信患者无决定能力，或治疗方案最适合患者健康需要，或不治疗会危及患者本人安全或他人安全。非自愿住院的患者有权在任何时间离开精神病院。禁止让患者放弃知情同意权，如果患者坚持放弃知情同意权，则应向其说明。未经患者知情同意而批准的治疗，应尽可能将治疗的性质、可供选择的方案告知患者，并在切实可行的范围内尽可能让患者参与治疗方案的拟定。患者及相关人士均有权就非自愿治疗向法院或者其他独立监察机构提出上诉。

（3）患者有权查阅精神病院保存的关于患者本人的病历和个人记录；有权在无威胁或不当引诱的前提就诊断评估，计划治疗的目的、方法、可能持续的时间和预期效果，可采用的替代治疗方式（包括侵扰性较小的治疗方式），计划治疗有可能产生的疼痛、不适、风险和副作用等信息获得充足的、有效的、可理解的告知。对此类权利的限制应符合法律规定，并接受司法审查。

（4）患者有权要求在具有最少限制的环境中接受治疗。在适应患者健康需要和保护他人人身安全前提下,患者有权接受最少限制或者最小侵扰性的治疗;患者应拥有足够的权利在社区中生活和工作,治疗和护理应尽可能地在其所居住的社区里进行;如果入院治疗,患者有权选择距其住所或其亲戚、朋友住所尽可能近的机构进行治疗,同时有权利尽快返回社区。

(5) 患者有权获得司法救济。未经司法程序不得因某人患有精神疾病认定其无法律行为能力并为其指定法定代理人;无法律行为能力的精神病患者有权指定代理律师代表其利益;精神病患者法律行为能力的判定和对法定代理人的需求应按照国内法进行定期复审,对于复审结果,精神病患者本人有权上诉;若司法机关查明精神病患者无法处理自己的事务,则应根据患者的情况采取必要的、适当的措施来确保患者利益不受侵害。

关于医方职责,《原则》的相关规定如下。

(1) 精神病院应能得到与其他保健机构相同的资源,其环境和生活条件应尽可能接近同龄人正常生活环境和条件。主管当局应经常对精神卫生机构进行检查,以确保其条件符合对患者的治疗和护理要求。

(2) 医方应以国际接受的医学标准为依据确诊一个人是否患有精神疾病,不应以与精神健康状况无直接关系的因素(包括政治、经济、社会地位、文化、种族、宗教团体、家庭矛盾、职业冲突、思想观念、宗教信仰冲突、既往病史)为依据。

(3) 未经法定程序,医方不得强制进行精神疾病的医学检查。应尽一切努力避免非自愿住院,贯彻"限制性最小"的治疗原则,除非经授权的合格精神卫生工作者确诊该人有精神疾病,并认为:因患有精神疾病,很有可能即时或即将对患者本人或他人造成伤害;或一个人精神疾病严重,判断力受损,如果不接受入院治疗或留观,将很可能导致病情严重恶化,该诊断经第二位独立诊断的合格精神卫生工作者同意。非自愿住院应接受定期复查。

(4) 医方应以国际医疗道德为标准,以保护和提高患者个人自主能力为导向,以适合患者文化背景的方式提供治疗和护理,绝对不得滥用精神卫生知识和技能。治疗和护理应按预定方案进行,此方案由专业医疗人员提供,需与患者共同商议,定期审查,必要时加以修正。药物疗法应以治疗和诊断为目的,符合患者的最佳健康需要,不应以惩罚或便利他人为目的。

(5) 未经正式批准程序,医方不得实行躯体束缚或非自愿隔离。禁止绝育。禁止对非自愿患者进行临床试验或试验性治疗、精神外科及其他侵扰性和不可逆转的治疗。未经知情同意或者独立审查,不得施行重大内科或外科手术。

二、世界精神病学协会《夏威夷宣言》和《马德里宣言》

1950 年,世界精神病学协会(World Psychiatric Association,WPA)在巴黎成立。它旨在向精神卫生和精神疾病保健护理领域的工作者传播必需的知识和技能,并制定和推动精神科实践中的道德规范。1997 年,中华医学会精神科分会以团体成员的身份加入该组织。世界精神病学协会每三年举办一次世界精神病学大会。大会于 1977 年通过了关于精神病学医学伦理的原则——《夏威夷宣言》,1983 年在维也纳大会期间进行了修订;1996 年通过了精神科医师的道德准则——《马德里宣言》,1999 年通过了特殊的道德准则——《马德里宣言的补充》,2002 年又对特殊的道德准则增加了三个条款,2005 年大会继续增加了四个条款。就精神科实践中的道德规范而言,联合国相关文件侧重于精神病患者角度,世界精神病学协会相关文件则更多侧重于精神科医师角度,两者共同构成了一个实践中可资遵循的、日益完备的伦理指南。

《夏威夷宣言》和《马德里宣言》及相关文件的具体内容概述如下。

(1) 精神病学的宗旨和任务是为精神病患者提供最好的治疗,使他们获得康复和促进他们的精神健康;精神科医师通过提供那些符合公认的科学知识和道德原则的最佳治疗方法来为患者服务;精神科医师应该有权利通过独立评估一个人的精神状况和根据最佳和以证据为基础的治疗原则,制订有效的治疗和管理方案,充分发挥自身的专业技能;精神科医师作为医学工作者必须意识到精神科专业的特殊道德要求;作为社会成员必须倡导公正和平等地对待精神病患者,倡导社会正义和人人平等。

（2）精神科医师与患者的关系应是一种以相互信任和尊重为基础的合作伙伴关系,治疗应由患者自由地和知情地做决定。精神科医师的责任就是要为患者提供相关信息,使其能按自己的价值观和喜好来作出合理的决定。病重者若不能建立这种关系,也应像给儿童进行治疗那样同患者亲属或为患者所能接受的人进行联系。在任何情况下,精神科医师都不得利用治疗的特殊权威或患者的性欲望逾越临床界限,与患者发生任何形式的性行为。在司法鉴定和评估业务中,精神科医师应向患者说明这种三角关系的性质及业务目的。精神科医师不得有任何基于种族或文化的歧视。

（3）精神科医师不得施行非自愿治疗,除非患者因病重不能表达自己的意愿,或严重威胁到患者和（或）周围人的生命。强制治疗应由独立的或中心的法律团体经常过问,并寻求法律咨询以维护患者的尊严和权利。只要条件允许,治疗就应及时取得患者或其亲属同意。精神科医师应把病情的性质,拟作出的诊断、治疗措施,包括可能的变化及预后告知患者或其亲属。

（4）精神科医师从患者那里获悉的谈话内容,在检查或治疗过程中得到的资料和信息均予以保密并妥善保存,未经患者或其亲属同意并采取适当保密措施,不得公布病历。这些信息只能专门用于旨在改善患者精神健康的活动。禁止精神科医师利用这些信息作为私人用途,或获得商业和学术利益。只有当继续保密有可能造成对患者或第三人严重的躯体或精神伤害时,违反保密制度才可能是合适的。

（5）精神科医师绝不能利用职权对任何个人或集体滥施治疗,也绝不允许以不适当的私人欲望、感情或偏见来影响治疗。精神科医师不应对无精神疾病的人采用强迫的治疗。违反道德原则的治疗、教学或科研计划,精神科医师应拒绝执行。

（6）精神科医师不应参与任何精神或躯体的虐待;不应参与死刑的法律判决,以及对死刑能力的评估;不应参与决定是否终止妊娠来达到选择性别的目的;不应参与或直接间接的支持任何与种族清洗有关的活动。医师在参与安乐死、器官移植、计划生育或流产的遗传咨询时应非常审慎,尊重患者的价值体系,同时提供充分的医学和精神病学信息来帮助患者作出他们自己认为是最好的决定。

（7）精神科医师应保证与媒体接触时能够庄严地代表精神科专业,并维护精神病患者的尊严、隐私和利益,能够减少患者病耻感和歧视。医师不应将任何人的精神病理学推测公布于媒体。在向媒体介绍研究结果时,医师应保证所给信息的科学完整性,并牢记他们的言辞可能影响公众对精神疾病的印象,影响精神病患者的利益。

（8）精神科医师应在与企业或第三方付款人的利益冲突中保持职业的独立性,坚决维护患者获得最佳治疗及其他相关的权利。医师应拒绝接受可能对专业工作产生不利影响的礼品。在进行临床试验时,精神科医师有义务向伦理委员会和研究对象公开他们的经费和合同内容,以及研究资助者可能获得的利益。应尽可能成立有研究者、伦理学家和患者授权代表组成的审查委员会,以保障研究对象的权利得到保护。在进行临床试验时,精神科医师必须保证他们的患者已经理解了知情同意书的所有内容。患者的受教育水平或分辨能力等不能成为省略知情同意的借口。如果患者被确定没有知情同意的能力,对其代理人也应遵循同样的原则使之知情同意。精神科医师必须认识到隐藏商业性利益对试验设计的影响,推动缺乏科学价值的药物试验,违背保密原则,制定条款来限制有关结果的发表,这些做法都可能从不同的角度侵害科学和科学信息的自由原则。

▶▶▶ 第四节　中国精神卫生立法与伦理评价 ◀◀◀

一、中国精神卫生立法概述

中国于1999年正式启动《中华人民共和国精神卫生法》立法工作。2002年,国家卫生部发布《中国精神卫生工作规划(2002—2010年)》,提出加快精神卫生立法。2007年,主要由精神科专家起草的草案报送国家卫生部,准备次年提交全国人民代表大会审议。随后,由于网络媒体的兴起,"被精神病"现象的广泛报道,相关职业群体、民间组织、法律界人士开始纷纷介入对《中华人民共和国精神卫生法》的讨论,表达自身的利益诉求和立法观点。2009 年,国务院法制办接手《中华人民共和国精神卫生法》立法工作。2011 年 6 月 10 日,国务院法制办向全社会公布《中华人民共和国精神卫生法(草案)》,公开征求公众意见。在广泛听取公众意见、几经修改之后,2012 年 10 月 26 日,第十一届全国人民代表大会常务委员会第二十九次会议三审通过了《中华人民共和国精神卫生法》。该法自 2013 年 5 月 1 日起施行。至此,中国基本形成了以《中华人民共和国精神卫生法》《中华人民共和国残疾人保障法》为主体,以地方性法规为补充,以其他相关法规为辅助的精神卫生法规体系。

作为这一法规体系中最重要的基本法律,《中华人民共和国精神卫生法》包括总则、心理健康促进和精神障碍预防、精神障碍的诊断和治疗、精神障碍的康复、保障措施、法律责任、附则,共计七章八十五条。该法的立法宗旨有三:发展精神卫生事业,规范精神卫生服务,维护精神障碍患者的合法权益。在发展精神卫生事业方面,该法规定精神卫生工作实行预防为主的方针,坚持预防、治疗和康复相结合的原则;确立了精神卫生工作实行政府组织领导、部门各负其责、家庭和单位尽力尽责、全社会共同参与的综合管理机制;鼓励和支持开展精神卫生专门人才的培养,维护精神卫生工作人员的合法权益,加强精神卫生专业队伍建设;鼓励和支持开展精神卫生科学技术研究,发展现代医学、中国传统医学、心理学,提高精神障碍预防、诊断、治疗、康复的科学技术水平;鼓励和支持各社会团体组织和个人开展精神卫生工作,提供志愿服务。该法要求在社会广泛开展心理健康教育,为职工、学生等各类社会人群提供心理咨询和辅导服务;国家建立精神卫生监测网络,实行严重精神障碍发病报告制度,组织开展精神障碍发生状况、发展趋势等的监测和专题调查工作,制定突发事件心理援助应急预案。

在规范精神卫生服务方面,《中华人民共和国精神卫生法》规定了精神障碍医疗机构的设立条件、环境要求、诊断依据、用药原则、禁止性医疗行为、就诊程序、住院出院程序及在整个治疗过程中医疗机构及其医务人员的相关权利和义务。该法规定精神障碍患者的住院实行自愿原则。诊断结论、病情评估表明,就诊者为严重精神障碍患者并有下列情形之一的,应当对其实施住院治疗:已经发生伤害自身的行为,或者有伤害自身的危险的;已经发生危害他人安全的行为,或者有危害他人安全的危险的。对于这两种危险性情形,该法规定了不同的处理程序。对于前者,监护人不同意住院治疗的,医疗机构不得对患者实施住院治疗;对于后者,患者或者其监护人对需要住院治疗的诊断结论有异议的,可以启动再次诊断,对再次诊断结论有异议的,可自主启动精神障碍医疗鉴定。精神障碍医疗鉴定确认需要住院治疗的,患者和监护人不得妨碍住院治疗,必要时公安机关可协助医疗机构采取措施对患者实施治疗。

在维护精神障碍患者合法权益方面,《中华人民共和国精神卫生法》规定患者的人格尊严、人身和财产安全不受侵犯,教育、劳动、医疗及从国家和社会获得物质帮助等方面的合法权益受法律保护,对患者姓名、肖像、住址、工作单位、病历资料及其他可能推断出其身份的信息予以保密,任何组织或者个人不得歧视、侮辱、虐待精神障碍患者,不得非法限制精神障碍患者的人身自由。患者或者其监护人、近亲属认为行政机关、医疗机构或者其他有关单位和个人违反本法规定侵害患者合法权益的,可以依法提起诉讼。

二、对中国精神卫生立法的伦理评价

由于精神疾病的特殊性,中国精神卫生的立法和实施过程必然伴随着诸多的道德争议。从伦理学的角度回顾这个过程,如下经验可资借鉴。

(1) 中国精神卫生法规总体上符合现代精神卫生政策的进步趋势,体现了对精神病患者人权的尊重。自中世纪以来,传统精神卫生政策的主要目的是借助精神病院体制对精神病患者进行社会防卫,将他们隔离在社会之外。但 20 世纪 50—60 年代之后,各国精神卫生法规经历了大规模的修订,其精神卫生政策已逐渐实现了范式转型,转而以保障精神病患者人权、帮助其恢复健康、正常融入社会生活为目的。中国精神卫生立法工作虽然起步较晚,但总体上符合现代精神卫生政策的这一进步趋势。

《中华人民共和国精神卫生法》明确其立法宗旨之一就是维护精神障碍患者的合法权益。国际上相关文件中倡导的精神病患者系列权利,如人格尊严、免受歧视、知情同意、保密等,在中国精神卫生的相关法规中大多得到了较好的落实。《中华人民共和国精神卫生法》也首次确立了住院的自愿原则,运用危险性标准对非自愿住院进行了重大限制。这些都体现出对精神病患者人权的尊重。

（2）中国精神卫生法规仍有较多专业主义色彩。精神疾病的诊治涉及患者权利、精神科医师专业权力和社会公众利益三者之间的关系。为平衡这一关系,保障患者的人权,国际相关文件都强调精神疾病的诊治,尤其是非自愿住院的诊治过程中,需要接受独立而公正的司法审查,以免出现打着社会公众利益旗号利用精神科专业权力侵犯精神病患者权利的现象。在《中华人民共和国精神卫生法》立法过程中,精神疾病诊治是否需要司法审查,是一个重大的争议焦点。从现行文本来看,《中华人民共和国精神卫生法》第三十至第三十五条在非自愿住院问题上确立了危险性标准,把危险性情形缩小为两种,排除了很容易滥用的危害公共安全、扰乱公共秩序的情形。这是一个巨大的进步。但在对危险性的判断上,其确立的诊断、再次诊断、医疗鉴定三步程序及此后的定期检查评估仍然局限在精神科医师的专业权力之内。

（3）中国精神卫生法规在监护人制度方面还存在一定的欠缺。监护人在精神病患者的诊治过程中往往拥有较大的决策权,为平衡监护人的权力、保护精神病患者的权利,国际相关文件要求按照比例原则,根据精神病患者的康复情况,以一种灵活的、定期的司法审查程序来确定监护人及其监护权的范围。在这个过程中,精神病患者有权获得律师的帮助。《中华人民共和国民法通则》规定了基本的监护人制度,《中华人民共和国精神卫生法》直接沿用了这一监护人制度,但对监护人的监督和追责程序还有待完善。

（4）中国精神卫生法规在社区精神卫生服务方面还有待完善。现代精神卫生政策要求"最少限制"的精神病治疗,其治疗的中心不再是精神病院,而是社区。国际相关文件都强调精神病患者有在社区接受治疗、护理和康复的权利;即使是需要住院治疗,患者也有权选择离亲属、社区最近的医院治疗。精神科医师应尽快尽量让精神病患者回归社区,而不是隔离在精神病院。20 世纪 60 年代以来的社区精神卫生运动已促使许多国家修订本国的精神卫生法规,明确社区精神保健的责任,增加社区精神卫生机构的建设,强化社区支持网络,减少非自愿住院,促进精神病患者尽早康复,融入社区正常生活。中国精神卫生法规在这方面也有所规定,但相关规定还有待完善。

（柳云　杨国斌）

数字课程学习

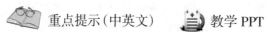 学习目标　　重点提示(中英文)　　教学 PPT　　拓展阅读　　自测题

第十五章

安宁疗护与死亡伦理

【关键词】 安宁疗护 舒缓医疗 死亡伦理 脑死亡 放弃治疗 安乐死 人体冷冻技术

人类个体生命从出生就走在通向死亡的道路上。在漫长的历史长河中,人类尝试用各种方法实现个体生命的永生,但至今仍没能摆脱自然规律的制约,人类必须接受死亡的存在。人类面临的任务就是学会面对死亡,从医学人文和道德哲学的角度对安宁疗护、死亡伦理、安乐死、人体冷冻技术等问题进行沉思、探索和实践已成为当代人类生活的重要部分。

▶▶▶ 第一节 安 宁 疗 护 ◀◀◀

安宁疗护是 20 世纪 60 年代以后兴起的一种新型卫生保健服务,英文名为"hospice care",hospice 是由拉丁文的"hospes"发展而来的,意思是"人们之间的相互照顾"。中国大陆早期译成"临终关怀",中国台湾地区译为"安宁疗护"。目前,中国学术界多数学者开始认同并接受"安宁疗护"这一名称和概念。安宁疗护在中国的兴起,不但反映了现代医学模式的转化,反映了医疗卫生事业多层次、多渠道的发展及全社会参与的趋势,更重要的是适应了中国人口老龄化现状下对老年人的伦理关注和老年人自身道德主体性的需要。

一、安宁疗护概述

1. **安宁疗护与舒缓医疗** 医学上通常把死亡的过程分为三期:①濒死期;②临床死亡期;③生物学死亡期。对患者来说,"临终"是指死亡过程中的濒死期,是患者精神上、躯体上最痛苦的时期。为了使临终患者度过生命的最后时刻,国外学者提出了安宁疗护这一概念,指的是为现代医学治愈无望的患者提供缓解极端痛苦,维护至死尊严,帮助临终者安宁走完生命最后历程,对于临终者家属提供包括居丧期在内的生理和心理关怀的一系列立体化社会卫生保健服务。安宁疗护是对临终患者全方位实行人道主义的一种新型的服务理念,使他们在生命的最后历程中,不感到痛苦和寂寞,能得到更加热情的照顾和关怀,感受到人间温暖,是社会文明的一个重要标志。

舒缓医疗又称为姑息治疗、缓和医疗,是对于不能治愈的严重疾病和终末期慢性病,密切关注患者的情绪、精神、实际需要及患者及家人的愿望,力图预防、减轻不适与痛苦,改善患者生活质量的方法,是医疗技术与人文的结合。

安宁疗护与舒缓医疗关系密切,两者的目标均是提高患者的生活质量,减轻患者的身心痛苦,尊重患者的权利和维护患者的尊严。安宁疗护中主要的治疗手段就是舒缓医疗,这种治疗不以治愈患者的疾病为目的,而是以控制患者疼痛和减轻身心痛苦为宗旨;舒缓医疗并不仅限于安宁疗护服务,还可以应用于对老年人的长期照护服务之中。

2. 安宁疗护的发展历史　现代安宁疗护的创始人是英国的桑德斯(D.C.Saunders)博士。她原为护士，在工作中发现许多老年患者自知生命无望且被医院拒之门外后产生悲伤的心理。她决心为临终患者创造一种舒适、安宁的环境与气氛，进行善终前、善终后的良好服务。她于1967年在英国伦敦创办了世界上第一家安宁疗护机构——圣克里斯托弗临终关怀医院。由于安宁疗护能给临终患者全面照护，充分体现了医学人道主义的精神，因而广受欢迎。这项崇高的事业从一开始就表现了强大的生命力，发展相当迅速。据不完全统计，1992年世界上已经有40多个国家和地区建立或正在筹建安宁疗护机构或类似机构。

中国古代曾经出现的"庇护所""养病房""安济房""普善堂""救济院"等都带有慈善和照顾患者、老年人的性质。这些机构专门收留鳏寡孤独、残疾、不能自养的老年人，或贫穷无依、不能自我生存的患者，由各级官府供给一定的口粮和柴薪，病故则给予安葬费，也能得到各种形式的殡葬服务，但较少有医疗照顾。中国古代的安宁疗护体系是在传统伦理道德和儒学、佛学、道教的基础上逐步地发展起来的，具有典型的东方文化内涵。

20世纪80年代以来，真正意义上的安宁疗护在中国开始起步，并逐渐地引起了全社会的关注。中国在1988年建立了第一所临终关怀研究中心，同年10月，上海也组建了中国内地第一家安宁疗护医院——上海退休职工南汇护理医院。随之，安宁疗护以各种形式出现与发挥作用，如1998年末，李嘉诚基金会开始每年捐资1 700万元，实施"全国宁养医疗服务计划"，旨在为贫困的癌症晚期患者提供免费的善终服务，帮助他们减少痛苦，获得尊严，安详地度过人生最后之旅。

3. 安宁疗护的伦理意义　安宁疗护之所以受到世人的关注和支持，是因为这项事业具有特殊的伦理意义，具体表现在以下方面。

(1) 是人类对自身关怀的实践表达。人的生、老、病、死是客观的自然规律，对待各个阶段，过去人们比较重视生而忽视死，对于死亡很少给予关注和研究。当代的死亡理论肯定了死亡的价值，强调坦然接受死亡，希望死得安详、舒适、无痛苦、有尊严。对毫无康复希望的晚期绝症患者，安宁疗护致力于用科学的心理关怀方法、精心的照护手段及姑息、支持疗法，最大限度减轻患者生理和心理的痛苦，使他们充实地、有尊严地走完人生的最后旅程，充分体现了人类对自身的关怀。

(2) 是人道主义在医学领域内的升华。长期以来，医院是救死扶伤的场所，以维护人的生命和促进人类健康为宗旨。但是，一些无法救治的患者，虽痛苦万分，但往往难以住进医院，即使住院也只是痛苦地延长生命而不能得到充分的关心和照顾。安宁疗护不以延长患者痛苦的生命为目标，而主要是满足临终患者和家属在生理、心理、伦理和社会等方面的需要，使患者在一个舒适的环境中有尊严地、无忧无虑地离世，使患者和亲属在心灵上都得到安慰。这真正体现了人道主义的精神，更是人道主义在医学领域内的深化和升华。

(3) 体现了生命神圣、质量和价值的统一。人为自身、为他人、为后代而创造、奋斗、拼搏了一生，在生命临终时能受到应有的关心、照顾，体现了生命的神圣。同时，在一个舒适、无痛苦的环境中度过临终生活，提高了生存的质量。最后，在尊严的环境中离开人间，提高了生命的价值。因此，安宁疗护体现了生命的神圣、质量和价值的统一。

(4) 符合医疗改革发展的趋势。国家的卫生体制改革，其中的重要内容之一，就是合理利用有限的卫生资源，为更多人的健康提供有效率、有质量的服务。安宁疗护的实施，一方面改变了人们旧的死亡观，另一方面可以节约有限的医疗资源，减轻国家、集体和患者的经济负担，还可以使被临终患者束缚的劳动力得到解放，符合中国医疗改革的发展趋势和社会进步的方向。

现代安宁疗护对死亡的探讨已经突破了传统医学的范围，广泛涉及哲学、伦理学、心理学、社会学等多学科，参与安宁疗护的主体已经不限于医务人员，还包括志愿者、在校学生、社会工作者等一切具有爱心的人士，有利于医学仁爱思想的发扬。

二、安宁疗护的特点、内容和道德原则

1. 安宁疗护的特点　安宁疗护的主要目的是帮助患者在一个安静的环境里，以一种自然、平静、没

有痛苦和压力的方式从生的此岸走向死的彼岸。这一理念强调的是生命的质量,主要目标是让患者带着尊严、自由和自尊,尽量减少痛苦,心里不再害怕,在亲友的关怀中平静地死亡。安宁疗护不仅要照顾到患者,还要能从整体上照顾到患者的家庭。

与一般的医疗服务相比较,安宁疗护医疗服务有以下特点:①医务人员服务的主要对象是临终患者;②医务人员的服务不以治疗疾病为主,而是以减轻症状、支持疗法和全面照护为主;③医务人员的服务不以延长患者的生命为目的,而是以提高生存质量、维护患者的生命尊严与价值为主;④医务人员不仅要注意患者的躯体痛苦,还要注意心理关怀和社会支持;⑤医务人员不仅关怀临终患者,对家属也予以安慰和居丧照护。

2. 安宁疗护的内容　临终患者是一群特殊对象,他(她)们需要被人同情、理解和社会尊重,因此,安宁疗护不论什么形式,都必须了解患者的需要,维护至死尊严,尤其要全方位做好安宁疗护服务。

(1) 维护临终患者的权利。有些临终患者未进入昏迷状态,仍具有情感和思维,仍有自己的权利要求。例如,临终患者有权被人们以活人对待,有权以自己的方式表达对接近死亡的感受和情绪,有权参与对自己的医疗护理作出的决策,有权消除面对死亡的痛苦、孤独,有权要求以安详、尊严的方式离世,对自己的真实病情有知情权和隐私权,有权在接受死亡中获得家人的帮助,有权与相同信仰的人进行信息交流,有权要求死亡后的遗体受到尊重,有权接受那些细心、敏锐而且善解人意的医务人员照顾等。

(2) 安宁疗护教育。安宁疗护要靠全社会的理解和支持,应在社会上多渠道、多方式进行宣传教育,让人们懂得安宁疗护的意义和作用,知道做好临终患者的关怀不仅是患者子女亲属和医务人员的责任,也是社会的责任。安宁疗护教育包括两方面内容:一方面是向患者进行死亡教育,树立正确的死亡观,让患者了解死亡是生命进程的正常形式,是一种无法避免的自然现象,平静、无痛苦、有尊严的死亡才是濒死患者生命质量的合理期望和追求;另一方面,要向社会进行宣传,把安宁疗护作为人口老龄化社会的重大问题来加以关注,要加强医务人员及有关人员的心理、社会和伦理教育。

(3) 努力控制临终患者症状,尽量满足其生理需求。一是要帮助患者解除躯体疼痛所造成的痛苦,控制疼痛要做到及时和有效,应当给患者以足够有效的止痛药;二是重视对止痛术的研究,积极主动地控制和缓解患者的痛苦;三是保持患者体位舒适、身体洁净,保持周围环境安静温馨、空气新鲜、光线明亮、温度适宜,尽可能让患者享用合理膳食。

(4) 耐心做好心理护理,尽量减轻临终患者精神痛苦。对临终患者的护理,应尽量满足其安全感需求、爱的需求、自尊和实现自我价值的需求。一是表情亲切、温柔自然,可起到镇静患者的作用;二是语言恳切,真挚柔和,使患者感到时时处于关怀和体贴之中,以避免忐忑不安;三是态度诚恳,动作轻柔,医师对濒死患者应守护身边不离,以避免患者临死前的孤独感;四是宽宏大度,体贴谅解,对临终患者因痛苦折磨而导致的无礼或责难,医务人员应予以谅解;五是善解人意,对临终患者的合理要求和心愿均应尽量满足并提供方便。

(5) 认真做好家属工作,协助处理善后事宜。一是做好尸体处理,使遗容安详、衣冠整洁,这是对死者的尊重,也是对死者家属的抚慰;二是做好劝慰解释,及时安抚家属;三是为社会公益和发展科学事业而努力,在可能的情况下,尽量动员患者和劝其家属捐献尸体和器官,使死者能为更多的患者带来生的希望和幸福;四是实行优质送终服务,在有条件的医院可实行死亡的程序服务,使服务工作善始善终,让死者安息,使家属满意,并让所有关心死者的人得以慰藉。

3. 安宁疗护的道德原则

(1) 以临终者为中心的人道主义。人道主义是一种提倡关心人、尊重人、以人为中心的观念,源自14—16 世纪的文艺复兴运动。在中国伦理思想史中,儒家的"仁爱"、墨家的"兼爱互利"、道家的"常德不离"、《黄帝内经》中提出的"天覆地载,万物悉备,莫贵于人"等,都是早期人道主义思想的结晶。医学人道主义观念把医学看作全人类的事业,谴责和反对不道德的行为,提倡关心、同情患者,为患者服务。1975 年,第 29 届世界医学会通过的《东京宣言》明确指出,实行人道主义而行医,医师在任何情况下,绝不赞助、容忍或参与折磨行为、虐待或非人道行为。

（2）尊重临终患者权利。患者权利就是作为患者应该得到保障的权力和应该享受的利益,如因病免除某些社会义务的权利、获得治疗的权利和享有医疗卫生保健的权利等。坚持知情同意的原则,实质就是为了维护患者的权利。安宁疗护中的知情同意权,是指患者有权要求治疗,也有权拒绝治疗。患者在意识清醒、能够自己行使权利时,医务人员要尊重患者的选择。患者有意识障碍,不能正确地行使自己权利的时候,可以按患者的预嘱执行。

（3）尊重临终患者人格。尊重原则是一条基本的伦理原则。尊重临终患者是医务人员无条件的道德义务,受到尊重是临终患者无条件的道德权利。医务人员只有尊重临终患者及其家属,才能取得他们的信任。只有尊重,才有可能建立起真诚的医患关系,才能使医疗行为正常进行。尊重临终患者及其家属,会有助于使其自尊自重,也正是因为这种尊重,才能使医务人员有一种尊严感和自豪感。

（4）对临终患者的整全关怀。临终患者是极度痛苦且烦躁不安的。因此,对临终者的关怀应全方位、多角度地进行,即实现整全关怀。除用必要的药物来缓解或解除其痛苦外,主要应从心理上关怀、疏导,用爱心去抚平患者的痛苦。在对临终患者家属的关怀中,医务人员应当给予同情、尽可能的便利、满足和帮助,给予必要的安抚和鼓励。在临终阶段,可指导家属参与护理。家属参与护理,对患者既是一种心理支持,也是一种情感关怀,这也是一种对临终患者关怀的形式。使家属不仅了解了患者的心情,还对病情转化或临终阶段出现的变化也有充分的心理准备,也能使他们在亲人离世前充分尽到道德义务,在心理上得到抚慰,不致因亲人去世而造成极大的悲痛。

三、安宁疗护的运行模式与未来

1. 安宁疗护的运行模式

（1）以乡村家庭为基础的模式。即依靠乡村全科医师为广大农村临终患者提供安宁疗护服务的模式。面对广大农村的现实需求,乡村家庭为基础的模式在尊重中国文化背景、有利于老年人及其家庭的利益和社会卫生资源的公正分配上具有重要意义。然而,由于广大农村地区所设床位非常有限,该模式缺乏有力的政策和资源支持,尚未在大多数农村地区展开。

（2）以社区家庭病床为基础的模式。即社区医务人员以社区居民为服务对象,在建立家庭病床的基础上,为生命即将结束的患者及其家属提供全面的安宁疗护服务的模式。此模式适合中国现代医疗服务观念,符合合理配置现有医疗资源和解决医疗浪费的迫切需求。然而,该模式下的医护服务缺乏统一的标准,如收治标准不合理、护理工作程序散乱、内容单一和缺乏系统性,往往着重于症状控制。同时,家属需在此模式中承担主要的护理内容,但由于缺乏相关医学知识,将承受一定的心理压力。

（3）以医院为基础的模式。此种模式目前在大多数综合医院以老年科舒缓医疗、安宁疗护或医院临终关怀小组的形式存在,在医院内另设病房或以短期住院等方式提供照顾和专业技术支持,患者散居于各科室;在社区卫生服务机构则以专设安宁病房的形式存在。此模式是安宁疗护得以实施的现实模式之一,服务对象基本以晚期肿瘤患者为主。其优点在于依托综合医院或社区卫生服务中心的专业、技术、服务和资源优势,缺点在于缺乏统一标准,各医疗机构往往根据自身的条件来提供不同形式的服务,发展不平衡。

（4）以养老院为基础的模式。此种模式以养老院为依托开展安宁疗护服务,由于机构具有福利性质,服务对象有其特殊性,是安宁疗护得以实施的另一重要现实模式。其优势在于能够结合临终患者的具体情况,侧重临终护理,服务上具有优势。缺点在于患者进入渠道受限,由于不是专门的医疗机构,许多需要安宁疗护的患者或者因为不了解,或者因为观念上或经济上的因素,未能及时送到此类机构接受安宁疗护服务。

2. 中国安宁疗护事业的困境

安宁疗护是人口老龄化趋势的必然要求。然而,中国的安宁疗护事业与发达国家或地区相比尚存差距,也受到一定限制和困扰,尤其在伦理方面表现突出。

（1）中国传统文化内涵的生死观是阻碍安宁疗护发展的重要因素。中国某些民众尤其是老年人深受传统文化思想的影响,对死亡始终采取否定、负面态度,甚至不可在言语中对死亡有所提及,认为死亡是不幸和恐惧的象征。对死亡的真实意义缺少理解和认识,对死亡的存在缺乏足够的理性,难以接受死亡的观念,影响安宁疗护事业的发展。

(2) 中国传统的养老模式下形成的孝道观念是阻碍安宁疗护发展的主要因素。中国传统的养老模式以家庭养老为主,形成了"养儿防老"的传统观念,同时也形成了特殊的孝道观,如子女要对老年人"养老送终",传统上常常把父母临终时子女是否亲自在身边服侍送终作为评价其是否孝敬的重要标准。在这种模式下的孝亲观,通常不太关心老年人的自身感受和道德诉求,年轻人会认为将老年人送到安宁疗护机构是一种不孝的行为,老年人只要有子女在身边一般也不会到安宁疗护机构,客观上成为阻碍中国安宁疗护发展的重要因素。

(3) 缺乏完善的伦理支撑是阻碍安宁疗护发展的因素之一。目前中国正处于社会转型时期,出现了传统道德与现代道德冲突等现象。从宏观角度来看,中国在安宁疗护的微观层面上还没有完全形成积极的伦理环境。而安宁疗护本质上需要伦理支撑,安宁疗护规范伦理的待完善,必然会在一定程度上制约中国安宁疗护事业的发展。

(4) 老年人自身的道德教育的滞后也是阻碍安宁疗护事业发展的因素之一。老年人的道德教育是中国伦理教育易于忽视的一面。老年人作为社会的长者,为社会、家庭工作一生,有着丰富的人生经验和知识,然而,社会的进步和道德价值观念的变迁,都要求老年人不断接受社会的新发展,认可、容纳、接受新的道德理念。现实中普遍认为是老年人已经不再需要理解和接受新的道德规范,加上传统文化观念的影响,老年人难以在观念上接受安宁疗护这一新事物。因此,部分老年人的观念滞后,必然会制约安宁疗护事业的发展。

当然,除以上伦理方面的障碍外,还有其他影响因素,如对安宁疗护服务的政策和经济支持力度不足、对公民安宁疗护知识普及不够、对家属关怀的缺失限制了安宁疗护服务的发展等,都在不同程度制约着中国安宁疗护事业的发展。

3. 安宁疗护与舒缓医疗的未来

(1) 安宁疗护是一项伟大、造福于人类的事业,舒缓医学将被更多人接受。安宁疗护既是社会公益,又是卫生事业的重要组成部分,关系社会建设和发展的重大问题,需要各级政府、社会团体和社会成员共同努力,加大对安宁疗护宣传的力度,加大对安宁疗护的经济投入,兴办和健全安宁疗护机构,把安宁疗护事业向前推进。与此同时,舒缓医学作为实现安宁疗护的重要治疗手段,在医疗实践中将得到加快发展。

(2) 安宁疗护和舒缓医学将走向制度化发展的道路。缺乏制度建设不仅制约安宁疗护的发展,也会增加从事舒缓医学医务人员的风险,如谁来判断患者是否符合缓和医疗条件,在患者陷入昏迷后又由谁来代替申请,以及相关医师作出伤害患者的行为时又该如何问责等。随着各国政府的重视和安宁疗护事业的发展,制度建设会越来越完善。

(3) 安宁疗护是需要人人参与的一项光荣事业,舒缓医学将走向专业化。人人关心安宁疗护事业,尽力参与安宁疗护,为安宁疗护事业的发展、人类的生命健康和人类社会的进步作出贡献是每个社会成员的责任。应动员全社会的力量,大力开展死亡教育和安宁疗护知识的普及和宣传工作,扩大安宁疗护在公众中的影响,引起社会的重视和关注,使人们逐渐树立起与时代相适应的死亡观;加强对安宁疗护专业人员的培训,编写相关科普文章、教材,举办各种培训班、讲习班,在医科院校增设"死亡学""安宁疗护"等课程,逐渐形成一支安宁疗护的专家骨干队伍;设立安宁疗护学科专业,加强对安宁疗护基本理论的研究,对传统生死观、死亡哲学、人性、医学模式、医学目的、安乐死、患者权利、安宁疗护服务模式、大卫生观、姑息治疗、善终、社会效益和经济效益等进行全面的研究。舒缓医学是实现安宁疗护的重要载体,需要确定舒缓医学的实施规程,以专业化的标准来对多学科进行整合管理,实行遗嘱和预嘱制度,使舒缓医学在实践的治疗、操作、管理和善终等各个环节上规范化和科学化,为安宁疗护的实施提供有力保障。

▶▶▶ 第二节　死亡伦理 ◀◀◀

死亡是人生命运动的特殊形式,是人生历程的一个重要阶段,人类必须或被迫选择一定的态度和方式去面对它。

一、中西方文化中的死亡观

(一) 西方文化中的死亡观

1. 古希腊哲学的死亡观　古希腊哲学一直围绕着死亡本性问题进行讨论,苏格拉底(公元前469—前399)认为,对人来说死亡是"好坏尚未分晓的境界"。苏格拉底在死亡问题上坚持"自知其无知"的原则,"对于死亡本性,我不自命知之"就表明了他对死亡本性问题上的不可知论的立场。苏格拉底的学生柏拉图(公元前427—前347)对死亡的定义是:死亡是灵魂从身体的开释。在柏拉图看来,灵魂是自由自在并且永恒存在的,在某种程度上受到了肉体的牵绊和束缚而丧失了自由的属性,当死亡降临的时候,灵魂反而得到了解放,重新恢复了自由的属性。

2. 德国古典哲学的死亡观　德国古典哲学是连贯近现代哲学的枢纽,对死亡的思考在西方哲学史上处于至关重要的地位。德国古典哲学的主要代表人物有康德(1724—1804)、黑格尔(1770—1831)和费尔巴哈(1804—1872)。康德对"灵魂不死"的理性证明提出了质疑,他认为灵魂不死既没有得到理性证明,也根本无法被证明。但他主张灵魂不死虽然在理性逻辑上没有确定性,却有道德的确定性,即认为只有假定灵魂不死时,至善即德福的一致才在实践上是可能的,因此,灵魂不死是实践理性的一个公设。黑格尔提出"生命是意识之自然的肯定,死亡是意识之自然的否定"这一命题,他认为死亡就是精神同自身的和解,是否定和肯定的统一,死亡是一种扬弃。而德国最重要的唯物主义哲学家费尔巴哈强调死亡和生一样属于人的本性,认为在死亡面前人人平等,而人生就是一个不断死亡的过程,断言"生命的每一个新阶段,都是前一阶段的死亡"。

3. 存在主义哲学的死亡观　存在主义是现代西方哲学中影响最大的哲学流派之一,其对死亡的思考对理解现代西方哲学的死亡观具有重要意义。存在主义的主要代表人物有海德格尔(1889—1976)和萨特(1905—1980)。海德格尔认为,"死亡是一种与众不同的悬临",是一种"此在的结束",死是终结,是"大全";死亡是人的"最本己的可能性",它是世上最私有的事,任何人也替代不了。在海德格尔看来,死亡对于生命具有重要的意义:一个人只有认识到自己的死,才能充分意识到自己的存在,从而使他保持自己的个体性,推动他从日常共在的沉沦状态中超拔出来,"本真地为他自己而存在"。与海德格尔不同,萨特认为,"死亡不是自身存在固有的可能性,而是一个偶然的事实"。也就是说,死亡是从外面降到人们身上的、没有任何理由可言的、偶然的、荒谬的事实。既然死亡只是外在于生命的偶然事实,它就"不能从外面把意义给予生命"。对于萨特来说,赋予生命意义的不是死亡,而是人自身。总的来说,存在主义哲学家承认个体死亡的不可避免性,他们关注个体在今生如何生活,要求人们直面死亡,向死而生,把死亡同个体的筹划和自由联系起来,从而把西方死亡哲学提升到新的高度。

4. 后现代文化与死亡哲学　后现代文化观念中的一个流派主张,无论生存还是死亡都没有实际的价值和意义,这就将现世的死亡现象虚无化,消解了人作为存在的意义,同时也消解了个体死亡的普遍性和个体性,陷入对人的存在与死亡不可言说和无限茫然的境地。这种对于古典主义死亡哲学的反动,实际上隐含了一种生命形式的"清空"及对死亡圣化的背叛。

根植于时代和现实的哲学并没有停止对死亡现象的理性思考,哲学与生命伦理学将会更加关注人的生存和死亡问题。现代死亡哲学也将会基于科学主义和人本主义的统一,不仅关注人的历史文化、政治社会、生命政策、人伦德行,还致力于死亡的生理、心理、伦理、社会、精神哲学的统一,集合生物医学、心理学、人类学、伦理学、政治学、经济学、社会学、历史哲学及宗教神学等各学科,进行综合的研究。

（二）中华文化中的死亡观

与西方文化相比较,中华文化的优势在于它从哲学、科学的角度上揭示宇宙、社会、人生的本质和意义,既是充分说理的,又可以让人进行实证。在对待死亡的阐述上,形成了儒家、道家和佛教三大代表性观点。

1. 儒家的死亡观　儒家认为"人命至重,有贵千金""身体发肤,受之父母,不敢毁伤,孝之始也",人生命的贵重是神圣不可侵犯的。对于死亡的态度,儒家认为"死生有命,富贵在天"(《论语·颜渊》);"不知命,无以为君子"(《论语·尧曰》)。孟子说:"莫非命也,顺受其正"。孔孟的"天命论",相信人的生死受制于一种人不可抗拒的外在力量,这种不可抗拒的外在力量就是自然规律,人们在这种"天命"面前显得无能为力,不能强求,只能安然处之。"舍生取义""志士仁人,无求生以害仁,有杀身以成仁"等都是儒家死亡观的具体论述。儒家的死亡观在特定的历史时期起到过一定的积极作用。尊重人的生命,不惧怕死亡,舍生取义,应被继承和发展。

2. 道家的死亡观　老子认为"出生入死"。出世就是生,入地就是死,这一切不过是自然而然的变化。不只是人才有生死变化,万事万物都有生死的变化,"万物将自化",人也应该顺应这普遍的自然而然的变化。老子是以万物自然变化的普遍规律来削平人的死亡意识,让人们像万物一样顺从地接受自身必然的变化。人终归一死,要排斥死亡是无济于事的,片面地恋生、求生是不可能的。老子在《道德经》第五十章中指出:"生之徒,十有三;死之徒,十有三;而民生生,动皆之于死地,亦十有三。夫何故?以其生生之厚。"因此,必须将死的变化纳入生死大化之中,纳入"万物将自化"的规律之中,才能够真正地解决死的危机。愈是放弃自身的生存忧虑,自身愈加接近于道,接近于生命的本源,从而超越生死的烦扰和局限。

3. 佛教的死亡观　佛教以轮回报应说给对生死问题进行阐释。

二、死亡与死亡标准

（一）死亡的本质

一般而言,人们把死亡理解为生命的结束、终止或消失。但就医学上看,人的死亡,需要了解准确的死亡过程,确定哪一个时刻是死亡的分水岭,确定哪一个标准更符合生命结束的本质。因此,将死亡理解为"生物生命的结束"是不够严谨的。有人因此进一步提出把死亡定义为"身体的生理系统不再构成一个整合体",或"整体的有机体功能之永久的丧失"。尽管一个人的个别器官及身体细胞仍有生命,但如作为一个整合体的生命已告结束,则某人便已经进入死亡。哲学家则认为这个定义太过于偏重人的生物性,没有把人的死亡与其他生物的死亡分开来处理。他们提出了其他定义,如"万物之灵的死亡""意识永久的消失"等。现代死亡定义将人的生物性和社会性相结合,提出死亡是个体生命终结和自我意识的丧失,是一个不可逆的过程。

（二）心肺死亡标准

长期以来,人们都是以心肺功能作为判断生命本质的标准,因此个体心搏、呼吸停止就成了死亡的判定标准。这种观点在人类历史上延续了数千年,直到 20 世纪 50 年代,人们还普遍接受"血液循环的完全停止,呼吸和脉搏等生命活动终止"的死亡概念。时至今日,一些国家仍然用心肺功能作为判断死亡的最终标准。长期以来,中国也是一直是把心搏、呼吸停止、反射消失作为判定个体死亡的标准。《辞海》对死亡的定义也是心搏、呼吸停止。目前,中国临床医师判断患者是否已经死亡及司法实践中的认定死亡,仍主要是传统的心肺死亡标准。

（三）脑死亡标准

1959 年,莫雷(Mollare)等在对不可逆性脑昏迷所做的详细描述中首次提出了脑死亡标准,具体是指人脑受到不可逆的损伤先于心搏、呼吸停止而引起死亡。随着医学科学技术的不断进步,特别是 1967 年南非医师巴纳德(Barnard)首次成功地施行了心脏移植手术,人们认识到原有的死亡标准必须加以修改。1968 年,美国哈佛大学医学院特设委员会发表报告,提出了脑死亡诊断标准,即哈佛标准:一是没有感受性和反应性;二是没有自主呼吸运动和呼吸;三是诱导反射消失;四是脑电图呈等电位;并且在排除了体温低于32摄氏度及服用大量中枢神经系统抑制性药物后,经24小时连续检测无变化即可判定脑死亡。同年,由世界卫生组织建立的国际医学科学组织委员会规定的死亡标准与哈佛标准基本一致:一是对环境失去一切反应,二是完全没有反射和肌张力,三是停止自主呼吸,四是动脉压陡降,五是脑电图平直。1971年,美国提出脑干死亡就是脑死亡的概念。1976年,英国皇家医学会制定了英国脑死亡标准,提出脑干死亡为脑死亡,比不可逆昏迷前进了一步;1979年,明确提出患者一旦发生了脑死亡便可宣告其已死亡;1995年,正式提出了脑干死亡标准。

1980年中国学者李德祥提出脑死亡应是全脑死亡,从而克服了大脑死亡(不可逆昏迷)、脑干死亡等脑的部分死亡等同于脑死亡的缺陷,这一观点已获中国学者普遍认同。1988年,中国医学界开始正式提出"脑死亡"立法问题。1995年,在武汉召开的全国器官移植法律问题专家研讨会议上,与会专家提出了《器官移植法(草案)》和《脑死亡标准及实施办法(草案)》。这两个草案已报送中央决策部门,但由于死亡标准的确定关系人的基本权利和严肃的法律问题,步入立法程序还有相当复杂的工作要做,中国学界普遍认为暂时还不宜将脑死亡作为死亡的标准。2002年8月,起草制定的"脑死亡诊断标准"初稿已经完成。2018年9月29日,对于脑死亡立法的提案,全国人大教科文卫委员会在信函回复中提出,同意脑死亡立法提案,并指出"不一定采取单独立法的形式,可以采取二元死亡的标准,在现行法律中增加脑死亡和心死亡的规定,给死者家属一定选择权。建议有关方面在制定或修订相关法律时予以认真考虑"。

三、脑死亡的伦理问题

脑死亡的标准是个严肃、复杂的问题,必须有明确的病因,达到一定的临床诊断标准,经过一系列确证试验方可确诊。由于世界各国在思想、文化等方面的差异,脑死亡的诊断标准及其接受程度不尽相同,确立脑死亡标准还面临着很多伦理问题。

(一)确立脑死亡标准的伦理学意义

人与动物最本质的区别在于人具有自我意识,如果一个人永久地失去了意识,没有思维功能、感觉、知觉和情感体验,他的真正生命应该说已经停止,作为人的生存价值也随之丧失。以脑死亡为人死亡的标准,意味着意识功能是否存在成为人是否死亡的重要条件,有利于从人的本质特征去确定"人"的存在。

1. **有利于对人的生存权利的维护**　以脑死亡作为人死亡的标准,有利于在患者的脑死亡阶段到来之前,竭尽全力抢救患者,或者使患者劫后余生,得以康复;或者抢救无效,毫无遗憾地死亡。呼吸和心搏停止并不表明人体必然死亡,而人的大脑一旦处于不可逆的昏迷状态,死亡则在所难免,所以脑死亡标准比心肺死亡标准更加科学和准确。

2. **有利于人体器官移植,满足现代医学对某些活体的需要**　器官移植术的发展已使医学对供体的需求量与日俱增,移植用的尸体器官必须非常新鲜,所以时限要求较高。确定脑死亡标准,可以保证使那些大脑已经死亡,但其他主要脏器短期内尚未死亡的人成为新的供体来源。由于中国尚未确立脑死亡标准,活体器官来源还十分有限。

3. **有利于医药资源和人力资源的合理利用,减轻社会和家庭的负担**　过去由于心脏停搏和自动呼吸停止而必然死亡的患者,今天却可以在价格昂贵的机械复苏术、器官移植术等措施作用下维持生命,先进的生物医学技术救活了许多本来"死亡"的患者,延长了不少临终患者的生命。有观点认为,如果延长的是无意识的"植物性"生命状态,实际上也失去了延长生命的意义,也就等同于浪费了医药资源,在目前医疗需求与医药资源供给不平衡的状况下,也意味着变相剥夺了其他人享受医药资源的机会。确定脑死亡标准,在一定程度上会克服这种弊端,使有限的医药资源和人力资源得到更为合理的利用。

(二)脑死亡诊断标准立法工作的推进

尽管脑死亡标准在世界各国引起了较大的争议,但是接受脑死亡标准的人数慢慢增多,在医学上接受脑死亡标准的国家,截至20世纪90年代末期已经有35个,但在法律上承认脑死亡的国家仅有13个,而且规定不一。伴随着人们观念的进步,越来越多的国家以立法的形式确定了脑死亡诊断标准。截至

2019 年,全球有 100 多个国家制定了脑死亡标准,其中有几十个国家通过了脑死亡立法。从世界范围来看,脑死亡诊断标准的立法工作还有很长的路要走。

▶▶▶ 第三节　放弃治疗与安乐死 ◀◀◀

一、无效治疗与放弃治疗

人类虽有消灭死亡的梦想与追求,但在死亡来临之际,医学的很多努力可能是徒劳的,是继续无效治疗还是放弃治疗便成为需要思考、抉择的事情。

(一) 无效治疗与放弃治疗的概念

1. 无效治疗　从广义上讲,凡不能达到治疗目的的治疗措施均属于无效治疗。在医学伦理学视野中,无效治疗可分为三个层次:①对脑死亡或大多数处于植物人状态的患者进行的生命支持和对症治疗措施,包括呼吸循环支持技术、营养支持治疗等;②在患者生命的终末期,当现有医疗条件已经无法逆转死亡进程,可以维持患者的意识状态,但预后判断或治疗后证实患者无法脱离生命支持或监护状态的生命支持技术;③短期内观察不到病理生理改善,又无严谨的科学证据证实可以改善的治疗措施。

2. 放弃治疗　一般说来,对可治愈或不可治愈患者终止继续治疗即为放弃治疗。狭义的放弃治疗仅指对那些完全没有治疗价值的患者放弃或撤除一切治疗和抢救手段,让其自然、有尊严地离世。放弃治疗大致可分为三种情况:①患者已确诊患不可医治的绝症且时日不多,医师劝其不入院治疗;②患者自知治愈无望,要求出院,医师遵从其愿望,准予出院;③医师应患者或其家属的要求,对治愈无望的终末期患者只做一般的护理而不再采取积极的医疗措施。

(二) 无效治疗和放弃治疗的判定

判定无效治疗和放弃治疗应依据临床医学标准,以保证其科学性和准确性。但由于医学自身的局限性,目前尚没有完全科学、量化的指标体系。临床判断主要依赖医师的能力和经验,而不同的医师会作出截然不同的判断。

在医学判断的基础上,人们的生命价值观是判定无效治疗和放弃治疗的伦理依据。处在不同地域、文化背景和社会环境中的人们,会基于各自对生命价值的理解对无效治疗、放弃治疗作出判断和选择。由于患者及其家属享有充分的医疗自主权,他们的态度在无效治疗和放弃治疗方面起决定性作用。

社会环境因素是判定无效治疗和放弃治疗的社会依据。例如,患者的经济状况过差,可能导致对一些有治疗价值的疾病放弃治疗;而患者的特殊社会身份、地位,也可能导致对无治疗价值的生命的积极维护;患者的信仰、社会的经济文化水平都可能影响无效治疗和放弃治疗的决策。

(三) 无效治疗和放弃治疗的伦理冲突

支持者认为,拒绝或放弃无效治疗有以下理由:第一,使患者的人格尊严受到尊重,保证死亡质量;第二,避免医疗卫生资源的浪费和不必要的家庭经济负担;第三,医师在面对依靠先进仪器设备维持的治愈无望的患者时,应该充分考虑其真正需要进而重新考虑自己的职责;第四,当预见到或实际上一个人的生命完全靠技术去控制和维持时,他有放弃治疗的自主权。总之,终止无效治疗和放弃治疗能够体现对生命的尊重,也符合公正原则。

反对者认为,放弃治疗实际上就是放弃对生命的拯救,违背医师职责,与生命神圣论、人道论、美德论、义务论相悖;放弃治疗可能使患者失去治疗的机会,不利于医学科学研究和发展;放弃治疗会加重患者的心理负担和精神压力,也会使家属承受违背孝悌的恶名;放弃治疗会为个别人假借放弃治疗之名行草菅人命之实提供机会。

(四) 终止无效治疗和放弃治疗的对策与程序

1. 终止无效治疗和放弃治疗的对策　加强法治建设,推进终止无效治疗和放弃治疗方面的立法,建立放弃治疗专家委员会及评判制度;通过多种途径对公众进行生命观、死亡观、社会公益观等方面教育,使之能够正确理解、理性面对死亡;加强对医务人员尊重生命、尊重患者自主、保护患者利益、公正与公平等原则问题的教育。

2. 终止无效治疗和放弃治疗的程序

(1) 生命质量综合评估。患者病情须两名以上主治医师作出评估。

(2) 患者或代理人放弃治疗的意思表示。患者有放弃治疗的明确意思表示或以书面、口头、录音、录像等形式预先表达了放弃治疗的愿望。如果患者无决定能力且未预先作出意思表示,则由代理人表达相关愿望。代理人次序为:配偶、子女、父母、兄弟姐妹等。代理人必须具有完全民事行为能力,与患者无感情和利害冲突。

(3) 医务人员评估患者或代理人放弃治疗意思表示的真实性,并进行必要沟通和确认。

(4) 医务人员作出放弃治疗的决定需记录决定过程,改变决定须有两个无利害关系的证明人在场并记录。对决定发生异议的,由放弃治疗专家委员会或伦理委员会对决定的有效性进行审查。

(5) 医务人员完成放弃治疗的相关医学事项。

二、安乐死

面对一个病魔缠身、治愈无望、极度痛苦、濒临死亡的患者,是不惜一切代价维持他的生命,还是遵从他的意愿,让他无痛苦地安然离世——安乐死,这是一个能够触动每个人心灵的问题,是医学问题,是法律问题,也是医学伦理学的重要课题。人终有一死,既然死亡无法被阻止和避免,公开、认真地研究如何"优死",是人类理性的觉醒,是人类驾驭生命过程的一种积极努力。

(一) 安乐死的定义与分类

1. 安乐死的定义 "安乐死"一词源于希腊文 Euthanasia,原意是指"快乐地死亡"或无痛苦地死亡,也有人译为"无痛苦致死术"。安乐死有两层意思:一是作为一种死亡的状态,指无痛苦地死亡,安然离世;二是指无痛苦致死术,就是为结束不治之症患者的痛苦而采取医学特殊致死措施。

在现代意义上关于安乐死的定义很多,这些角度各异的定义使公众获得安乐死的大体认识:安乐死是一种特殊的死亡类型或死亡方式;安乐死必须符合一定的条件,有充分的证据使医师确信患者所患的疾病是现代医学无法医治的,并且患者正遭受着难以忍受的痛苦;患者死亡的首要理由是终止该患者难以忍受的痛苦,而不是其他理由;必须根据患者的理性决定和诚恳要求而进行;该患者的死亡是医师的意向所在,且医师的行动与引起该患者的死亡有直接因果关系;引起该患者死亡的手段应该是无痛或仅有最低程度的疼痛。

安乐死关系医学、伦理学和法学多个领域,综合考虑,可以给安乐死做如下定义:患不治之症的患者在危重濒死状态时,由于难以忍受躯体和精神上的极端痛苦,在患者或其家属的合理及迫切要求下,经过医师、权威的医学专家机构鉴定确定,按照法律程序,用人为的、仁慈的医学方法使患者在无痛苦状态下度过死亡阶段而终结生命的全过程。

安乐死的本质不是决定生与死,而是决定人在死亡时是痛苦还是安详。安乐死的目的是通过人工调节和控制,使死亡过程呈现一种理想状态,避免肉体和精神的痛苦折磨,使濒死患者获得舒适和安宁的感受。

2. 安乐死的分类 安乐死通常有两种分类方法。

(1) **按照安乐死的执行方式分类。** 分为主动安乐死和被动安乐死。主动安乐死是指采取某种措施加速患者死亡,亦称为积极安乐死。主动安乐死是根据垂死患者或者其家属的要求,有意识地对不可逆转的患者采取某种医学方法,让其安然舒适地死去,迅速完成死亡过程。这类安乐死也称为"仁慈助死",所采取的措施常称之为"无痛致死术"。被动安乐死是指终止维持患者生命的措施,听任患者死亡,亦称为消极安乐死。被动安乐死是对于确定无法挽救其生命的患者,在预测后果的基础上,根据濒死患者或其家属的要求,停止无望的救治,作出终止延长生命的医学处理,如只给患者适当的维持治疗,减轻其痛苦,任其自行死亡,结束患者的痛苦,故又称"听任死亡"。

(2) **按照患者同意方式分类。** 分为自愿安乐死和非自愿安乐死。自愿安乐死是指患者本人要求安乐死,或患者有过要求安乐死的愿望,或对安乐死表示过同意。非自愿安乐死是指患者没有表达过同意安乐死,这种情况主要是针对那些无行为能力的患者(如无脑儿、永久性植物人)实行安乐死,这些患者无法表达自己的要求和愿望,根据患者家属意见,由医师依据实际情况决定给予安乐死。有人把非自愿安乐死称为"仁慈杀死"。

综上,安乐死包括四种类型:自愿主动安乐死,自愿被动安乐死,非自愿主动安乐死,非自愿被动安乐死。

(二) 安乐死的历史与现实

在史前时代,人类就有加速死亡的措施,如游牧部落在迁移时常常把患病者、老年人留下来让他们自生自灭。在发生紧急战事时,还常常把他们击毙,以免他们成为俘虏而遭受敌人的残酷对待。在发生粮食危机时,有些部落还把病弱者击杀或埋葬,以此来减少他们的痛苦和部落的负担。古希腊、古罗马虽然禁止抛弃老年人的做法,但人们可以随意处置有先天缺陷的新生儿。古希腊还曾明文规定,有缺陷的婴儿一律处死,也允许患者结束自己的生命,或者由他人帮助死亡。

中世纪的欧洲,瘟疫猖獗,济贫院集中管理贫病交加的人们,面对那些痛苦不堪、濒临死亡的患者,管理者就产生了"让患者安然死去"的思想。从 17 世纪开始,人们越来越多地把安乐死指向医师采取措施让患者死亡,甚至加速患者死亡。英国哲学家、实验科学家弗朗西斯·培根(Francis Bacon)在他的著作中多次提出"无痛致死术"。哲学家休谟(D. Hume)认为,如果人类可以设法延长生命,同理人类也可以缩短生命。

从 19 世纪开始,安乐死作为一种减轻痛苦的特殊医护措施在临床实践中应用。进入 20 世纪 30 年代,欧美各国都有人积极提倡安乐死,还发起、组织了相关的运动。1936 年,英国率先成立了自愿安乐死协会。1938 年,美国成立了无痛苦致死协会。1939 年 9 月,奥地利心理学家西格蒙德·弗洛伊德(Sigmund Freud)自感疾病已无可挽救时,向医师提出安乐死的要求,最终以自愿安乐死的方式结束了自己的生命。第二次世界大战期间,希特勒在 1938—1942 年以"安乐死计划"的名义屠杀有慢性病或精神疾病的患者及异己种族达数百万人,其中大多数是犹太人。希特勒所实施的根本不是安乐死,但安乐死因此声名狼藉,安乐死运动也衰落搁浅。

自 20 世纪 70 年代起,随着医疗水平迅速提高,挽救了不少以往无法复苏的患者的生命,也使很多人的死亡由自然事件演变为医学事件。随着时间的推移,人们逐渐意识到,盲目地使用复苏术,虽然客观上延长了一些人的生命,但延长他们的生命实际上是在痛苦煎熬中延长死亡,这种救助行为有失人道主义原则。于是,安乐死又重新回归人们的视野。1967 年,美国建立了安乐死教育基金会。1976 年,国际安乐死讨论会在日本东京举行,会议宣称要尊重人的"生的意义"和"死的尊严"的权利。1988 年,中国首次安乐死学术讨论会在上海举行,会议取得了积极而有意义的成果。20 世纪 90 年代起,美国、澳大利亚等一些国家开展了安乐死的立法活动,并引发激烈争论。2001 年 4 月 10 日,荷兰议会一院(上议院)通过了安乐死法案,标志着荷兰成为世界上第一个安乐死合法化的国家。

(三) 安乐死对象的判定

安乐死对象的判定,是实施安乐死的前提条件。安乐死涉及人的生命,其实施对象的判定必须非常审慎。综合各方观点,安乐死的对象分为六类:①晚期恶性肿瘤失去治愈机会者;②重要生命脏器严重衰竭,并且不可逆转者;③因各种疾病或伤残致使大脑功能丧失的部分植物人状态的患者;④有严重缺陷的新生儿;⑤患有严重精神疾病,本人无正常感觉、知觉、认识等,经过长期治疗也不可能恢复正常者;⑥先天性智力丧失,无独立生活能力,并不可能恢复正常者。此外,还有少数意见将阿尔茨海默病患者、无治愈可能的高龄重病者和严重伤残者等也列为安乐死的对象。

对于①、②类疾病患者实施安乐死,比较容易被人们接受。对于后几类对象的争议相对较大。从医学角度讲,真正的植物人是不可能复苏的,对植物人实施安乐死似乎无可指责。事实上,无论在国内还是国外,都有被诊断为植物人的患者苏醒的病例。这些奇迹表明,如何通过诊断确定患者一定是不可复苏的植物人则成为医学难题,既然有复苏的可能,就不能轻易置人于死地。对有严重缺陷新生儿实施安乐死也有强烈的反对声音。对于有严重缺陷的新生儿,其缺陷达到何种程度才可称为严重,才可认为对他(她)实施安乐死是道德的和必要的? 在医学上还没有统一的标准。反对者认为,人的生命是神圣不可侵犯的,只要生命存在,就存在着恢复的可能,轻易结束一个有缺陷新生儿的生命,无疑是草菅人命的错误行为。至于是否应该将某些精神疾病患者、智力丧失者或阿尔茨海默病患者及高龄重病者、重残者作为安乐死的对象,很多人认为这是对安乐死的扭曲和误解,如果针对这些对象推行安乐死,必将使安乐死走入歧途。

(四) 安乐死的伦理争议

安乐死运动使伦理道德和法律面临许多新的问题,引起了激烈的争论。

1. 赞成安乐死的依据

(1) 安乐死体现了尊重自主原则。生命属于个人。人有生的权利,也有死的权利,包括选择死亡方式的权利。对于死亡不可避免而又遭受极大痛苦的患者来说,满足他们人生最后一个愿望是人道的,他们有权去选择体面、舒适的死亡方式。

(2) 安乐死体现生命质量和生命价值原则。与其让患者在痛苦中挣扎受尽折磨而死,不如让其在宁静中离世。以安乐死的方式结束质量极低的生命,符合生命质量和生命价值原则,这是对患者及其家属的尊重和满足。

(3) 安乐死节约医疗卫生资源,减轻家庭、社会负担,符合公正、有利原则。虽然安乐死的出发点是为患者解除痛苦而有益于患者,而不是为了减轻家庭或社会的负担,但客观上安乐死有利于减轻患者及家属心理上持续性的压力,有利于减轻家庭和社会的经济负担,有利于医疗卫生资源更充分、更合理地分配和使用。

(4) 安乐死符合现代医学目的和发展目标的价值取向。医学既要关注个体,还要关注群体;不单要注意生命的长度,更重要的是要提高个体和群体的生命质量和生存质量。提倡安乐死,可使针对临终患者医疗活动的重心,从维持生命转移到改善临终患者的生命质量和死亡质量,使患者在生命终止之前保持一种安宁的生存状态,安详地完成死亡过程。

2. 反对安乐死的依据

(1) 救死扶伤是医师的职责,助人死亡违背医师的职责。医务人员对患者施以死亡术,使患者在自然死亡到来之前离世,其性质就是杀人。安乐死颠覆了传统的医师形象,会损害医患关系,危及医学精神。

(2) 不可救治就不治,不利于医学科学的进步。首先,不治之症的诊断不一定准确,实施安乐死可能使患者错过自然改善的机会,错过继续治疗恢复的机会,错过利用某种新技术、新方法进行治疗的机会。其次,相对于医学科学的发展和进步而言,不治之症本是一个相对概念,医学科学发展的动因即来自征服疾病的渴望。若医学视角从"治疗疾病"转移为"因病痛而杀人",这与医学目的和医学发展的价值取向相悖。

(3) 安乐死造成社会对人的理解的功利化。每个人都有不可抹杀的独立价值,以节约和公正、合理分配医疗卫生资源为名,对患有不可治愈病症者或植物人实施安乐死,是以社会公益否定个体生命的存在价值,这是对个体生命的漠视和践踏。

(4) 安乐死并非患者的真实意愿。在很多情况下,貌似自主、自愿的安乐死要求只是一种假象。一方面,当患者处于难以忍受的病痛之时,他们往往不知道了安乐死外还可以有其他的选择,如姑息治疗等。另一方面,患者选择安乐死主要动因也许不完全由于病痛的折磨,而是出于经济上的考虑和对亲属的体谅,"自愿"很大程度上是迫不得已、无可奈何。

3. 安乐死的伦理价值

尽管对安乐死的争论没有停息的迹象,但安乐死的伦理价值已在三个方面得到大多数学者的认同。

(1) 安乐死有利于患者。目前,在世界范围内被广泛讨论的安乐死对象主要集中于脑死亡者、植物人状态的患者、濒死者、终末期患者和有严重缺陷的新生儿等。对于脑死亡者来说,他们只是作为一个生物学意义上的人存在,进一步的复苏和支持疗法只是维持一个活的生物机体,而不是维持一个完整意义上的"人",这种努力没有伦理价值。一些患不治之症而痛苦不堪的患者,特别是晚期恶性肿瘤患者,如若让他们在用尽各种先进的医疗手段治疗无效后离世,只会延续他们的痛苦与绝望。

(2) 安乐死有利于死者家属。一方面,患者家属会逐渐趋于理性,承认和接受残酷的现实,倾向于让自己的亲人早点结束濒死的痛苦。另一方面,家庭成员照顾垂危患者要承受极其沉重的心理和经济负担,客观上是一个无意义的生命在过度消耗有意义的生命,甚至在透支家属未来的生活质量。同时,家属往往处于进退两难的状态中。因此,满足患者的要求,实施安乐死,对于家属来说是一种解脱。

(3) 安乐死有利于医疗卫生资源的合理分配。一个国家的医疗卫生资源总归是有限的,医疗卫生资源的分配必须遵循公正和效用原则。实施安乐死,就可以把维持无意义生命的医疗资源节省下来用于其他有康复希望的患者身上。

(五) 安乐死立法

安乐死立法意味着安乐死的合法化。安乐死立法包括两个方面,一是技术立法,科学地制定死亡标准、安乐死的对象及标准。二是行政立法,即有关安乐死的法律程序。

1. 安乐死立法的基础　主要有三个方面:第一,安乐死的伦理价值。如前所述,安乐死具有充分的合理性。第二,安乐死是一种客观存在的社会现象。在很多安乐死被禁止的国家,社会都有对安乐死的客观需要,安乐死合法化可以使合情合理的安乐死摆脱违法性的判定。第三,安乐死立法具备广泛的群众基础。随着社会进步及科技条件的发展,安乐死问题越来越受社会的关注,公众对安乐死的认同越来越普遍。

2. 实施安乐死的医学与法律程序　荷兰安乐死法案为医师实施安乐死规定了严格而详细的医学与法律的基本程序,对有立法需求的国家和地区具有借鉴意义。①患者必须在意识清醒的状态下自愿接受安乐死并多次提出相关要求,医师必须与患者建立密切的关系,以判断患者的请求是否自愿或深思熟虑;②根据目前的医学经验,患者所患疾病必须是无法治愈的,而且患者所遭受的痛苦和折磨被认为是无法忍受的,医师和患者必须就每一种可能的治疗手段进行讨论,只要存在某种医疗方案可供选择,就说明存在着治愈的可能;③主治医师必须与另一名医师进行磋商以获取独立的意见,而另一名医师则应就患者的病情、治疗手段及患者是否出于自愿等情况写出书面意见;④医师必须按照病历规定和完备的法律程序,以医学上合适的方式对患者实施安乐死,在安乐死实施后必须向当地政府报告。

到目前为止,中国对安乐死尚未进行立法,也未颁布过有关的政策、条例。在没有法律依据的情况下,任何人(包括医师)都不能根据个人对生命伦理学的理论和观点的理解自作主张,对患者施行安乐死。否则,一方面会触犯现有法律,当事人要承担法律责任;另一方面,也会在一定程度上给社会带来负面效应。

▶▶▶　第四节　人体冷冻技术伦理　◀◀◀

一、人体冷冻技术概述

(一) 人体冷冻技术的定义

人体冷冻技术是指把人体在极低温度下冷藏起来(-196℃以下),期待未来通过解冻使人复活和得到治疗。人体低温保存的关键环节在于脑细胞的保存,要在临床死亡后4~6分钟就迅速介入,通过注入一些抗凝、抗氧化、营养神经等药物,插入呼吸机等介入,维持大脑活力。从医学角度讲,这个时间段,心搏、呼吸已经停止,但是大脑皮质细胞还没开始凋亡,体内还在进行一些新陈代谢活动,尚存微弱的循环。

人体冷冻是在实现人类永生方面所做的探索,其目的在于逆转死亡,被冷冻者以这种状态等待能够使其"起死回生"的医学科技的诞生。也就是说,人体冷冻术不是为冷冻而冷冻,其目标是能够成功复苏,而且复苏的个体是有记忆、有自我认知和个性特征的人。

(二) 人体冷冻技术的产生和发展

科研人员在1962年首次提出人体冷冻技术,这一想法来源于极为特殊的少数个案,如挪威一个滑雪者被困在冰冷的瀑布中,2小时以后被救出,当时他已经没有了心搏,但7小时之后又被救活。科研人员认为,这时人并没有真正死亡,而只是处于假死状态,死亡是一个渐进的过程,如果身体冷冻得足够快,死亡是可以逆转的。科研人员对低温生物学的浓厚兴趣与极大期待推进了人体冷冻技术的一系列研究。人体冷冻之父罗伯特·埃廷格的著作《永生不死的前景》标志着人体冷冻运动的开始。美国物理学家詹姆斯·贝德福是世界上第一个被人工冷冻的人。1967年1月12日,詹姆斯停止了呼吸,历史上第一个进行人体冷冻项目的团队开始着手实施冷冻计划:第一步是把詹姆斯放在冷水中,第二步抽干血液,第三步注射大量二甲基亚砜(冷冻保护剂),防止人体器官和组织结成冰晶,3天后把詹姆斯的遗体保存起来。

目前,人体冷冻技术的研究主要集中在美国和俄罗斯,近年有逐渐扩展的趋势。截至2015年7月31日,美国阿尔科基金会已经冷冻139名客户,其中60%为大脑冷冻,同时还有1 041名成员正等待死后被冷冻。2015年,重庆一位女作家成为中国尝试人体冷冻第一人。

二、人体冷冻术的伦理争论

自1967年第一例人体冷冻试验实施以来,有关该技术的伦理争议一直没有平息,而且每一个新的冷冻事件都会引起人们新一轮的关注和争论。当下主要的争论议题如下。

(一)人体冷冻技术的伦理属性

从事人体冷冻的科研人员认为,人体冷冻技术最现实的意义是将一些罕见的绝症患者的身体保存起来,以待有朝一日医疗技术发达时,再进行下一步的治疗和研究。但主流医学界认为,目前的人体冷冻技术不是医疗技术,仅是一种保存已故个体的方式。

(二)人体冷冻的动机

很多人认为,人体冷冻技术的核心应是复活。即便冷冻成功,解冻人体面临很大困难,目前既没有成功复活过任何人并且在不远的将来也不可能做到。人体冷冻只是一个新的商机,它很好地利用了人希望死后复生或永生的想法,创造出新的需要。接受人体冷冻需要支付高昂费用,对大多数普通人来说很不现实。但也有很多人保持乐观的态度,预料复活技术或将在30~50年后出现,人体冷冻技术对无法治愈的肿瘤患者来说是最后的机会。

(三)人体冷冻技术对生命进程的干预

人体冷冻技术的反对者认为,死亡是人类生命运动的特殊形式,也是人生命进程中最具确定性的问题,死亡一旦发生,不可逆转。人类实践活动要在必死性的背景下进行,死亡对人生命历程和社会生活具有重要意义。人体冷冻术是在尝试消灭死亡,而消灭死亡本身就是改写人的定义。如果越来越多的人选择这项技术,人口死亡与繁衍之间的平衡必然遭到破坏,物种的命运令人担忧。

人体冷冻技术的支持者认为,死亡是一个过程,只要人脑中编码的信息没有被破坏到无法恢复的程度,人就没有死。那些接受冷冻处理的是"患者",是打时间差锁定机体的退化程度,避免其进一步发展。今天的"死亡"与否,与未来的生命科学技术发展程度挂钩。况且,死亡总是在违背人的意愿的情况下发生,显示人在死亡面前的被动性。人体冷冻术有望使死亡与否成为一种选择,至少让濒死之人带着一丝希望与世界暂时分别。

(方新文　李勇　王务梅)

数字课程学习

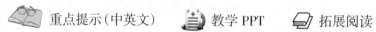 学习目标　　重点提示(中英文)　　教学PPT　　拓展阅读　　自测题

第十六章

医院管理伦理

【关键词】 医院管理伦理　医院道德风险　医院管理法治　医院伦理委员会

医院是社会的一个缩影,它是生命管理的重要机构,它从诞生那一日开始,就应该被筑造为患者恢复健康、获得救助和安慰或者安宁疗护、表达国家安民意识的行善机构和关爱身体的居所。因此,医院管理涉及的伦理问题至关重要。

▶▶▶ 第一节　医院管理的伦理问题 🖱 ◀◀◀

▶▶▶ 第二节　医院道德风险 ◀◀◀

医院管理中,道德风险是客观存在的,是不能回避的现实问题,在市场化大潮的冲击下,医疗行业也同样面临着风险与考验,这也是医疗改革中的热点问题。

一、医院道德风险的概念

道德风险亦称"败德行为",一般指一种无形的人为损害或危险;亦可定义为:从事经济活动的人,在最大限度地增进自身效用时,作出不利于他人的行动。近年来,这个术语已经引申到现实生活中的诸多领域。在医疗行业中,医患双方在信息上往往呈现出不对称的特征,信息较多的医方可能会利用自己的信息优势造成对另一方的伤害,所以,基于医疗行业的特殊性质,需要对医院道德风险加强管理。

二、医院道德风险的形式

在就诊过程中,医患双方的利益并不是完全一致的,当两者利益不一致时,医院道德风险可表现为如下两种形式。

(一) 医师的道德风险

在医疗过程中,医师向患者提供的诊疗信息难免存在着不完全的情况,在此情况下,损害患者或第三方支付机构的利益就可能出现,如大处方、大检查、有意延长住院时间和"保护性医疗"等,以及各种原因导致的误诊或漏诊、医疗伤害等,都是临床实践中医师的道德风险。

(二) 患者的道德风险

患者出于报销、开病假,甚至一些非医疗目的而寻求医疗服务的不当行为都会导致患者的道德风险。还有一种形式,是患者为了某些原因而隐瞒个人隐私,在诊疗中没有把实情告知医师,导致诊疗不畅,进

195

而也会导致道德风险。

三、医院道德风险的成因

产生医院道德风险的原因主要有以下几方面。

1. 医疗信息不对称 医师在医疗活动中占据主导地位,拥有丰富的医学知识并了解患者病情。患者往往缺乏疾病认知能力,无法直接判断和选择,大多听从医师建议。有些医师出于工作繁忙、个人懒惰、表达能力等原因,往往无法完全做到病情告知,导致了患者掌握信息不全,进而无法独立决定接受或拒绝某种治疗或检查,给医师的诱导需求提供了条件。

2. 医师的防卫性治疗 社会上的舆论和负面情绪,都会影响医师在治疗方案上的推荐和建议,由于医患关系现状及医师的自我保护心理,很多医师会选择更保险但不必要的大检查、大处方等防卫性医疗措施,从而导致了医院道德风险攀升。现实中,医师更愿意选择发生纠纷少、患者更易理解和接受的治疗或检查,但这些可能不是最适合患者的,而一些确实有益但存在一定风险的方案就会被放弃。

3. 医疗服务补偿机制 现行的医疗服务补偿机制有多种,最主要的是第三方付费的医疗保险制度。其中的道德风险表现为医患双方共谋的现象,此种行为不仅伤害整个医疗服务的供给,也严重伤害了需要得到救治的患者的服务需求。

四、医院道德风险的管理与防范

(一) 建立规范的医师道德体系

通过医院文化建设、人文技能培训等多种活动,培养医务人员崇高的道德追求,通过获得职业成就感达到品质提升,使医务人员自觉远离道德风险,以开大处方、大检查等不必要的诊疗为耻,并鼓励医务人员推荐医疗费用低、治疗效果好的诊疗方式。还可以考虑在人员招聘中增加道德标准的考核,医院管理者也应重视医师的人性化管理,引导医师建立积极、正确的道德体系。同时,提高医师作出道德风险行为的机会成本,从而达到防范和矫正"道德风险"的发生。

(二) 完善积极的绩效考核和激励机制

医院管理需要通过评价、考核等机制实现对个人的管理和促进,根据绩效奖励优秀医师是常用的激励机制。应该形成尊重医师权利、保障医师待遇、提高医师地位的社会风气,通过建立和完善正向的绩效考核和激励机制,鼓励医师主动承担责任,敢于挑战困难和风险。同时,提高政府购买医疗服务份额,提高医务人员工资收入,这也是治理医师过度医疗行为重要途径。还应注意减轻医师的工作压力、风险和心理负担。

(三) 加大医疗信息披露程度

应努力增加医疗信息披露途径。公开、透明的医疗信息披露是抑制医疗道德风险的有效途径,能够保障患者得到与医方尽可能相同的医疗信息,维护自身利益,遏制过度医疗服务。可以通过完善分级治疗制度,使患者与全科医师建立签约制度,逐渐增加其对医学知识和自我健康状况的了解和掌握,及其对检查和治疗方案的参与程度。同时,可以建立追究医疗信息披露责任的奖惩机制,对医患沟通好、善于知情告知的医师给予奖励,推广积极经验,增加医师的医患沟通能力。

(四) 防范医疗保险中的道德风险

应加强医保机构监督,对于医疗机构医保费用的使用进行全程审查监督,加大检查和处罚力度。通过多种途径,如聘请社会监督员、接受电话和网上举报、不定时抽查等方式进行稽查,严格执行医保基金专款专用。对违规行为,按规定予以相应处罚,对严重违规行为可以取消该医院承担各级医疗保险服务的资格,以有效控制医疗费用滥用。

▶▶▶ 第三节 法律法规与医院管理伦理 ◀◀◀

道德与法律是医院治理的两种重要方式。法律有效实施有赖于道德支持,道德践行也离不开法律约束。

一、医院管理法律法规的形式与主要内容

医院管理的法律法规主要是国家权力机关或国家权力机关授权的机关所制定的一系列相关的法律性质的规范性文件。其表现形式主要有：法律、行政法规、地方性法规、规章等。其主要内容涵盖：①直接针对医院、医院管理的法律法规和特定卫生法律法规。医院管理的法律法规，如《医疗机构管理条例》《院前医疗急救管理办法》《医疗废物管理条例》等；医疗技术临床运用的法律法规，如《人体器官移植条例》《人类辅助生殖技术管理办法》《放射诊疗管理规定》等；医院卫生技术人员的法律法规，如《中华人民共和国执业医师法》《护士条例》《执业药师职业资格制度规定》等；医疗损害的法律法规，如《中华人民共和国侵权责任法》《医疗事故处理条例》《医疗事故技术鉴定暂行办法》等；医院药品管理的法律法规，如《中华人民共和国药品管理法》《中华人民共和国中医药法》《麻醉药品管理办法》《抗菌药物临床应用管理办法》等；妇幼计生的法律法规，如《中华人民共和国母婴保健法》《医疗机构新生儿安全管理制度（试行）》等；血液管理的法律法规，如《中华人民共和国献血法》《医疗机构临床用血管理办法》等；特定疾病管理的法律法规规定，如《中华人民共和国传染病防治法》《中华人民共和国职业病防治法》《中华人民共和国精神卫生法》等。②其他医院管理中涉及法律法规，如《中华人民共和国宪法》、行政法、《中华人民共和国民事诉讼法》《中华人民共和国民法通则》《中华人民共和国基本医疗卫生与健康促进法》中的相关条款等。

二、相关法律法规在医院道德化管理中的作用

在医院管理中应注意充分发挥法律法规的作用，以促进道德化管理的实现，其主要有四个作用。

第一，指引作用。如《中华人民共和国执业医师法》把一些医务人员的基本道德要求确定为法律义务，指引和规范医务人员的言行，使一些属于道德上要求的自觉行为转变成由法律保障的强制性义务。第二，教育作用。法律法规是道德规范的制度化实践，法律法规支持和强化了最基本的道德观念和要求并有利于建立相应的行为环境，促进法律内化为医务人员的品质、道德并外化为自觉行动。第三，评价作用。法律对人们的行为是否合法或违法及其程度，具有判断、衡量的作用，比道德规范具有更明确、更具体和更有可操作性的特征。第四，惩戒作用。医院管理仅靠传统习俗、社会舆论、医务人员的觉悟和良心是不够的，当行为侵犯了法律所保护的国家、集体和个人的合法权益时，必须予以制裁，惩戒当事人并教育和提醒全体医务人员加强道德修养，才能有力地保证医院的正常医疗秩序。

三、医院管理中的法治与德治

医院应遵守法律、法规、规章，建立健全管理制度，对医疗卫生服务质量负责。结合制度化管理，运用人性化的"柔性激励"，是医院管理文化中将医务人员自身道德观、价值观与医院发展高度融合、高度统一的体现，代表了现代医院管理的方向。

医院应不断优化管理方式，健全医院规章制度和人员岗位责任制度，严格落实医疗质量和医疗安全的核心制度等。管理中应不断强化医务人员执业行为法治化，严格贯彻执行医疗卫生管理法律、法规、规章和诊疗护理规范、常规，使医务人员依法执业，行为规范，按照临床诊疗指南、临床技术操作规范和行业标准及医学伦理规范等有关要求，合理进行检查、用药、诊疗、护理和技术操作，加强医疗卫生安全风险防范。

医院是救死扶伤和促进健康的场所，医务人员是生命的守护神，伤害医务人员的行为是对生命的亵渎，是对广大医务人员、患者权益的侵害，也是对法律的践踏，对这种行为全社会都应予以谴责。据统计，从2000年至2019年，全国共发生恶性伤医案件导致医务人员死亡的有50人。伤医行为不仅伤害了医务人员的身体、心灵，还破坏了正常的社会秩序和医疗环境。对伤医的管控及治理中法律是最有效的管理工具，应完善现有法律，对伤医行为明确定性并从严定罚，对暴力伤医零容忍。

医院要增强法律意识，依法管理、依法执业，完善医院管理制度，提升医院安全管理能力，健全医疗纠

纷的调解机制,推进医疗责任险,探索医疗意外险,维护医务人员和患者的安全。同时,应加强医务人员人文素养,把"敬畏生命、救死扶伤、甘于奉献、大爱无疆"的精神融入医院日常行为中,在医院管理过程中注意医务人员职业素质的培养,提高医务人员伦理决策能力,激发广大医务人员爱岗敬业、无私奉献、恪守医德的热情,努力为患者提供"安全、有效、优质"的医疗服务。

▶▶▶ 第四节 医院伦理委员会 ◀◀◀

为了指导医院临床、科研伦理问题的解决,防止医患冲突,世界各国都在积极探索合适的、有效的解决问题的方法。建立医院伦理委员会就是其中一种积极的做法。

一、医院伦理委员会的发展

(一) 国外医院伦理委员会的发展

1971 年加拿大学者首先提出了建立医院伦理委员会的建议。1975 年美国《医学伦理学杂志》第一期讨论了医院伦理委员会的组成和职能。1976 年,在审理"昆兰案件"时就"是否撤销昆兰的生命维持系统"的问题,美国新泽西州最高法院的法官认为昆兰的家长和医师应向一个"伦理委员会"进行咨询,引起了人们对"伦理委员会"的关注。1984 年,美国医学会作出了"每个医院建立一个生命伦理学委员会"的决议,以"协商由于医学和疾病引起的生命伦理学的复杂问题"。到 20 世纪 80 年代末,美国已有 60% 以上的医院建立了医院伦理委员会。在荷兰,临床伦理委员会通常与研究伦理委员会合并。在澳大利亚也有相似的情形。加拿大、西欧国家的一些医院也相继建立了类似组织。1985 年底,日本有 37 所医学院校设立了医学伦理委员会,到 1992 年日本已有 80% 以上的医学院校和 50% 以上的医院设立了伦理委员会。

(二) 中国医院伦理委员会的发展

1988 年中国学者开始提出建立医院伦理委员会的设想。1990 年中华医学会医学伦理学会法规委员会通过了《医院伦理委员会组织规则(草案)》。之后,中国部分医院开始组建医院伦理委员会。1994 年全国医学伦理学会法规委员会发出了《关于建立"医院伦理委员会"的倡议书》,推动了中国医院伦理委员会的建立和发展。2003 年国家食品药品监督管理局下发了《药物临床试验质量管理规范》,要求各临床药理试验基地成立伦理审查委员会,对临床人体试验进行伦理审查。2007 年国务院制定《人体器官移植条例》,要求医疗机构及其医务人员从事人体器官移植,应当对器官移植进行伦理审查。国家食品药品监督管理局药品安全监管司于 2009 年起草了《伦理委员会药物临床试验伦理审查工作指导原则》(征求意见稿),并在进一步征求意见后于 2010 年发布。2016 年国家卫生和计划生育委员会出台《涉及人的生物医学研究伦理审查办法》,规定由国家卫生和计划生育委员会负责全国涉及人的生物医学研究伦理审查工作的监督管理,成立了国家医学伦理专家委员会和国家中医药伦理专家委员会,负责对涉及人的生物医学研究中的重大伦理问题进行研究,提供政策咨询意见,指导省级医学伦理专家委员会的伦理审查相关工作,并规定了未设立伦理委员会的医疗卫生机构,不得开展涉及人的生物医学研究工作。这些规范的发布使中国的伦理委员会工作进入制度化、规范化阶段,医学伦理在医学实践和生命科学研究中发挥着越来越重要的作用。

(三) 医院伦理委员会的认证与监管

随着国家对医院伦理委员会建设和临床研究伦理审查的重视,为加强医院伦理委员会的管理能力,中国的医院伦理委员会也积极加入了国际认证和监管体系。目前国际的认证体系有两个:一是 SIDCER 认证(Strategic Initiative for Developing Capacity in Ethical Review),是世界卫生组织专门针对发展中国家进行的国际认证项目。二是 AAHRPP 认证(Association for the Accreditation of Human Research Protection Program),这是美国一些学术组织为推动高质量的伦理审查打造的认证体系。中国很多的医院伦理委员会都在积极申请国际认证,目前已经有多家医院通过了 SIDCER 和 AAHRPP 认证,也标志着中国的医院伦理委员会的蓬勃发展。在中国没有形成完善的医院伦理委员会认证体系的情况下,积极主动参与国际认证有利于体系建立和功能规范,也有助于未来中国认证系统的建设。

二、医院伦理委员会的意义

随着医学科学技术水平提高,卫生领域法律制度不断完善,以及构建和谐医患关系的需要,医院伦理委员会功能定位也越来越多元化。

(一) 保证医院改革的正确方向

医院改革的根本目的是增强医院的总体功能,改善医院管理,提高医疗卫生服务水平,更好地促进卫生健康事业的发展。新医改要求公立医院要遵循公益性质和社会效益,坚持以患者为中心。医院伦理委员会应该依据医学伦理原则,对医院的战略决策、政策制定、改革方向予以论证和把握,提出伦理咨询意见,确保医院改革的正确方向。同样,加强医院伦理委员会管理体系的建设,也是新医改的重要内容之一。

(二) 有利于构建和谐的医患关系

社会进步促进了个人权利意识的觉醒,反映到医疗领域中,就是患者要求更平等地参与治疗决策,在医疗过程中实现更大的自主医疗权利。但是,医学高新技术的应用和医学知识壁垒在很大程度上加强了医师诊治的特权,这与患者的要求形成了一定程度的对立,从而成为医患矛盾的基础之一。同时,在长期生物医学模式下形成的传统医患关系模式,也造成了医患沟通的困境,出现大量由于误解、服务态度差及沟通障碍导致的医患矛盾甚至纠纷。这些矛盾引起了患者及其家属的焦虑和不满,也给医务人员带来了压力和紧张,影响了医患关系的正常发展和医疗工作的顺利进行。解决这些冲突最好的方法之一就是通过医院伦理委员会进行伦理咨询与调解。由于医院伦理委员会由各方代表组成,通过开展对话和进行伦理分析,既可以有效维护患者的利益,也能实事求是地代表医务人员和医院的利益,并且具有较高的权威性和信从性,从而能为防止和解决医疗活动中的伦理冲突、构建和谐医患关系发挥积极的作用。

(三) 促进医学科学高新技术的有序发展

由于医学高新技术的应用,医务人员面临着更多、更尖锐的道德两难选择。例如,在对不可逆转的终末期患者的治疗方案的选择中,延长生命与解除患者痛苦的矛盾、生命神圣论与生命价值论的矛盾;胎儿性别选择技术的应用中,患者个人文化偏好与社会整体利益、未出生后代权益之间的矛盾;器官移植中的供需选择及稀有医疗资源的公正分配的困难;人工生殖技术应用中的伦理规范与文化传统、风俗习惯、思想观念之间的冲突等。医院伦理委员会将在这些困境中为医务人员及相关者提供伦理咨询,促进医学科学高新技术的有序发展。

(四) 维护各方的正当利益

医院改革带来了利益格局的变化,患者的利益、医务人员的利益、社会的利益、医学科学的利益之间形成了前所未有的复杂关系。在高度专业化的医疗领域中,患者处在相对弱势的地位,其维护自身利益的能力十分有限,医院伦理委员会将站在公正的立场上,更有效地维护患者和社会人群的利益。同时,伦理委员也是保护医务人员正当利益的重要手段。医院伦理委员会将正确评价医疗风险,在保护患者利益的前提下,合理保护医务人员的正当利益。医院伦理委员会还将正确评价社会利益、医学科学发展的利益与患者及医务人员利益之间的关系,为相关者提供必要的伦理咨询。

三、医院伦理委员会的功能

医院伦理委员会的功能主要包括以下四个方面。

(一) 政策研究

医院的发展和改革面临着各种各样的伦理问题,如医院发展的战略方向、高新技术配置的比例、利益分配原则、社会效益与经济效益的关系等。医院伦理委员会应对现有的伦理审查、伦理相关法规政策进行研究,确保医院的重要决策符合道德要求,符合医疗卫生事业的宗旨,保证医院发展的正确方向。

（二）教育培训

医院伦理委员会应对医务人员及患者和地区居民进行医学伦理教育,普及一般的医学伦理知识、提高医学道德意识;通过讲座、指导自学、案例分析研讨及进行道德评议等方式,开展医学伦理教育。与此同时,更要注重对来自不同领域、不同专业的医院伦理委员会成员的伦理学素养的培养与提升,提高他们对医学伦理问题的鉴别、分析、处理能力,防止医院伦理委员会的成员在进行伦理讨论时,背离医学伦理原则而仅表达出个人的偏见。这是保证医院伦理委员会有效工作的前提条件,也是保证医院伦理委员会能够正确履行自己职责的重要基础。

（三）咨询服务

医院伦理委员会的咨询服务包括两方面。一是对医患之间的伦理纠纷提供咨询服务。如医患交流中的误解、沟通不足、一般的服务态度问题、医患双方对治疗方案的不同意见等。医院伦理委员会应在深入调查研究的基础上,通过与双方的沟通交流,对医患之间的矛盾提供伦理咨询意见,依据医学伦理原则调解医患关系。二是对临床治疗措施和特殊技术应用的道德难题提供咨询服务。如对临终患者处置方案的选择、对极低质量生命的救治与放弃、对器官移植供需双方的利益风险的评估、对人工生殖技术适用范围的把握等。医院伦理委员会应以坚实的理论基础和敏锐的思维与判断能力,为咨询者提供符合医学伦理原则的、有意义的、有价值的咨询意见,但这些意见并不具有强制执行效力,主要作为医务人员、家属和相关者的参考。

（四）审查监督

在某些特殊领域,受政府行政部门委托,医院伦理委员会将对某些特殊的医学科研项目、限制性医疗技术应用实施伦理审查与伦理监督。近年来,国家有关部门已经明确要求全国各临床药理试验基地及相关部门成立医院伦理审查委员会,对涉及人的生物医学研究和药物及医疗器械试验等项目进行严肃的伦理审查和监督,确保受试者的利益、权利和人格尊严得到尊重,确保实验的科学性、有益性及对受试者的无伤害性;要求成立人工辅助生殖技术应用伦理审查委员会,对人工生殖技术的应用范围、人员筛查、操作程序、相关者的责任义务及技术应用的科学性等方面进行伦理审查和监督,确保人工生殖技术的应用对家庭、后代和社会有益;成立人体器官移植伦理审查委员会,确保患者和器官捐献者的权益等。在一些医院,这些专业伦理审查委员会也融合在医院伦理委员会之内,为确保医学高新技术的合理应用和医学发展的正确方向发挥着至关重要的作用。

四、医院伦理委员会的性质及组织形式

（一）医院伦理委员会的性质

医院伦理委员会的性质依据其不同的功能而有所不同。在多数情况下,它属于医院权力责任人领导下的咨询机构,不具有权力机构的性质,只对政策制定、医患伦理矛盾、处理临床疑难病例的伦理选择等承担伦理咨询任务,对咨询者提供伦理方面的建议,而不是强制执行的决定,这种伦理委员会兼具医院管理与临床伦理审查、生命科学研究审查多种功能,被称为复合型伦理委员会。同时,还有一些专科医学伦理委员会,仅承担一种专项审查功能,被称为单一型伦理委员会。这些伦理委员会,虽然没有法律权力,但作为审批机构,具有一定的管理权力,并对其审批的项目承担责任。

（二）医院伦理委员会的组织形式

医院伦理委员会的委员应当从生物医学领域和伦理学、法学、社会学等领域的专家和非本机构的社会人士中遴选产生,人数不得少于7人,并且应当有不同性别的委员,少数民族地区应当考虑少数民族委员。必要时,伦理委员会可以聘请独立顾问。独立顾问对所审查项目的特定问题提供咨询意见,不参与表决。伦理委员会委员任期5年,可以连任。伦理委员会设主任委员1人,副主任委员若干人,由伦理委员会委员协商推举产生。医疗卫生机构应当在伦理委员会设立之日起3个月内向本机构的执业登记机关备案,并在医学研究登记备案信息系统登记。医疗卫生机构还应当于每年3月31日前向备案的执业登记机关提交上一年度伦理委员会工作报告。

医院伦理委员会是适应未来社会及医学发展需要的、具有强大生命力的组织形式,在医学发展中将发挥越来越重要的作用。

（黄钢　郑金林　董园园）

数字课程学习

学习目标　重点提示（中英文）　教学 PPT　拓展阅读　自测题

第十七章

卫生政策与卫生经济伦理

【关键词】 卫生政策　卫生经济伦理　医疗改革　效率与公平　卫生经济活动

▶▶▶ 第一节　卫生政策的公正性 ◀◀◀

一、卫生政策与卫生发展战略

卫生政策是生命政策的核心,是一个国家对卫生资源的社会使用进行合理控制和最优化配置,从而使有限的卫生资源发挥最大的功用,真正实现维护人类健康利益目标的一项战略政策。世界卫生组织对国家的卫生政策和卫生发展战略及两者之间的关系定义为:卫生政策体现的是改善卫生状况的目标,目标的重点及实现重点目标的主要行动路线;卫生发展战略应以卫生政策为基础,并应表达社会一切有关部门介入实施某项卫生政策所必需的主要行动纲领。

卫生政策与卫生发展战略分为三种类型。

(1) 社会需求导向型。这是目前国际上比较先进的卫生政策与卫生发展战略。其主要特征是,一切管理活动均以改善社会卫生状况及人人健康为目标来展开,主要包括社会制度、经济状况、人口状况、行为与生活方式、生活卫生、劳动卫生、环境卫生条件、卫生行为状况、人群健康状况、卫生资源利用状况等;一般用社会经济指标、社会政策指标、卫生资源利用指标、人口统计指标、社会卫生条件指标、卫生服务指标、卫生行为指标、人群健康水平指标来表示和衡量。其基本观念是,卫生资源是对人群健康的投入,改善社会卫生状况的程度才是产出,讲求成本效益 / 效果 / 效率分析。

(2) 卫生资源导向型。管理行为视卫生资源为卫生事业发展的主要标志,所以管理者关注的是卫生资源的发展目标与指标,不计或很少计成本效益 / 效果 / 效率。

(3) 资源与需求混合型。发展目标指向卫生资源,又适当考虑社会需求,是包括中国在内的许多发展中国家采用的一种发展模式。

现代卫生政策和卫生发展战略的主要特征是具体的,可测度的。例如,世界卫生组织制定的"2000年人人享有健康"全球战略目标,倡导发展初级卫生保健体制是实现战略目标的关键,以 12 项全球性指标来量度各会员国达到战略目标的程度,其中包括政治保证(全球性指标 1)、群众的参与(全球性指标 2)、资源的调拨与使用(全球性指标 3、4、5、6)、卫生保健的可得性(全球性指标 7)、人民的健康状况(全球性指标 8、9、10)、社会经济因素(全球性指标 11、12),这些对人们转变卫生政策思想,更新卫生战略观念,全面改革卫生行政决策体制具有重要的指导意义。

2016 年,中国将"健康中国"行动纳入国家发展的基本方略,把人民健康置于"民族昌盛和国家富强的重要标志"地位,将"为人民群众提供全方位全周期健康服务"作为一项国家战略。《健康中国行动(2019—2030 年)》围绕疾病预防和健康促进两大核心,提出细化落实健康知识普及、控烟、心理健康促进、心脑血管疾病防治、癌症防治等 15 项专项行动。中国现在重视健康产业,基本实现了"全面医保"。

二、卫生政策制定的伦理学依据

卫生政策的制定不可能不涉及伦理选择,尤其是在如何公正分配有限的卫生资源等问题上,道德价值取向起到了不可忽视的作用。在制定卫生政策的过程中,决策者必然会面临这样的选择:是为社会所有成员的健康服务,还是为社会的某一部分成员服务? 是优先发展初级保健,还是优先发展高新技术? 只是对当代人的健康负责,还是要扩大到对后代的健康负责? 只是考虑救活人的生命,还是在救活人的生命的基础上注重人的生命质量的提高? 当人们在追求健康利益的过程中,出现局部利益与整体利益、近期利益与长远利益、当代人的利益与后代利益发生冲突时,也会面临着如何选择的问题,人们对这些问题的选择必然直接或间接地受到道德价值取向的左右。决策者的健康道德价值取向不同,就会制定出不同的卫生政策;观念不同,对政策的评价和选择的标准也不一样。医疗卫生的改革就其实质来说,是对健康利益的再分配。这种分配最终必然通过卫生政策的形式来加以保障。由此可见,卫生政策本身就意味着对人类健康价值的指向,这种指向包含了政府、医疗卫生部门、卫生人员对他人、对社会和人类的健康利益所尽的道德责任和义务,即在维护和增进人类健康利益目标上,应该做些什么。卫生政策决策本身就反映了决策者对不同人群的健康道德态度和基本的健康道德价值取向。

卫生政策的出发点和归宿直接指向人类的最根本利益——健康。世界卫生组织提出:"健康是一种基本人权,达到尽可能的健康水平,是世界范围内的一项重要社会性目标。"而公正应当是医疗卫生政策制定的基本价值指向。有两种公正形式:一种是形式公正原则,亚里士多德的公正就是属于形式公正,"平等应当平等对待,不平等应当不平等对待";另外一种是实质公正原则,实质公正原则至少有六个方面的考量:平均分配,按需分配,按付出分配,按贡献分配,按优势分配和按自由市场交换分配,这些实质性原则之间的冲突,可以根据不同的情况进行权衡和排序。

公益要求从社会和人类的利益出发,不仅有利于当代人的健康利益,还要确立代际伦理观念,要有利于人类社会的永续发展和后代的利益,有利于人类环境的改善。公益与公正又相辅相成,公益是公正的前提和条件,要保证伦理上的公正就必须使公共利益不受损害,其实质是如何使利益分配更合理,更符合大多数人的利益,它体现了更大意义和更广范围上的公正。任何国家和地区的卫生资源都是有限的,如何在照顾公共、公众利益的同时又要做到每个人享有极大的公正,是进行卫生经济决策的重要理论依据,也是规范卫生行为的重要原则。

▶▶▶ 第二节　卫生资源分配的伦理问题 ◀◀◀

卫生资源是在一定社会经济条件下,国家、社会和个人对卫生部门综合投资的客观指标,是一个国家或地区拥有的卫生机构、床位数、卫生人员数、卫生经费数及卫生经费占国内生产总值(GDP)的百分比等,是衡量一个国家或地区的经济实力、文化水平和卫生现状的重要指标。

一、卫生资源配置的现状及问题

卫生资源配置是国家用一定的配置方法,根据各区域的实际情况,确定相应要素的配置标准,通过评估卫生资源配置情况,根据问题制定相应的规划。在现有的卫生资源条件下,不同地区和卫生机构通过卫生资源配置用较少的投入提高医疗机构的效率。

卫生资源配置状况影响卫生服务需求和人口健康状况,在中国卫生事业发展中起着基础性作用。中华人民共和国初期,在经济发展水平较低的情况下,用占 GDP3% 左右的卫生投入,大体上在一种低标准的情况下,维持所有社会成员的基本医疗卫生需求,国民健康水平得到一定程度的提高,被一些国际机构评价为发展中国家医疗卫生工作的典范。改革开放以来,中国政府的卫生支出从 1978 年的 35 亿元增长至 2018 年的 16 000 亿元;政府卫生支出占 GDP 的比重从 1978 年的 0.96%,提高到 2018 年的 1.8%。政府卫生投入为中国医疗卫生保健事业改革发展提供了基本保障。另外,中国政府面向全体城乡居民免费提供统一的基本公共卫生服务项目,由 2009 年人均 15 元提高到 2020 年的 74 元。医疗卫生服务可及性也获得了很大提高。医疗卫生体制改革后,卫生服务领域的供给能力增强,医疗服务机构的数量、医师数、床位数明显增长,同时引入竞争机制调动了医院和医务人员的积极性和主动性,技术设备全面改善,医务人员业务素质迅速提高。中国人均预期寿命从 1949 年的 45 岁提高到 2016 年的 76.5 岁。

目前,中国的卫生资源配置,仍然存在以下问题。

第一,医疗卫生统筹总体水平偏低,政府卫生支出占比偏低。世界银行的数据显示,2014 年全世界平均卫生费用支出占 GDP 的比重为 9.9%。2018 年,中国卫生总费用占 GDP 的比重为 6.4%,仍低于世界平均水平。从筹资来源看,2018 年中国政府卫生支出 16 399 亿元,占卫生总费用的 27.7%;社会卫生支出 25 811 亿元,占 43.7%;个人卫生支出 16 912 亿元,占 28.6%。中国政府卫生支出占 GDP 比重约为 1.8%,而世界卫生组织提倡政府卫生支出占 GDP 比重不低于 5%。

第二,城乡卫生资源分配不合理,基层卫生机构和医院之间配置不合理。中国卫生资源城乡分布不均衡,农村卫生投入总量过低,偏远地区卫生资源的配置,无论是在数量上还是在质量上都远远落后于沿海地区,低于全国平均水平,"因病致贫、因病返贫"现象在一些地方比较突出。2018 年,中国基层卫生医疗机构和专业公共卫生机构获得的医疗卫生机构财政补贴分别是 32.6% 和 21%,而各类医院获得44.47%。截至 2019 年 11 月底,全国医疗卫生机构数量已达 101.4 万个,其中,医院 3.4 万个、基层医疗卫生机构 96 万个、专业的公共卫生机构 1.7 万个。公立医院的快速扩张使得中国医疗服务供给能力大大增强,但也在很大程度上造成了资源配置失衡。

第三,卫生资源利用效率低下,浪费严重。主要表现在:某些地区存在投资不配套现象,卫生人力、设备与房屋三脱节;利用不充分,由于缺乏有效的区域规划,出现医院布局不合理、床位不能充分利用、设备闲置等现象。一些地区盲目购买进口先进仪器设备,致使卫生资源的利用率显著下降。

卫生资源的不合理配置,必然造成社会成员在享有医疗保健服务方面出现权利不平等、机会不平等、规则不一致,权利与义务不统一、差异过大等不公平问题。基本卫生资源分配不公而引起的效率不高反过来又进一步加剧分配不公。如何科学、合理地配置有限的卫生资源,实现公平和效率的双重优化,对于保证人人享有基本卫生保健目标的实现,具有重要的现实意义。

二、卫生资源公正分配的伦理理论

关于卫生资源的公正分配,有多种相关的伦理理论,主要有功利主义、自由主义、平等主义、社群主义、能力主义。这五种理论都考虑了公正的某些重要方面,各有侧重和利弊,是医疗卫生资源公正分配的理论资源。

(一) 功利主义理论

功利主义理论认为卫生资源分配应该以社会福利总和的最大化为目标,即提高人们的健康水平、促进社会福利最大化。功利主义通过定量计算方式,形成公正原则观点。功利主义理论把个人的生命价值换算成是否符合社会利益最大化的结果来判断分配是否公正。功利主义理论在分配公正中的优点有:①针对卫生资源的有限性,从社会效益来对有限的卫生资源进行合理分配;②功利主义的定量分析方法,通过成本效益计算可以对不同的医疗分配方案进行比较研究。功利主义看到了社会整体利益,对卫生资源的分配进行量化的计算。但是,功利主义存在的问题主要表现在:①由于需要按照社会实际情况进行计算,公正原则根据效用的方法来进行分配,公正原则就不稳定,因为社会效用可能随着时间的变化而发生变化;②功利主义对每个人的生命估价不同,这种简单计算方式会引起人与人之间生命价值的不平等。

(二) 自由主义理论

自由主义理论强调市场调节,人们通过自由购买医疗保险获得医疗资源。美国生命伦理学家恩格尔哈特认为,卫生资源的公正分配应该建立在自由选择的基础之上。恩格尔哈特这种自由主义的卫生资源分配承认卫生保健中的不平等,而且允许这种不平等存在,私人自由购买医疗保险符合公正原则。自由主义强调个人自由选择的权利,通过自由竞争的市场来调节卫生资源分配,政府不能强迫个人的选择但可以采取征税等措施去帮助弱势群体。处于弱势地位的人,由于没钱购买医疗保险,或者没有钱支付超出医疗保险的医疗费用,在卫生资源方面也可能没有保障,导致医疗卫生中贫富的不平等。

(三) 平等主义理论

平等主义理论赞成人们平等地分配卫生资源。罗尔斯在《正义论》中把公平分为平等原则和差异原则,前者是指所有人都具有不可剥夺的权利,后者包括公平的机会对所有人开放和有利于社会最不利成员的利益。诺曼·丹尼尔斯发展了罗尔斯的公平理念。他提出了机会均等,即每个人都平等拥有获得基本卫生保健的机会。他认为,卫生保健体系的设计应该保障人们能够对抗重大灾难、疾病和残疾,因为这些不利因素会降低人们的公平机会。平等主义者强调所有人都应该有平等获得卫生资源的机会,尤其是保障弱势群体能够得到这样的机会,卫生资源的公正分配应该保障每个人的基本健康权利。但是,这种平等主义理论存在不足,一方面,可能会违背人们自由选择的意愿,如自由主义者强烈反对为了平等而带来对部分人的强迫性。另一方面,医疗卫生资源不足的现实情况,需要明确指出最基本的医疗保障是哪些,否则会出现基本卫生保健范围过大,政府无力承担费用的问题。

(四) 社群主义理论

社群主义理论强调人们生活在社会共同体之中,主张公正原则是多元的,因为它源于不同的善的概念。有多少不同的道德社群,就有多少关于善的不同概念。社群主义者反对自由主义和平等主义以个人的权利压倒共同体善的观念。泰勒认为,自由主义和平等主义把个人作为单个原子,而实际上人们是生活在社会网络关系之中。丹尼尔·卡拉汉的社群主义观点指出,应该从关于社会善的共识出发制定公共政策而不是根据个人的基本权利。社群主义强调共同体内部个人与其他人的关系,应该有适合共同体文化特征的卫生资源公正分配方法,而不是仅强调单个人的权利,忽视每个人背后的文化和环境的特殊性。

(五) 能力主义理论

能力主义理论强调人们得到健康和安全的基本能力要求,能力的前提是人们有达到最好功能和福利的机会,而这样的机会要有基本的道德作为重要条件,并且能根据能力自由达到这种状态。阿玛蒂亚·森最先提出了这种理论。玛莎·娜斯鲍姆发展了能力主义理论,她强调正义应该涉及残疾人、穷人和动物。

三、卫生资源的宏观与微观分配

(一) 卫生资源的宏观分配

宏观分配也称初次分配,是指各级立法、行政机构所做的分配决定。卫生保健的投入和宏观分配概括起来有三个方面的基本问题。

1. 谁是分配的主导者,政府、集体、个人所承担的责任如何　卫生保健方面所承担的责任差异很大,主要有三种形式。第一种形式是政府全部承担。如英国等国家实行的全民公费医疗制度。这种分配形式对人人享有健康保健权利作出了贡献,但在调动医师、医院的积极性和提高效率方面存在一定的缺陷。第二种形式是政府不承担,费用基本上由个人或个人所在集体承担,医院直接向患者收取费用。如美国(医疗救助和医疗照顾除外)等国家,实行市场调控原则,消费者可以自行决定是购买保险还是在接受卫生服务过程中直接支付费用,因此,消费者成为调控卫生资源配置和保险费的主要力量。但由于医师或医院与患者直接发生费用关系,在缺乏伦理制约的情况下,医方为了获取高额利润,会设法误导患者医疗消费,造成医疗卫生资源的浪费和医药费用的上涨。第三种形式是政府、集体、个人共同承担。这种分配形式是国家采取多种途径,使个人、集体和国家共同承担公众的健康责任。现在大部分国家都采取这种形式,只对部分个人的卫生服务项目(公共卫生、预防保健)承担责任。

2. 卫生资源的代际分配　代际分配是指有限的卫生资源在本代人与后代人之间的分配,这种分配包括两种情况。一是不可再生资源的代际分配,其面临的问题是:上一代人多耗费了,留给以后各代人的就少了;二是可再生资源的代际分配,尽管这种资源是可再生的,但如果每年的资源耗费大于这种资源的再生数量,那么仍会造成后代人可能耗费的资源数量不断减少甚至枯竭。

3. 卫生资源的代内分配　代内分配是指有限的卫生资源在本代人之间的分配。卫生资源的代内分配主要涉及两方面:一是国家对卫生事业的投入,二是卫生系统内如何再分配的问题。国家究竟能支付多少资源和经费来用于卫生保健主要取决于两个方面的因素:①人们(特别是决策者)对卫生保健的理解;②卫生与其他事业(特别是经济发展)的关系。

卫生保健资源在卫生系统内部的再分配要考虑三方面的问题:第一,如何处理预防和治疗的关系问题。绝大多数国家的医疗卫生服务实践实际上存在着重治疗轻预防的现象。这种现象如果不彻底改变,卫生资源的利用就不能出现高效率。因为预防可以防止、避免或减少疾病给人类带来大面积的损失,可以把疾病控制在发生之前,减少人民的痛苦和负担,可以保证国家发展经济的人力资源,还可以节约费用、提高效益。第二,如何处理基础医学和临床医学的关系问题。在经费的分配和资源的配置上,要注意保持基础医学研究与临床医学研究之间的一定比例。如果两者之间的比例失调,也会造成卫生资源的利用效率降低。第三,如何处理好各种类型疾病的资源配置问题。卫生资源的宏观分配还应该根据各地区的疾病谱和死亡谱的具体情况,把研究和防治重点放到发病率高、危害性大、死亡率高、防治效益高的疾病上。

(二) 卫生资源的微观分配

卫生资源的微观分配是由医院和医师(或相应的医疗卫生机构和人员)在临床诊疗中所做的分配决定。目前,中国在卫生资源的微观分配上存在以下几个基本问题:

一是住院床位的分配问题。中国虽然经济发展较快,但生产力还不发达,社会对卫生事业的投入能力还很有限,卫生资源不足的现象一时难以解决,人均床位数远远不能满足现实的要求。于是出现了在临床诊疗过程中应该把床位优先分给谁的微观分配问题。

二是贵重、稀有卫生资源分配问题。由于贵重、稀有卫生资源短缺,必须对不同的医疗需求加以排序,可以通过生命质量调整年(quality-adjusted life years,QALYs)衡量健康收益。

$$QALYs= 预期生命年数 \times 健康相关生命质量$$

在传统 QALYs 原则中,1 个 QALY 价值是不变的。在加权的 QALYs 中,同样的 1 个 QALY 增值如果发生在较不利者身上,则它将得到更大的价值权重。例如,A 和 B 两个人都是 30 岁,均需要进行器官移植,等待时间和等待地理位置都一样。A 是残疾人,其生活质量是 0.4。B 没有残疾,其生活质量是 0.6。通过器官移植,两人都可以提高平均 5 年的寿命,传统 QALYs 原则在 B 那里将体现出更大的价值。而加权QALYs 会对 A 给予额外的加权值,让 A 也获得与 B 同样的器官移植的机会。假设如果植物人 C 也需要进行器官移植,从加权 QALYs 的角度会给 C 极大的加权值,这时可以需要设置最大加权值,避免出现为了公平导致卫生资源利用效率极低的情况。加权 QALYs 会对弱势群体进行加权考虑,并设置最大加权值,从而实现公平与效率的平衡。

▶▶▶ 第三节　卫生经济的伦理问题 ◀◀◀

一、卫生经济伦理学的概念和理论

(一) 卫生经济伦理学的概念

卫生经济伦理学作为生命伦理学的分支学科最先于 20 世纪 90 年代由国内学者提出,它以生命伦理学基本理论为基础,以卫生经济行为和卫生政策为研究对象,应用经济伦理学理论、方法和知识,对卫生经济问题和医疗政策进行审视与评价,并通过相关学科的研究,指明维护和增进人类健康的卫生政策的基本价值取向和伦理选择。它着重研究卫生经济活动中的伦理精神、伦理气质及理论形态。它以患者和公众享有医疗、保健、健康权利的研究为核心,用伦理学视角去评价所有卫生经济学领域的决策的道德价值,它尤其重视公正、正义、公平在整个卫生服务和医疗保健中的实现,由此就必须研究效率与公平、经济效益与社会责任、生命质量和价值、疾病评估、卫生资源分配、保险政策、医药价格、国家干预与个人自由、医院规模及医学科技政策等问题。卫生经济伦理学运用两大学科、三大领域的知识,共同理性地解释、研究、分析、评价卫生事业改革和管理中的重大问题,有利于医疗决策的科学化,有利于医学的发展,它必然对中国迅速发展的医药卫生事业作出贡献。

（二）卫生经济伦理学的理论

国家制定与实施卫生经济政策是以社会经济成本与效率的理论为依据,以经济伦理学的基本理论为基础的。卫生经济伦理学的基本理论主要包括效率与公平选择理论、机会代价理论、福利经济学外部效应理论和劳动价值理论等。

1. 效率与公平选择理论　卫生经济政策的制定首先应考虑伦理学的通约,在政策方案的选择上主要应侧重于医学伦理学标准。这在经济学中可以称为选择理论,它是卫生经济政策分析的理论基础之一。选择理论和公平的目的基于四个不证自明的公理:①生产资源稀缺并有限;②同一资源可有许多不同用途;③人们因需要不同而要求各异;④资源分配因过程复杂,干预因素过多常常出现偏差。选择有若干标准,如效率、公平、稳定等。

2. 机会代价理论　当人们在稀缺物品之间作出选择时,都必须付出机会代价,正如 B. A. 萨缪尔森指出:"一项决策的机会代价是另一种可得到的最好决策的价值。"一项活动的经济合理的真实成本是决策的机会代价,它是作出某一决策而不去选择另外一种决策时所舍弃的东西。在完全的竞争条件下的市场,市场价格就是机会代价。在卫生经济运行中,如何去衡量医院卫生保健的成本?对这类项目的机会成本进行经济政策分析是卫生经济成本 – 效益分析的前提,也是所有宏观经济决策和多数微观运营决策的前提。经济伦理学可将一部分机会成本称为伦理成本,这类成本即使是隐蔽的,但也不可忽视它潜在的价值。

3. 福利经济学外部效应理论　福利经济学是以一定的伦理价值判断为前提,对经济体系的运行进行社会评价,以便确定经济体系的运行是否符合增进社会经济福利这一既定社会目标的一种规范经济学。它是衡量经济政策的伦理标准,也是制定经济政策的伦理基础。卫生经济伦理学对福利经济学理论的应用,目的是通过最适度的卫生资源配置和最适度的医疗保健权利(机会)分配,使整个医疗健康福利最大化。

4. 劳动价值理论　劳动价值理论在很大程度上是伦理学的,因为它涉及人的劳动在经济过程中的价值表达,也是人们理解卫生工作社会经济成本和效益概念的指导思想。卫生服务是为满足人的健康和强壮的需要、保健的需要及可能的健康文化偏好的需要,其产生的社会经济效益也就是卫生经济伦理效益,这种劳动价值显然是道德价值。评定某一卫生服务的效率,主要看其满足人们健康需要的程度和它的社会经济成本是否合理。财务成本尽可能低,社会经济成本尽可能合理,社会经济伦理效益就是好的。

二、效率与公平

效率与公平是卫生经济伦理关系中的第一关系,也是卫生经济伦理学的重要课题。效率作为经济学范畴,是指资源的有效使用分配量,可分为"微观效率"和"宏观效率"。微观效率指的是机构的效率,如医师、医院有积极性提供更多服务等;宏观效率指的是社会的效率,即全社会以尽可能少的投入生产更多的"健康"。在医疗领域,宏观效率和微观效率有时并不一致。一般来说,公共卫生和疾病预防投入增多,国民健康水平就会提高;预防做得越好,患者会越少,社会宏观效率会提高,但微观效率的医院收入会下降。如果仅强调医院的效率,医院就应该提供尽可能多的医疗服务甚至过度医疗,虽可提高医院的收益,但全社会的健康指标未必提高。因此,应设计保障宏观效率和微观效率一致的制度安排,对医疗卫生服务的成本 – 效益进行充分的研究。

公平,既是经济学概念,又具有深刻的伦理学意义。对于公平的理解,不管是卫生资源分配,还是个人权利满足的程度,都涉及价值判断。价值判断,即道义上的善与恶、是与非的问题。每个个体的条件不一,需求程度千差万别,如果决策人均等地分配资源,结果就是不公平。用这个原理可以进一步解释安乐死和放弃治疗是出于公平、公正和公共利益的原则,这是当代价值论、功利主义的伦理成果。

效率与公平何者优先?对如何协调并制定出有效而又公平的政策,经济学者有四点意见:第一,效率和公平是要达到的政策目标,但两者都不是具有根本性质的社会目标。第二,公平既不是指收入的均等化,也不是指财产的均等化。第三,医疗制度改革必须与绝大多数人的利益、平等医疗的权利相一致。第四,要研究医疗享用的社会平等综合满意度及其危重病界值。以上四点也是卫生事业发展中最具伦理学意义的要素。

第四节 医疗改革的伦理问题

一、医疗改革的道德选择

世界上尚没有一种制度是尽善尽美的,不管处于什么发展水平的国家,都需要持续进行医疗改革。政府的伦理态度和价值观影响着卫生服务的公平性、效率、可行性和承受力。

(一)中国医疗改革的历史与现状

中国真正意义上的医疗改革是从中国共产党第十一届中央委员会第三次全体会议开始的,可以分为五个阶段:第一阶段为1985—1992年,此阶段改革主要关注医疗行业管理体制和运营机制的问题,1989年国家卫生部颁布实行医院分级管理的通知和办法,医院按照任务和功能的不同划分为三级十等。第二阶段为1992—2000年,主要进行医疗市场化改革,医改继续在各种探索中前行,缺乏整体系统性。第三阶段为2000—2005年,医疗市场化发挥了巨大作用,但同时也暴露出了一些弊端。第四阶段为2005—2009年,2005年国家卫生部政策法规司提出"市场化非医改方向",中国医改再次引起讨论、关注。第五阶段为2009年3月17日《中共中央国务院关于深化医药卫生体制改革的意见》正式出台,拉开了"新医改"的序幕。特别是2012年中国共产党第十八次全国代表大会以来,将深化医疗改革纳入全面深化改革总体部署,作为治国理政新理念、新思想、新战略的重要组成部分,统筹谋划、全面推进,建立了世界上规模最大的基本医疗保障网,覆盖率达98%,惠及13亿人。具体表现为:医保人均补助标准提高;城镇居民医保和新型农村合作医疗实现整合;健康扶贫工程稳步开展;公立医院综合改革提速扩面,加快破除以药补医机制;优化调整医疗资源布局;全面启动多种形式医疗联合体建设;进一步推进药品改革,逐步打破"以药养医"模式。

(二)医疗改革的道德要求

一项制度的改革,离不开对其伦理学的思考,而医药卫生问题无一不具有道德成分,医疗改革则更需要伦理思考。公平的正义原则是卫生领域分配的最基本原则。

拥有健康是人的基本权利,这一点在WHO宪章和中国法律中有明确的规定。每个人都应享有生命保全的权利,而不计较其自然状况和社会身份、地位,这是一种对生命的呵护和关爱,是"敬畏生命"的表现,具有浓厚的"医乃仁术"的道德烙印。

医疗卫生事业不应淡化其公益性。医疗事业的公益性,简单地说就是医疗服务工作不以营利为目的,做到公平和可及,使最广大人民群众都能获得基本医疗服务。世界卫生组织在《2000年世界卫生报告》中规定,卫生服务追求的目标有三项:①改善人类的卫生健康水平,降低和减少在卫生保健方面的不公平性;②提高人群对卫生服务合理需求的满意度;③保证在资金、资源分配上的公平性。其核心就是保障基本人权的实现,使每个人都享有生存权和健康权。

把医疗改革重点放在关注初级保健与预防,这个策略几乎成为全人类的共识。尽可能扩大覆盖面,保护残疾人、弱者和老年人,帮助穷人和低收入者,群众监督,公开管理,强制保险等,都是为实现公平而做的努力。目前,通过市场机制配置医疗卫生资源,确实可以带来更高的经济效益和提升医务人员的积极性。但医疗卫生服务具有技术垄断性,医患双方拥有的信息是不对称的,这种情况有违市场经济的公平原则。在医疗改革实践中,一致的考虑是提高效率。因为没有效率,对于经费十分有限的国家不可能体现公平,提高效率也是一定意义上的公平。提高效率的基本措施有:费用负担由国家向可以承担的患者转移,取消不必要的保健和减少不必要的医疗行为,控制大型设备的扩增,消除浪费,简化程序和引入DRG(疾病分类系统),规定年龄界限和适度参考生命质量标准,为扩大覆盖范围而降低服务水平等。

中国的医疗卫生事业是实行一定福利政策的社会公益事业,其根本宗旨是为人民健康服务,为社会主义现代化建设服务。因此,医疗改革不仅要考虑经济效益和卫生事业自身发展的经济要求,还应该坚持社会主义人道主义的道德原则和道德要求,为广大群众提供基本的优良的保健服务。中国的医疗改革要解决的根本问题是人口众多、医疗资源不足与人人享有卫生保健这一目标的矛盾。具体讲,就是微观上医疗技术的可行性与宏观上资源的有限性之间的矛盾,是不断增加的需求与医疗资源的有限性之间的矛盾。

中国的医疗改革具有特殊性,应坚持医疗卫生事业的公益性质,建立基本医疗卫生制度,为群众提供安全、有效、方便、价廉的基本医疗卫生服务,让人人享有基本医疗卫生服务。推进卫生事业改革和发展的重点是加快推进覆盖城乡居民的医疗保障制度,扩大城镇职工基本医疗保险覆盖面,健全城乡医疗救助制度,完善公共卫生服务体系。抓好重大疾病防治,落实扩大国家传染病免疫规划范围的政策,健全公共卫生服务经费保障机制,推进城乡医疗服务体系建设。重点健全农村三级卫生服务网络和城市社区医疗卫生服务体系。加大全科医务人员和乡村医师培养的力度,鼓励高素质人才到基层服务。开展公立医院改革试点。制定和实施扶持中医药和民族医药事业发展的措施。建立国家基本药物制度和药品供应保障体系,保证群众基本用药和用药安全,控制药品价格上涨。支持卫生事业改革和发展,重点向农村和基层倾斜。归根结底,医疗改革是一种道德行为,其最终思想和目标不能违背医学人道主义精神,不能丧失公益性,不能违背公平正义的原则。

二、医疗改革的责任伦理

各国的医疗改革经验都强调了健康是通过政府、集体和个人三方共同努力获得的一种公共产品,仅靠任何一方的力量都无法实现这一目的。解决好三者的关系,让三方负起责任是各国医疗改革面临的共同主题。

(一) 政府的责任

在医疗卫生领域,出于伦理学上的公平理念和经济上的考虑,政府通过管理和经济调控干预医疗卫生事业是必要的,应发挥其主导作用。政府干预医疗卫生事业的具体措施是制定政策、立法与监督、确定改革的方向和程序与时间表、组织各方力量、协调各组织关系、确立各项评估标准、对集体和个人的责任进行总体的激励与控制、负责对外交流及公众教育。政府还应为穷人和应该被援助的人提供他们有能力接受的卫生服务。在市场经济条件下,政府的经济职能应主要转向宏观调控。发展卫生事业必须与经济社会发展水平和人民群众的承受能力相适应;必须坚持保基本、广覆盖、低投入、高产出的原则,以有限的资源争取最大的健康效益和健康公平;尽可能调动医疗机构的潜能,政府要积极扶植非政府的卫生保健模式,但政府最终将保留控制权、决策权、管理权、干预权和监督权;夯实公共卫生和基本医疗服务的基础,把发展的重点放在农村和城市社区,着眼于建设覆盖城乡居民的基本卫生保健制度,为群众提供安全、有效、方便、价廉的基本公共卫生服务和基本医疗服务。

医疗改革必须分层分类、分别处理。第一层次,公共卫生、预防与初级医疗保健是人类生存的需要,它带有鲜明的公益性和福利性,应以政府投资为主筹集资源,以国家投资为主体负责费用,不以营利为目的,不能引进市场经济。第二层次,是指花费较大、价格昂贵的检查治疗、急危重症的救护,应逐步过渡到各种形式的保险予以解决。第三层次,是指以延年益寿为目的的保健、养生、滋补、强身健体、美容及以增强性状为主体的医学技术服务,该层次卫生服务难以由公益性和福利加以涵盖,是大众健康文化和个人偏好的需要,基本属于个人医学文化行为,可以作为第三产业加以发展,其费用由个人承担,政府具有监控、规范、指导的责任,不能采取完全的自由放任主义。第四层次,即特殊病种,如国家规定的甲类传染病、精神疾病、职业病、工伤、计划生育手术的医疗费用等,原则上应全部由政府负担。

在卫生经济伦理学领域,原则上可以确立政府干预四项评估标准:第一,公平。主要包括初级保健。贫困人口与需要关爱的老年人、弱者及特殊层次的人的基本问题是否有保障,特别是社会是否对一切人,不管其经济和社会背景如何,一律享有基本保健与医疗的权利。第二,效率。政府的一系列卫生经济政策和法律,都有利于对卫生事业改革的推动、有利于资源的合理分配、有利于社会各方力量的发挥,政府的经济投入没有浪费。第三,政府卫生官员具有普遍的责任感和适应改革与发展的管理水平。第四,在引入市场经济之后,形成一种能保持活力的,同时能尽可能激发医疗机构和社会绝大多数成员积极性的稳态经济。

(二) 集体的责任

初级卫生保健是当今世界卫生服务的重点内容,是医疗保健公平性的具体体现,更是社区医院和其他参与者的中心工作。其服务范围除基本医疗外,还包括预防、保健、康复、计划生育和健康教育等。完成这部分任务的经济支持除医院本身外,还应来自政府、保险公司、基金会及慈善组织、企业和个人等。

中国的医疗机构正在趋向于多元化,并出现竞争态势。从理论上,未来的医院可分为四类:第一类,特级医院,为国家全力支持的高级、特大型医院,为国家医疗、科研、教学的中心,一般在业务上由医科大学担任指导,集合最先进的设备和一流的专家,有最好的科学研究和教学条件。第二类,大型医院或高级医院,相当于目前的“三级甲等”和大型专科医院。第三类,中等医院,由国家支持和部分补贴。此类医院应在原三级乙等和二级甲等医院的基础上发展,是医疗保险合同的主要医院。这类医院主要以医疗工作为主,负有为全民诊疗疾病的责任,地方卫生行政部门也必须把工作重点放在这类医院的建设与发展上。第四类,社区医院,这类小型医院的规模必须予以限制,以全科医学为主,完成基础的常见病的诊治,可依据疾病分级目录,只要能在社区中解决的诊疗问题,上级医院不予接诊,以防止资源浪费。

(三) 个人的责任

个人在健康方面有充分的自主权利,随时可以调换医师、转院、要求更换治疗方案,或要求停止或放弃治疗。患者有选择健康的自由,但个人又必须对自己的生命和生存状态负责。个人有责任在众多健康计划及特定医疗项目中进行选择,个人对自身的健康负责是一种道德责任,每个人必须学会抵御不健康的、不道德的、反人类的生命技术行为,必须具备健康文化的理性判别能力。个人是医疗保健责任最重要的主体,健康对生命而言是基本的先决条件,个体是自身健康最主要的保护者和最大的受益者。因此,健康的权利也是经济伦理语境中的健康责任。

在医学领域,作为社会成员应支持健康共同体为人类健康而制订的行动计划,但对于个人的生命方式、生活目的、生活质量方面都必须由本人负主要责任。患者必须对健康承担最初和最终的决断,如预防、保健、维持生命、治疗、康复及何时停止积极的抢救等,医师和代理人只能听从患者的意见,除非这个意见不在医师干涉权的应用范围内。就日趋上涨的医疗费用来说,部分参与者也可能已经认识到医疗费用与医疗保健道德间的对立关系,如果加入高度的个人健康责任感,则这个关系可能转化成统一。较高的花费不一定产生理想的健康结果,只要谨慎地进行选择,可以大幅度减少费用。

▶▶▶ 第五节　卫生经济活动及其行为失范 ◀◀◀

(包玉颖　马晶　王启辉　刘玉秀)

数字课程学习

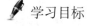 学习目标　　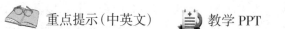重点提示(中英文)　　教学PPT　　拓展阅读　　自测题

第十八章

公共卫生伦理

【关键词】 公共卫生伦理　健康权　食品安全　灾疫伦理学　自杀　吸毒　药物滥用　老龄伦理

"最美的是公正、最好的是健康",这一古希腊铭文,表达了人类对自身健康的关注和对社会公正的渴望。现代社会,公共卫生事业已成为公民健康的基础;疾病的预防、食品安全保障及灾疫的伦理问题,具有重要的现实意义,公共健康权利和责任的伦理价值是永恒的。

▶▶▶ 第一节　健康与健康权 ◀◀◀

一、健康

人们对健康的理解在不同时期各有不同。中医学对健康的认识是"阴平阳秘,精神乃治;阴阳离决,精气乃绝;正气存内,邪不可干;邪之所凑,其气必虚"(《黄帝内经·素问》)。"阴平阳秘"中的平就是平和稳定、平静、均匀的意思,"阴平"即阴气平顺;阳这种特性要隐秘,要收敛,"阳秘"即阳气固守。"阴平阳秘"是阴阳两者互相调节而维持的相对平衡。

古希腊医师希波克拉底创立了"四体液"学说,即人体存在血液、黏液、黄胆汁和黑胆汁,当四种体液比例适当,处于平衡状态时,则健康存焉,反之健康则损。

生物学健康观产生于 19 世纪中叶"细胞学说"确立之后。"健康就是生物学上的适应,机体处于内稳态"。1989 年版《辞海》中则定义该健康观为:人体各器官系统发育良好,功能正常,体质健壮,精力充沛并具有良好劳动效能的状态。

世界卫生组织(WHO)在 1946 年明确提出了健康的定义:健康不仅为疾病或赢弱之消除,而系体格、精神与社会之完全健康状态。1978 年,WHO 在《阿拉木图宣言》中重申:健康不仅是疾病与体虚的匿迹,还是身心健康社会幸福的总体状态,是基本人权,达到尽可能高的健康水平是世界范围的一项最重要的社会性目标,而其实现,则要求卫生部门及其他多种社会及经济部门的行动。

WHO 对健康的定义,纠正了健康仅是人体生理功能正常的偏颇,避免了把身体同心理与社会分离的错误,指出一个人只有躯体健康、心理健康、社会适应良好,才是完全的健康人。其积极意义是考虑了生物、心理与社会因素对健康和疾病的作用。生理健康是指人体结构完整和生理功能正常,是人们正常生活和工作的基本保障;心理健康是指人的精神、情绪和意识方面的良好状态,包括经常保持充沛的精力、能从容不迫地应付日常生活和工作压力、情绪稳定乐观、意志坚强、行为规范协调、应变能力较强、能适应环境、乐于承担责任、人际关系协调、心理年龄与生理年龄相适应等。心理健康是增强机体的抗病能力、促进人体健康长寿的重要影响因素;社会适应主要指人在社会生活中的角色适应,社会适应良好,不仅要具有较强的社会交往能力、工作能力,能胜任个人在社会生活中的各种角色,还要具有广博的文化科学知识,可创造性地取得成就贡献于社会。

1989年WHO又提出了健康的新概念:除了躯体健康、心理健康和社会适应良好外,还包括道德健康,只有这四个方面的健康才算是完全的健康。道德健康主要指能够按照社会道德行为规范约束自己,支配自己的思想和行为,有辨别真与伪、善与恶、美与丑、荣与辱的是非观念和能力。品行善良、心态淡泊、为人正直、心地善良、心胸坦荡,则会心理平衡,有助于身心健康。相反,有违于社会道德准则,胡作非为,则会导致心情紧张、恐惧等不良心态,有损健康。

世界卫生组织也确定了健康的十项具体标准:①精力充沛,能从容不迫地担负日常繁重的工作;②处世乐观,态度积极,乐于承担责任,不挑剔;③善于休息,睡眠良好;④应变能力强,能适应环境的各种变化;⑤能抵抗一般的感冒和传染病;⑥体重适中,身体匀称,站立时,头、肩、臂位置协调;⑦眼睛明亮,反应敏捷,眼和眼睑不发炎;⑧牙齿清洁,无龋齿,不疼痛,牙龈颜色正常,无出血现象;⑨头发有光泽,无头屑;⑩肌肉丰满,皮肤有弹性。

世界卫生组织提出的健康新概念和十项具体标准,使人们对健康有了清晰的认识。人们不但要从生理意义上认识健康,更要从心理、道德、社会层面认识健康;实现健康的手段不仅在于治疗,还在于预防和卫生保健;为了达到健康之目的,不仅需要个人之努力,还需要国家、社会的关心和帮助。

二、健康权

《世界卫生组织组织法》(1946)开篇明义:"享受最高而能获致之健康标准,为人人基本权利之一。"这一规定明确了健康权是人人平等享有的基本权利,或者说健康权是一项基本人权。《中华人民共和国宪法》第二十一条规定:"国家发展医疗卫生事业,发展现代医药和我国传统医药,鼓励和支持农村集体经济组织、国家企业事业组织和街道组织举办各种医疗卫生设施,开展群众性的卫生活动,保护人民健康。"从而使"健康是一项基本人权"在中国宪法层面得以确立。健康权不仅是个体的法定权利,也是个体的道德权利。

(一)健康权的含义

1. 将健康规定为一项权利,而且是人人享有的基本人权 为各国确立了一项不可推卸的义务,要求各国政府必须确保人民及时提供可接受、可负担且质量适当的卫生保健,并提供健康的基本决定因素,如安全饮用水、环境卫生、食品、住房、卫生相关信息和教育,以及性别平等等。

2. 必须优先考虑在更大公平方面被抛在最后面的人的需要 这一原则在联合国通过的"2030年可持续发展议程"和"全民健康覆盖"高级别政治宣言中得到了呼应。因为,要实现人人享有,最关键就在于落实到这部分人身上。就像木桶定律(也可称为短板效应),一只木桶能盛多少水,并不取决于最长的那块木板,而是取决于最短的那块木板。

3. 必须不受歧视地享有 不歧视要求各国(包括非政府组织等非国家行为者)切实采取步骤,纠正任何歧视性的法律和政策。此类歧视包括出于种族、年龄和任何其他身份等而受到的歧视。

4. "最高而能获致之健康标准" 需要一套有利于所有人健康的社会标准,包括获得卫生服务及安全的工作条件、适当的住房和富有营养的食物等。实现健康权与实现食物、住房、工作、教育、不歧视、获取信息和参与等方面的其他人权密切相关。

(二)健康权的内容

1. 自由 包括有权控制自己的健康和身体(如不得遭受非法拘禁、非法搜查、非法侵害等),并且不受任何非法干涉(如不得进行非自愿的治疗和实验等)。

2. 权利 包括使每个人有均等机会以及根据病情轻重使不同程度的患者有区别地享受健康保障的权利,特别是对社会中的脆弱和边缘化人群而言。尊重和保护人的健康权利有助于卫生部门履行其职责,维护所有人的健康。

(三)健康权实现的原则

1. 不歧视 即不得因种族、肤色、性别、语言、宗教、政治或其他见解、国籍或社会出身、财产、出生或其他状况(如残疾、年龄、婚姻和家庭状况、性取向和性特征、健康状况、居住地、经济和社会状况等)而有任何区分。

2. **可得性**　有足够数量、行之有效的公共卫生和卫生保健设施、商品、服务及卫生计划等。

3. **可及性**　卫生设施、商品和服务必须面向所有人。

4. **普遍性**　健康权作为一项基本人权是普遍和不可分割的,世界各地的人都享有此项人权。

▶▶▶ 第二节　公共健康伦理意识 ◀◀◀

一、公共健康的概念

公共健康又称公众健康,是指通过政府和社会有组织的努力,采取切实可行的措施,预防、控制和消除各种有害因素对人群健康的影响,从而达到预防群体疾病、促进群体健康、提高整体人群期望寿命的效果和状态。

公共健康的理念是随着科学技术的进步、医学的不断发展及人们的思想观念不断更新而逐渐产生的。同一般健康概念相比,公共健康具有四个主要特点:一是重视公众的健康,而不仅是个人的健康;二是预防为主,侧重对于疾病的预防,而不只是针对每一位患者的治疗和康复;三是覆盖范围广,包括所有与公众健康相关的问题,涉及社会医疗体系与制度、卫生应急系统、医院与医师、医疗卫生和保健资源的分配、劳动保护、环境卫生保护、流行病、健康教育、交通及一些个人行为等,公共健康必须通过社会的力量来实现;四是突出政府的职责与宏观调控,政府的权利和义务便是通过命令和其他强制手段消除对于公共健康的威胁,以政策和法律制度的形式实施有效管理。

公共健康实质上是个人健康在公共领域里的延伸。孤立地看,个体的生命总是唯一的,因而健康也就是自己的事情,但从放大的视野去认识健康,就会发现任何的个人健康不过是一定社会公共健康状态不同程度的外在表达。公共健康的深层次价值正在于影响一国经济、教育、文化等方面的发展进步,甚至成为反映国力盛衰的重要指标。公共健康所依赖的基本物质条件,如维持生存所需要的稳定的食物来源、良好的居住条件、清洁卫生的生活环境、可防能治的医学干预体系等,不仅体现人民基本生存权利的实现,而且创造出人们可以多方就业、接受教育、服务于社会的各种机会,也是一个国家综合国力的重要表现形式。

二、树立公共健康伦理意识

公共健康伦理意识是指在维护公共健康活动中所应该树立的伦理意识。在维护和增进公共健康的活动中,经常面临的是如何进行公共健康的伦理选择,这就需要在人们心中树立公共健康伦理意识。公共健康的保障需要通过一系列公共卫生活动而得以实现,而公共卫生活动不仅涉及人与人、人与社会的复杂关系,还涉及人与自然的关系,还体现在人们的基本权利是否能够实现。这就意味着公共健康伦理意识涉及各种复杂关系。

1. **涉及人与人、人与社会的关系**　在公共卫生领域,疾病和健康作为一种媒介不仅把人们紧密地联系起来,也使人们之间的伦理关系时刻都在发生变化。例如,对突发公共卫生事件的管理,关系基本的公共利益问题,也涉及个人权利与公众利益的冲突。一个人因患传染病而被隔离或许违背了他的意愿和权利,却是符合公共利益的伦理选择。从公共健康角度思考伦理问题与从临床伦理的视角不同,前者着眼于公众而不仅是个人的健康,着眼于群体的利益而不仅是个体患者的利益。这就意味着,凡是涉及与他人、与社会关系的行为就需要伦理考量。例如,艾滋病是一种与他人和社会密切联系的传染病,其三种传播途径(血液、性和母婴传播)均涉及他人和社会,因此对艾滋病患者的管理就涉及公共健康伦理问题。

2. **涉及人与自然的关系**　人的社会关系以人与自然的关系为基础,人与自然的关系以人的社会关系为前提。这两种关系不可分割,相互联系。但是,人们常常只从人类利益的角度,往往不考虑人对自然界的作用(特别是不考虑这种作用的不良后果)。工业革命以来,工业化和现代科学技术的发展以机械论自然观作为指导思想,过分强调人与自然的分离和对立,在强调人的主体地位、发扬人的主体性的同时,发展了人类中心主义(特别是工业社会的个人主义)价值观。在这种价值观的指导下,人在向自然征服、索取的同时,发展了经济主义－消费主义－享乐主义,虽然取得了一定的成就,建设了现代化的生活,但是却损害了自然环境,给人类的公共健康带来重大影响,人类多次发生的重大环境事件及包括"非典"等突发公共卫生事件等就是很好的证明。这种不可持续的生产方式使人类的发展面临着前所未有的困境,需要重新研究人在自然界中的地位、人与自然界的关系问题。因此,树立什么样的人与自然的关系以更好地维护公共健康就需要树立公共健康伦理意识。

3. 与政治相联系 健康权是公民权利的基本体现,健康权是否得到保障,关系社会的团结和稳定。公共健康依赖于基本的物质条件,如食物、住所、水和卫生设施、清洁的环境、可预防和治疗的医学干预等,这些又取决于人们在就业、受教育等方面的机会,或者说取决于人们的社会地位与社会关系,以及更具有根本性质的社会制度。实质上,都需要政府起作用,才能保障健康权这一基本人权得以实现。因此,公共健康伦理意识与政治具有密不可分的关系。

4. 社会公共卫生体制建立和政策制定的基础 通常,为保障公共卫生所采取的许多措施与行动都包含伦理选择。每一个社会关于公共健康的制度和行动都是伦理选择的产物。决策就是在公共健康伦理意识的作用下不断进行权衡、考量的选择过程。

树立公共健康伦理意识的目的在于:①当人们面临由病患、突发公共卫生事件等所造成的身体上的和社会上的无序时,能够寻求和建立一种新的机制平衡个体与社会良性互动的秩序;②在各种威胁公众健康的疾病到来之前能够有效地防患于未然;③一旦出现社会保健资源有限和分配不够公平的情况,能够促使政府和有关权力机构建立更为公正的公共卫生体制和出台更有效、可行的公共健康政策,使公共健康服务能够公正地落实到每一个公民,从而创造一个更为健康和幸福的社会。

▶▶▶ 第三节 公共卫生伦理的特质、使命与责任 ◀◀◀

一、公共卫生伦理的特质

公共卫生(预防医学)是在基础医学、临床医学和社会医学等学科的基础上为体现医学的目的和价值而发展起来的。它以人群为主要研究对象,探查自然和社会环境因素对人群健康和疾病作用的规律;分析环境中主要致病因素对人群健康的影响,制定防治对策;并通过公共卫生措施,达到促进健康的目的。

与临床医学相比,公共卫生在根本目的上也是为了增进人体健康,同时公共卫生也有其自身的特点:①以群体为主要工作对象;②主要着眼于健康与亚健康人群;③积极主动的工作方式;④主要任务是预防疾病在人群中流行,针对影响健康的主要因素和造成疾病流行的诸多潜在因素,采取有效措施,治理、改善和优化人类的自然和社会环境;⑤研究方法上更注重微观和宏观相结合。正因为如此,公共卫生伦理也有其特殊性。

(一) 价值导向的超前性

价值导向的超前性表现为预防为主、防治结合,不但关注人的生理健康,更关注人的心理、精神健康及人的社会适应能力等方面。

1. 预防医学的思想和成就体现了价值导向的超前性 中国在公元前就有了预防医学的思想,如《周易》中提出"君子以思患而预防之",《黄帝内经》中提出"圣人不治已病治未病",这些都是预防医学的思想基础。不过在19世纪中叶之前的预防仅限于以个体为对象的预防。直到19世纪后半叶,法国科学家巴斯德实验证实传染病是由病原微生物引起,病原微生物在致病的同时能诱发免疫性,并亲自研制疫苗,开创了科学的预防接种方法。由此,生物医学的基本框架和积极预防的医学思想才正式确立。也就在这一时期(19世纪末到20世纪初)出现了第一次卫生革命,主要任务是防止传染病和寄生虫病,也是个体预防向群体预防发展的标志。20世纪中期以后,随着疾病谱和死因顺位发生变化,疾病预防的重点从急性传染病转向慢性病、老年退行性病及生活方式病,引发了20世纪60年代开始的第二次卫生革命。伴随着两次卫生革命,公共卫生工作也取得了显著的成就,例如,1979年10月26日世界卫生组织在肯尼亚首都内罗毕宣布,全世界已经消灭了天花;综合反映国民健康的主要指标——平均期望寿命,在全世界范围内得到显著提高。

2. 医学模式的转变体现了价值导向的超前性 医学模式可视为医学科学发展和医疗卫生实践中逐渐形成的观察和处理医学领域中有关问题的方式。第二次卫生革命面对的主要是各种慢性病、老年病、非感染性疾病,产生这些疾病的根源不仅有生物方面的因素,还有更多的因素来自社会、环境、行为、习惯、心理等方面。显然,单纯依靠生物学的办法是无法获得第二次卫生革命胜利的,不但要发展生物医学,采用生物学手段,更需要从社会、心理等多方面努力。因此,必须转换医学观点,从单纯的生物医学模式转变为生物-心理-社会医学模式,通过实行预防为主、防治结合、心理疏导、加强社会治理及建设美丽、宜居的生态环境等措施综合防治疾病与维护健康。

(二) 价值评估的滞后性和无形性

公共卫生工作带来的效益往往不能立即得以体现,需要经过较长的一段时间才能显现。这种效益往往不是有形的,不是能够看得见摸得着的,而是无形的、效益巨大而又不易估量的。例如,1979年WHO正式宣布消灭了天花以后,各国政府节省了大量每年用于种痘、检疫等方面的开支。又如,儿童计划免疫接种、食盐加碘防治碘缺乏病、预防性卫生监督等工作的价值评估都是滞后和无形的。也正是因为公共卫生价值评估的滞后性和无形性,人们也往往(甚至医务人员)忽视公共卫生工作的重要性和所带来的潜在价值。从某种意义上讲,对公共卫生工作的重视程度也在一定程度上反映了一个国家公共卫生伦理水平的高低。

(三) 价值目标的社会公益性

中国医疗卫生事业体现了公共卫生伦理价值目标的社会公益性,其性质是政府实行一定福利政策的社会公益事业。其公共卫生伦理的原则是:坚持为人民服务的宗旨,正确处理社会效益和经济收益的关系,防止片面追求经济收益而忽视社会效益的倾向,把社会效益放在首位;公共卫生事业的公益特征表明要以提高人民健康水平为中心,优先发展和保证基本卫生服务,体现社会公平,逐步满足人民群众多样化的需求;发展公共卫生事业要从国情出发,合理配置资源,注重提高质量和效率;要重点加强农村卫生、公共卫生保健和中医药工作,逐步缩小地区间差距。

进入21世纪后,世界卫生组织提出了"21世纪人人享有卫生保健"的战略。为了实现这一战略,WHO又提出"全民健康覆盖"的倡议。全民健康覆盖是世卫组织的重要目标。实现这一目标的关键是确保每个人在需要的时候都能获得他们所需要的卫生保健。这些战略、倡议的内容是面向基层,面向社会,为每个家庭、每个人服务,代表了公众的切身利益,都是公共卫生伦理价值目标的社会公益性的具体体现。

二、公共卫生伦理的使命

公共卫生伦理的主要使命是为促进公众健康、预防疾病、减少风险和伤害提供伦理支持,主要包含以下三个方面。

(一) 解决公共卫生活动面临的道德冲突和伦理问题

道德冲突是指道德利益的相互对立、相互抵触和相互排斥。在公共健康领域,存在各种各样的道德冲突和伦理问题。如:如何公正分配医疗卫生资源,吸烟者在公共场所吸烟如何权衡个人利益与公共利益的冲突,在突发公共卫生发生时如何解决权力和权利发生的冲突,如何协调保护公共健康与保护个人隐私之间的关系等。许多疾病的预防,包括急性传染性疾病暴发时的控制措施,都需要有相应的原则和规范帮助人们作出道德选择。此外,公共健康资源向哪里投放才能发挥最大的效用,以及如何合理投放等,都需要有伦理论证。

（二）为公共卫生政策和法律的制定提供依据

政策和法律往往先通过伦理论证而制定，即伦理是政策和法律的母体。善与恶、公正与偏狭、诚信与虚伪，都须借助法律工具予以规约和调整。在制定政策或作出任何决策时，关键是明确所要达到的目的。例如，进行卫生改革，首先应该明确改革要达到什么目的，确立衡量改革成败的基准。为此就要运用伦理学的理论和方法，尤其要对各种可能的政策选项进行伦理分析。伦理分析可为公共卫生政策和法律的制定提供合理的辩护和依据，从而为政策和法律的实施提供有力的保障。

（三）为公共卫生活动提供价值观指导

就公共卫生领域而言，有什么样的价值观指导，就会有什么样的公共健康状况。合理的价值观的指导意味着政府重视公共卫生事业，重视基本卫生服务的实现和基本的卫生条件的改善，避免、预防和消除伤害，努力消除贫困，促进社会公正。尤其是对卫生保健资源的公正分配，使公共健康状况得到了普遍的改善，惠及了绝大多数人群特别是弱势群体。

三、公共卫生伦理的责任

伦理责任关注行为后果的价值和意义，强调相关责任人（在公共卫生领域主要指预防医学工作者）应当树立相应的责任意识，采取理性而审慎的行动，并对自己的行为承担责任。具体而言，公共卫生伦理有以下的责任要求。

（一）预防为主

公共卫生伦理价值目标的社会公益性要求医学机构和医务人员牢记"预防为主"的思想，要通过有组织的活动来预防疾病、延长生命、促进心理和躯体健康。这些活动包括环境卫生、食品卫生、传染病防控、健康教育、疾病早期诊断和治疗、公共卫生体制改革等，保证人人享有卫生保健，提高健康状况和期望寿命。

（二）树立大卫生观

大卫生观是用广阔变化的视角，整体审视自然生态环境，观察、认识、评价人的精神和物质属性及人与社会、人与自然之间关系的整体性的健康价值观。它不仅要求重视物质的身体，还需重视人的精神活动和社会活动对人体健康的影响；不仅要求重视人本身，还应关注自然、生态环境对人的整体作用。

公共卫生伦理价值评估的滞后性和无形性要求医疗机构和医务人员必须树立大卫生观，从人的生理、心理、社会属性及人与自然的关系等方面，从整体综合预防的角度，积极开展公共卫生活动。

（三）坚持社会效益

公共卫生伦理价值目标的社会公益性要求医疗卫生机构要正确处理社会效益和经济效益的关系，把社会效益放在首位，防止片面追求经济效益而忽视社会效益的倾向。公共卫生机构和医务人员要坚持全心全意为人民服务的宗旨，一切工作要以提高人民健康水平为中心，积极开展公共卫生服务，逐步满足人民群众多样化的卫生保健需求。同时，公共卫生伦理价值评估的滞后性和无形性要求医务人员应具有不计名利、甘当无名英雄的精神，自觉履行对人民群众和社会的道德责任，坚持把社会效益放在首位。

（四）强化公共卫生措施

公共卫生措施是指以预防医学的理论和技能为基础，从群体的健康角度，研究各种有害因素对人体健康的影响，并采取切实可行的措施控制和消除这些有害因素，以达到群体预防和促进健康目的的社会实践的总称。它包括计划免疫、妇幼卫生、老年保健、健康教育等预防性卫生服务，以及公共卫生监督等内容。其中，健康教育是通过改变个人有害健康的不良卫生行为，如不合理的饮食、吸烟、酗酒、吸毒、药物滥用等，实行自我保健，是最有效、最经济的促进健康的方法。医务人员的道德责任包括正确实施和不断强化公共卫生措施，这就要求他们不仅要具备扎实的预防医学和相关学科的理论基础知识，过硬的业务技术水平，还要有实事求是的工作作风和科学严谨的工作态度，以及为促进公共健康而忘我奉献的精神。

▶▶▶ 第四节　食品安全伦理 ◀◀◀

一、食品安全伦理的概念与价值

(一) 食品安全伦理的概念

食品安全是指食品无毒、无害,符合应当有的营养要求,对人体健康不造成任何急性、亚急性或者慢性危害,由食品数量安全、食品质量安全、食品营养安全三层次构成。它既是食物中有毒、有害物质对人体健康影响的公共卫生问题,也是专门探讨在食品加工、存储、销售等过程中确保食品卫生及食用安全,降低疾病隐患,防范食物中毒的跨学科领域。

食品安全伦理是从伦理学的角度,运用价值理念和道德思维,以食品安全问题中所凸显的各种伦理难题和道德矛盾为研究对象,从人及生命的本质、基本价值理念与食品的价值本质等思考中寻求启示与引导,对食品生产、流通、销售、监管和消费等各个环节进行伦理审视与道德判断,为维护食品安全提供价值立场、道德观念、行为选择评价标准和伦理对策,为判断与解决各种食品安全的道德难题提供充分有力的伦理依据的生命伦理学分支学科。食品安全伦理属于应用伦理学范畴,旨在借助食品安全同人的存在、人的生命权和发展权等息息相关的伦理意蕴探讨,最终得以保障人的生命健康和生活质量。

食品安全伦理是市场和政府监管机制的重要补充。中国对食品生产经营的单位或个人进行卫生监督的监管法律始于 1995 年 10 月 30 日施行的《中华人民共和国食品卫生法》。

(二) 食品安全伦理的价值

食品安全伦理从社会发展的视角去思考当代人类所遭遇的生存危机与发展极限,其终极价值和使命是弘扬尊重生命的伦理精神。建立食品安全伦理体系非常必要,它不仅能起到引导和规范的作用,还可以发挥更深层次的功能,推动市场与政府监管机制的完善。它对中国实施以人为本的科学发展观、构建和谐社会具有重要的学术价值和现实意义。

食品安全问题已引起全世界重视,成为国际交流的重要话题之一。2004 年,为加强各国间食品安全监管方面的合作,世界卫生组织(WHO)创建了国际食品安全网络,到 2008 年 12 月有 168 个国家注册为该网络会员。目前各国政府正通过加快立法力度、加强对食品监管部门行政人员的培训等方式加大对食品安全监管力度。中国在各部门综合协调监管的基础上,积极推进食品安全监管。2010 年,成立了国务院食品安全委员会,初步建立了涉及多部门、多层次的复合型、立体型监管体系。

二、食品安全伦理的核心问题与基本内容

关于维护食品安全的具体的伦理途径研究,大致可以概括为四个伦理维度与一个特殊问题。这四个伦理维度是:食品安全与生命伦理学的本质联系、食品安全与消费伦理学的内在统一、食品安全与传播伦理学的有机互动、食品安全与监管伦理学的相互依存。一个特殊问题是:转基因食品安全的伦理问题。

具体讲,食品安全伦理有六方面的核心问题与基本内容:食品安全现状和问题成因,食品安全的政府监管和行为自律问题,食品安全媒介传播问题,食品安全伦理责任和立法措施,食品生产和销售过程安全问题,转基因食品安全问题等。

三、食品安全伦理的基本原则

食品安全伦理在系统分析各阶段食品安全控制变迁的基础上,构建新的规范食品安全生产、交换、监管和消费的伦理原则,促进有效控制和消除食品供应链不同环节的不安全因素,形成新的统一协调高效的食品安全管理机制,实现食品安全从被动应付向主动保障转变。为人民群众的生命安全、社会稳定和国民经济持续协调健康发展提供理论支撑、价值保障和舆论导向的重要作用。

（一）食品安全监管伦理原则

总体上讲,食品安全监管应遵循的伦理原则包括尊重生命原则、普遍平等原则、全面公正原则、存在安全与健康原则。需要在源头预防食品安全问题的发生发展,在全社会架起食品安全的伦理支柱,构建食品安全伦理体系,健全社会诚信体系,为食品安全注入伦理的道德力量,从根本上保障食品安全,确保生命健康与生活质量。

从保障食品安全的全过程来看,必须在企业(经营者)、政府、消费者、传播媒体四个层面建立起四维架构的食品安全伦理体系:第一,以企业(经营者)为主体,以强化社会责任为内容的企业伦理;第二,以政府为主体,以强化市场监管为内容的行政伦理;第三,以消费者为主体,以强化权益保护和适度消费为内容的消费伦理;第四,以传播媒体为主体,以强化媒体监督和道德引导为内容的传播伦理。推动建立食品安全伦理四维架构,既是时代的呼唤,也是当代伦理学发挥社会功能的重要使命。

1. 重塑契约精神,强化企业责任　解决食品安全问题的本质途径是打破传统思路,重塑契约精神,强化伦理建设,即构建食品企业伦理规范,突出企业社会责任,进行制度管理。为此,要认真处理各个利益相关者的关系,从企业内部机制上全面强化食品企业的伦理责任建设,培养食品企业的社会责任感。食品企业对内应承担构建各利益主体之间和谐氛围的责任,对外要主动承担起与社会各利益相关者尤其是买方之间的和谐义务。保证食品安全是食品企业社会责任的内核,食品安全伦理倡导食品企业家与员工的自律精神,用伦理约束行为。

2. 践行法治理念,协调政府监管　政府是食品安全监管的主体,承担着保证公共安全、提供公共服务、维护社会公平、弥补市场缺陷等重要的职能。完善食品安全立法和加强质量安全监管是政府维护食品安全的重要手段,食品安全问题要得到有效解决和控制,除了不断完善行业监管制度和加强执法查处力度,应推动食品安全监管的适度专业化,完善地方政府综合协调机制。

政府卫生监督管理机构工作人员应践行法治理念,明确伦理责任,要具有高度的社会责任感,有效促进政府监管协调作用,真正履行职业义务与道德职责。为此:①要加强食品卫生安全宣传:提高公众食品卫生安全知识,提高饮食服务人员对食品污染危害的认识;②开展食品卫生安全检查:对食品生产、经营各个环节进行食品卫生监测、检验和技术指导,及时进行食品卫生评价,定期公布食品卫生情况;监督食品生产经营人员的健康检查;通过线上线下等手段,采集记录农产品生产、流通等环节信息,实现来源可查、去向可追、责任可究,强化产品全过程质量安全管理与风险控制,及时消除引发食品污染、变质的安全隐患;③妥善处理食物中毒事件:主动调查食物中毒和食品污染事故,对与食品安全问题有关的因素开展流行病学调查研究,发现问题秉公执法,果断采取控制措施。

3. 明确规则意识,校准新闻尺度　作为政府与公众的信息桥梁,新闻媒体与宣传部门要及时传递食品安全事件发生的来龙去脉,尽力做到信息公开透明,以有效消除公众的恐惧心理,起到强有力的监督作用。食品监察机关的办案流程要向媒体开放,召开的食品安全会议要向公众开放,允许新闻媒体对其进行全方位报道,向社会及时通报。

4. 倡导监督意识,提倡公共健康　需要构建全社会食品安全的伦理对话和决策平台,广泛激发消费者对食品安全的监督权,充分保证消费者的知情权,切实维护受害消费者的权利。作为消费者,应发挥对食品生产经营单位或个体摊贩的监督作用,勇于揭露制作不合格食品的企业或个人,及时向卫生监督部门举报投诉,坚决抵制不卫生、不安全的食品。

（二）食品安全媒介传播伦理原则

食品安全媒介传播的伦理应该遵循有利、不伤害、诚信三个基本原则。

1. 有利原则　食品安全媒介传播应积极发挥传播媒介的正向作用,加大有利于食品安全质量与水平的舆论声势,更好地监测食品安全环境。

2. 不伤害原则　食品安全媒介传播应积极提倡公共健康伦理态度,对消费者进行"保持健康生活方式,主动拒绝野味,绝不能毫无节制地向自然巧取豪夺"的舆论引导。在食物的取材方面,倡导取之有度、用之有节。

3. 诚信原则 食品安全媒介传播应加强传播监管,保证各种传播媒介释放的信息是真实的。

(三) 转基因食品安全伦理原则

目前,对转基因食品安全的伦理评估应该遵循有利、不伤害、尊重与自愿三个基本原则。

1. 有利原则 表现在:利用转基因技术改变动植物性状,培育新品种,利用其他生物体培育出期望的生物制品,用于医药、食品等方面;充分运用新技术应用在丰富食品的种类、提高食品质量等方面;开拓发展现代食品工业。

2. 不伤害原则 有必要从法律上对转基因食品加以严格监管,警惕其伦理风险。避免对物种的"任意修改"带来"生物同一性"的伤害。

3. 尊重与自愿原则 销售转基因食品时需要标明其转基因食品的身份,尊重所有消费者的知情同意权和自愿选择权。

总之,食品安全伦理与法律制度结合是解决食品安全问题的现实需要。食品安全伦理需要以具体立法措施加以保障。法律是最基本的伦理,伦理是不成文的法律。两者是人类社会特定经济和社会关系的产物,也都是调控人们行为的重要机制。在内容上,法律与伦理相互渗透、相互包含;在作用与功能上,它们又相互补充、相互依托。食品安全法律法规借助食品安全伦理,可提升从业者思想信念和行为标准使之能有效施行。

►►► 第五节 灾疫伦理学 ◄◄◄

一、灾疫伦理学学科概念与价值

(一) 灾疫伦理学的学科概念

灾疫伦理是人们应对非常态、甚至"临界态"的生存境遇的伦理智慧,是应对当前日益严重的灾疫的需要而产生的。

灾疫包括自然灾害和瘟疫等流行性疾病,有广义与狭义之分。广义的灾疫包括瘟疫与瘟疫以外的所有灾难。狭义的灾疫主要指突然发生,造成或者可能造成社会公众健康严重损害的重大传染病疫情、群体性不明原因疾病、重大食物和职业中毒及其他严重影响公众健康的事件。本节主要指狭义的灾疫。

灾疫伦理学是一门专门研究严重突发疫情的伦理问题,解读伦理关系,根据一定伦理学原则,提出应对由疫情引发的公共卫生政策与各项制度的生命伦理学分支学科。它以灾疫防治为主题,对当代灾疫失律予以历史性反思,尝试构建当代灾疫防治的价值系统,整体勾勒预防治理为本、救助治理为辅助的灾疫国策,和以治理为本,防范为辅的预防战略,探索构建在全新制度框架下重建灾疫生境→在国际平台上构建生态家园→在全球视域中创建生态文明的三级目标,最终构建以"利益补偿"为核心,以尊重生命原则、普遍平等原则、全面公正原则、安全和健康原则为基本内容的当代灾疫防治的道德原则体系。

从灾疫伦理检讨与构建的过程看,疫灾伦理学包括灾疫预防伦理、灾疫预警伦理、灾疫后重建伦理。三者是沿着从抽象到具体、从一般向特殊的方向展开的。灾疫预防伦理是面对可能的灾疫暴发,如何防患于未然而围绕"生态治理"和"生境重建"进行伦理行动方案设计;灾疫预警伦理是以灾疫高危风险区域和重点区域的灾疫隐患为对象,展开其预警(即预测、警报、防范)伦理行动方案研究;灾疫后重建伦理是对灾疫暴发后如何重建灾疫区设计伦理行动方案。

(二) 灾疫伦理学的价值

灾疫伦理学的宗旨就在于从伦理角度切入,系统思考灾疫问题,努力开辟灾疫伦理学研究之路,检讨灾疫问题及其防治模式,探索当代灾疫防治的生命政治价值、社会伦理方案及防控策略与有效机制,以促进建立切实可行的灾疫应对综合体系。20 世纪 80 年代末,国际学术界开始对自然灾害予以伦理学关注与研究。2003 年,源于"非典"的暴发,国内学者孙慕义率先提出"灾疫伦理学"概念;随后,唐代兴等做了灾疫伦理学学科探索。2008 年 11 月,全国首届灾疫伦理学学术研讨会在浙江乌镇召开。会上,生命伦理学、灾难学、卫生法学、医学、哲学、社会学、经济学、心理学等多学科学者呼吁正式构建灾疫伦理学，其学科的重要价值与意义获得了共认；乌镇会议标志着灾疫伦理学作为生命伦理学新兴分支学科的确立。

二、灾疫伦理学的核心问题与基本内容

（一）灾难与重大疫情的道德哲学与文化

当代灾疫是人类现代文明进程中无理性膨胀导致自然生态链条扭曲或断裂的典型表征。从气候失律到灾疫失律是近代科学以工业化、城市化、现代化进程，不断征服自然、掠夺地球所造成的负面影响力、破坏力遵循层累原理而生成，并又遵循突变原理而暴发的体现。

人类改造自然、征服自然、掠夺地球的行动进程所造成的日益严重和普遍的自然失律状况，源于自然资源无限论的机械论世界观、唯人类中心论的价值观、唯物质幸福目的论，所遵循的是由如上三者所形成的傲慢的物质霸权主义行动纲领和绝对经济技术理性行动原则。

从根本上讲，人类的工业化、城市化、现代化进程无限地改造自然、掠夺地球资源的行动，来源于一种无限度论思想的激励。这种无限度论哲学强调两个方面，一是人类潜力无限和人类创造力无限，这种无限论观念和思想构成了人定胜天的主体条件，亦成为人类追求无限的物质幸福的认知依据。二是自然无限和宇宙无限，这种无限度观念和思想成为资源无限论、财富无限论的最终依据。

（二）灾疫伦理责任问题

政府与医疗机构、医务人员在灾疫预警与防御同灾疫救助中的伦理责任同样重大，公众在灾疫康复与自救过程中同样负有职责。

1. 灾疫预警与防御的伦理责任　政府应有机地调动公共服务系统，明确灾疫预警，统一有序地控制非常时期的人口流动，建立有效的公共卫生危机管理制度；强化信息透明度，维护公民对真实疫情的知情权，但必须避免过分渲染与哗众取宠的舆论误导。相关卫生防疫部门在使用法律时应有伦理依据，强制执行或颁布某项政令不能情绪化，对于执行隔离者必须有科学和法律根据，强行隔离者必须限定在已确诊、疑似病例和密切接触者。

2. 灾疫救助的伦理责任　政府和决策部门要制订理性和道德的救援计划，更要有特定时期的救援原则；对社会捐赠，不要去评论捐赠的款额数量，不要指责他人对自己捐赠行为的评论，不要以表面数额的多少评价道德善恶和进行善举的排位。在这个问题上，攀比会遮蔽真实，制造误会。

3. 灾疫康复与自救的伦理责任　关于灾疫康复：所有公民必须克服对患者及其亲友、密切接触者的歧视心理。爱、尊重、公正从来都是具体的，在灾疫期间更应表达友爱与团结精神。在灾害发生的紧急情况下，具备良好救援医学知识也能起到自救、他救作用。掌握自身救护方法，不仅能在灾害中自救，还能为即将到来的医疗救援提供最有效的前期治疗准备，在很大程度上降低死亡率，把危难减少到最低程度。

（三）灾疫伦理实践问题

当代灾疫（自然灾害和疫病）的全球性暴发和日常生活化，恰恰是自然失律、气候失律导致的；而自然失律、气候失律又因为人类活动破坏地球生态的负面效应层层累积形成的。

1. 灾疫生境重建　在明确生命至上的伦理精神和价值诉求上存在部分欠缺，在重建时存在忽视了生命本体需求的情况。

2. 灾疫后重建　存在过分强调速度、主张速度至上的问题。

3. 灾疫教育　在学校教育中存在部分缺失现象。据调查，对防灾减灾的防御措施，学生群体与社会群体的掌握情况均不佳。

（四）灾疫治理过程中的信息疫情问题

信息疫情一词出现在 2020 年 2 月 2 日世界卫生组织关于新冠肺炎疫情报告中。该报告指出，伴随着新冠肺炎的暴发和防控出现了一场大型的信息疫情，即信息泛滥。关于新冠肺炎疫情的各种信息泛滥，令人们难辨真伪。这使得人们在需要信息的时候，因很难找到可信的信息源和可靠的指导，而变得无所适从。

三、灾疫伦理学基本原则

灾疫伦理学要统合和关联众多应用伦理学科,构成一个更宏大的学科视域,架设一个多元包容的学科审查平台,使自身具备开放性视域。灾疫伦理学基本原则包括以尊重生命原则、普遍平等原则、全面公正原则、安全与健康原则。在对应的灾疫救助、灾疫处置与管理、灾疫后重建时需要具体问题具体分析,依据不同角度的伦理原则。

(一)灾疫救助伦理原则

灾害救助应遵循五项伦理原则,即生命关怀优先性原则、损失最小化原则、整体利益大于局部利益原则、尊重灾害知情权原则和人道主义原则。值得称道的是,生命关怀优先性原则被置于诸原则的首位,由此体现出更为彻底的敬畏生命的伦理学特征。另有学者论证了灾害中伦理关怀的优先原则,包括责任人优先示范、老弱妇孺优先保护、生命安全优先,以及整体利益优先部分利益等。

(二)灾疫处置与管理伦理原则

灾疫处置与管理过程中要坚持民权原则、生生原则、协调原则。

1. 民权原则　即以人为本,以生命重于一切、生命价值高于一切为根本,应本着生命至上的根本伦理理念,各有关机关与人群应以生命利益为重,敬畏生命。这里的"民权",是指灾疫区的公民权,主要包括四个方面的内容:一是灾疫民的公民生命权,包括生命的被救助权、生命的安全权、生命的正常康复权和健康要求权,即要求恢复健康和健康生活的权利。二是灾疫民的公民生存权,包括家庭生存权(如家庭重建生存权)、社会生存权及劳动权。三是灾疫民的公民秩序权,包括灾疫民有要求生活秩序的权利,这种权利主要涉及社会秩序、人居环境秩序和区域生态秩序。四是灾疫民的公民发展权,即灾疫民在灾疫后重建中有要求发展自我的基本权利。

2. 生生原则　学校尤其是基础教育阶段的中小学校应将灾疫伦理教育纳入课程教育体系,开展以灾疫为素材和内容的全民性伦理教育。政府、医疗机构、疾病预防控制机构、每个公民要做到各尽所能、恪守职责,医务人员要努力做到科学应对、钻研协作、克服困难、献身科学。具体要求如下。

(1)各尽所能,恪守职责。为及时有效处理各种疫情,必须建立信息畅通、反应快捷、指挥有力、责任明确的应急体制,突发疫情后,政府、医疗机构、疾病预防控制机构、每个公民应各尽所能,恪守职责。为此,政府应制定疫情处理应急预案,建立重大、紧急疫情信息报告规范与系统;保证配套卫生资源和社会力量。医疗机构应对疫情致病人员提供医疗救护和现场救援,防止交叉感染和污染;对就诊患者接诊治疗,书写详细、完整的病历记录,依法报告所在地疾病预防控制机构;按规定将患者及病历记录的复印件转送至接诊的指定医疗机构;疾病预防控制机构应监测与预警好传染病疫情;对疫情报告进行汇总、分析、评估;对患者或疑似患者及密切接触者进行必要的流行病学调查与医学观察措施;对医疗机构的消毒隔离工作进行技术指导;对疫点进行隔离控制和消毒;对医疗机构外死亡的患者或疑似患者尸体进行消毒处理;对疾病预防控制人员进行专门业务培训;对公众开展健康教育和医学咨询服务等。每个公民应及时报告和积极配合疫情预警与防御工作,主动接受疫情教育,学会实施灾疫自救。

(2)科学应对,钻研协作。面对疫情,医务人员要沉着冷静,科学应对,树立崇高职业责任感。同时,切实钻研协作,加强对监测方法、预防药物、防护设备及疫苗、病原体的潜心研究,充分发挥科学技术的作用和优势,最终战胜威胁人类的各类灾难性疾病。

(3)克服困难,献身科学。面对疫情与医疗环境残酷、危险和艰巨并存的状况,医务人员应克服重重困难,以社会利益和患者利益为重,充分发挥自己的专业技能和聪明才智,沉着应对,无私奉献,勇于献身。

3. 协调原则

(1)从微观看,在灾疫处理过程中,需要注重各部门协调合作,实现防疫处理各环节主体之间协调、步调一致地应对疫情防控工作。为此,需要做到防疫物资与生活物资的统一调配、防疫医务人员与后勤保障人员的协作安排、信息发布和落实渠道同步共振、疫区抗疫与基层社区把关紧密合作、地区间抗疫管理的协调合作等。

（2）从宏观看,需要强调人、社会、自然、地球生命存在敞开的生变性、互动性和层累性,协调地球环境生态、人类环境生态及人与人、人与群体之间的环境生态,使所有生命都能够在相向的互动进程中获得生生不息的利益。

(三) 灾疫后重建伦理原则

灾疫后重建涉及物理和精神两个领域,因而其重建必要接受符合全球生态化的和可持续生存式发展要求的伦理引导与规训,应遵循"以人为本""生命至上"之伦理理念指导,以灾疫民人人安居乐业为现实生活目标,以灾疫区生境化并成为生态文明建设的先行示范区为社会发展目标。灾疫后重建必须坚持以人为本、生命至上的理念。以人为本的伦理理念落实在灾疫后重建实践中,就是生命至上。而以人为本,不过是对"生命重于一切、生命价值高于一切"之伦理价值诉求的具体实践操作化。因此,在灾疫后重建中,必须明确生命至上的伦理精神和价值诉求,也要全面引导灾疫民学会感恩,学会敬畏,学会善待一切和珍视一切。

为实现上述双重目标,当代灾疫后重建必须遵循民权原则、生生原则和协调原则,将重建生境和家园精神体系作为可持续生存式发展过程。

1. 民权原则　灾疫后重建的首要伦理原则是民权原则,即以全面维护民权、保障民权、促使民权获得更高水平上的新内容为根本准则,引导人们重新学习尊重和学会尊重,重新运用尊重的方法重建家园,重建生境,重建人与人、人与社会、人与地球、人与物种生命之间的亲善关系。灾疫后善待一切的伦理方式的重建,实质上是对平等、公正、正义、道德、权利与责任对等的伦理精神、伦理原则、道德规范的重建。具体为:①要把保障民生作为恢复重建的基本出发点,把修复重建城乡居民住房摆在突出和优先的位置,尽快恢复公共服务设施和基础设施,切实扩大就业,增加居民收入,让灾区群众安居、安定、安全、安心。②要根据资源环境承载能力,考虑灾害和潜在灾害威胁,科学确定不同区域的主体功能,调整优化城乡布局、人口分布、产业结构和生产力布局,促进人与自然的和谐。

2. 生生原则　灾疫后重建的生生伦理原则,是指必须在重建中追求自然、生命、人、社会四者共在互存、共生互生。灾疫后重建在速度控制方面,应该体现过程论伦理理念,以关联性、生成性和动态生变性为要求,以承载力、自净力为标准,并以自生功能全面恢复为目标,要讲速度,但也不能陷入速度至上的泥淖。具体为:①要杜绝超标准、盲目攀比和铺张浪费,坚持按标准恢复重建。坚持节约和集约利用土地,严格保护耕地,尽量维修加固原有建筑和设施,统建公共设施和共用用房,规划建设城镇、村庄和产业集聚区,体现资源节约、环境友好的要求。②要统筹安排、保证重点、兼顾一般,充分考虑经济、社会、文化、自然和民族等各方面的因素,合理确定重建方式、优先领域和建设时序,有计划、分步骤地从当地实际情况出发推进恢复重建。

3. 协调原则　协调原则是灾疫后重建的基本伦理原则,贯穿于灾疫后重建全过程。从具体生存方面讲,协调是灾疫民的生存协调,包括人与人、人与群体、人与物等在重建中的协调。从宏观发展方面看,协调既包括灾疫区域与周边非灾疫区域间的协调生存、协调发展;同时包括当前重建与长远发展的协调,经济发展和社会发展的协调,社会发展、经济发展与环境生态生境化维护的协调。从灾疫后重建的目标理念看,灾疫后重建必须具备全景视野、追求生境伦理理念。生境是指环境生态的生生不息。生境包括以宇宙及气候运行为实体形态的宇观环境生态,以地球及地球生物圈为实体形态的宏观环境,以人类存在为实体形态的中观环境生态和以个体与个体或个体与群体之实际关系为实体形态的微观环境生态。灾疫后重建不但要考虑人的生命安全、社会财产安全和社会秩序及人的心灵、情感、精神秩序的恢复问题,更需要首先考虑自然和地球生命世界的生境、生存秩序的重建问题。具体为:①要严格执行抗震设防要求,提高学校、医院等人员密集的公共服务设施抗震设防标准。城乡居民点和重建项目选址,要避开重大灾害隐患点。严格执行国家建设标准及技术规范,严把设计、施工、材料质量关,确保重建工程质量。②要保护和传承优秀的民族传统文化,保护具有历史价值和少数民族特色的建筑物、构筑物和历史建筑,保持城镇和乡村传统风貌。避开自然保护区、历史文化古迹、水源保护地及震后形成的有保留价值的新景观。

同步规划建设环保设施。

（四）应对信息疫情的伦理原则

应对信息疫情,需要遵循诚信原则、公正原则和隐私保护原则等。

1. 诚信原则　应对信息疫情的伦理原则首要的是在全社会倡导诚信原则,构建诚信体系,在疫情发生时与发生后实施信息监管。

2. 公正原则　在监管过程中实现公正原则,要借助法律手段,对制造信息疫情的群体与个人实施公正严明的制裁。

3. 隐私保护原则　在疫情防治过程中,为有效控制疫情快速蔓延,需对感染传染病的公民的民权进行部分限制,但是这并不意味着无限制、无尺度地牺牲公民民权,保护公民隐私非常必要,在传播媒介上公开公民隐私需要受到必要的限制,应明确权属。

第六节　当代社会中与医学有关的伦理问题

一、患者自杀现象与医务人员责任伦理

自杀是一种蓄意的或自愿采用各种手段结束自己生命的行为。中国精神疾病诊断标准对自杀的概念做了详细而较准确的描述,认为自杀有下列特点:①有充分的根据可以断定系故意采取自杀行为,其原因为悲观绝望、委屈抗议、畏惧罪责、迷信驱使等。②自杀行为有致死、致残与经救治痊愈等多种结局,均属此诊断,应注明已遂或未遂。③只有自杀意念而无实际行动者,不建立此诊断;并无自杀意念由于误服剧毒药物,误受伤害等原因致死者,不建立此诊断;单纯自伤与伪装亦不属此诊断。④大多数自杀的人并无精神障碍,如自杀前同时有某种精神障碍,则诊断并列。

1970 年美国国立精神卫生研究所提出将自杀划分为三类:①自杀已遂或成功自杀（completed suicide）,指各种故意自我伤害行为,结果引起个体死亡;②自杀企图或自杀未遂（suicide attempt）,指各种故意自我伤害行为,行为结果未引起个体死亡;③自杀意念（suicide idea）,指个体通过直接或间接的形式表达自己终止生命的意思。

自杀的原因或影响因素是极为复杂的,它和心理、疾病、社会、婚姻家庭等多种因素都有一定的关系。

1. 自杀的心理因素　自杀是心理危机状态的行为反应,大多自杀者最终是以一种不可抗拒的心理危机或压力如绝望、恐惧、抑郁等情绪导致自杀行为。自杀心理是一个发展变化的过程,它与自杀者个性、认知水平、自我意识、社会生活事件发生有着密不可分的联系。对日本大学生自杀的研究表明,自杀者的性格有以下特征:抑郁、自卑、神经过敏、人际恐怖、自责、自暴自弃、自我中心、内向孤独、情绪易变等。

2. 自杀的疾病因素

（1）精神疾病。Shaffer 等（1996）对小于 20 岁的自杀成功者调查发现,90% 的自杀者有精神疾病,自杀的主要危险因素是有自杀未遂史与精神障碍。Black 和 Winokur1980 年的研究发现,抑郁症占所有精神疾病自杀的 20%~70%,抑郁症患者有 15% 最后以自杀作为结局。

（2）躯体疾病。起病后,患者往往对疾病的原因、诊断、治疗和预后产生较多关注和忧虑,如疼痛性疾病、癌症、艾滋病等给患者带来的身心压力非常严重,在这种情况下,自杀危险是很高的。另外,躯体疾病可伴发精神障碍,尤其是抑郁症,常增加自杀的风险。

3. 自杀的社会、婚姻家庭因素

（1）教育因素。澳大利亚、巴西、法国等的统计资料均报告,农村地区文化程度低的农民中自杀率高。中国的自杀率也是农村高于城市,尤以农村女性为最高,可能与农村的受教育水平偏低,加之受传统观念及经济的影响,农村女性青年的文盲与半文盲比率高于城市青年和农村男性青年有关。

（2）宗教因素。某些宗教信徒中自杀率较低,可能与教义中贬责自杀行为有关。此外,个别邪教鼓吹自杀,曾发生过教徒集体自杀事件。

(3) 经济因素。如荷兰 20 世纪 80 年代中期后经济发展,人民生活水平提高,失业人数减少,该国的自杀率 1985 年之后下降了 10% 左右。

(4) 婚姻家庭因素。按婚姻状况统计,丧偶者自杀率最高,其余依次为离婚者、单身未婚者。已婚者通常具有最低的自杀率,为离婚者和丧偶者的 1/3~1/2。未婚者自杀率高于已婚者。

针对自杀的上述各种影响因素,国内外学者对自杀做了理论性探讨,提出了如下几种学说:①社会文化理论:一个人走上自杀道路是因在社会上感到失意。人的价值只能在其社会文化背景下才能实现。若外界社会文化背景里没有人的容身之处时,人的生命也就失去了价值,活着也就失去了意义。②精神分析的自杀本能学说:精神分析学派创始人弗洛伊德认为,人的生存与死亡是由本能所控制的。生与死的本能是不断斗争的。如果死的本能占了优势,便发生自杀行为。一般情况下,当一个人接受了一种严重挑衅刺激而又不能外泄时,死的本能就会接受这种刺激,使自身的能量激增,迅速成为优势,最后驱使人进行自杀。③感情交流学说:人类需要以各种方式交流感情、沟通信息。而自杀行为实质是当人面临某种绝境时,以自己的生命和躯体为代价,来承担某种无法向他人发泄的极度愤怒。

自杀的后果表现为以下几个方面:①自杀是对生命尊严的蔑视。人的生命是最为重要的价值,只有生命存在,才能为社会创造财富,才能为自己和他人谋求幸福。②自杀行为对家人及亲朋好友造成巨大的心灵创伤,会造成家庭内部矛盾加剧,甚至家庭的解体。③自杀者采用异常的方式结束生命,其行为对社会具有消极的感染和示范作用。

患者的自杀现象是重要的公共卫生学问题,针对在医院就诊、治疗的高危人群制定有效的预防、干预措施是解决这一问题的关键。院内自杀现象重在预防,预防自杀的伦理意义在于:避免患者对自身的无谓伤害,使自杀者重新获得生活的信念和勇气;避免对自杀者家庭带来伤害;使社会秩序更加稳定,有利于社会的发展和进步。预防自杀的效果体现为医务人员责任伦理意识的高低。预防患者自杀是每一位医务人员的道德责任,主要体现在以下几个方面:①普及心理卫生知识,提高心理健康素质。②积极开展心理治疗。自杀患者大多数来院时情绪比较激动,有继续寻死念头,因此对医务人员来说,保护患者、密切看护很重要。要稳定他们的情绪,建立良好的医患关系,取得他们的信任,要关心、爱护、理解、体贴、接受他们,切忌歧视患者,针对他们倾诉自杀的原因,帮助他们面对现实,提高生活的勇气,建立生活的信心,树立"世界是美好的"的生活信念。③善于发现自杀先兆。许多自杀迹象可以从患者的情感变化中发现,如失眠、紧张、恐惧、猜疑,情感低落、唉声叹气、哭泣等;④建立和谐、轻松、自由、公平的社会关系。应建立这样的一种制度:让弱者有自己的生活空间、有表达自己愿望的渠道、有得到救助的可能和条件,缩小社会差距,建立公正、透明的社会关系秩序。⑤在现有医疗预防保健网络的基础上,增加自杀预防与危机干预的功能,形成自杀预防的网络。⑥主动进行基本的精神病学和自杀预防、救治知识的培训。目前中国基层医务人员很少有人接受过精神病学的培训,更缺乏自杀预防的专业知识,基层医务人员常常是自杀高危人群的第一和最主要接触者,但他们中的绝大多数不能识别自杀的危险信号,不能对处于自杀危机中的人进行正确的处理。⑦对有自杀意念者实施特别监护,消除一切危险因素。加强危险品的管理,定期查收患者的危险品,如刀、剪、绳、带、玻璃碎片等,对新入院患者尤应严格把关,时刻将患者置于工作人员的视线之中,如患者表现出情绪低落、消极悲观或由极度悲观转为乐观开朗时应高度警惕。⑧争取家属的配合。有时家属的体贴、关怀和心理安慰,往往会起到意想不到的效果。⑨熟练掌握各项急救技术,一旦患者发生自杀,及时采取有效抢救措施。⑩对自杀未遂者,一方面要采取各种医疗措施积极予以抢救,另一方面还要关心尊重他们,为他们保守隐私,使他们在关爱中恢复和树立重新生活的勇气和信心;对自杀者的家属不能歧视,也要给予尊重和关爱,使他们感受到社会的温暖,使他们因自杀者而受到伤害的心灵得到抚慰。⑪借助国际通用自杀三级预防策略,积极落实从一级预防(预防患者自杀倾向的发展)、二级预防(自杀边缘患者危机干预)到三级预防(防止自杀未遂患者再自杀)的预防为主策略。

二、吸毒或药物滥用的伦理问题

吸毒是指人们在非医疗情况下,连续反复地使用可导致人体产生依赖性的麻醉药品(鸦片、可卡因、大麻等)与精神药物(镇静催眠药、中枢兴奋剂、致幻剂等),导致成瘾或有成瘾趋势的危险行为。药物滥用是 20 世纪 60 年代中期国际上开始采用的专用词汇,它与人们平时所说的"滥用抗生素""滥用激素"等滥用药物中的"滥用"概念截然不同。药物滥用的概念是指长期地使用过量具有依赖性潜力的药物,这种用药与公认医疗实践的需要无关,导致了成瘾性及出现精神错乱和其他异常行为。"药物滥用"是国际上对吸毒行为的通用术语,"吸毒"是国内对吸食毒品行为的通俗称谓。两者所指的都是非医疗需要和目的,而长期采用某种方式超量使用具有成瘾性的违禁药品。

造成吸毒或药物滥用的原因主要有:①无知好奇。初次接触毒品的人,尤其是青少年,认为毒品有一种神秘感,盲目放纵自己的好奇心,去寻求那种所谓"销魂极乐"的感觉。②他人引诱教唆。贩毒者为了扩大毒品消费市场,牟取暴利,常常用教唆、引诱、欺骗的方法来发展吸毒人员。③受亲人的影响。④追求享乐,寻找刺激。不正确的人生观和享乐观导致一些人为寻求刺激而吸毒。⑤寻求心理解脱。某些情绪波动大、感情脆弱、自我控制能力差的人,有可能借助吸毒来寻求暂时的心理解脱。⑥为减轻病痛而吸毒等。

吸毒或药物滥用主要存在的伦理问题有:①伤害:不仅直接造成对自己身体的伤害,有时还会影响他人的身体健康。最为典型的是妊娠期的妇女吸毒,会直接影响腹中胎儿的正常发育成长,导致胎儿畸形或死亡。②责任缺失:有些吸毒者为了购买毒品,不惜变卖家产,忘记了对家庭的责任,致使家庭解体。如果为人父母者吸毒,会潜移默化地影响下一代,易在吸毒者家庭中产生青少年犯罪和新的吸毒现象。③利益驱动:有些医源性成瘾者和吸毒者为获得麻醉药品、精神药品,采取种种手段,引诱、威逼、贿赂医务人员,致使一些医务人员违反规定,开出甚至售出这类药物;少数医务人员受高额利益的驱使,违规获取此类药品牟利。④吞噬社会财富:吸毒者在工作中经常发生事故,由此造成了经济损失。另外,用于扫毒、戒毒治疗等也花费巨大。⑤扰乱社会秩序:吸毒者为了满足毒瘾,可能铤而走险,走上违法犯罪的道路,威胁人民生命财产安全,扰乱社会秩序。

因此,医务人员必须树立强烈的责任感、使命感,承担应尽的道德责任。须做到:①守法:必须严格遵照国家关于麻醉药品、精神药品的管理规定,掌握使用适应证,以医疗需要为目的,按规定合理使用这些药品。②宣教:宣传吸毒或药物滥用的危害,对药瘾者和公众进行健康教育,培养他们自我保健的意识。③自律:不能利用医师的处方权,开麻醉、精神药品谋取利益,也不能使这些药流入社会,造成不良隐患。④合理治疗:对吸毒者或药物滥用者进行合理的戒毒治疗和心理治疗,使他们早日回归社会。

三、老龄伦理问题

国际上一般采用超过 65 岁为老龄标准。中国目前把老龄的起点定为 60 岁,即 60 周岁以上的公民可称为老年人。联合国人口老龄化的标准是:60 岁以上人口数超过人口总数的 10%,或 65 岁以上人口数超过人口总数的 7%。中国 2020 年公布的人口统计数据显示,2019 年末 60 周岁以上人口数为 25 388 万人,占总人口的 18.1%,其中 65 周岁及以上人口数为 17 603 万人,占总人口的 12.6%,中国已进入较为严重的老龄化阶段。由于老龄人群和老龄化社会的特殊性,必然带来一系列的老龄伦理问题:人口老龄化增加了社会养老的压力;老年人精神文化需求和自身发展需要社会广泛关注;老龄社会法制和道德建设的需求更加凸显;社会发展成果分享不公导致老年贫困问题突出;老龄阶段的健康风险不断增大对医疗机构和医务人员提出更高要求等。

(一)老龄伦理与政策

1. **老龄伦理**　老龄伦理是指老龄人群与其他人群及整个社会之间的伦理关系,以及实现该关系的公正调节、促进该关系协调发展的伦理原则与道德规范的总称。老龄伦理的提出主要是基于以下几方面的需求:①角色转换的客观需求。老龄阶段主要有以下三种角色转换:一是从劳动角色到养老角色的转换。这种转换是从生产角色到消费角色、从创造性角色到享受性角色的转换。老年人往往滋生无用感。二是从职业角色到家庭角色的转换。这种转换意味着社会地位的改变,是从有所托走向无所托,它往往使老年人产生失落感。三是从配偶角色到单身角色的转换。老龄期是心理上的脆弱期,对角色转换造成的心理失衡进行伦理调适,是晚年生活幸福的保证。②老龄道德社会化的需求。老龄道德社会化是指退休后继续进行道德修养,将高尚的品德融入社会以纯化社会风尚、促进社会发展的道德实践。老龄道德社会化是由道德发展的基本规律所决定的,是老龄主体道德人格发展所需。③老龄伦理关怀的社会化需求。老龄伦理关怀的社会化是指社会对老年人实施伦理关怀的普遍化与制度化,具体表现为:以代际平等、代际互惠、代际补偿为理念,进行制度伦理建构,实现代际公正。

角色转换与道德社会化侧重于老年人自身的道德实践,是老龄伦理提出的主体性根据。老龄伦理关怀的社会化侧重于整个社会和其他人群的道德实践,是老龄伦理提出的外在客观根据。两种不同向度的行为准则及其所体现的主体性与客观性相互印证了老龄伦理这一概念提出的必要性及其作为伦理学范畴的不可或缺性。

老龄伦理的基本内容:①代际公正。在以老龄人群为核心的代际关系中,代际公正是极为重要的问题。应从历史和未来两个角度看待这个问题。善待老年人与善待幼童一样,是保持代际伦理关系协调发展、实现社会公正的重要方面,它包含着善待青年人自己、善待一切人群的深远意义。②道德延伸。是指老年人在老龄阶段通过自身的修行不断提高道德品性,并以传道、教化等方式实现余生价值的道德实践。道德延伸可以使老年人在生命的最后阶段为社会的思想道德建设发挥余热。③道德辐射。喻指社会为老年人提供经济保障与精神关爱,形成养老、敬老、爱老的道德氛围,帮助其实现各项养老目标的社会伦理实践。物质赡养是"道德辐射"的第一层次。中国由家庭养老的主要形式转变为家庭、集体、社会三结合的养老模式。它把养老与抚幼、生活照料与精神需求服务融合为一,使吃、穿、住、医、娱、葬等设施小型化。精神赡养是"道德辐射"的第二层次。它是以微观层面的情感慰藉与宏观层面的社会伦理关怀为实践领域,由亲情满足、人格尊重、成就安心、权益保障、代际公正、自我价值实现及善终为具体内容所构成的老年精神关怀网络。④善终优死。这一问题,从老年人来说,主要包括死亡焦虑、临终需求等问题;从社会的其他人群来说,包括老年人的安乐死、丧葬、追思等方面的伦理问题。

2. 关于老龄人群的政策　中国已处于老龄化社会,并难以短期缓解。老龄化发展衍生的问题需要消解,这些问题依靠政策、伦理研究来解决的意义重大。为了保障老年人合法权益,发展老龄事业,弘扬中华民族敬老、养老、助老的美德,2018年12月29日第三次修订了《中华人民共和国老年人权益保障法》,该法把积极应对人口老龄化作为国家的一项长期战略任务,提出国家和社会应当采取措施,健全保障老年人权益的各项制度,逐步改善保障老年人生活、健康、安全及参与社会发展的条件,实现老有所养、老有所医、老有所为、老有所学、老有所乐;国家建立多层次的社会保障体系,逐步提高对老年人的保障水平,建立和完善以居家为基础、社区为依托、机构为支撑的社会养老服务体系,倡导全社会优待老年人;各级人民政府应当将老龄事业纳入国民经济和社会发展规划,并鼓励社会各方面投入,使老龄事业与经济、社会协调发展;保障老年人合法权益是全社会的共同责任,提倡、鼓励义务为老年人服务;国家进行人口老龄化国情教育,增强全社会积极应对人口老龄化意识,全社会应当广泛开展敬老、养老、助老宣传教育活动,树立尊重、关心、帮助老年人的社会风尚;国家支持老龄科学研究,建立老年人状况统计调查和发布制度;每年农历九月初九为中国的老年节。

中国政府还出台了一系列关于老年人的福利政策。福利性政策主要包括两个方面。

(1) 收入保障性政策。关于退休人员基本养老金的政策,关于基本养老保险、商业养老保险的若干政策,关于医疗保险的政策,关于农村实行新型合作医疗制度的政策,关于城市普遍实施和农村试点实行的最低生活保障的政策,关于农村五保供养制度的规定,关于城乡贫困人口实行医疗救助和生活救助的政策,以及关于特殊优待老年人的一些政策等。

(2) 服务性保障政策。2019年4月国务院办公厅发布《关于推进养老服务发展的意见》,破除发展障碍,健全市场机制,持续完善居家为基础、社区为依托、机构为补充、医养相结合的养老服务体系,建立健全高龄、失能老年人长期照护服务体系,强化信用为核心、质量为保障、放权与监管并重的服务管理体系。大力推动养老服务供给结构不断优化,社会有效投资明显扩大,养老服务质量持续改善,养老服务消费潜力充分释放。确保到2022年,在保障人人享有基本养老服务的基础上,有效满足老年人多样化、多层次养老服务需求,老年人及其子女获得感、幸福感、安全感显著提高。

(二) 老龄健康风险及其伦理规制

1. **老龄健康风险** 健康风险是指在人的生命过程中,因自然、社会和人自身发展的诸多因素,导致人出现疾病、伤残及造成健康损失的可能性。而老龄健康风险指的是老年人健康在未来遭受损害的各种可能性。显然,人们步入老龄阶段后,身体各项功能不可逆转地衰退和弱化,健康风险逐步增加,并进入健康风险度相对最高的阶段。相较于其他人群,老龄人群的健康风险具有显著的特征,包括:①突发性更强:老年人时常怕麻烦,无病时不防、小病时拖延,健康损害潜伏累积,以致风险突发,难以预料和防范。②可变性更大:老年人群健康风险因素与疾病之间的对应性不明显、不确定,其特异性弱化。加上个体的身体状况各异,同一健康风险因素在不同个体身上导致健康损害发生的情况更加复杂多样,加剧了老龄健康风险防控有效实施的难度。③更有普遍性:毋庸置疑,老龄健康风险更是无处不在、无时不有。无论是较易察觉的外显健康风险因素,还是潜伏藏匿的隐性健康风险因素,在老年人中都更为广泛,具有更高的发生率。因此健康风险的防控必须保持更高的警惕性以防患未然。老龄健康风险的来源可归结为四个层面:①个人基于生命周期律动的健康风险:个人的健康状况、疾病史、家族史、饮食习惯、生活方式、社会行为、心理因素等具有差异性,生命健康周期的律动因人而异,老龄个体的健康风险及其事实化的情况也各不相同。这是老龄健康风险的主要来源。②外部的自然生活环境带来的健康风险:包括老年人生活所处的自然环境,以及与健康相关的食品安全、空气卫生、水源质量等,因老年人对这些因素更加敏感,也都是风险因素。③社会健康保障制度不足带来的健康风险:健康保障制度的缺失或不完善则是健康风险的主要来源之一,这对老年人、贫困人群等弱势群体尤为重要。④健康服务不周全引发的健康风险:当今社会,社区健康服务和家庭健康照料是老年人健康的有力守护者。但值得注意的是,社区健康服务的不完善和家庭健康照料的不周全也是老龄健康风险的又一重要来源。

2. **老龄健康风险的伦理规制**

由于老龄健康风险牵涉个体主义与整体主义两个层面,因而在降低健康风险的问题上,对前者的策略主要是通过个人自治的方式加以完成;对后者则考虑在现有资源有限的条件下,要降低老龄健康风险,必须重视政府的规制作用。一般而言,减少老龄健康风险的政府规制措施,主要包括两个方面。一是积极规制,即通过正面促进和引导老年人健康生活,建立良好的生活方式、有效的风险沟通机制及适当的健康和保险计划;二是消极规制,指从反面限制和禁止企业不达标产品(如保健产品)对老年人健康的侵害或者媒体对老年人发布的虚假健康信息和误导宣传。两方面的规制建构需配合交叉,并充分考虑其中的伦理规制。

(1) 健康计划。健康计划是指基于预防原则的要求,政府所实施的一种社会性规制。就老年人健康计划而言,应包括定期的健康体检、建立健康档案、开展健康风险评估、告知本人健康体检结果并进行相应干预等。

(2) 健康保险。基于公共健康需求的社会医疗保险是中国社会保障体系的重要组成部分,其目的是补偿社会成员因疾病造成的经济损失。公正性是社会医疗保险制度建构的底线伦理要求,也是其核心伦理要义,它包含制度设计正义和制度实施正义两个方面的内容,这两方面在老龄健康风险改善的正义体现上正逐年向好。有研究表明,中国社会医疗保险制度提高了老年人的就医程度,尤其提高了真正需要就医的老年人的及时就医率,显著减轻了老年人家庭的医疗负担。然而,也应看到,由于发展的不平衡不充分,中国的健康资源总量仍然不能有效满足人民日益增长的健康需求,健康资源分配存在城乡、区域、阶层及代际之间不同程度的公平缺失。基于差异性健康需求的商业医疗保险是社会医疗保险制度的补充,但其毕竟是以营利为目的的一种医疗保障形式,加之老年人高健康风险的特点,目前尚难满足实际需求。

(3) 信息公开。许多老年人可能没有意识到日常生活中面临的各种风险,这种对风险的无知一方面来源于个体的不够关注,另一方面更多的可能来源于难以获知信息。在风险规制上应强制信息披露,例如要求企业必须披露关于产品价格、性能、组分、数量、质量、风险等信息,对虚假或误导信息予以惩戒。

还应加强信息沟通,通过公开、正规途径发布健康保健信息,实现老年人与行业专家之间的沟通交流。

(4) 新技术模式。基于"互联网+"的智慧健康社区及其道德关怀网络建构开启了老龄健康风险管理的新生态,通过整合医疗机构的专业医护资源、社区健康驿站的医疗卫生资源、养老服务供应商的健康服务资源及家庭内部的照料资源等,为居家养老的老年人提供了医疗护理、紧急救助及日常健康服务的全方位的健康管理。不容忽视的是,这也带来一些健康管理方面的伦理问题,如信息透明化与隐私泄露的矛盾,知情同意权与智能化的消息自动发送的矛盾,虚拟照料关系对亲情照料关系的替代带来的老年人的社会孤立、尊严受损、情感失落,"物化"严重缺少情感性互动等,这些均需在发展中加以化解。

(三) 医务人员的老龄社会责任

老龄医学工作是针对老年人群而开展的与医学相关的各项工作,其工作政策性、服务性较强,具有自身的特殊性和复杂性,为老年人谋幸福、为老龄事业谋发展更是医务人员职责所系、使命所在,必须加强责任和道德建设,应掌握科学的工作方法。其伦理要求如下。

1. **尊重**　其基本含义是指尊重老年人,引申为对老年人人格和权利的尊重。尊重老年人是中华民族的优良传统和社会主义精神文明建设的重要内容,真正的尊重除了要改善老年人的经济状况和增强其独立性、文化修养之外,还要在全社会范围内倡导尊老、敬老、爱老的良好风尚。尊重老年人,就是尊重生命和人权,就是尊重自身。尊重老年人有助于发展社会主义的人际关系,有助于建立老年人的自尊和自重,有助于营造安定团结的社会环境。

2. **平等**　可以视为公正原则。要求老年伦理的主客体相互尊重彼此的差异,不分年龄、性别、民族、贫富,都要一视同仁,要充分考虑老年人曾经作出的巨大贡献,在与老年人的交往中充分尊重老年人的人格与权利,维护老年人的权威与尊严。

3. **主体性**　老年人是老年伦理的主体。老年人通过"自为""自律"与"互助"实践主体性原则。自为是指老年人挖掘自我潜力,展示自我才华,释放自我价值,充分发挥主动性、选择性和创造性,真正做到老有所为。自律是指通过自我约束、自我控制、自我调节,老年人明白何以为老及何以 才能得到他人的尊重,年轻人懂得何为尊老及应该怎样尊重老年人。互助是指老年人之间为满足自身生存和发展需求而进行的相互关心帮助。

4. **健康**　世界卫生组织指出,健康不仅是免于疾病过身体虚弱,还是保持体格方面、精神方面和社会方面的完美状态。因此,关怀老年人的健康必须从现代健康观的要求出发,积极地提倡和实现健康老龄化,即在老龄社会中多数老年人处于生理、心理和社会功能的健康状态。

(四) 老年病科室和人员的道德要求

1. **老年患者临床特征**　进入老龄期后,人体组织结构不断老化,各器官功能逐步出现障碍,身体抵抗力逐步衰弱,活动能力降低,协同功能减弱,发病率增加,同时其疾病的诊断治疗范围涉及内科的各个领域。老年人因生活阅历丰富,一般自尊心较强,有些还好发议论、爱提意见、情绪易激动等,部分老年人还伴有多疑、悲观、孤独等心理。老年患者的疾病特征主要有:病因往往不十分明确;病程长,恢复慢,有时突然恶化;没有明显的症状与体征,临床表现初期不易察觉,症状出现后又呈多样化;同一种疾病在不同的老年人身上差异很大;一个老年患者往往同时患几种疾病;目前在治疗控制病情方面,还缺乏特效方法。老年患者生理年龄大,合并内科疾病多,行动多有不便,因此其疾病的诊断、治疗具有相应的特殊要求。

2. **老年病科诊疗中的道德要求**

(1) 热忱服务,精益求精。老年人生理功能衰退,行动多有不便,要求医务人员在就诊、检查、治疗等环节,尽可能给予方便和帮助。因老年患者对疾病的耐受性差,治疗和护理的难度大,这就要求医务人员要有良好的服务态度,动作轻微和缓,尽可能为老年患者提供优质、舒适的诊疗服务。老年人患的多是慢性病,如高血压、慢性支气管炎、糖尿病、冠心病等,病程长,疗效慢,易反复,经济负担较重,这就要求医务人员要精益求精,选择疗效最好、代价和风险最小的治疗方案,减轻患者负担。

(2) 科学诊治,关注预后。老年病科医务人员需针对老年人发病多,疾病谱广,症状不典型,易发生并发症,病情易变、突变乃至猝死等特征,努力提高临床业务能力,掌握"一专多能"的诊疗技术,细心、科学诊治,尽量避免产生后遗症导致患者的生理功能降低。在治疗过程中,医务人员要多宣传老年人保健常识,纠正患者的不良生活习惯,预防疾病的发生,努力提高老年患者的生存质量。

(3) 尊重患者,知情同意。老年人好面子,情绪易激动,医务人员要尊重老年人,虚心诚恳地对待他们提出的意见和建议,尽可能满足其合理要求。因很多老年患者长期患有慢性病,对疾病有一定的认知,因此在诊疗中,制订的治疗方案须征得患者及家属的同意和支持。即使患者意见不正确或有误解,医务人员也应抱以宽容的态度,耐心倾听意见,不厌其烦地加以说明。同时,要注意鼓励老年患者参加能力范围内的社会活动,增强患者的社会角色观念,增强战胜病魔的信心。

(4) 重视心理健康,关爱患者。关心老年患者的心理健康是诊治老年疾病过程中不可忽视的道德要求。要建立以患者为中心的整体医疗,医务人员不但要治疗患者的躯体疾病,更要了解和关爱患者的心理。要注意观察老年患者的情绪和行为变化,发现心理问题后,应积极寻找对策,给予咨询,对悲观失望者要给予安慰鼓励,启发引导;对性情孤僻者要注意进行交流谈心;对心有疑虑者要耐心解释、诚恳相待,尽可能解除他们的疑虑;对心情烦躁不安者要耐心劝导;必要时需请精神科医师或心理医师会诊治疗。

(邵永生　陈勰　刘玉秀)

数字课程学习

 学习目标　　 重点提示(中英文)　　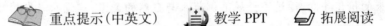 教学PPT　　拓展阅读　　 自测题

第十九章

环境与生态伦理学

【关键词】 生态伦理　环境危机　气候伦理　巴黎协定　动物权利　动物福利

千百年来,人与自然和谐共生。但随着科技的发展,在"人类中心主义"观念的影响下,人类所赖以生存的环境及人－社会－自然的有机统一体,已遭遇各种威胁,如何重新恢复这个系统的平衡,主要是生态伦理学问题。人类对自然界或环境的行为,应当以这个统一体的平衡为目标,把人与自然的协调这一价值观作为人类未来的价值导向,通过道德规范调节人与自然的关系,建设人与自然交融的新世界。

▶▶▶ 第一节　生态哲学与生态伦理学 ◀◀◀

当下,由于人类自身生存、发展,生态环境受到一定的破坏,生态危机突显,人类自己的生存,也越来越受影响。因此,生态哲学与生态伦理学越来越受到关注。

一、生态学与生态哲学

(一) 生态学

1866年德国动物学家海克尔(Ernst Heinrich Haeckel)把生态学定义为"研究动物与其有机及无机环境之间相互关系的科学",特别是动物与其他生物之间的有益和有害关系,从此揭开了生态学发展的序幕。20世纪50年代以来,现代生态学家广泛吸收了生物学、遗传学、生理学、行为学、地理学、化学、气象学等传统学科的科学内容,同时运用系统论、控制论、信息论、协同论等新学科的概念和方法,丰富和发展了生态学理论,使之成为一门相对成熟的自然学科。生态学研究一定的生物群落与其生存环境一起组成的生态系统发生发展的规律,研究生态系统内部诸要素之间的相互依存关系和动态平衡关系,其宗旨是揭示生态平衡规律。因此,生态学本质上是研究有机体与其环境之间相互作用的关系及其规律的自然学科。

现代生态学认为,目前的生态圈是宇宙在几十亿年中进化而来的有机系统,它把地外物质、地球上的无机物和生物种群协调为一个维持自我平衡的和谐整体。这个整体在其每一个层次上都有其特殊性和同一性,每一物种所具有的特性都是对生物圈中某一特殊环节适应的结果。每一生命形式的进化都对其他生命形式的进化及生物圈系统功能的完善作出了自己的贡献。没有任何一个物种可以单独生存和发展,它们只能在大合作背景下相互竞争和相互利用,在共同维护生命支持系统存在、促进生态圈稳定的前提下来实现自己的生存发展。在此基础上,新的生态自然观指出了不同于传统自然观的另一种新的世界图景。地球相对于宇宙来说,是一个封闭和孤立的系统,它的资源、能源和自身的容量都是有限的,它的物质和能量只能从可利用到不可利用、从有效到无效、从聚集到发散、从有序到无序……演进。任何超出环境承受能力的物质、能量的消耗都会导致整体的变化以致某一功能的消失。

生态学通过研究生态系统及其运行机制及人类活动在其中的作用与地位，发现了一个根本的矛盾：生态系统的运行是循环式的，不但物质要素是循环的，而且事件的因果关系也是网络式的和循环式的。但迄今为止人类社会的工业生产及科技应用是直线式的，环境一经开发不能"复原"，产品一经使用即被丢弃。不但物质的生产与消费过程的起点与终点首尾不能相接，而且事件的因果关系也被看作单线的因果系。人类破坏了生态的循环，把它由没有终点的圆圈变成了直线性的过程。

生态学所揭示出来的生态系统的本质和规律及其与人类现有生产生活方式之间的深刻矛盾，要求人们必须在思维方式、基本态度和价值观念上发生深刻转变。这种转变至少应当包括以下三点：①承认有比从自然界中获得利益更高尚的价值，即保护生态环境的稳定、健全和发展。只有在这个前提下才能更好地求得人类的生存、繁荣与发展。②认识到环境的资源是有限的，且多为不可再生的，环境吸收与消化废物与污染的时间、周期与能力也是有限的，人类必须限制自己的欲求，限制自己的消费，并投入更多的人力物力，尽可能循环利用资源，废物的再利用。③认识到对环境的任何改变都有反弹，对环境的任何开发与利用都意味着要对其他人和后代人负有责任，必须用系统整体的观念代替机械的因果观，用整体的价值观念代替狭隘功利主义。

(二) 生态哲学

生态哲学是从生态学理论及方法提升出来的一种世界观和方法论。它是用生态学关于生态系统整体性、系统性、平衡性等观点来探讨、研究和解释自然及人与自然之间相互关系的一门学问，生态哲学实质是一种生态世界观。

生态哲学的基本观点是：第一，强调每个生态系统及不同生态系统之间的系统性和自组织性。生态系统通常是指地球上相对能够自给自足的一个部分。一片相对独立的森林是一个生态系统，它是森林中的所有动物、植物和微生物及该区域的土壤、空气和水的统一体。一段河流或一片湖泊也可以是一个生态系统。最大和最接近于自我满足的生态系统，就是地球生态圈。任何一个活的生态系统，都具有自组织、自调控、自我发展的性质和能力。第二，强调生态系统的整体性和平衡性。事物整体与部分的区分只有相对意义，它们的相互作用则是基本的；整体决定部分，而不是部分决定整体。一切自然物都是相互联系、相互作用和相互依赖的统一体。整个世界就是由物质转换、能量流动、信息沟通的多样性运动和相互作用形成的有机统一体，一物的存在离不开与他物的联系和对整个系统的依赖。人与自然的关系也是部分与整体的生态关系，人与自然之间不再强调首要、次要之分，不强调再以人或以自然为中心，而是强调人与自然和谐发展。第三，强调主体多元性，主体和客体没有绝对不可逾越的界线。在生态系统中，不仅人是生态主体，生物个体、种群和群落也是生态主体。在价值论意义上，不仅人是价值主体和权利主体，而且其他生物体及自然物也是价值主体和权利主体。第四，确认人、生物体及其他自然物都是外在价值与内在价值的统一体。自然不仅具有相对于人而言的工具价值，还具有不以人的好恶和评价为转移的自身固有的内在价值。人类不能单纯利用自然物的工具价值，而应当从生态整体论出发，保护自然的内在价值。生态世界观既要表达对人的目的、人的作用和人的未来的关切，又要表达对生命多样性、自然生态系统平衡性和整体性的关切。这是生态世界观的理论核心。因此，生态世界观本质上是一种以强调生态系统内在价值和生态主体多元化为基础的整体论世界观。生态世界观批判和否定以机械论、二元论和还原论为基础的传统世界观。传统世界观在存在论上机械地把主体和客体、人与自然的关系二元分离和对立，只承认人的内在价值及意义，用分析主义、还原主义思想和方法，主观地按照人的意志认识自然、征服自然。在这种传统自然观指导下，人在改造自然中发展了经济主义、科学技术主义、消费主义、享乐主义，产生了反自然的社会经济生活和生产模式，导致现代社会的生态危机及人与自然关系的紧张。要克服生态危机，调整人与自然之间的关系，真正走上人类社会的可持续发展道路，就必须超越"主客二分"的自然观和思维方式，实现哲学范式的革命性转向，代之以生态哲学。

生态哲学是生态伦理学的哲学理论基础。生态伦理学则是生态哲学的价值论表达。有学者认为，生态哲学是生态道德的元伦理学。首先，生态哲学为生态道德的产生提供论证。生态哲学认为，整个现代文明是在把人与自然分离和人统治自然的思想指导下发展起来的。现代科学技术进步促进社会生产力的发展,它作为人统治自然的工具,改善了人在自然界的地位。但是,人类为此付出了巨大的代价。因其导致生态环境破坏,最终损害了人类自身的根本利益。这种状况迫使人们作出新的道德选择和道德决定,故产生了生态道德。其次,生态哲学为生态道德目标提供论证。生态哲学的分析表明,在人与自然的关系中,无论是自然对人的统治,或者人对自然的统治,都不可能有最后的胜利者。依据人和自然是有机统一整体的观点,认为人统治自然的思想和实践是违背客观规律的,只有人与自然和谐发展和共同进化才是符合客观规律的。因而生态伦理学应以人与自然的和谐发展和共同进化作为生态道德的出发点和最终目标。第三,生态哲学为生态道德何以可能提供论证。生态哲学学者认为,新的道德选择以自然界的价值和自然界的权利为前提条件。生态哲学为自然界生命存在的外在价值和内在价值做了论证,并为它存在的道德权利做了论证。即关于生态道德的选择与决定的依据是自然界的价值和自然界的权利,据此不仅提出新的生态伦理的道德目标,还提出新的生态伦理的道德标准,要求人们的行为按照一定的道德标准行事——人类活动要受自然规律(主要是生态规律)的制约。第四,生态哲学提供一种新的思考问题的方式。按照生态学的整体性观点进行思维,不仅提出生态伦理学的思想,还进行了生态伦理学的实践。

二、生态伦理学

生态伦理学是以生态学为科学基础,以生态哲学为价值取向的应用伦理学,是有关人与自然和谐统一的整体主义的道德哲学。生态伦理学探讨的基本问题是人与自然的关系。它把世界看作有机统一的整体,即"人 – 社会 – 自然"复合生态系统。人类对自然界的行为,应当以这个系统的整体性为目标,把对整个生态系统(生物圈和智慧圈)的健全作为价值的来源,把保护整个生态系统的善作为道德义务的重要方面。因此生态伦理学把人与自然的协调这一价值观作为人类未来的价值方向,通过道德纽带调节人与自然的关系,建设人与自然交融的新世界。

生态伦理的思想自古有之,但是作为一门具有特定研究对象和系统的思想及理论逻辑的学科,其形成与人类社会工业化、城市化进程紧密关联,是人类对资源过度开发和环境破坏、生态危机等问题深入反思的产物,是现代西方环境保护运动的产物。从 18 世纪末到 19 世纪初,是生态伦理学的孕育时期。从19 世纪初到 20 世纪中叶,是生态伦理学的创立时期。两次世界大战所引发的经济危机,加剧了对自然资源的掠夺式开发,造成西方部分国家生态环境的严重失调。许多学者进一步思考人与自然的关系,提出创立生态伦理学的任务,写出一系列生态伦理学著作,例如法国学者史怀泽的《敬畏生命》、美国学者 A.莱奥波尔德的《沙乡年鉴》等。20 世纪 50 年代到现在,是生态伦理学的系统发展时期。这一时期诞生的生态伦理学代表作有:美国学者蕾切尔·卡逊的《寂静的春天》(1962),霍尔姆斯·罗尔斯顿的《环境伦理学:自然界的价值及其人类对自然的责任》(1988)、W. 泰勒的《尊重自然界》(1986)等。

生态伦理学的理论要求是确立自然界的价值和自然界的权利的理论,生态伦理学的实践要求是保护地球上的生命和整个自然界。为了阐释它在理论和实践上的合理性,它要论证生命和自然界的价值与生命和自然界的权利,论证保护地球在实践上的必要性。生态伦理学不仅研究人类社会内部的人与人之间的伦理关系,还着重研究人与自然界中一切自然物及生态环境之间的关系。生态伦理学不但关切人与人之间相互关系中的正义、公平、仁慈、善良、博爱及利益、权利、价值、幸福等人际伦理价值,而且更重视自然的价值与权利,以及人与自然物之间的完整、协调、和谐、稳定、平衡和相互依存等生态伦理价值。

与传统伦理学相比较,生态伦理学有以下两个特征:一是生态伦理学扩大了伦理学共同体的范围。传统伦理学以人类共同体的道德为研究对象。生态伦理学提出"大地共同体"概念,认为道德不是人类的专利,并非只有人类才有权享有道德权利和得到道德待遇,不能够把生物和自然界排除在道德范围之外。它以"人 – 生物"或"人 – 自然"系统作为道德共同体,人、生物及自然界的其他实体都是这个道德共同体的成员。二是生态伦理学扩大了人类的道德责任和目标。传统伦理学以人的利益或人类共同体的利益作为出发点和最终目的,它只把人作为道德对象,只考虑人的利益,只承认人的道德地位和道德权利。生态伦理学虽然也重视人的利益,但是它不是以人的利益作为出发点和最终目标,它也考虑生物和自然物的生存利益,承认它们的道德地位和道德权利。它把人与自然的和谐发展和共同进化作为出发点和最终目标。

三、生态伦理学的主要派别

(一) 人类中心主义

人类中心主义,是一种认为人是宇宙的中心的观点。这种观点最初与神学世界观相关联。中世纪神学把人类中心论建立在托勒密地球中心说的基础上,按照这种理论,地球是宇宙的中心,但世界是上帝为了人而创造的,因而人是宇宙的中心,人可以利用、征服和统治自然界。它的实质是:一切以人为中心,或者一切以人为尺度,一切为人的利益服务,一切从人的利益出发。

(二) 生物中心主义

生物中心主义者认为,人对所有的生命都负有直接的道德义务,所有的生命都是道德关怀的对象。法国思想家史怀泽认为,善是保存和促进生命,恶是阻碍和毁灭生命。如果能摆脱自己的偏见,抛弃对其他生命的疏远,与周围的生命休戚与共,就是道德的。在史怀泽看来,敬畏生命的伦理原则在本质上是与爱的伦理原则一致的。因为敬畏生命本身就包含着爱的命令和根据,并要求同情所有生物。把爱的原则扩展到动物,这对伦理学是一种革命。史怀泽认为,敬畏生命不仅是人类生命,还包括人以外的动物与植物的生命。进而提出敬畏生命的伦理否认高级和低级的、富有价值和缺少价值的生命之间的区分,敬畏生命本身就包含爱、奉献、同情、同乐和共同追求。对生命尊重的根本目的,是培养人的道德本性。此外,辛格"动物解放的伦理学"、泰勒"生物平等主义伦理学"亦属这一派别。

(三) 生态中心主义

生态中心主义的环境伦理学家认为,物种和生态系统是人的个体赖以生存的基础,物种和生态系统比个体更重要,因而他们提倡整体主义的环境伦理思想。生态中心主义者指出,生物及其环境构成的生态系统和生态过程都是道德关心的对象,强调生物物种和生态系统的价值和权利,认为物种和生态系统具有道德优生性。此派别的主要代表人物是莱奥波尔德。

四、人类对自然的道德责任

人类与所处的自然负有重要的道德责任,这应该是一种天赋使命。这种使命表现如下。第一,人和自然和谐相处。在世界文化中,人们普遍认识到人类绝非自然的统治者,而只是自然中极普通的一员。人与自然共生共存共荣的价值理念应该是人类的核心价值,追求人类的活动与大自然的协调是人类最高尚的境界。第二,人与万物共尊共存。英国历史学家汤因比(Toynbee,1899—1975)认为,宇宙全体及其中的万物都有尊严性,即自然界的生物和无机物都有尊严性。如果人类侵犯了其尊严,就等于侵犯了人类本身的尊严。第三,注重生态环境和自然资源开发、利用的代际公平。人类对自然资源的开发和利用,不仅要对现在的人们负责,还要对未来的人们负责。珍惜每一份自然资源、每一种野生生物,保护好生态环境,把一个完好的地球和健全的生态环境传递给后代,是人类应该具有的道德责任和义务。第四,人类应合理节制自己的需求。造成当前生态危机的原因,在某种意义上可以归结于人类畸形的需求观念。人类应该奉行过简朴的生活,用适度消费的道德代替对过度消费的追求,限制奢侈的生活,提倡节约。第五,保持生态环境的可持续发展。可持续发展所要解决的,是人类无限发展的需要与自然资源有限性这一对基本矛盾,"可持续发展"不仅关怀人类现实的利益和发展,还关怀人类未来的利益和发展。只有保护生态平衡,才能保障经济和社会的可持续发展。

▶▶▶ 第二节　环境危机与环境保护 ◀◀◀

一、环境危机的现状及原因分析

环境危机是指由于人类活动失度导致生态平衡失调、环境污染日益严重,并给人类生存和发展造成的种种威胁。环境危机是当今困扰人类的世界性问题。环境学家和未来学家通常把环境问题分为两类：一类是由自然力引起的原生问题，又称为第一环境问题，如地震、洪涝、干旱、风暴、火山爆发等各种自然变异，当其对人类的生命财产造成损害时就成为自然灾害。对于这类环境问题，目前人类的抵御能力还是很有限的，但是对其认识和防治的能力却在不断深化和提高。另一类是由人类活动而引发的次生环境问题，又可分为环境污染和生态破坏两种。环境危机就是环境污染和生态破坏所构成的次生环境问题。

（一）环境污染

环境污染一般是指由于人为的因素造成环境的物理状态或化学组成发生变化，致使环境质量恶化，扰乱了生态系统和人们的正常生产和生活条件。

严重的环境污染通常包括大气污染、水体污染、土壤污染、生物污染及噪声污染、热污染、放射性污染、电磁污染等。引起环境污染的主要物质因素是人类活动所产生的各种有害废物。随着工业化、城市化进程的不断加快及经济长时期高速发展，环境污染的速度、频度、范围、程度日益严重，传统工业污染与城市污染、农村污染并存，环境问题日渐突出。

1. 大气污染 是指人为向大气排放的污染物的浓度超过大气的自我净化能力并达到了有害程度，致使大气质量恶化，影响生态平衡和人体健康的现象。大气中的污染物主要来自三个方面，即工业排气、家庭排气和机动车排气。大气污染的危害是巨大的，首先是"温室效应"，其次是危害植物再次对人体健康有不良影响。

雾霾问题是大气污染到极其严重阶段的一种现象，深隐着伦理、法律与社会文化问题。经济学上有一条曲线，称作库兹涅茨曲线。这条倒"U"形曲线讲述的，是发达国家现代化进程中无一例外遭遇过的一段困境：经济越发展，环境污染越严重。难道经济增长，注定要以牺牲人的生活质量作为代价？生命伦理学应该帮助人类穿越这厚厚的"生态高墙"。

2. 水污染 主要来源是生活污水、工业废水和农业污水。水体的污染直接造成水危机，世界正面临着一场全球范围的水危机，水危机也是中国生态环境危机中的第一危机。水危机形成的主要原因，首先是资源有限，其次是分布不均，最后是用量增加。造成水危机除了上述原因外，人为污染也是造成水危机的根本性原因，从而使原来就十分有限的水资源更为短缺。

3. 海洋污染 海洋可以说是各类污染物的最终归宿。人类在向海洋进军的同时也改变了海洋的物理化学性质，破坏了海洋的生态平衡，对海洋造成了进一步的污染。其主要的表现是对鱼类过量捕捞、对海滨的盲目开发和对石油的不适当开采。

4. 温室效应 是指大气中某些痕量气体含量的增加导致地球气候变暖，并进一步引起极地冰川融化、海平面上升等现象。加剧温室效应的罪魁祸首是大气层中 CO_2 含量的增加。

5. 酸雨 是当今最大的环境污染之一，被认为是"对人类的一场化学战"，酸雨的危害性主要是使森林毁灭、土壤和湖泊酸化、农作物减产、人体健康受损和建筑物遭腐蚀等。

6. 臭氧层空洞 是指某些人工化合物如氯氟烃、氮氧化物等排入大气层后分解臭氧，使大气的臭氧层变薄甚至出现巨大的"空洞"。臭氧层空洞可使大量有害的紫外线长驱直入直射地面，破坏动物和植物的生理功能，影响水生生态系统，并严重危害人类健康。

（二）生态破坏

生态破坏即生态环境破坏，是指人类活动直接作用于自然界所引起的对生态环境及生态系统的破坏。随着工业化及城市化进程不断加快，给生态环境造成了巨大的压力和严重的冲击。奢侈型消费现象滋生，掠夺式资源开发和利用，更日益加重了对生态环境的破坏。如乱砍滥伐所造成的森林面积减少、过度放牧所引起的草原退化、大面积垦殖导致的土地荒漠化、乱捕滥杀所产生的物种灭绝、破坏植被所引发的水土流失等。

1. 物种灭绝 有研究表明，人类所造成的物种灭绝的速度是其自然灭绝的 1 000 倍，致使全球每天有 50 种生物从地球上消失，平均每小时就有 2 种生物灭绝。其主要原因是人为捕杀、生存环境破坏和温室效应。

2. 森林萎缩　世界森林锐减的直接后果是生态系统的失衡和土地荒漠化,同时也是许多地区文明衰败的重要因素。

3. 土地荒漠化或石漠化　土地荒漠化是指由人为活动引起生态失去平衡,导致宜农宜牧土地水土流失、风沙肆虐从而使地表逐渐退化为荒漠。土地荒漠化必然会造成土地压力增加和土地资源退化。土地荒漠化可使土壤严重流失,水土流失,也可导致石漠化,不仅造成农作物减产,给人类带来粮食危机、饥饿威胁,同时也直接危害人体健康。

4. 垃圾灾难　垃圾是人类在生产和生活过程中的废弃物,它既是人类活动的副产品,又是人类社会的一大公害。在当代世界,垃圾遍及全球陆地、海洋和太空,被列为困扰人类的十大环境问题之一。垃圾危害严重,不仅破坏生态环境、制约经济发展,还直接威胁人类的健康。

5. 环境纠纷和生态侵略　有人认为,未来的国家安全将从防范他国侵略转变为防范环境的恶化。"环境纠纷""污染转移""生态恐怖""环境难民"等,正在成为未来环境预测中的新课题。发达国家为减少或避免国内的环境污染,纷纷把污染严重的企业转移到发展中国家,把有害垃圾倾倒到发展中国家,被环境科学家称为"生态恐怖"。掠夺发展中国家的自然资源和初级产品,是发达国家生态侵略的重要手段,从而使发展中国家的资源状况和生态环境日趋恶化。

(三) 环境危机的原因分析

1. 人口的压力　世界人口在有公元纪元以来的第一个千年里只有 3 亿人,而在第二个千年里,就增至约 60 亿人。地球资源在开发利用的速度上已赶不上人口增长的速度。正是世界人口的迅速增长给生态环境,尤其对土地、水、物种等造成巨大的压力,并造成了森林的锐减、土壤的退化、生态的恶化、资源的浪费、物种的减少等严重问题。

2. 不可持续的生产、消费模式　当前许多国家特别是发展中国家都遵循着以消耗大量自然资源为特征的自然生产及生活方式,盲目追求高投入、高速度、高消费、高享受,这种不可持续的生产、消费模式使地球环境状况急剧恶化,自然资源锐减。

3. 市场经济制度的消极影响　市场经济是一种自由竞争的经济,它的积极作用是能够有效地配置资源,充分调动人们的生产积极性。同时,市场经济制度追求利益的最大化,也带来了某些急功近利、贪婪追求利润的消极影响,往往过分向大自然攫取财富以换取利润,造成生态环境的破坏。

4. 突发事件　一些突发事件常导致严重的环境污染和生态资源的破坏。如切尔诺贝利核电站泄漏事件,使 14 万人受到放射性物质严重污染,罹患的与核辐射有关的疾病比正常人群高 3 倍,同时至少有 500 万公顷农田因遭受严重污染而废弃。

5. 城镇化水平持续、较快提高　伴随着城市数量、规模的增加和扩大,一些城市陷入交通阻塞、环境污染、资源紧缺、生态环境恶劣等困境。特别是大气、水和生活垃圾污染问题,严重制约着城市的可持续发展。

二、环境保护

(一) 环境道德观

环境道德观,是指人类在改造自然、改造社会过程中,尊重自然和社会发展规律、保持生态平衡、维护社会文明和进步并使之更适合于人类的生存和发展、提高人类健康水平的道德观念。环境道德观所反映的道德关系,实质上是人类生存环境中人与人、人与社会、人与自然之间的关系。

20 世纪以来发生的现代科学技术革命大大提高了人类的生产能力和认识能力,人与自然之间的利益关系发生了深刻变化,环境道德的产生和发展成为时代的必然逻辑,人类开始从道德角度审视人与自然的关系,人们越来越自觉地意识到了在人与自然环境之间建立起一种新关系的迫切性,从而把道德调节的范围扩大到人与自然的关系。

(二) 环境保护的道德原则

1. 公益原则　强调自然环境和资源为人类所共有。人们应当从人类的整体利益出发去利用环境和改造自然,并对自然资源的消耗进行合理的补偿。

2. 平等原则 全人类在对自然环境的依赖、利用和改造等方面的权利是平等的,任何危及物种生存的行为都是不道德的。

3. 互利原则 首先,人与自然生态环境要协调发展,在发展经济、改造世界的同时必须爱护大自然,珍惜大自然给予人类的恩惠。其次,人与社会环境要协调发展,社会应当组织开展各种群众性的环境保护、卫生预防工作。最后,人与人之间要协调发展,人人都要同舟共济,爱护生存的家园。

4. 整体原则 人与环境是统一的整体,人与环境之间时刻都在进行着物质和能量的交换并维持着环境与人体的生态平衡。良性的动态平衡是保持人体健康的基本条件,环境污染影响并危害人体健康,各种环境污染引起的公害病即是有力的例证。环境污染不仅影响当代人,还危及人类的子孙后代。

5. 节约原则 环境资源是有限的,要建立资源有偿使用制度,提倡物资多级利用的生态工艺,建立并落实资源消耗指标制度,逐步建立以资源综合利用为基础的生产经营管理联合体,除去中间环节的浪费和损耗,不断提高生态环境的、经济的和社会的效益,并把生态效益放在突出位置。

6. 价值原则 在人与自然环境的关系中也应当强调价值原则。一方面,要把自然环境与人类的眼前利益和长远利益的结合作为衡量价值的尺度;另一方面,要对人们促进人与自然和谐发展活动作出价值判断。

(三) 环境保护的道德责任

保护环境是全社会、全民族的共同责任,作为以全心全意为人民身心健康服务为己任的医务人员,更应义不容辞地担负起环境保护的道德责任。

1. 自觉提高环境保护的道德意识 "我们只有一个地球""保护人类环境""维护生态平衡""要善待地球"等,已成为人们的共识。人们必须变革传统的思维定式,确立人与自然和谐相处的思维。为此:①要认识到引发全球性环境危机的关键在于人类自身。正是由于传统的人类价值观念的设定错误,生产和生活方式发生偏差,才会使得人们对于自然界的改造得不偿失,造成人与自然关系的破坏。解决问题的出路在于实现人类自身的革命,在于转变价值观念及相关的行为方式,用理性和道德的眼光同等地看待自然和人,以实现从"不顾自然的人类发展"模式转变到"人与自然和谐相处的发展"模式。②必须摆正人在自然界中的恰当位置。从本源上看,人是自然存在物,是自然界的一部分。从人的生存和发展来看,自然界为人类生产提供了劳动对象和劳动资料,人与自然的物质交换活动是社会活动的基础。从人与自然的相互作用来看,人的活动不能超越自然所能接受的限度,不能违反自然规律。如果以为人对自然界的能力是无限的,而不尊重自然界本身生存和发展的权利,人对自然界的"人化"必将引发自然的"异化",并导致对人类的报复。

2. 严格执行环境保护的法规 为了强化人的环境保护意识和行为,创造和维护人类的良好的生活和生态环境,《中华人民共和国宪法》明确规定:"国家保护和改善生活环境和生态环境,防治污染和其公害。"中国政府根据宪法精神和社会经济发展的需要,制定了《中华人民共和国环境保护法》,其目的是保护和改善生活、生态环境,防治污染和其他公害,保障人民身心健康,促进现代化建设。1992 年 6 月,联合国环境与发展大会在巴西里约热内卢举行,有 183 个国家和 70 个国际组织的代表及 102 位国家元首和政府首脑出席了会议,会议通过了《里约宣言》《21 世纪议程》和《关于森林问题的原则声明》;签署了《气候变化框架公约》和《生物多样性公约》;是人类转换发展模式和开拓现代文明的重要里程碑。中国于1994 年通过了《中国 21 世纪议程》,集中反映了当代中国的可持续发展战略:以环境协调发展为目标,在保持经济高速增长的前提下实现资源的综合和持续利用。环境质量的不断改善不仅使当代中国人能够从大自然的宝贵财富中获得自己之所需,也为后代满足其需求留下可持续利用的资源和生态环境。并于2020 年 4 月 29 日中华人民共和国第十三届全国人民代表大会常务委员会第十七次会议第二次修订通过,2020 年 9 月 1 日实施了《中华人民共和国固体废物污染环境防治法》。总之,每一位公民尤其是医务人员,都应当自觉遵守和严格执行环境保护法规。

3. 自觉履行环境保护中的社会责任 环境保护是关系全人类利益的大事,人们不能对破坏环境的现象放任自流。环境保护部门应当加强对生产单位、医院、生活社区定期抽样检查,加强环境卫生监督,切实做好环境监测工作;对造成环境污染的单位、团体和个人,应当按卫生条例和环境保护法规予以处理,限期采取措施清除污染,情节严重者应当给予必要的经济制裁甚至法律制裁;绝不能对造成环境污染的单位、个人听之任之,要对全人类、全社会的利益负责。与此同时,还要广泛开展环境保护法规宣传教育活动,动员人们投身环境保护的实践中,在积极参与自然环境改善的同时进行社会环境的改善。

▶▶▶ 第三节 气 候 伦 理 ◀◀◀

一、气候与人类

气候是人类生存和发展的重要自然条件,气候条件的变化发展对人类的演化、个体生命的生存和成长起着至关重要的作用。随着人类对于自然气候变化规律的认识加深,人类主动适应气候条件变化节律,找到适合人类生存发展的生活规律。但随着科学技术的进步,人类对自然的认识掌握运用的信心增强,试图以人类的意志通过科学技术去控制主宰改变气候变化,致使人与自然的伦理平衡被打破,自然与人类及地球所有生物的伦理秩序被破坏。今天人类面临的气象灾害、气候极端变化、不利于人类生存发展的气候现象的成因,一方面在于人类自身认识的有限性,另一方面在于人类的活动和人类中心主义思想的膨胀。科学技术可以帮助人类认识和把握自然气候的变化和发展规律,但是人类更应该反思自身的行为,用人文社会的理念去认识和善待自然、人类和其他一切生物体,保护人类,保护地球,维护宇宙变化发展之根本定律。

(一)《巴黎协定》的制定

2015年12月,《联合国气候变化框架公约》近200个缔约方在巴黎气候变化大会上达成《巴黎协定》。这是继《京都议定书》后第二份有法律约束力的气候协议,为2020年后全球应对气候变化行动作出了安排。按规定,《巴黎协定》将在至少55个《联合国气候变化框架公约》缔约方(其温室气体排放量占全球总排放量至少约55%)交存批准、接受、核准或加入文书之日后第30天起生效。2016年11月4日,欧洲议会以压倒性多数票通过了欧盟批准《巴黎协定》的决议,欧洲理事会当天晚些时候以书面程序通过了这一决议。这意味着《巴黎协定》已经具备正式生效的必要条件。这是人类历史上一个值得庆祝的日子,也是一个正视现实和面向未来的时刻,需要全世界坚定信念,完成使命。

(二)《巴黎协定》主要内容

《巴黎协定》共29条,包括目标、减缓、适应、损失损害、资金、技术、能力建设、透明度、全球盘点等内容。

从环境保护与治理上来看,《巴黎协定》的最大贡献在于明确了全球共同追求的硬指标。协定指出,各方将加强对气候变化威胁的全球应对,把全球平均气温较工业化前水平升高控制在2℃之内,并为把升温控制在1.5℃之内努力。21世纪下半叶实现温室气体净零排放,才能降低气候变化给地球带来的生态风险及给人类带来的生存危机。

从人类发展的角度看,《巴黎协定》将世界所有国家都纳入了呵护地球生态确保人类发展的命运共同体当中。协定涉及的各项内容摈弃了"零和博弈"的狭隘思维,体现出与会各方多一点共享、多一点担当,实现互惠共赢的强烈愿望。《巴黎协定》在联合国气候变化框架下,在《京都议定书》、"巴厘路线图"等一系列成果基础上,按照共同但有区别的责任原则、公平原则和各自能力原则,进一步加强了联合国气候变化框架公约的全面、有效和持续实施。

从经济视角审视,《巴黎协定》同样具有实际意义:首先,推动各方以"自主贡献"的方式参与全球应对气候变化的行动,积极向绿色可持续的增长方式转型,避免过去几十年严重依赖石化产品的增长模式继续对自然生态系统构成威胁;其次,促进发达国家继续带头减排并加强对发展中国家提供财力支持,在技术周期的不同阶段强化技术发展和技术转让的合作行为,帮助后者减缓和适应气候变化;最后,通过市场和非市场双重手段,进行国际合作,通过适宜的减缓、顺应、融资、技术转让和能力建设等方式,推动所有缔约方共同履行减排贡献。此外,根据《巴黎协定》的内在逻辑,在资本市场上,全球投资偏好未来将进一步向绿色能源、低碳经济、环境治理等领域倾斜。

(三)《巴黎协定》制定的意义及其延续性

1. 公平性 《巴黎协定》获得了所有缔约方的一致认可,充分体现了联合国框架下各方的诉求,是一个非常平衡的协定。协议体现共同但有区别的责任原则,同时根据各自的国情和能力自主行动,采取非侵入、非对抗模式的平价机制,是一份让所有缔约国达成共识且都能参与的协议,有助于国际(双边、多边机制)的合作和全球应对气候变化意识的培养。欧美等发达国家继续率先减排并开展绝对量化减排,为发展中国家提供资金支持;中印等发展中国家应该根据自身情况提高减排目标,逐步实现绝对减排或者限排目标;最不发达国家和小岛屿发展中国家可编制和通报反映它们特殊情况的关于温室气体排放发展的战略、计划和行动。

2. 长期性 《巴黎协定》制定了"只进不退"的"棘齿锁定"机制。各国提出的行动目标建立在不断进步的基础上,建立了从 2023 年开始每 5 年对各国行动的效果进行定期评估的约束机制。

3. 可行性 《巴黎协定》要求建立针对国家自定贡献(INDC)机制、资金机制、可持续性机制(市场机制)等的完整、透明的运作和公开透明机制以促进其执行。所有签署国家(包括欧美、中印)都将遵循"衡量、报告和核实"的同一体系,但会根据发展中国家的能力提供灵活性。

(四)《巴黎协定》制定的中国态度

中国积极推动巴黎协定通过,展现负责任大国的担当。中国表示,《巴黎协定》确立了 2020 年后以国家自主贡献为主体的国际应对气候变化机制,重申了《联合国气候变化框架公约》确立的共同但有区别的责任原则,平衡反映了各方关切,是一份全面、均衡、有力度的协定。

2016 年 9 月 3 日,中国加入《巴黎协定》,成为第 23 个完成了批准协定的缔约方。截至 2017 年底,中国碳强度已经下降了 46%,提前 3 年实现了 40%~45% 的上限目标;中国森林蓄积量已经增加 21 亿立方米,超额完成了 2020 年的目标;中国可再生能源占一次能源消费比重达 13.8%。

中国政府主张,国际社会应该以落实《巴黎协定》为契机,加倍努力,不断加强和完善全球治理体系,创新应对气候变化路径,推动《巴黎协定》早日生效和全面落实。人们要坚持共同但有区别的责任原则、公平原则、各自能力原则,按照巴黎大会授权,稳步推进后续谈判,有效应对气候变化挑战。

二、气候伦理思想

气候问题是由现代科技与现代生产、生活方式引发的一个客观事实,但从根本上讲是一个哲学问题、伦理学问题。它关涉人与自然界、人与人之间的关系,人类与非人类生命物的生存利益冲突,人类社会内部各国家、共同体之间的利益冲突,也关系人们与子孙后代之间的利益冲突。

从伦理学的角度看,全球气候问题集中地体现了人与自然界、人与人之间的正义问题,因而当前的气候正义研究大多致力于回应这些问题,研究气候变化问题中的生态正义、代际正义、国际正义,本质上是从正义的视角来处理气候变化问题。然而,如果进行更深层的思考将不难发现,气候问题归根结底关系人类自身的生存方式与生存前景,它要求人们反思应当如何生活,反思什么样的生活才是幸福的,而这正是美德伦理学的思考方式。

气候伦理思想基本原则是:气候伦理的正义原则、"世界公民"美德原则和人类命运共同体生存原则。

▶▶▶ 第四节 动 物 权 利 ◀◀◀

一、动物权利论的产生

动物权利理论是现代西方生态伦理学中自然中心主义学派中的一个新兴流派。在人与自然、人与动物的关系上,传统西方文化的主流思想是人类中心主义。人类中心主义的伦理观点认为,人类影响自然的行为,只要是以有利于人类的福利或有利于保护与高扬人类的正义与人权为出发点,就是正当的。因此,人类只对人类自身有道德责任,并且只有人类才有道德权利。关心动物、关心生命、关心自然、保护环境、维护生态系统平衡,最终都是为了人类的利益,人类没有责任和义务去保护和提高非人的生物(包括动物)的利益。例如:康德认为,人拥有"自我"的观念,这一事实本身就使人无限地超出生活于地球上的所有其他存在物之上。对于没有理性的动物,只要人们愿意,就可以蔑视。因此,康德认为,就动物而言,人没有直接义务。达尔文虽然主张人类起源于类人猿,但他也极力宣扬人比动物所具有的特殊优越性。在人与自然、人与动物的关系问题上,其他绝大多数的思想家、生物学家也都延续着人类中心主义的思想。

在人类中心主义主流思想中,也有极少数思想家,出于对动物的怜悯,表达对动物价值及动物权利的关切。英国哲学家约翰·洛克是其中之一,他在《关于教育的几点思考》中就明确指出,动物能够感受痛苦,感受到被伤害,对动物的伤害是错误的。1982 年,禁止虐待动物的议案——"马丁法令"获得通过。这是首次以法律条文的形式规定了动物的利益,保护动物免受虐待。该议案是动物保护史上的一座里程碑。随后,世界上许多国家相继制定和通过了禁止虐待动物的法律,到了 20 世纪中后期,各国都对已有的反虐待动物法律进行修改,使其内容更加完善。在这期间提出了"动物福利"等动物权利论的重要概念。各国又相继制定动物福利保护法、实验动物福利法等法律。"动物权利"逐渐从思想、学说转变成为指导人类活动的道德规范和法律要求。

二、动物权利论的代表人物及其基本观点

卢梭在《论人类不平等的起源和基础》中认为,人类从动物进化而来,而又不像其他动物那样"缺少智力和自由",但是,其他动物也是有知觉的,"它们同样应该享有自然赋予的权利,人类有义务维护这一点",他特别指出"动物有不被虐待的权利"。

杰里米·边沁是最早深入研究动物解放主义的学者之一,他在为扩大动物法律权利的必要性的演讲稿中写道:"这一天终将到来,人类以外的动物们将重获被人类暴政剥夺的权利,这些权利从来不应剥夺。"动物的缺乏理性在道义上不应构成对动物解放主义的阻碍(边沁,1781)。叔本华也提出人与动物是一致的,他呼吁给予动物道德关怀,同时反对对动物进行活体解剖。

以美国哲学家汤姆·雷根(T.Regan)为代表的动物权利论从康德的道义论伦理学出发,认为人之所以要保护动物,是由于动物和人一样,拥有不可侵犯的权利。权利的基础是天赋价值,而人之所以拥有天赋价值,是由于人是有生命、有意识的生命主体:拥有期望、偏好、感觉、记忆、认同感和实现自己的意愿的能力,拥有一种伴随着愉快和痛苦的生活及独立于他人的功用性的个体幸福状态。然而,成为生命主体的这些特征,动物(至少是心理较为复杂的哺乳动物)也具有。因而,动物也拥有值得人们予以尊重的天赋价值。这种价值赋予了它们一种道德权利,即获得尊重的权利。这种权利决定了不能把它们仅当作促进人类福利的工具来对待,就像不能以这种方式来对待其他人那样。动物的权利和人的权利虽然都是不可侵犯的,但在特殊情况下,个体不应被伤害的权利也是可以被侵犯的,只要这种侵犯的目的是阻止对其他无辜个体的更大伤害。这一限制条件从质的方面限制了侵犯个体(动物或人)的权利的边界。为此,动物权利论者又提出了两个原则:伤害少数原则和境况较差者优先原则。

动物的权利论的另一代表人物是皮特·辛格(P.Singer)。他在《动物的解放》一书中,认为"人的生命,或者只有人的生命是神圣不可侵犯的信念,是物种歧视的形态之一",并主张"所有动物都是平等的";认为逃避痛苦就是善,施加痛苦则是恶。辛格通过具体考察人在工厂饲养与动物实验中对动物的虐待行为,提出人是否有这样干的权利的问题,从而积极主张动物自身的权利,阐述了摆脱人的虐待的"动物的解放"。辛格是从功利主义哲学家本萨姆(J.Bentham)的主张中发现"凡能感到痛苦的都应被赋予道德的权利"这一大前提的。小前提"动物能感到痛苦"则是辛格自己的推测。

法国思想家阿尔贝特·史怀泽在其《哲学和动物保护运动》一文中指出:"如果只承认爱人的伦理,人们就可能无视这一事实:由于承认爱的原则,伦理就不可规则化。但是,如果把爱的原则扩展到一切动物,

就会承认伦理的范围是无限的。从而,人们就会认识到,伦理就其全部本质而言是无限的,它使我们承担起无限的责任和义务。"

总结现代西方各种动物权利论思想,动物权利论者的基本观点可以概括如下:①动物和人一样,都具有自身固有的内在价值,并与其他一切自然物一起,构成生态的系统价值。人的内在价值值得尊重,动物的内在价值也同样应当得到尊重。②动物和人都是生态伦理学意义上的道德主体,具有同样的道德权利。人的权利需要保护,动物的权利也应当得到保护。③人与动物的生态价值是平等的。动物与人一样,都应当在生态系统上得到公平的对待。要摒弃人优于动物的传统信条,走出人类中心主义,不能任由人的意志围困、杀戮动物,不能歧视动物。要把道德权利的解放运动从人推广到动物。④承认动物具有"天赋价值",承认动物作为道德主体的地位,人们就应当平等地保护动物权利,这种权利决定了人类不能把动物当作工具来对待。⑤极端的动物权利论者进一步认为,动物权利运动应当实现三大目标:完全废除把动物应用于科学研究,完全取消商业性的动物饲养业,完全禁止商业性和娱乐性的打猎和捕兽行为等。

三、动物福利及其基本内容

动物福利概念是从反虐待动物概念过渡而来的,其基本思想是动物不仅不能虐待,还必须要善待。国际上,动物福利概念及其思想逐渐取代了"反虐待动物"概念及其思想。各种反虐待动物法律也被动物福利保护法、实验动物福利法等法律取代。

动物福利的核心就是让动物在康乐的状态下生存,或在无痛苦的状态下死亡。动物福利包括物质和精神两个方面的权利。物质方面一般指食物、居住、环境、卫生等设施和条件;精神方面相对复杂,包括生存环境的舒适度、动物应当获得的各方面良好感受等。国际上普遍认可的动物福利包括以下五个方面的基本内容:①为动物提供适当的清洁饮水和保持健康和精力所需的食物,使动物免受饥渴之苦,获得不受饥渴的自由;②为动物提供适当的房舍或栖息场所,能够舒适地休息和睡眠,使动物不受困顿之苦,获得生活舒适的自由;③为动物做好防疫,预防动物疾病,及时给患病的动物诊治,使动物不受病痛之苦,获得免受伤痛与疾病的自由;④保证动物拥有好的条件和处置,使动物不受恐惧和精神的痛苦,获得免受恐惧和不安的自由;⑤为动物提供足够的空间,适当的设施及与同类动物伙伴一起,使动物能自由表达正常习性,获得表达所有自然行为与心理的自由。

动物福利存在于动物生产、动物饲养、动物实验、动物处置等各类过程之中,动物福利的道德规范及法律要求适用于动物的生产、饲养、实验、处置等过程。其中,动物实验与人类健康和生命最为密切,因此,实验动物的福利尤其受到重视。实现动物福利的核心原则是"三R"原则,即替代(replacement)、减少(reduction)和优化(refinement)。"三R"作为系统的实验动物福利保护理论,是1959年由英国动物学家William Russel和微生物学家Rex Burch提出,逐渐得到世界范围内广大科技工作者的认同,并被广泛采用。替代,是指使用没有知觉的实验材料代替活体动物,或使用低等动物替代高等动物进行实验,并获得相同实验效果的科学方法;减少,是指在动物实验时,使用较少量的动物能获得更多实验数据的科学方法;优化,是指在必须使用动物进行有关实验时,要尽量减少非人道程序对动物的影响范围和程度,减少或减轻实验对动物造成的疼痛和不安,尽可能保证动物的健康和安适。例如,对动物的麻醉,不建议使用水合氯醛。实验完成后,动物应该进行安乐死等。

(龙艺　刘剑　董峻)

数字课程学习

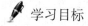 学习目标　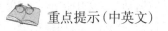 重点提示(中英文)　 教学PPT　 拓展阅读　 自测题

参 考 文 献

[1] 埃里克·托普 . 未来医疗：智能时代的个体医疗革命[M]. 郑杰，译 . 杭州：浙江人民出版社，2016.

[2] 彼得·丹尼尔斯，迈克尔·布莱德萧，丹尼斯·萧，等 . 人文地理学导论：21世纪的议题[M]. 邹劲风，顾露雯，译 . 南京：南京大学出版社，2014.

[3] 边林 . 医疗卫生体制改革进程与前景的生命道德思考[M]. 石家庄：河北人民出版社，2019.

[4] 蔡昱 . 器官移植立法研究[M]. 北京：法律出版社，2013.

[5] 曹永福 . 医学伦理学[M]. 北京：清华大学出版社，2019.

[6] 戴维·德格拉齐亚 . 动物权利[M]. 杨通进，译 . 北京：外语教学与研究出版社，2015.

[7] 段德智 . 死亡哲学[M]. 北京：商务印书馆，2017.

[8] 弗朗西斯·福山 . 我们的后人类未来——生物技术革命的后果[M]. 黄立志，译 . 桂林：广西师范大学出版社，2017.

[9] 宫福清 . 医学伦理学[M]. 北京：科学出版社，2013.

[10] 姜小鹰，刘俊荣 . 护理伦理学[M]. 北京：人民卫生出版社，2019.

[11] 李勇，田芳 . 医学伦理学[M]. 北京：科学出版社，2017.

[12] 蕾切尔·卡尔森 . 寂静的春天[M]. 辛红娟，译 . 北京：译林出版社，2018.

[13] 梁慧星 . 民商法论丛(54卷)[M]. 北京：法律出版社，2014.

[14] 吕克·费希 . 超人类革命：生物技术将如何改变我们的未来[M]. 周行，译 . 长沙：湖南科学技术出版社，2017.

[15] 玛格丽特·博登 . 人工智能的本质与未来[M]. 孙诗惠，译 . 北京：中国人民大学出版社，2017.

[16] 美国精神医学学会 . 精神障碍诊断与统计手册[M]. 5版 . 张道龙，译 . 北京：北京大学出版社，2014.

[17] 邱海波，吴允孚 . 重症医学：说说ICU的那些事[M]. 南京：江苏凤凰科技出版社，2015.

[18] 钱庆文，邹新春 . 医疗质量与患者安全[M]. 北京：光明日报出版社，2019.

[19] 孙慕义 . 后现代生命伦理学[M]. 北京：中国社会科学出版社，2015.

[20] 孙慕义 . 医学伦理学[M]. 3版 . 北京：高等教育出版社，2014.

[21] 舍温·B.努兰 . 死亡之书[M]. 杨慕华，译 . 北京：中信出版集团，2019.

[22] 汤姆·比彻姆，詹姆士·邱卓斯 . 生命医学伦理原则[M]. 5版 . 李伦，译 . 北京：北京大学出版社，2014.

[23] 王明旭，赵明杰 . 医学伦理学[M]. 北京：人民卫生出版社，2019.

[24] 温德尔·瓦拉赫，科林·艾伦 . 道德机器：如何让机器人明辨是非[M]. 王小红，译 . 北京：北京大学出版社，2017.

[25] 谢利·卡根 . 死亡哲学[M]. 贝小戎，译 . 北京：北京联合出版公司，2016.

[26] 张新庆 . 护理伦理学：理论构建与应用[M]. 北京：学苑出版社 .2014.

[27] 张新庆 . 基因治疗之伦理审视[M]. 北京：中国社会科学出版社，2014.

[28] 张涛，顾艳荭 . 新编护理伦理学[M]. 南京：东南大学出版社，2015.

[29] 张文宏 . 医师考核培训规范教程(感染科分册)[M]. 上海：上海科学技术出版社，2018.

［30］Evangeli M,Ferris K,Kenney NM,et al. A systematic review of psychological correlates of HIV testing intention［J］. AIDS Care,2018,30(1):18-26.

［31］Stacey-Ann Whittaker Brown,Sidney Braman. Recent Advances in the Management of Acute Exacerbations of Chronic Obstructive Pulmonary Disease［J］. Medical Clinics of North America,2020,104(4):615-630.

附录　医学伦理学重要历史文献

读者意见反馈

为收集对教材的意见建议，进一步完善教材编写并做好服务工作，读者可将对本教材的意见建议通过如下渠道反馈至我社。

咨询电话　　400-810-0598
反馈邮箱　　gjdzfwb@pub.hep.cn
通信地址　　北京市朝阳区惠新东街4号富盛大厦1座
　　　　　　高等教育出版社总编辑办公室
邮政编码　　100029

防伪查询说明

用户购书后刮开封底防伪涂层，使用手机微信等软件扫描二维码，会跳转至防伪查询网页，获得所购图书详细信息。

防伪客服电话　　(010)58582300